国家卫生和计划生育委员会"十三五"规划教材配套教材

全 国 高 等 学 校 配 套 教 材

供 医 学 影 像 技 术 专 业 用

医学影像检查技术学实验教程

主　　编　余建明　黄小华

副主编　徐　惠　郝　崴　周高峰　罗来树

编　　委（以姓氏笔画为序）

刘　玉　泰山医学院　　　　　　　　　　林建华　广州医科大学附属第二医院

刘　念　川北医学院附属医院　　　　　　罗来树　南昌大学第二附属医院

余佩琳　华中科技大学同济医学院附属协和医院　周高峰　中南大学湘雅医院

余建明　华中科技大学同济医学院附属协和医院　郝　崴　辽宁何氏医学院

张志伟　重庆医科大学附属第一医院　　　徐　惠　泰山医学院

张国明　遵义医学院附属医院　　　　　　黄小华　川北医学院附属医院

编写秘书　刘　念（兼）

人民卫生出版社

图书在版编目（CIP）数据

医学影像检查技术学实验教程/余建明，黄小华主编. —北京：人民卫生出版社，2017

全国高等学校医学影像技术专业第一轮规划教材配套教材

ISBN 978-7-117-24315-5

Ⅰ.①医… Ⅱ.①余…②黄… Ⅲ.①影象诊断－医学院校－教材 Ⅳ.①R445

中国版本图书馆 CIP 数据核字（2017）第 068726 号

人卫智网	www.ipmph.com	医学教育、学术、考试、健康，
		购书智慧智能综合服务平台
人卫官网	www.pmph.com	人卫官方资讯发布平台

医学影像检查技术学实验教程

主　　编：余建明　黄小华
出版发行：人民卫生出版社（中继线 010-59780011）
地　　址：北京市朝阳区潘家园南里 19 号
邮　　编：100021
E - mail：pmph @ pmph.com
购书热线：010-59787592　010-59787584　010-65264830
印　　刷：北京盛通数码印刷有限公司
经　　销：新华书店
开　　本：787×1092　1/16　　印张：25　　插页：1
字　　数：593 千字
版　　次：2017 年 5 月第 1 版　2024 年 8 月第 1 版第 5 次印刷
标准书号：ISBN 978-7-117-24315-5
定　　价：59.00 元

打击盗版举报电话：010-59787491　E-mail：WQ @ pmph.com
质量问题联系电话：010-59787234　E-mail：zhiliang @ pmph.com

　　《医学影像检查技术学实验教程》是国家卫生和计划生育委员会全国高等学校"十三五"本科规划教材的配套教材,是医学影像技术专业《医学影像检查技术学》的实验教材。本教材以《中国教育改革和发展纲要》和《中共中央国务院关于卫生改革与发展的决定》为指导,遵循专业培养目标、特定的学生对象。教材强调基础与临床并重,理论与实践结合,力求体现教材的思想性、科学性、先进性、启发性和适应性的"五性"原则。本教材以临床实用性和可操作性为其重点,旨在完善医学影像检查技术实验教学的内容,规范医学影像技术操作,提高学生的临床实践能力。

　　本教材按照上述的原则和指导思想,注重实践,紧扣理论,以《医学影像检查技术学》为主体配套制定教材内容。全书共六章,按绪论、普通 X 线检查技术、CT 检查技术、DSA 检查技术、磁共振检查技术和核医学检查技术顺序编写,每一实验包括临床概述、实验目的、实验要求、实验器材、实验注意事项、实验方法及步骤、实验总结和实验思考。

　　本教材内容与《医学影像检查技术学》紧密结合,详细阐述了各影像检查技术的操作方法及步骤,增加了许多医学影像技术领域的新理论、新技术及新方法,重点强调实用性,避免与临床脱节。本教材由全国不同医学院校教学和临床经验丰富的教师组织编写,他们以严谨治学的科学态度和无私奉献的精神,积极参与本教材的编写工作,以满足医学影像专业人才培养的需要。

　　由于本教材编写时间仓促和编者水平所限,书中难免有不足之处,恳请广大师生不吝赐教,提出宝贵的改进意见。

余建明

2016 年 12 月

目　录

目　录

目 录

第一章 | 绪 论

实验一 普通检查技术的发展及应用

【临床概述】

自 1895 年德国物理学家伦琴发现 X 线以来,普通 X 线检查技术经历了传统模拟式、CR、DR 的发展历程。传统模拟 X 线技术在医学诊疗中曾经起到了重要的作用,但这种使用增感屏 - 胶片系统的技术因其量子检测效率(DQE)低、组织器官重叠、密度分辨力低、照片宽容度小、不能进行图像后处理、照片冲洗耗时耗力等不足已退出了历史舞台。CR 是计算机和 X 线成像的结合产物,将模拟变成了数字化,是常规 X 线成像的一次革命。CR 具备可重复使用的 IP 成像板;可与原有的 X 线成像设备匹配使用,设备成本较低;数字化成像曝光宽容度大;可进行图像后处理等优点。然而 CR 属于过渡性的数字化技术,存在 IP 成像板为消耗性器材、成像操作繁杂、工作效率低、DQE 低等不足,逐步被 DR 所取代。DR 成像成功地实现了 X 线影像的数字化采集、处理、传输、显示和存储的一体化。DR 能将 X 线光子直接转换为数字化信息,简化了工作流程,并且具有更高的DQE、动态范围、空间分辨力和更快的时间响应,降低了曝光剂量,显示组织层次结构和微小病灶的能力更强。随着技术的发展,各种基于 DR 的成像技术陆续应用于临床,DR 的功能得到进一步扩展。目前普通 X 线检查技术已广泛应用于人体系统各个部位的 X 线成像和造影检查。

【实验目的】

1. 了解传统 X 线检查技术、CR、DR 的发展史。

2. 了解普通 X 线检查技术在临床的应用。

【实验要求】

1. 熟悉 CR 的优点与不足。

2. 熟悉 DR 较之于 CR 的优势。

3. 了解传统 X 线、CR、DR 三种设备在外形、结构组成、工作流程、成像载体、图像质量等方面的差异。

4. 了解各种功能在 DR 上的应用。

【实验器材】

1. 传统 X 线成像设备及暗室(或自动冲片机)、普通胶片图像。

2. CR 扫描成像系统及 IP 成像板。

3. DR 数字化 X 线成像系统。

【实验注意事项】

1. 遵循带教老师的指导和指引,不得擅自触碰或操控任何 X 线成像装置。

2. 在带教老师的指导和指引下操作机器时应小心谨慎,防止损坏机器,防止误修改或删除系统参数和设置。

【实验方法及步骤】

1. 参观传统 X 线成像设备及暗室(或自动冲片机),观看普通胶片图像。

(1)外形和结构组成:球管、高压发生器、控制台,控制台手动调节成像参数 kV、mA、s。

(2)工作流程:曝光后将暗盒经暗室冲洗(或自动冲片机冲洗),得到胶片图像。

(3)成像载体:暗盒(屏 - 胶组合)。

(4)图像质量:量子检测效率(DQE)低、组织器官重叠、密度分辨力低、照片宽容度小、不能进行图像后处理。

2. 参观 CR 扫描成像系统及 IP 成像板。

(1)外形和结构组成:与原有 X 线设备配合使用。

(2)工作流程:曝光后将 IP 板经 CR 机激光扫描及转换,在显示器上得到数字图像。

(3)成像载体:IP 成像板。

(4)图像质量:数字化成像曝光宽容度大;可进行图像后处理。

3. 参观 DR 数字化 X 线成像系统。

(1)外形和结构组成:与传统 X 线设备相似,但由暗盒变成平板探测器,加上计算机系统控制,系统精密度、集成化更高。

(2)工作流程:曝光后直接在显示器上得到数字图像,实现了 X 线影像的数字化采集、处理、传输、显示和存储的一体化。

(3)成像载体:平板探测器。

(4)图像质量:具有更高的 DQE、动态范围、空间分辨力和更快的时间响应,降低了曝光剂量,显示组织层次结构和微小病灶的能力更强。

4. 参观各种功能在 DR 上的应用 双能量减影、组织均衡、全脊柱拼接成像等多种功能的操作与使用。

5. 参观普通 X 线检查技术在临床的应用 人体系统各个部位的 X 线成像、静脉肾盂造影、子宫输卵管造影、尿道造影、硫酸钡胃肠道造影等。

【实验总结】

1. 传统 X 线技术量子检测效率(DQE)低、组织器官重叠、密度分辨力低、照片宽容度小、不能进行图像后处理、照片冲洗耗时耗力。

2. CR 首次将模拟信号转换为数字化,但存在 IP 成像板为消耗性器材、成像操作繁杂、工作效率低、DQE 低等不足,属于过渡性的数字化技术。

3. DR 能将 X 线光子直接转换为数字化信息,成功地实现了 X 线影像的数字化采集、处理、传输、显示和存储的一体化。

【实验思考】

1. CR 有哪些优点和不足?

2. CR、DR 与传统 X 线检查相比有哪些优越性?

实验二 CT 检查技术的发展及应用

【临床概述】

CT 利用 X 线的穿透特性以及物质对 X 线的吸收,成像过程包括数据采集、数据处理、图像重建和图像显示。自 20 世纪 80 年代初期投入临床应用以来,CT 硬件及软件技术飞速发展,应用领域不断拓宽,现已成为多种临床疾病的重要检查手段,检查范围几乎包括人体的每一个器官和部位。

CT 较其他影像技术具有很多优势:CT 横断面成像密度分辨力高,能够显示 X 线检查无法显示的器官和病变;同核素扫描及超声图像相比,CT 图像清楚,解剖关系明确,病变显示好,病变的检出率和诊断准确率高;具有强大的图像后处理功能,除常规二维、三维图像重组技术,还有专用的冠脉成像、灌注成像软件等,它将形态和功能结合,大大提高了 CT 检查结果的直观性。

【实验目的】

1. 掌握 CT 各部分的构成及成像原理。

2. 掌握 CT 图像后处理的基本方法。

3. 熟悉 CT 的主要临床应用。

4. 熟悉 CT 成像的新技术。

5. 了解 CT 检查技术的发展史。

6. 了解影响 CT 图像质量的因素。

【实验要求】

1. 掌握各部位 CT 图像的基本特点及应用。

2. 了解 CT 检查的基本流程。

3. 了解 CT 检查新技术。

4. 通过观察认识 CT 的组成部分。

5. 根据检查目的及图像特征,选择合理 CT 图像后处理方式。

【实验器材】

1. 多层螺旋 CT 及后处理工作站。

2. CT 激光胶片。

3. 干式激光胶片打印机。

4. 高压注射器。

5. 抢救器械如氧气瓶、血压计、呼吸气囊、心电监护仪、除颤仪和急救药品。

6. 防护衣物。

【实验注意事项】

1. 进入 CT 机房后应在老师指导下进行实验,禁止自行操作,注意自身及设备的安全。

2. 危重、老年体弱及婴幼儿受检者应有家属陪同,并注意非检查部位及性腺的辐射防护。

3. 增强扫描后,受检者应留观 15min 左右,观察有无迟发过敏反应,以便及时对症处理。

【实验方法及步骤】

1. CT 的基本结构 CT 由扫描系统、计算机系统、其他设备、应用软件等部件组成。从功能上讲可分为 X 线发生系统、探测器、扫描机架、扫描床、计算机、人机对话和影像显示等。

（1）扫描部分：

1）扫描机架（gantry）：分为固定部分和旋转部分。固定部分含旋转驱动和控制部件；旋转部分在扫描孔两侧相对安置 X 线管和探测器。X 线管和探测器一起围绕扫描孔旋转，并发出 X 线对人体某一断面进行成像。

2）准直器：前准直器位于 X 线管前方，通过调节其开口宽度，可变换扇形 X 线束的宽度。后准直器位于探测器前，作用是减少散射线的干扰。

3）探测器：作用是接受经人体衰减后的 X 线并将其转化成为电信号。探测器的性能主要是对 X 线能量的吸收和转换，转换效率的高低决定影像质量。

4）扫描床：承载人体进行扫描，可做垂直和平行两个方向的运动。扫描床定位精确才能使扫描计划得以准确实现。

（2）X 线发生部分：

1）高压发生器：为 X 线管产生 X 线提供稳定的直流电压，CT 的 X 线球管大约需要 $80\sim140kV$ 的直流电压，输出功率多在 $60\sim100kW$。

2）X 线管：作用是发生 X 线。CT 对专用 X 线管的要求是：输出功率大、阳极热容量高、散热率高。

（3）计算机部分：CT 具有主控计算机和阵列处理机（array processor，AP）两大系统，主控计算机控制着机器数据的管理和数据信号的输入输出，阵列处理机在主控计算机的监控下完成数据的计算和处理。

（4）影像显示及存储部分：影像的显示及存储部分主要包括显示器和存储器。

（5）操作控制部分：

1）控制台：可进行扫描控制和成像参数的选择。

2）影像后处理工作站：可进行影像的调阅和后处理。

2. CT 检查的基本流程

（1）了解 CT 检查的适应证、禁忌证：

1）适应证：根据检查部位及病变的临床特征确定。

2）禁忌证：①有严重的心、肝、肾衰竭的受检者、重症甲状腺疾病及哮喘受检者不宜增强；②对碘对比剂过敏的受检者不宜增强；③妊娠妇女。

（2）扫描前的准备：

1）认真核对 CT 检查申请单，了解病情，明确检查目的和要求，对检查目的、要求不清的申请单，应与临床医师核准确认。

2）做好解释工作，消除受检者的紧张心理，取得受检者的合作。

3）检查前嘱受检者去除检查部位的金属物品，避免伪影产生。

4）婴幼儿、外伤、意识不清及躁动不安等难以配合的受检者，可依据情况给予药物镇静。

5）需增强扫描者，应建立外周静脉通道，并与高压注射器连接。

（3）普通平扫：

1）认真阅读受检者申请单，在操作界面填写受检者信息（包括姓名、性别、检查号、检查部位等）。

2）扫描体位、定位像及扫描基线、扫描范围、扫描参数：根据具体扫描部位确定。

（4）增强扫描：常采用螺旋扫描方式扫描。经手背浅静脉或肘正中静脉用双筒高压或单筒高压注射器，静脉团注给药。注射方案及扫描方案根据具体扫描部位和检查目的而制定。

（5）图像后处理与图像显示：根据 CT 成像部位选择适当的窗宽窗位，并结合临床需求选择合理的图像后处理方式（VRT、MIP、MinIP、MPR、CPR、CTVE 等）。

（6）打印与图像传输：

1）调节窗宽窗位，适当放大或缩小图像，使图像位于窗格中间位置。

2）利用 PACS 进行数字化存储和管理，来实现影像信息本地及远程查询、浏览、打印等功能。

3. CT 成像进展及新技术

（1）高分辨力 CT 扫描：高分辨力 CT 扫描是通过薄层、大矩阵、高的输出量、骨算法和小视野图像重建，获得良好的组织细微结构及高空间分辨力的 CT 扫描方法。HRCT 图像特点：空间分辨力高、图像的细微结构清晰、边缘锐利度高、对比噪声比大。

（2）CT 血管成像：指静脉内团注法注入对比剂后，靶血管内的对比剂浓度快速达到峰值时，进行 CT 扫描，用于观察血管性病变及肿瘤性病变血供等。

（3）CT 灌注技术：指静脉内团注对比剂后对兴趣层面进行连续快速的同层动态扫描，将获得的数据用专用 CT 灌注软件处理，得出获检器官及病变的各种灌注参数，能够反映毛细血管水平的血流灌注情况，属于功能成像。

（4）能量成像：利用不同物质（组织）之间在不同能量 X 线条件下产生的衰减差异的原理，进行不同目的 CT 成像，称为能量成像。双源 CT 的两个 X 线球管分别设定不同的曝光条件（kV 和 mAs）来获得双能量数据实现双能成像。单 X 线管 CT 也可在扫描过程中利用高低 kV 快速交替曝光获得不同能量的图像，再进一步进行双能量处理。

（5）CT 导航：是影像医学、空间定位和计算机技术相结合而形成的医疗技术，它的临床应用是使微创介入手术操作可视化、精确化。

【实验总结】

1. 熟悉 CT 组成及发展有利于 CT 扫描的学习。

2. 根据临床需要选择合理的扫描及重建方案，解决实际问题。

3. 图像后处理技术的应用，能很好地显示组织病变及血管。

4. 注意扫描过程中对受检者的辐射防护。

【实验思考】

1. CT 的硬件、软件技术经历了几次大的革命性进步，可分为哪几个阶段？

2. CT 扫描部分由哪些部件构成？

3. 比较 X 线与 CT 成像的优缺点？

实验三　DSA检查技术的发展及应用

【临床概述】

数字减影血管造影（digital subtraction angiography，DSA）是20世纪80年代出现并应用于临床的一项医学影像新技术。DSA通过电子计算机进行辅助成像，在造影期间进行两次曝光，一次在注入对比剂之前（mask像），一次在注入对比剂之后（造影像），成像后利用计算机将图像转换成数字信号，将两次数字信号相减，消除相同的信号，得到只有对比剂的血管图像。

DSA利用计算机技术消除了骨骼、软组织对于注入血管系统对比剂影像的影响，图像较常规血管造影的图像更清晰，是血管性疾病诊断的金标准，也是血管系统介入放射学首选的监视方法。

DSA与传统的心血管造影相比，主要具有以下特点：①消除了骨骼、软组织等结构，仅留下血管影像；②对比剂用量少，所需浓度低；③数字化图像便于储存，有利于远程会诊；④动态性能便于心脏功能、器官局部流量和灌注的评价；⑤多种后处理功能；⑥路径图功能有利于引导插管。

DSA技术的出现，极大地促进了介入放射学的发展。由于硬件及软件的发展，DSA图像质量显著提高，已广泛应用于临床心脏、血管系统及全身各部位、脏器相关疾病的诊治。

近年来，出现了3D DSA技术、下肢DSA跟踪技术、路径图技术、类CT技术等，方便了介入放射的诊治操作。如3D DSA技术更利于显示病灶及其与周围结构的关系，引导介入治疗的进行。下肢血管对比剂跟踪技术采用步进式成像对下肢血管造影，可解决多次曝光、多次注药问题，可在一次曝光过程中，观测全程血管结构。类CT技术也称类CT功能，是平板探测器DSA与CT技术相结合的产物。它在DSA系统中利用C臂的旋转采集数据，再经计算机对采集来的数据进行重建，获得CT图像。类CT技术有利于介入术中CT引导和治疗后CT复查。

【实验目的】

1. 掌握DSA的构成及成像原理。
2. 掌握DSA图像后处理的基本方法。
3. 熟悉DSA的主要临床应用。
4. 了解DSA检查技术的发展史。
5. 了解DSA的新技术。
6. 了解影响DSA图像质量的因素。

【实验要求】

1. 通过观察认识DSA的结构。
2. 了解DSA检查的基本流程。
3. 掌握DSA图像的基本特点。
4. 了解DSA检查新技术。
5. 根据检查目的及其影像特征，选择合理的DSA图像后处理方式。

【实验器材】

1. DSA 机。

2. 工作站。

3. 高压注射器。

4. 抢救器械如氧气瓶、血压计、呼吸气囊、心电监护仪、除颤仪和急救药品。

5. 放射防护用品。

【实验注意事项】

1. 进入导管室后应在老师指导下进行实验,禁止自行操作,注意自身及设备的安全。

2. 注意非检查部位及性腺的辐射防护。

3. 注射对比剂后,观察有无过敏反应,以便及时对症处理。

4. DSA 检查操作前应该与受检者及家属充分沟通,交代检查的必要性与风险性,介绍检查流程。

5. DSA 检查前完善常规检查,排除检查禁忌证。

6. 神志不清、极度不合作者应在全麻下进行。

【实验方法及步骤】

1. DSA 的基本结构 DSA 设备主要由探测器、C 形臂、导管床、操作台和计算机系统等组成。

(1)探测器:探测器是 DSA 最重要的部件之一。目前,常用的探测器包括:影像增强器探测器、数字平板探测器和 CCD 探测器。

(2)C 形臂:C 形臂两端分别安装射线发生装置(X 线管组件和准直器)和信号检测装置(影像增强器探测器或数字平板探测器等)。C 形臂可以向头足方向和左右方向旋转,并显示旋转角度信息,调节不同成像角度,适应不同体位和不同位置的检查需要。

(3)导管床:导管床为 DSA 检查或介入治疗所需的手术床。目前的导管床一般均可以升降运动、纵向运动、横向运动、头端及脚端倾斜或调换。

(4)操作台:包括影像采集参数设置和信息输入、显示及处理装置。前者可进行影像采集参数的设置,如 mA、kV、曝光方法、采集帧率等。后者可以进行影像的调阅和后处理。

(5)计算机系统:计算机系统包括系统控制部分和图像处理部分。硬件主要包括:数据获取系统中央处理机和储存器。

2. DSA 检查的基本流程

(1)了解 DSA 检查的适应证和禁忌证。

1)适应证:根据受检者临床特征确定。

2)禁忌证:①有严重的心、肝、肾功能障碍的受检者;②对碘对比剂过敏的受检者;③有严重出血倾向的受检者。

(2)检查前准备:

1)认真核对 DSA 检查申请单,了解病情,明确检查目的和要求,对检查目的、要求不清的申请单,应与临床医师核准确认。

2)做好解释工作,消除受检者的紧张心理,取得受检者的合作。

3)检查前嘱受检者去除检查部位的金属物品,避免伪影产生。

4）婴幼儿、外伤、意识不清及躁动不安等难以配合的受检者，可依据情况给予药物镇静。

5）建立外周静脉通道，并与高压注射器连接。

（3）DSA 检查：

1）确定受检者体位、检查部位与范围。

2）设置影像采集参数。

3）连接导管与高压注射器。对比剂注射剂量、流率和压力根据具体检查部位血管和检查目的而定。

（4）图像后处理与图像显示：根据 DSA 成像部位和临床需求，选择合理的图像后处理方式。

（5）打印与图像传输：

1）选择处理图像、并打印。

2）利用 PACS 进行数字化存储和管理，实现影像信息本地及远程查询、浏览、打印等功能。

【实验总结】

1. 熟悉 DSA 组成及发展，有利于 DSA 成像的学习。

2. 根据临床需要选择合理的成像及重建方案，解决实际问题。

3. 图像后处理技术的应用，能很好地显示血管及其与周围组织的关系。

4. 注意检查过程中对受检者的辐射防护。

【实验思考】

1. DSA 由哪些部件构成？

2. DSA 成像原理是什么？

3. DSA 与传统血管造影比较有哪些特点？

4. 近年出现的 DSA 新技术有哪些？

实验四　MR 检查技术的发展及应用

【临床概述】

磁共振现象于 1946 年由布洛克（Block）领导的美国斯坦福研究小组和普塞尔（Purcell）领导的麻省理工学院研究小组分别独立发现。1970 年，美国纽约州立大学的物理学家及内科医生达马迪安（Raymond Damadian）发现小鼠正常组织和病变组织的 MR 信号差别，奠定了磁共振成像（magnetic resonance imaging, MRI）在医学领域应用的基础。1977 年达马迪安与其同事建成了第一台全身磁共振成像装置，并获得了第一幅全身轴位质子密度加权像。1980 年，诺丁汉大学的摩尔等人获得了第一幅具有诊断价值的人体头部磁共振图像，世界上第一台 0.04T 的商用 MR 机问世。1984 年，美国 FDA 正式批准 MR 应用于临床。1985 年，超导 MR 机面世。1993 年功能 MRI（fMRI）得到发展，将人脑各部位的功能信息图像化显示。

MRI 应用于临床后其硬件和软件技术发展迅猛，从永磁型 MR 发展到超导型 MR，从低场 MR 发展到高场 MR。1998 年前后，3T MR 走向市场，1.5T、3T MR 成为当前 MR

的主流设备。目前 4T 系统已得到美国 FDA 无明显危险的许可。7T、9.4T、11.7T 的超高场强磁共振成像设备有利于显示细小解剖结构，在科研及临床应用中取得了可喜的成果。2004 年，加州大学圣弗兰西斯科分校（UCSF）安装了一台 7T 磁共振进行受检者图像采集。

目前 1.5T 的磁共振系统最短磁体长度仅为 1.2m，超导开放式磁体的场强已达到 1.0T。用于关节、心脏、乳腺、血管等部位的专用 MR 设备陆续上市。显微线圈（microscopy coil）可以获得小 FOV、高空间分辨力、高信噪比的图像，应用于小器官的 MR 成像。在 2010 年北美放射学会上，可进行全身显像的 PET/MRI 面世。

梯度系统、射频系统、信号采集技术、重建系统技术不断提升，各种新扫描序列的开发、多通道多采集单元的相列阵控线圈、全景化一体线圈（total imaging matrix，Tim）、并行采集技术（parallel acquisition techniques，PAT）的应用、高分辨力扫描、螺旋桨技术、三段移床步进式扫描的实现不断提高成像速度，改善了图像质量，扩宽了 MR 的临床应用。磁共振波谱（magnetic resonance spectroscopy，MRS）进行化合物定量分析；灌注加权、弥散加权、弥散张量成像、动脉血质子标记技术、脑功能成像、分子影像学技术的发展，使得组织器官功能和代谢的分析成为可能，而且可以从细胞学、分子水平，乃至基因水平反映靶器官的功能和代谢。随着磁共振成像系统硬件的发展，各种新的临床应用软件层出不穷。另外，MRI 设备向多元化发展，如多模式一体化 PET/MRI、SPECT/MRI、超声聚焦治疗和靶向治疗与 MRI 结合等设备的出现，静音 MRI 也是各厂家追求的目标。

磁共振成像特点有多参数成像、多方位成像、软组织分辨率高、无电离辐射、多种成像技术、可进行功能性成像、MR 介入和分子影像学方面研究。除上述特点外磁共振成像也有其局限性，包括成像速度慢、对钙化灶和骨皮质病灶不够敏感、图像易受多种伪影影响和有禁忌证等。

【实验目的】

1. 了解从磁共振现象的发现到成熟应用于临床的过程。
2. 熟悉磁共振设备硬件、软件及检查技术的发展和最新进展。
3. 熟悉磁共振成像的最新临床应用。
4. 掌握磁共振成像的特点和局限性。

【实验要求】

1. 了解对磁共振成像发展有着重要贡献的人物。
2. 熟悉磁共振设备硬件、软件及检查技术的发展。
3. 熟悉磁共振成像的临床应用进展。
4. 掌握磁共振成像的特点及其局限性。

【实验器材】

1. 永磁型 MR 机、超导型 MR 机或超高场强 MR 机。
2. MR 线圈。
3. 模拟体模或志愿者。

【实验注意事项】

1. 确认进入磁体间人员无检查禁忌证。
2. 进入磁体间人员去除身上所有铁磁性物品。

【实验方法及步骤】

1．进入磁共振工作室逐一认识磁共振设备组成硬件。

2．应用 MR 线圈对体模或志愿者成像，对磁共振各种技术进行演示，包括常规成像、磁共振波谱成像、灌注加权、弥散加权、弥散张量成像、动脉血质子标记技术、脑功能成像等。

3．通过对体模或志愿者成像，展示磁共振成像的特点及局限性。

【实验总结】

1．磁共振的主要优势在于成像的无辐射、多方位、多参数。

2．通过实验掌握磁共振成像的特点及局限性。

【实验思考】

1．简述磁共振成像及检查技术的发展史。

2．磁共振成像的临床应用有何特点及局限性。

实验五　乳腺 X 线检查技术与口腔 X 线成像技术

【临床概述】

乳腺疾病是女性常见疾病，其中乳腺癌发病率占女性恶性肿瘤发病率的第二位。乳腺癌发病趋向年轻化，因此尽早的发现、治疗对延长生命和提高生存质量具有重要意义。乳腺 X 线成像主要用于乳腺癌的筛查和诊断，是乳腺疾病最基本和首选的影像检查方法，可以检出临床触诊阴性的早期乳腺癌，尤其在检出以钙化为主要表现的乳腺癌方面，具有其他影像学方法无法替代的优势。对于有临床症状的受检者可通过乳腺 X 线成像了解病变特征，并进行良恶性鉴别。

X 线检查是口腔和颌骨的常用检查手段。X 线检查能确定牙及牙周组织的状况，展示牙的数目、形态及长度，有无牙折、根管充填等情形。对牙颈部、牙根部和颌骨等临床上较为隐匿部位的病变检出具有重要意义。口腔普通 X 线检查包括局部 X 线成像检查技术(牙片成像)和全景曲面体层成像检查技术。

【实验目的】

1．熟悉乳腺的相关解剖及生理功能。

2．熟悉乳腺 X 线检查的适应证及禁忌证。

3．熟悉钼靶 X 线机设备的结构、性能特点和操作方法。

4．熟悉乳腺 X 线成像的体位设计原理。

5．掌握乳腺 X 线检查的注意事项。

6．熟悉口腔的相关解剖结构及功能。

7．熟悉口腔 X 线检查的适应证及禁忌证。

8．熟悉口腔 X 线机设备的结构、性能特点和操作方法。

9．熟悉口腔 X 线成像的体位设计原理。

10．掌握口腔 X 线检查的注意事项。

【实验要求】

1．掌握乳腺 X 线检查前准备。

2. 掌握口腔 X 线检查前准备。

3. 熟悉乳腺 X 线设备性能、控制面板及操作流程。

4. 熟悉口腔微焦点 X 线机设备性能、控制面板及操作流程。

5. 熟悉口腔曲面断层 X 线机设备性能、控制面板及操作流程。

6. 了解乳腺检查常用体位。

7. 了解口腔检查常用体位和曲面断层检查方法。

【实验器材】

乳腺检查 X 线机（数字钼靶 X 线机）；口腔微焦点 X 线机；口腔曲面断层 X 线机；加压用加压板（有不同规格，根据需要更换）；口腔内专用 X 线探测器或胶片（牙片）；干式胶片；激光打印机。

【实验注意事项】

1. 乳腺检查前准备　认真阅读检查申请单，明确检查目的；与受检者沟通交流，获得信任和配合；受检者去除影响 X 线穿透产生伪影的衣物、饰品，充分暴露乳腺组织。

2. 体位选择　常规内外斜位、头尾位为乳腺 X 线检查常规体位。为更好展示病变位置，根据需要还可以选择乳腺外内侧位和内外侧位等。

3. 口腔检查前准备　认真阅读检查申请单，明确检查部位；与受检者沟通交流，获得信任和配合；向受检者解释头部固定方式、牙片固定方式及拍摄时注意事项。

4. 传统牙片要正确区分曝光面　口腔 X 线探测器是反复使用的，要注意消毒处理，避免疾病传播。

【实验方法及步骤】

1. 做好乳腺检查前准备　认真阅读检查申请单，明确检查目的；与受检者沟通交流，获得信任和配合；受检者去除影响 X 线穿透产生伪影的衣物、饰品，充分暴露乳腺组织。

2. 乳腺成像检查方法

（1）熟悉乳腺压迫器的使用；

（2）了解乳腺检查常用的内外斜位、头尾位的体位设计；

（3）了解乳腺检查的常用曝光条件。

3. 做好口腔检查前准备　认真阅读检查申请单，明确检查部位；与受检者沟通交流，获得信任和配合；向受检者解释头颅固定方式、牙片固定方式及拍摄时注意事项。

4. 口腔局部检查方法

（1）了解上颌牙、下颌牙检查体位；

（2）熟悉 X 线探测器的放置和固定方式；

（3）了解不同部位牙齿检查的中心线要求；

（4）了解口腔局部检查的曝光条件。

5. 口腔全景曲面体层检查方法

（1）掌握受检者头部固定方式；

（2）熟悉受检者检查体位；

（3）了解口腔全景曲面体层检查曝光条件。

6. 图像的显示　普通成像乳胶片采用手工冲洗或者自动洗片机冲洗，照片显示；数字化成像获取图像后，进行图像后处理，显示器显示或激光打印成像。

【实验总结】

乳腺检查用 X 线机多为钼靶 X 线机，在 40kV 的低管电压条件下，可以产生单色性强的特征 X 线。这种 X 线在人体内以光电吸收为主，其特点是与物质原子序数的 4 次方成正比，各软组织结构之间只要平均原子序数略有不同，即可产生明显的 X 线对比度，这是乳腺成像的基本原理。乳腺除常规 X 线检查外，根据诊断和治疗需要，还可以进行乳腺导管造影、三维定位等检查，已明确病变形态或提取软组织进行病理诊断。乳腺融合成像技术是近年来发展起来的一门新技术，具有一次曝光、同时获得多角度乳腺影像的特点，可以使用图像处理技术获得乳腺断层影像，对易被遮挡的微小病变能清晰显示；也可以根据需要形成三维动态图像对病变进行多角度观察。

口腔全景曲面体层成像采用三轴连续方式原理，受检者不动，X 线管及成像探测器旋转，旋转的轴心是以三轴连续变化，使体层域的圆弧曲度与抛物线状牙弓不同段的曲度近似。具有曝光宽容度大、图像清晰、定位准确、成像速度快，可拍口腔全景 X 线片、颞下颌关节全景 X 线片、头颅定位正位和侧位 X 线片，仅一次曝光，旋转十几秒，即可在一张 X 线片上显示全部牙齿和颌骨的曲面展开图，清晰显示全口牙列、上下颌骨的形态，为牙齿疾病、颌骨骨折及肿瘤等的诊断及治疗提出 X 线影像学依据，更是高质量完成牙颌面畸形的正畸治疗所必须的。

【实验思考】

1. 普通 X 线成像和数字化 X 线成像有何异同？
2. 乳腺 X 线检查有哪些注意事项？
3. 口腔全景曲面体层成像和局部成像各有什么特点？
4. 口腔 X 线检查有哪些注意事项？

实验六 核医学影像检查技术的发展及应用

【临床概述】

核医学技术（nuclear medicine technology）是利用放射性同位素和稳定性同位素以及核射线进行疾病诊疗和生物医学研究的一项技术。经历了半个多世纪的发展，到 20 世纪 60 年代已得到广泛应用。核医学影像检查技术主要包括示踪技术、体外分析技术（包括放射免疫分析、免疫放射分析以及非放射免疫分析等）、放射性核素显像等。

【实验目的】

1. 熟悉核医学影像检查技术的分类。
2. 掌握放射免疫分析法的方法与步骤。
3. 了解放射免疫分析法的检查注意事项。

【实验要求】

1. 掌握放射免疫分析法的工作状态及操作过程。
2. 熟悉辐射防护工作，避免不必要的辐射。
3. 了解放射免疫分析法检查时的注意事项。

【检查注意事项】

1. 对抗体选择的时候，要求抗体具有高亲和力、高特异性以及高滴度。

2．核素的放射性对人体有一定的危害性，必须加以防护。

3．试剂盒的货存期一般来说都比较短，因而使用时要注意存放时间。

4．对小儿、孕妇、哺乳妇女以及近期准备怀孕的妇女应用时要从严考虑。

【实验器材】

抗原（标准品和受检标本）、标记抗原和抗血清。

【实验方法及步骤】

1. 加样　按一定顺序一定剂量将抗原（标准品和受检标本）、标记抗原和抗血清加入小试管中。

2. 温育　将温度设定在适合数值，在反应一段时间后，其竞争抑制反应可以达到平衡。不同含量的抗原和不同质量的抗体分别对温育的时间和温度有不一样的要求。例如受检标本的抗原含量相对较高，或者抗血清的亲和常数相对较大，那么可以选择相对较高的温度（15～37℃）对其进行比较短时间内的温育，反之就要在低温（4℃）做相对较长时间的温育，这样形成的抗原抗体复合物相对更牢固。

3. 分离结合与游离部分（应用第二抗体沉淀法）　在 RIA 反应时，由于特异性抗体和标记抗原的含量极少，所形成的标记抗原抗体复合物无法自行沉淀，为了完成与游离标记抗原的分离过程，就需加用一种适宜的能够使其彻底沉淀的沉淀剂。

用能够产生特异性抗体（即第一抗体）动物（例如兔）的 IgG 用来免疫另一种动物（例如羊），产生的是羊抗兔 IgG 血清（即第二抗体）。在抗原与特异性抗体发生反应以后，将第二抗体加入其中，形成双抗体复合物，即由第一抗体、第二抗体、抗原共同组成的。但由于第一抗体浓度特别低，而复合物亦极少，因此无法对其进行离心分离，为此在对其进行分离的时候需要加入适量的血清或 IgG，使其和第二抗体能够形成可见的沉淀物，并与上述抗原的双抗体复合物反应形成共沉淀。再通过离心就可使含有结合态抗原的沉淀物产生沉淀，从而和上清液中的游离标记抗原分离开。

将第二抗体与颗粒状的固相载体结合即生成固相第二抗体。利用固相第二抗体对抗原抗体复合物、游离标记抗原进行分离标记，这样操作快捷方便。

4. 测量放射性强度并处理数据　常用的测量仪器包含两类：液体闪烁计数仪（即 β 射线，如 ^{32}P、^{3}H、^{14}C 等）和晶体闪烁计数仪（β 射线，如 ^{125}I、^{131}I、^{57}Cr 等）。

计数单位是探测器输出的电脉冲数，单位为 cpm（计数／分），也可用 cps（计数／秒）表示。如果知道这个测量系统的效率，还可算出放射源的强度，即 dpm（衰变／分）或 dps（衰变／秒）。

在每次测定的时候都要做出标准曲线图，以标准抗原的不同浓度作为横坐标，以在测定中获得的相应放射性强度为纵坐标作图。放射性强度可以任选游离标记抗原或标记抗原抗体复合物，也能用计算值标记抗原抗体复合物／游离标记抗原、标记抗原抗体复合物／标记抗原抗体复合物＋游离标记抗原。双份测定标本，每次做以记录，然后取其平均值，从标准曲线图上查出相对应的受检抗原浓度即可。

【实验总结】

随着核医学技术的迅猛发展，目前核医学技术早已达到分子水平，应用前景十分广阔。由于放射免疫分析的高敏感度、高精密度、极强的特异性，并且能够测定大分子量以及小分子量物质，因而也极广的应用于分子核医学中，常用来测定各种激素（如性激素、甲状腺激素、胰岛素等)、肿瘤标志物(如 AFP、CA-199、CA-125、CEA 等)和一些微量蛋白质等。

【实验思考】

1. 实验时所选抗体为什么要求具有高亲和力、高特异性以及高滴度?

2. 放射免疫分析与免疫放射分析的异同点是什么?

实验七 对比剂的临床应用

【临床概述】

20 世纪 50 年代,三碘苯——著名的泛影酸(amidotrizoic acid)被发现,由此开启各类 X 线对比剂的发展和广泛应用。1988 年钆喷酸葡胺(马根维显,Gd-DTPA)经美国 FDA 批准,开始应用于临床,90 年代中后期各种 MR 对比剂相继问世。X 线及 MR 对比剂在影像检查中的应用可大大提高图像质量和诊断效果。

【实验目的】

1. 熟悉 X 线对比剂及 MR 对比剂的种类及临床应用。

2. 了解 X 线对比剂及 MR 对比剂的发展史。

3. 了解对比剂不良反应及处理方法。

【实验要求】

1. 了解常用的 X 线对比剂及 MR 对比剂。

2. 熟悉常规 CT、MR 增强图像的特点。

【实验器材】

1. X 线对比剂及 MR 对比剂。

2. 多层螺旋 CT 及后处理工作站。

3. MR 及后处理工作站。

4. 高压注射器。

5. 抢救器械如氧气瓶、血压计、呼吸气囊、心电监护仪、除颤仪和急救药品。

6. 防护衣物。

【实验注意事项】

1. 了解 CT 及 MR 对比增强检查的适应证和禁忌证,检查前应对受检者进行询问、解释工作,并签署对比增强检查知情同意书。

2. 增强检查过程中根据受检者具体情况制定合理的对比剂注射方案。

3. 增强扫描后,受检者应留观 15min 左右,以观察有无迟性发过敏反应,便于及时对症处理。

【实验方法及步骤】

1. X 线及 MR 对比剂的种类

(1) X 线对比剂(contrast media):可分为高密度对比剂和低密度对比剂两大类。常用的高密度对比剂有硫酸钡和碘制剂。硫酸钡一般用于胃肠道造影检查。碘制剂主要有水溶性有机碘化物、碘化油或脂肪酸碘化物。低密度对比剂主要是气体,如 CO_2、空气。

高密度造影剂:常用的高密度造影剂有硫酸钡和碘制剂。①硫酸钡:一般用于消化道造影检查,由纯净的医用硫酸钡粉末加水调制成混悬液。硫酸钡的浓度通常以重量 / 体积（W/V）表示，根据检查的部位和目的不同，所用硫酸钡的浓度也不同。②碘制剂：碘制剂的种类很多，可分为三大类，即无机碘化物、有机碘化物以及碘化油或脂肪酸碘化物。无机碘化物一般用 12.5% 的碘化钠水溶液。可用于瘘管、尿道、膀胱或逆行肾盂造影。用于膀胱造影时，可稀释 1 倍的浓度。有机碘化物亦为水溶性碘制剂，种类繁多，又分为离子型、非离子型、非离子型二聚体。碘化油或脂肪酸碘化物主要用于支气管、瘘管及子宫输卵管造影（不能用于心血管造影）。碘苯酯为脂肪酸碘化物，是一种油状液体，因其对组织的刺激性小，故适用于椎管及脑室造影，近年来已渐被非离子型二聚体的碘曲仑代替。

造影剂还可按药物的渗透压分类，即高渗、低渗和等渗三种。等渗的药物机体耐受性好，过高过低均有不同程度的刺激反应。

（2）MR 对比剂的种类：MRI 对比剂按体内分布分为细胞外和细胞内对比剂，按组织特异性分为肝细胞特异性对比剂和非特异性细胞外对比剂，按磁化强度分为顺磁性、超顺磁性及铁磁性对比剂。

1）非特异性细胞外对比剂：主要为含顺磁性物质钆的对比剂。1988 年美国 FDA 批准的第一种离子型 MR 对比剂，钆喷酸葡胺（马根维显，Gd-DTPA）正式应用于临床。其主要在细胞外液分布，适用于全身所有器官和组织的检查。之后出现了非离子型对比剂钆双胺（欧乃影，Gd-DTPA-BMA）、钆布醇（加乐显）。非离子型对比剂渗透压低，安全性得以进一步提高，更适用于肾功能不全的受检者。

2）肝细胞特异性对比剂：肝细胞特异性对比剂缩短组织的 T_1 弛豫时间，临床应用较多的钆塞酸二钠（Gd-EOB-DTPA），50% 经肝细胞分泌，常规三期动态增强结合肝细胞功能延迟期能显著提高肝脏病灶的诊断效率和小病灶的检出率。

3）超顺磁性对比剂：以超顺磁性氧化铁（superparamagnetic iron oxide，SPIO）为代表的磁性纳米颗粒（magnetic nanoparticles，MNs），直径为 10～5000nm，在血液中主要由肝、脾的单核 - 巨噬细胞系统清除，可以提高肝癌特别是小肝癌的检出率。近年来 SPIO 主要用作 MR 分子成像分子探针的信号组件。

2. CT 及 MR 增强检查 CT、MR 增强在临床中已被广泛应用，是在平扫基础上进行的进一步检查，需要经静脉注入对比剂进行检查。具体对比剂注射方案需根据检查项目、检查目的、以及受检者自身情况来制定。增强检查可以提高病灶尤其是小病灶的检出率，提高对病灶定性的准确度，可提供恶性肿瘤的分期信息，以及显示和诊断血管性病变等。合理的应用对比剂进行增强检查能够进一步解决普通平扫无法解决的影像学问题，提高图像质量和诊断的准确度。

【实验总结】

1. 合理使用对比剂进行增强检查有利于临床检查和诊断。

2. 应根据不同的检查项目及检查目的合理制定对比剂注射方案。

3. 尽量避免对比剂不良反应的发生。

【实验思考】

1. 与离子型相比，非离子型对比剂有何优点？

2. 常见的对比剂不良反应及处理措施有哪些？

3. 肝脏 MR 特异性对比剂的检查方法？

第二章 | 普通X线检查技术

第一节 普通X线检查技术的原则

实验一 CR检查技术

【临床概述】

CR系统通过使用IP成像板代替胶片和激光扫描代替胶片冲洗过程，实现了X线成像的数字化。CR系统的X线成像部分可以沿用传统屏-胶系统的成像X线机，设备成本较低，是X线成像数字化的初级阶段和过渡阶段。

CR的工作流程主要包括信息采集、信息转换、信息处理和信息存储与输出几个部分。信息采集过程中，穿过人体后的含有诊断信息的X线投射到IP上，形成含有诊断信息的潜影。这是IP在X线照射下（第一次激发）存储模拟信息的过程。随后，IP在CR的激光阅读器中进行扫描（第二次激发）产生荧光，该荧光经光导器采集和导向，进入光电倍增管转换为相应强弱的电信号，最后经模数转换成为数字信号，实现信息转换。然后，通过信息处理，采用不同的相关技术进行图像处理，优化图像质量，达到诊断的需要。CR常用图像处理技术包括协调处理、空间频率处理和减影处理等。最后，数字化的信息可以进行存储与输出，既可打印硬拷贝图像，也可通过PACS存储与传输，实现软拷贝阅读。

CR检查的临床应用广泛，临床应用范围同传统的屏-胶系统。可以进行人体全身各部位数字X线成像、床旁数字X线成像、X线造影检查（如静脉肾盂造影、子宫输卵管造影、T形管造影等）、乳腺X线成像等。

【实验目的】

1. 掌握CR的基本工作原理。

2. 掌握CR的基本操作流程。

3. 熟悉CR的基本后处理操作。

【实验要求】

1. 提前复习掌握CR基本工作原理、操作流程的理论知识。

2. 熟悉X线机及CR激光扫描仪的设备性能和参数的调整。

3. 严格遵守操作规程，确保正确使用X线机及CR扫描系统。

【实验器材】

1. X线成像机、CR激光扫描仪、干式相机、胶片。

2. 各种规格的IP。

3. X线成像模拟人。

【实验注意事项】

1. 必须在教师指导下,详细了解 X 线机及 CR 激光扫描仪的性能、使用方法和操作规程后,才能使用。

2. 熟悉各仪表、旋钮、按键的功能,操作时轻调旋钮、按键。

3. 熟悉 IP 的结构,避免 IP 受到撞击及其他电磁波的照射。

4. 曝光必须在旋转阳极的转速达到要求后进行。

5. 曝光过程中,不可临时调节参数。

6. 两次曝光之间需有数分钟间歇时间,以待阳极靶面充分散热。

7. 保持 X 机、CR 激光扫描仪清洁,避免水分及酸、碱性物质的侵蚀。

8. 注意实验人员和环境的 X 线防护。

9. 使用过程中,严防机件强烈振动。若发现异常声音、气味、漏油、参数异常、系统警示灯异常亮起等情况,应立即停机检查。

10. 使用闲置超过 8 小时的 IP,需先清除 IP 上的残存影像或者环境辐射造成的本底灰度。

11. 一张 IP 采集一幅图像。根据不同检查部位,选择相应尺寸的 IP。

【实验方法及步骤】

1. 使用前的准备

(1)保证 CR 扫描主机房的温度和湿度在允许范围内(温度 10~30℃;湿度 30%~75%)。

(2)检查电源、电缆是否完好。

(3)开启电源开关,确保 X 线机、CR 激光扫描仪电源电压处于规定值范围。

(4)检查影像工作站有无足够运行及存储的空间。

2. 操作流程

(1)开机顺序:先打开显示器,再打开 CR 激光扫描仪,所有程序通过自检后方可使用。

(2)核对受检者姓名、性别等信息,录入受检者基本信息,单机版 CR 系统需手工输入,网络版 CR 系统可通过 PACS/RIS 自动输入。

(3)选择检查部位:进入部位选择界面,选择拟检查的部位。

(4)用条形码扫描器对有受检者基本信息的 IP 条形码进行扫描。

(5)根据所拍摄取部位,调节曝光所需的电压、电流、曝光时间、成像距离等参数,对 IP 进行曝光。

(6)将已曝光的 IP 插入扫描主机,经扫描后读取影像信息。

(7)在工作站进行图像处理,优化图像并进行有关标注。

(8)根据需要排版打印胶片,如网络版 CR 系统需推送图像至 PACS。

(9)实验操作完毕,关闭系统软件、计算机,关闭机器电源开关,最后关闭配电箱电源。

【实验总结】

1. CR 作为过渡阶段,实现了 X 线成像的数字化,实现了 X 线成像由模拟检查阶段向数字化检查阶段的飞跃。而且,CR 检查可以使用传统 X 线机进行成像,数字化升级成本较低。

2. CR 成像时,X 线检查申请单、IP 和受检者三者的核对很重要,必须要确保对应无误。

3. CR 检查对成像条件的宽容度大,提高了 X 线检查的成功率。

4. CR 检查中,成像条件的正确选择及功能强大的数字化图像后处理能提高正常组织和病变的显示。

【实验思考】

1. CR 的基本工作原理是什么?

2. IP 的基本结构是什么?

3. CR 的图像后处理主要有哪几种?

实验二 DR 检查技术

【临床概述】

DR 的 X 线成像过程较传统屏 - 胶系统和 CR 系统更为简便。DR 省略了人工取放 IP、使用 IP 成像、使用 CR 激光扫描仪对 IP 进行扫描的过程,大大提高了工作效率。

DR 较 CR 具有更高的空间分辨力,更大的动态范围,更高的 DQE,可获得更为清晰、层次更丰富的 X 线成像图像,同时其辐射剂量降低。

DR 检查的临床应用广泛,普遍用于人体全身各部位数字 X 线成像;床旁数字 X 线成像;X 线造影检查(如胃肠道造影、静脉肾盂造影、子宫输卵管造影、T 形管造影等);乳腺 X 线成像及口腔 X 线成像等。

【实验目的】

1. 掌握 DR 的基本工作原理。

2. 掌握 DR 的基本操作流程。

3. 熟悉 DR 的基本后处理操作。

【实验要求】

1. 实验课前,复习掌握 DR 的基本工作原理和操作流程。

2. 熟悉 DR 及干式相机的设备性能、参数的调整。

3. 严格遵守操作规程,确保正确使用 DR 成像系统和相机。

【实验器材】

1. DR 成像系统、干式相机、胶片。

2. X 线成像模拟人。

【实验注意事项】

1. 必须在教师指导下,详细了解 DR 成像系统和干式相机的性能、使用方法和操作规程后,才能使用。

2. 机房内保持清洁,物品摆放整齐,非操作人员不得擅自操控设备。

3. 保持 DR 成像系统的清洁,避免水分及酸、碱性物质的侵蚀。

4. 熟悉各仪表、旋钮、按键的功能,操作时轻调旋钮、按键。

5. 严格遵守操作规则,正确熟练地操作,严防机件强烈振动,对可移动式 FPD 注意轻拿轻放。保证人机安全。

6. 在使用过程中,注意控制台各仪表指示数值,注意倾听电器部件工作时的声音,若发现设备异常声音、气味、参数异常、系统警示灯异常亮起等情况,应立即停机检查。

7. 注意实验人员和环境的 X 线防护。

8．需定期对设备进行维护、保养和性能检测。

【实验方法及步骤】

1．准备流程

（1）了解DR设备的性能、规格、特点和各部件的使用注意事项。

（2）DR机房应清洁防尘，温度18～24℃、湿度保持在40%～60%之间。

（3）根据设备生产商要求的流程开关设备。使用前先预热15～30min。然后做校准，使设备参数达到规定的指示范围。

2．操作流程

（1）检查前应仔细阅读申请单，明确检查目的。核对受检者姓名、性别等信息，手工录入或通过HIS/RIS系统调取受检者的基本信息（如姓名、性别、年龄、检查号等）和检查信息（如成像解剖部位、成像方法等）。

（2）对X线成像模拟人选择成像部位、体位，调节成像参数进行曝光。

（3）曝光结束后，预览影像，以确保影像符合诊断要求。

（4）利用图像处理软件对影像进行必要处理，确认影像达到诊断要求后，将其发送至诊断工作站或PACS及打印设备上。

3．DR图像后处理

（1）通过进行组织均衡处理、动态范围处理、边缘增强、滤过系数调节以及特性曲线进行图像处理。

（2）通过窗技术调节图像的层次、对比度和亮度。

（3）进行图像的测量、缩放、移动、反像、旋转、伪彩、长度、角度、面积测量以及标注、注释功能等。

【实验总结】

1．DR因工作流程简便、有较高的DQE，逐渐取代了CR，在临床上得到了越来越广泛的应用。

2．DR具有强大的图像后处理功能，图像的输出能更好的满足临床诊断的需求。

【实验思考】

1．DR的优势有哪些？

2．FPD的基本结构是什么？

3．DR的图像后处理方式主要有哪些？

实验三　急诊X线检查技术

【临床概述】

普通X线成像是急诊医学最基本的影像学检查手段。与常规X线检查相比，急诊X线检查技术具有时间性强、病情呈现多样化和复杂性、受检者往往难以配合、检查条件特殊等特点。

基于上述特点，急诊X线检查需注意遵循以下基本要求：检查及时快速；检查技术适当；注意保护受检者安全，搬动、体位设计时要小心谨慎，防止意外伤害或院内二次受伤；采用"就势成像"体位；适当控制检查次数；快速的影像存储与传输等。

【实验目的】

1. 掌握急诊X线检查的基本要求。

2. 熟悉急诊X线检查的应对措施。

【实验要求】

1. 实验课前复习急诊X线检查的基本理论知识。

2. 学习体会应对急诊检查时的沉着、冷静的心态和果断的处理方式。

3. 练习"就势成像"方式。

【实验器材】

1. X线成像系统(CR或DR)。

2. X线成像模拟人。

【实验注意事项】

1. 成像时,注意搬动受检者轻柔、迅速,注意保护患处,不得加重受检者损伤。

2. 成像技术得当,快速成像确保图像满足诊断要求。

3. 注意受检者和陪护人员的X线防护。

4. 必要时,需要专科医生现场协助和指导。

【实验方法及步骤】

1. 假设模拟人分别处于昏迷、脊柱损伤、下肢外伤等临床状态下。

2. 对模拟人分别进行颅脑、脊柱、下肢的X线成像。成像时,注意搬动受检者轻柔、迅速,注意保护患处,采用"就势成像"体位,成像技术得当,快速成像确保图像满足诊断要求。

3. 其他同常规CR、DR成像。

【实验总结】

CR、DR的普及,使得急诊X线成像操作及其信息传输和应用更加便捷、高效。急诊X线成像的关键是要做到快速、有效和不加重损伤,要避免因追求X线检查质量"精益求精"而加重受检者病情或贻误治疗时机。

【实验思考】

1. 急诊X线成像有哪些特点?

2. 急诊X线成像要注意遵循哪些基本要求?

实验四　床旁X线检查技术

【临床概述】

床旁X线成像是一种针对不能方便移动的受检者进行的X线检查。适用于搬动不便如骨折牵引、年老体弱、病情突变或手术中需要及时了解手术效果等临床情况。需要使用移动X线机或移动DR设备。

床旁X线成像具有受检者不能配合、检查环境受限、图像质量及诊断效果有限、实施有效的辐射防护困难等特点,不是常规性检查,是一种应急的补充检查手段。

床旁X线成像时,成像体位需灵活采用一些措施,使用"就势成像"体位;要注意X线防护;另外还需及时的图像传输和照片打印,尽快完成影像学检查流程。

【实验目的】

1．掌握床旁 X 线成像的基本原则。

2．了解床旁 X 线成像的特点。

【实验要求】

1．实验课前复习掌握床旁 X 线成像的基本理论知识。

2．练习"就势成像"方式。

【实验器材】

1．X 线移动成像系统(CR 或 DR)。

2．X 线成像模拟人。

【实验注意事项】

1．成像时，注意移动受检者时轻柔、迅速，注意保护患处，不得加重损伤。

2．成像技术得当，使用"就势成像"体位。

3．快速成像确保图像满足诊断要求。

4．注意受检者、陪护人员及同病房受检者的 X 线防护。

5．必要时，需要专科医生现场协助和指导。

【实验方法及步骤】

1．收取床旁 X 线成像申请单或接收临床科室电话申请。

2．检查设备状况，CR 成像需选择尺寸适合的 IP。

3．前往申请病房并核对姓名、年龄、性别、X 线成像部位。

4．撤离病房中无关人员，对病房内的其他人员采取防护措施。

5．假设受检者分别处于股骨骨折术后、心电监护昏迷中、脊柱术后等临床状态下，结合病情，选取设计合适的成像体位，对模拟人分别进行股骨、胸部、脊柱的 X 线成像。

6．图像获取。DR 成像完毕后，立即通过操作界面上的预览显示器观察图像，确认成像达到诊断要求。CR 成像完毕后，返回影像科，立即进行 IP 扫描，确认影像达到诊断要求。

7．将图像传送至存储服务器和打印工作站。

【实验总结】

床旁 X 线成像是临床 X 线检查的补充手段，为重症受检者、术中、术后受检者的检查提供了方便。移动 DR 设备的普及使得床旁 X 线成像的工作效率和成像质量得到了显著提高。

【实验思考】

1．床旁 X 线成像的特点是什么？

2．床旁 X 线成像的基本原则是什么？

实验五　婴幼儿 X 线检查技术

【临床概述】

与成人相比，婴幼儿 X 线成像检查具有其特殊性，因而检查过程中应采取一些特殊的措施，如准备适宜的检查环境、准备固定用品、防护用品、特制木质检查台、标记定位物品等。婴幼儿成像使用 DR 设备为最佳选择。

婴幼儿X线成像要遵循以下原则：体位设计时，正位以前后位为主，必要时可辅以后前位。部位的固定是检查成功的关键。成像参数选择的基本原则是在辐射剂量最低原则（as low as reasonable achievable，ALARA）的条件下，适当提高 kV、mA，缩短曝光时间，以减少婴幼儿的运动模糊。尽量使用手动选择曝光参数。应观察婴幼儿的身体运动情况，预见性的选择最佳曝光时机。为婴幼儿X线成像摆位时，动作应熟练轻柔，顺势而做避免惊吓患儿。还应特别重视婴幼儿X线成像时的防护。

婴幼儿X线成像常需要使用特殊体位。对气道异物的检查，常规应做胸部吸气相和呼气相正位X线成像检查。对少量气胸的检查，应做侧卧水平正位成像。对婴儿的腹部成像，常规应做立、卧正位成像和侧立位成像，易于对肠梗阻及梗阻部位的判断。对肛门闭锁症患儿的检查，应使用婴儿腹部倒立侧位。婴幼儿髋关节脱位或无菌坏死时，除常规正位外，还需摄取蛙式位。

【实验目的】

1. 熟悉婴幼儿X线成像的特点。

2. 熟悉婴幼儿X线成像的特殊体位。

【实验要求】

1. 实验课前复习掌握婴幼儿X线成像的特点和特殊体位。

2. 练习对婴幼儿成像的轻柔、快速，掌握成像时机。

【实验器材】

1. X线成像系统（CR或DR）。

2. X线婴幼儿模拟人。

3. 固定用品（沙袋、透明塑料板、宽布带等）；防护用品（铅防护衣、铅围脖、铅防护巾、性腺防护器）；标记定位物品（如钢球）等。

【实验注意事项】

1. 对婴幼儿成像要注意轻柔、快速，注意观察婴幼儿活动，掌握成像最佳时机。

2. 要注意对婴幼儿及其家属的X线防护。

3. 要注意尽量舒缓患儿紧张情绪，避免惊吓患儿。

【实验方法及步骤】

1. 假设婴幼儿模拟人分别处于拟诊肺炎、气胸、髋关节脱位等临床情况下，需要分别进行胸部、髋关节X线成像。

2. 分别通过使用沙袋、宽布带等固定用品，或通过家属固定的方式，进行患儿体位固定。

3. 针对拟诊肺炎的情况，摄取仰卧胸部前后位。

4. 针对拟诊气胸的情况，摄取侧卧水平正位。

5. 针对拟诊髋关节脱位的情况，摄取髋关节正位和蛙式位。

【实验总结】

针对婴幼儿的特点，婴幼儿成像需采取相应的措施。检查部位的固定是检查成功的关键，选取合适的曝光参数和必要时的特殊体位是检查成功的保证。

【实验思考】

1. 婴幼儿成像的特点有什么？

2. 婴幼儿成像的基本原则是什么？

第二节　人体各部位的X线成像

实验一　头颅X线成像

【临床概述】

头颅软组织和颅骨骨性结构有良好的天然对比度，普通X线可以清晰显示颅骨形态。头颅普通X线检查常用于头颅外伤、头颅发育情况、某些病的骨改变、蝶鞍病变的检查。软组织内的钙化和金属异物也可在平片上清晰显示。但是颅骨形态结构复杂，相互重叠，为了避开其他骨性结构的遮挡、清晰显示被检部位，根据检查目的选择不同成像体位尤为重要。特殊情况可以作头颅切线位及斜位的成像。

【实验目的】

1. 掌握头颅普通X线成像的适应证。

2. 掌握头颅普通X线成像前的准备工作。

3. 掌握头颅普通X线成像检查方法。

4. 掌握头颅各项基准线、面和体表标志的应用。

5. 掌握影像显示的内容，评价影像质量。

【实验要求】

1. 头颅后前位成像　呈头颅正位像，显示全部颅骨及下颌骨升支；矢状缝与鼻中隔位于图像中心，眼眶、上颌窦、筛窦位于影像中心，左右对称；颞骨岩部在眼眶中显示，内听道位于眼眶中心；颅骨骨板及骨质结构显示清晰。

2. 头颅侧位成像　呈头颅侧位像，影像上至顶骨，前至额骨和鼻骨，后至枕外隆凸；蝶鞍位于图像中心略前，垂体窝显示清晰，无双边影；两侧乳突、外耳孔、下颌骨小头基本重叠，位于影像中心略下方。

3. 头颅前后半轴位成像　呈头颅半轴位像，显示枕骨鳞部、颞骨岩部、眼眶和枕骨大孔；矢状缝位于影像中心，冠状缝、人字缝对称显示；双侧内听道左右对称、显示于颞骨岩部中部；枕骨大孔内1/2处可见鞍背清晰影像。

【实验器材】

DR；干式胶片；激光打印机；教学用体模或过程展示志愿者；医学影像归档和通信系统（picture archiving and communication systems，PACS）或医学信息系统（hospital information system，HIS）一台。

【实验注意事项】

1. 除去头上发夹、耳环及活动义齿等金属饰物，检查前嘱其保持体位不动。

2. 对于儿童和不合作受检者，可根据情况给予镇静剂，以减少运动伪影。

3. 做好受检者甲状腺、性腺等X线敏感部位的防护。

4. 对严重外伤或昏迷等受检者，必要时可以采取仰卧位，拍摄头颅前后正位和水平侧位。

【实验方法及步骤】

1. 检查前准备

（1）阅读申请单，了解病史，明确检查目的。录入或调取并核对受检者的姓名、年龄、性别等基本信息和检查信息，昏迷受检者须核对受检者识别信息（如医用腕带等）。

（2）与受检者沟通，消除其顾虑和紧张情绪。

（3）嘱受检者除去头上发夹、耳环及活动义齿等金属饰物，检查前嘱其保持体位不动。

（4）对于儿童和不合作受检者，可根据情况给予镇静剂，以减少运动伪影。

2. 检查方法

（1）头颅后前位（头颅正位）

1）体位设计：受检者站立于成像架前，两臂自然下垂，头颅正中矢状面垂直于探测器，并与中心线重合；下颌内收，额部及鼻尖紧贴成像架，听眦线与探测器垂直，两侧外耳孔与架面等距；照射野和探测器包括含下颌骨的整个头部；放置左右标记。

2）中心线：垂直对准枕外隆凸，经眉间垂直射入探测器中心。

3）源—像距：100cm（图2-1）。

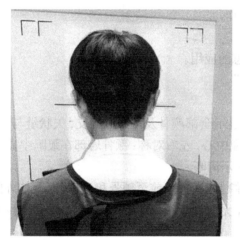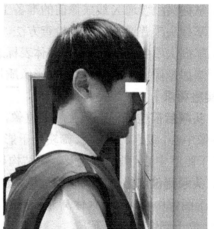

图2-1 头颅后前位

（2）头颅侧位

1）体位设计：受检者面向成像架站立，头部侧转，被检侧贴近成像架；头颅矢状面与探测器平行，瞳间线垂直于探测器，下颌稍内收，听眦线与地面平行；照射野和探测器包括含下颌骨的整个头部。

2）中心线：对准外耳孔前、上各2.5cm处，垂直射入探测器中心。

3）源—像距：100cm。

（3）头颅前后半轴位（Townes' 位，汤氏位）

1）体位设计：受检者取仰卧位，头部正中矢状面垂直于床面、与探测器中心线重合，两侧外耳孔与床面等距；下颌内收，听眦线垂直于床面；照射野和探测器包括全部枕骨；放置左右标记。

2）中心线：向足侧倾斜30°角，对准眉间上方约10cm处射入，从枕外隆凸下方射入探测器中心。

3）源—像距：100cm。

3. 图像显示　利用图像处理软件对影像进行必要处理，确认影像达到诊断要求后，将其发送至诊断工作站或PACS及打印设备上。

【实验总结】

1. 头颅后前位、头颅侧位是头颅普通X线检查的常规体位，常用于头颅外伤及其他颅骨病变的检查。

2. 头颅正位常用于观察颅骨的骨质、对称性、骨板厚度及颅内情况。

3. 头颅侧位常用于观察颅骨的骨质、骨缝及蝶鞍的形态和大小情况。

4. 头颅前后半轴位常用于观察枕骨鳞部、颞骨岩部、眼眶及枕骨大孔的形态和病变情况。

5. 外伤受检者应尽量减少搬动，正位成像选择头颅前后正位，侧位成像选择头颅水平侧位。若受检者意识不清，应采取适当措施固定头颅。

6. 根据检查目的设计检查体位，找准中心线，选择合适的曝光条件。

7. 对受检者检查部位以外的X线敏感组织和器官适当防护。

【实验思考】

1. 头颅中心线、面和体表标志有哪些？

2. 头颅普通X线检查的适应证有哪些？

3. 不同成像体位的标准影像显示哪些内容？

实验二　鼻窦X线成像

【临床概述】

鼻窦华氏位、柯氏位常用于检查鼻窦腔病变，是临床常用检查体位，也可以用于观察上颌骨及颧骨病变。鼻骨侧位最常用于观察鼻骨骨折情况。

【实验目的】

1. 掌握鼻窦华氏位、柯氏位和鼻骨侧位X线检查的目的。

2. 掌握鼻窦华氏位、柯氏位和鼻骨侧位X线检查前的相关准备。

3. 掌握鼻窦华氏位、柯氏位和鼻骨侧位X线检查方法，注意中心线和角度。

4. 掌握鼻窦解剖结构和影像显示内容，评价影像质量。

【实验要求】

1. 华氏位成像　显示额窦、上颌窦及中后组筛窦正位影像；两侧上颌窦呈倒三角形，显示于眼眶下方；颞骨岩部投影于上颌窦影像下方，后组筛窦及额窦显示良好。

2. 柯氏位成像　额窦投影于眼眶的内上方，眼眶投影于照片的中部，两侧对称，其内可见眶上裂，前组筛窦显示于两眼眶影之间。

3. 鼻骨侧位成像　呈鼻骨侧位像，显示鼻骨全部，鼻部软组织层次分明。

【实验器材】

DR；干式胶片；激光打印机；教学用体模或过程展示志愿者；PACS或HIS一台。

【实验注意事项】

1. 除去头上发夹、耳环及活动义齿等金属饰物，检查前嘱其保持体位不动。

2. 对于儿童和不合作受检者,可根据情况给予镇静剂,以减少运动伪影。

3. 做好受检者甲状腺、性腺等对X线敏感部位的防护。

4. 注意华氏位和柯氏位的中心线和角度,照射野要适中。

5. 如上颌窦腔有积液,需采用立位或坐位成像。

【实验方法及步骤】

1. 检查前准备

(1)阅读申请单,了解病史,明确检查目的。录入或调取并核对受检者的姓名、年龄、性别等基本信息和检查信息。

(2)与受检者沟通,消除其顾虑和紧张情绪。

(3)嘱受检者除去头上发夹、耳环及活动义齿等金属饰物,检查前嘱其保持体位不动。

(4)对于儿童和不合作受检者,可根据情况给予镇静剂,以减少运动伪影。

2. 检查方法

(1)鼻窦华氏位

1)体位设计:受检者取俯卧位,头颅正中矢状面垂直床面,并与探测器中心线重合;头稍后仰,听眦线与床面呈37°角,使鼻根位于探测器中心。

2)中心线:经鼻根部,垂直射入探测器中心。

3)源—像距:100cm。

(2)鼻窦柯氏位

1)体位设计:受检者取俯卧位,头颅正中矢状面垂直床面,并与探测器中心线重合;鼻尖和额部贴近台面,下颌内收,听眦线垂直于床面;鼻根对准探测器中心。

2)中心线:向足侧倾斜23°角,经鼻根部射入探测器中心。

3)源—像距:100cm。

(3)鼻骨侧位(图2-2)

1)体位设计:受检者侧立于成像架前,头颅成标准侧位;鼻根部下方2cm处位于探测器中心;照射野和探测器包括整个鼻骨。

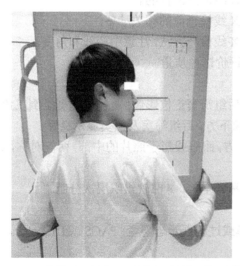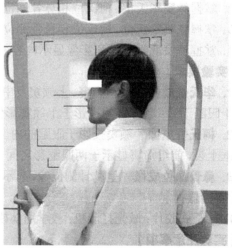

图 2-2 鼻骨侧位像

2）中心线：对准鼻根下方 2cm 处垂直射入探测器中心。

3）源—像距：100cm。

3. 图像显示 利用图像处理软件对影像进行必要处理，确认影像达到诊断要求后，将其发送至诊断工作站或 PACS 及打印设备上。

【实验总结】

1. 鼻窦华氏位常用于观察上颌窦、额窦、前及后组筛窦、上颌骨等骨质。

2. 鼻窦柯氏位常用于观察额窦、筛窦、眼眶、眶上裂等骨质。

3. 鼻骨侧位常用于观察鼻骨的形态和骨折情况。

4. 如果需要观察鼻窦内的积液，应采用站立华氏位，根据受检者情况也可以采用坐位。

5. 根据受检者情况设计出最佳的体位，找准中心线，选择合适的曝光参数。

6. 对受检者检查部位以外的 X 线敏感组织和器官适当防护。

【实验思考】

1. 鼻窦华氏位、柯氏位和鼻骨侧位的检查目的是什么？

2. 鼻窦华氏位、柯氏位和鼻骨侧位的检查步骤有哪些？中心线和角度有何不同？

3. 鼻窦华氏位和柯氏位的标准影像显示内容有哪些？对比不同。

实验三 颌面部 X 线成像

【临床概述】

临床上常用下颌骨后前位和侧位观察下颌骨升支、体部及颞颌关节的骨质、形态，对外伤及下颌骨病变有重要诊断意义。眼眶后前位多用于观察眼眶形态及眼球异物的定位。

【实验目的】

1. 掌握下颌骨后前位、侧位和眼眶后前位普通 X 线检查的目的。

2. 掌握下颌骨后前位、侧位和眼眶后前位普通 X 线检查前的相关准备。

3. 掌握下颌骨后前位、侧位和眼眶后前位普通 X 线检查方法，注意角度。

4. 掌握下颌骨后前位、侧位和眼眶后前位影像显示内容，评价影像质量。

【实验要求】

1. 下颌骨后前位成像 双侧下颌骨对称显示，下颌骨升支及颞颌关节影像清晰，下颌骨体部与颈椎有重叠，但影像仍然清晰。

2. 下颌骨侧位成像 显示被检侧下颌骨支部侧位、体部及体颏部的侧位影像，下颌管显示在下颌骨的外 1/3 处，下颌骨的骨小梁清晰，软组织层次分明。

3. 眼眶后前位成像 两侧眼眶呈圆形对称显示，岩骨上缘投影于上颌窦内上 1/3 处；眶上裂、眶下裂、鼻中隔、筛窦显示清晰。

【实验器材】

DR；干式胶片；激光打印机；教学用体模或过程展示志愿者；PACS 或 HIS 一台。

【实验注意事项】

1. 除去头上发夹、耳环及活动义齿等金属饰物，检查前嘱其保持体位不动。

2. 对于儿童和不合作受检者，可根据情况给予镇静剂，以减少运动伪影。

3. 做好受检者甲状腺、性腺等对 X 线敏感部位的防护。

【实验方法及步骤】

1. 检查前准备

（1）阅读申请单，了解病史，明确检查目的。录入或调取并核对受检者的姓名、年龄、性别等基本信息和检查信息。

（2）与受检者沟通，消除其顾虑和紧张情绪。

（3）嘱受检者除去头上发夹、耳环及活动义齿等金属饰物。

（4）对于儿童和不合作受检者，可根据情况给予镇静剂，以减少运动伪影。

2. 检查方法

（1）下颌骨后前位

1）体位设计：受检者取俯卧位，屈肘，双手放于头的两侧，头颅正中矢状面垂直于探测器，并与探测器中心线重合；前额和鼻尖紧贴床面。

2）中心线：通过两嘴角连线中点，垂直射入探测器中心。

3）源—像距：100cm。

（2）下颌骨侧位

1）体位设计：受检者取仰卧位，头转向被检侧、稍后仰，被检侧下颌骨紧贴探测器，双上肢自然下垂放至身体两侧。

2）中心线：向头侧倾斜30°角，从对侧下颌骨下方5cm处射入探测器中心。

3）源—像距：100cm。

（3）眼眶后前位

1）体位设计：受检者面向成像架站立，前额和鼻尖紧贴探测器，头颅正中矢状面与探测器垂直，并与探测器中心线重合；两侧外耳孔与探测器等距（还可以用俯卧位）。

2）中心线：向足侧倾斜23°角，对准枕外粗隆上方7cm处经鼻根射入探测器中心。

3）源—像距：100cm。

3. 图像显示 利用图像处理软件对影像进行必要处理，确认影像达到诊断要求后，将其发送至诊断工作站或 PACS 及打印设备上。

【实验总结】

1. 下颌骨后前位常用于观察下颌骨升支及颞颌关节的正位情况。

2. 下颌骨侧位常用来观察某一侧下颌骨升支、体部的骨质的情况。

3. 眼眶后前位常用于观察眼眶的形态、大小及异物定位的情况。

【实验思考】

1. 下颌骨后前位、侧位和眼眶后前位适应证有哪些？

2. 下颌骨后前位、侧位和眼眶后前位检查目的是什么？

3. 下颌骨后前位、侧位和眼眶后前位标准影像显示哪些内容？

实验四 脊柱 X 线成像

【临床概述】

普通 X 线检查是临床上脊柱病变的常用检查方法，具有简便、易行的优点，对了解正常椎骨结构、解剖变异及其生理、病理改变有极大的诊断价值。脊柱普通 X 线检查影像可以清晰显示椎体序列、生理曲度，并从不同角度充分显示椎体、棘突、横突、椎间孔和椎小关节等部位的骨质和形态。

脊柱常用的检查体位有正位、侧位和斜位，对应不同的观察目的可以选择相应检查体位。颈椎正侧位常用于外伤和椎体病变，考虑寰枢椎骨折时应采用颈椎张口位，颈椎病受检者则多采用颈椎侧位和双侧斜位。观察上部胸椎应采用颈胸椎正侧位，胸椎正侧位主要用于观察胸椎排列序列、曲度、椎体病变、压缩性骨折等。普通 X 线检查是腰椎病变初步诊断和疾病筛查的首选检查方法，椎间隙、椎体、椎间孔和小关节的骨质和形态均可清晰显示于影像中。为进一步明确脊柱病变情况，可以行 CT 或 MRI 检查。

【实验目的】

1. 掌握脊柱普通 X 线检查的适应证。

2. 掌握脊柱普通 X 线检查前的相关准备。

3. 掌握脊柱普通 X 线检查方法，注意中心线和角度。

4. 掌握脊柱解剖结构和影像显示内容，评价影像质量。

【实验要求】

1. 第一、二颈椎前后张口位成像　寰椎和枢椎显示于上、下齿之间；上中切牙牙冠与枕骨底部相重叠，枢椎齿突不与枕骨重叠，单独清晰的显示；齿突与寰椎两侧间隙对称，寰枕关节呈切线状显示；寰椎及枢椎骨小梁显示清晰。

2. 颈椎前后位成像　显示第 3～7 颈椎与第 1 胸椎；颈椎棘突位于椎体正中，横突左右对称；椎间隙与钩突关节显示清晰；第 1 肋骨及颈旁软组织显示在图像内，气管投影于椎体正中；第 3～7 颈椎骨小梁显示清晰。

3. 颈椎侧位成像　第 1～7 颈椎序列以正常生理曲度显示于照片正中；各椎体前后缘均无双缘现象；下颌骨不与椎体重叠；各椎间隙及椎间关节显示清晰、边缘锐利；气管、颈部软组织与椎体层次分明；椎体骨小梁清晰显示。

4. 颈椎后前斜位成像　显示颈椎斜位影像，1～7 颈椎显示于图像正中；近探测器侧椎间孔、椎弓根显示清晰；椎间孔显示于椎体与棘突之间，椎弓根位于椎体正中，呈卵圆形，边缘锐利；椎体骨质、各椎间隙及椎间关节显示清晰，下颌骨不与椎体重叠。

5. 颈胸椎前后位成像　显示第 1～3 胸椎前后位影像，胸锁关节、横突、上部肋骨对称投影于椎体两侧，棘突显示于椎体正中，椎弓根显示于棘突两侧；各椎体椎间隙和椎体骨纹理显示清晰。

6. 颈胸椎侧位成像　显示第 1～3 胸椎侧位影像，包括下部颈椎。

7. 胸椎前后位成像　显示第 1～12 胸椎前后位影像，胸锁关节、横突、肋骨对称显示于椎体两侧，棘突显示于椎体正中，椎弓根显示于棘突两侧；各椎体椎间隙和椎体骨纹理显示清晰。

8. 胸椎侧位成像　显示第 3～12 胸椎侧位影像，略有后突弯曲，不与肱骨重叠；椎体边缘呈切线状显示，无双边现象，椎间隙清晰明确；肺野部分密度均匀与椎体对比调和，各椎体及附件结构易于分辨，骨纹理清晰显示。

9. 腰椎前后位成像　显示第 1～5 腰椎正位影像，椎体显示于影像长轴中部；棘突重叠于椎体中下部；横突对称显示于椎体两侧，椎弓根呈轴位投影横突下端，腰大肌呈上内下外的"八"字形斜线;第3腰椎椎体各缘呈切线状显示,无双边现象,椎间隙清晰可见。

10. 腰椎侧位成像 显示腰椎侧位影像,椎体为扁方形,椎管位于椎体后缘,可见椎间孔上下关节突重叠,横突与椎弓重叠,棘突伸向后方,各部骨质清晰显示。

11. 腰椎斜位成像 显示腰椎及腰骶关节斜位影像,被检侧椎间隙呈切线状投影于椎体后 1/3 处;与椎体相重叠的椎弓部结构清晰显示;远侧横突(狗尾)、近侧横突(狗嘴)、远侧椎弓(狗颈)、近侧椎弓(狗眼)、上关节突(狗耳)、远下关节突(狗后足)、近下关节突(狗前足)组成"狗状"形态显示在椎体中。

12. 骶椎前后位成像 显示全部骶椎及腰骶关节正位影像,骶中嵴位于图像正中;骶椎孔及骶髂关节左右对称;耻骨联合部不与骶椎重叠;无肠内容物与骶椎重叠,骶椎骨纹理清晰可见。

13. 尾椎前后位成像 显示全部尾椎正位影像,尾椎位于图像正中;耻骨联合部不与尾椎重叠;无肠内容物与尾椎重叠,骨纹理清晰可见。

14. 骶尾椎侧位成像 显示骶尾椎及腰骶关节侧位影像,边界明确,其椎体各节易于分辨;骶椎两侧无名线应重叠为单一致密线;腰骶关节及骶尾关节间隙清晰可见。

【实验器材】
DR;干式胶片;激光打印机;教学用体模或过程展示志愿者;PACS 或 HIS 一台。

【实验注意事项】
1. 嘱受检者除去衣物或身体部位上可能影响图像质量的伪影物品,如活动义齿、项链、耳环、胸针、发卡、纽扣、胸罩、饰物、膏药等;颈胸椎成像需去除毛衣、外套;腰骶椎成像时,上衣向上卷起,去除腰带、钥匙扣等物品,将外裤褪至检查范围以外;必要时可更换检查服。要注意危重受检者或外伤受检者,如果不能去除伪影物品,要对诊断医师说明,并做好照片标记。

2. 对于儿童和不合作受检者,可根据情况给予镇静剂,以减少运动伪影。

3. 作好受检者对 X 线敏感部位的防护。

4. 孕妇禁做此项检查,确有需要者,可采取较安全的 MRI 检查方式。

【实验方法及步骤】

1. 检查前准备

(1)阅读申请单,了解病史,明确检查目的。录入或调取并核对受检者的姓名、年龄、性别等基本信息和检查信息。

(2)与受检者沟通,消除其顾虑和紧张情绪。

(3)嘱受检者除去衣物或身体部位上可能影响图像质量的伪影物品,必要时可更换检查服。检查前嘱受检者保持体位不动。

(4)对于儿童和不合作受检者,可根据情况给予镇静剂,以减少运动伪影。

2. 检查方法

(1)第 1、2 颈椎前后张口位(寰枢椎张口位)

1)体位设计:受检者取仰卧位,双上肢自然放置于身侧,头颅正中矢状面垂直床面、重合于探测器中心线;头向后仰,上颌门齿咬合面至乳突尖的连线垂直于床面;曝光时嘱受检者口张大或发"啊……"声;照射野和探测器包括第 1、2 颈椎上下缘。

2)中心线:通过两嘴角连线中点,垂直射入探测器中心。

3）源—像距：100cm。

（2）颈椎前后位（图2-3a）

1）体位设计：受检者取站立位，身体贴近成像架，身体正中矢状面垂直于探测器；头略后仰，上颌门齿咬合面至乳突尖的连线垂直于探测器；照射野和探测器包括整个颈椎的上下缘。

2）中心线：向头侧倾斜10°～15°角，对准甲状软骨下方射入探测器。

3）源—像距：100cm。

（3）颈椎侧位（图2-3b）

1）体位设计：受检者侧立于成像架前，外耳孔与肩峰连线与探测器中心线重合，头颈部正中矢状面平行于探测器；头略后仰，下颌前伸，上颌门齿咬合面与乳突尖端连线与地面平行；两脚分立，两肩下垂，必要时可手提沙袋向下牵引；照射野和探测器上缘包括外耳孔，下缘包括肩峰。

2）中心线：经甲状软骨平面颈部的中点，水平方向垂直射入探测器中心。

3）源—像距：100cm。

（4）颈椎后前斜位（图2-3c）

1）体位设计：受检者取站立位，左后侧或右后侧肢体靠近成像架，对侧身体远离成像架，使头颅及身体冠状面与探测器成45°～50°角；下颌稍前伸，听鼻线水平于地面，上肢尽量下垂；颈椎长轴置于探测器长轴中线；后前斜位显示被检侧椎间孔，即左后前斜位显示左侧椎间孔，右后前斜位显示右侧椎间孔，应做好左右标记。

2）中心线：经甲状软骨平面颈部中点，水平方向垂直射入探测器中心。

3）源—像距：100cm。

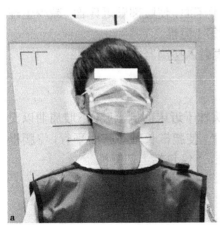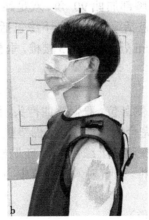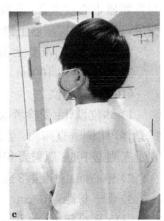

图2-3　颈椎X线成像图
a. 颈椎前后位；b. 颈椎侧位；c. 颈椎后前斜位

（5）颈胸椎前后位

1）体位设计：受检者取仰卧位，身体正中矢状面与探测器中心线重合；头部放平，下肢伸直或膝部屈曲90°角，背部紧贴床面，以减少脊柱生理曲度；双侧上肢自然下垂，放置身旁；探测器上缘包括甲状软骨，下缘包括胸骨角。

2）中心线：对准环状软骨与胸骨颈静脉切迹中点，水平方向垂直射入探测器中心。

3）源—像距：100cm。

（6）颈胸椎侧位

1）体位设计：受检者取侧卧位，头部垫高，使颈胸椎与检查床平行；近床面侧上肢屈曲上举，手环抱于头上；远床面侧上肢尽量伸向后下方，使肩部下移；背稍后倾，身体冠状面与床面呈70°角；探测器上缘包括甲状软骨，下缘包括胸骨角。

2）中心线：对准远床侧锁骨上窝，垂直射入探测器中心。

3）源—像距：100cm。

（7）胸椎前后位

1）体位设计：受检者取仰卧位，身体正中矢状面与探测器中心线重合；头部放平，下肢膝部屈曲90°角、双足踏于床面，背部紧贴床面，以减少脊柱生理曲度；双侧上肢自然下垂，放置身旁，照射野和探测器上缘包括第7颈椎，下缘包括第1腰椎。

2）中心线：对准胸骨角与剑突连线中点，垂直射入探测器中心。

3）源—像距：100cm。

（8）胸椎侧位

1）体位设计：受检者取侧卧位，两臂上举屈曲，近床面侧上臂垫于头颅下方，使胸椎长轴与床面平行；下肢屈曲以支撑身体，身体冠状面垂直于床面，将胸椎置于探测器中心；照射野和探测器上缘包括第7颈椎，下缘包括第1腰椎。

2）中心线：对准第6或第7胸椎，垂直射入探测器中心。

3）源—像距：100cm。

（9）腰椎前后位

1）体位设计：受检者取仰卧位，双上肢放于身体两侧或上举抱头，人体正中矢状面与探测器中心线重合；下肢膝部屈曲90°角、双足踏于床面，使腰部贴近床面，减少生理曲度；照射野和探测器上缘包括第12胸椎，下缘包括第1骶椎。

2）中心线：对准脐上3cm处，垂直第3腰椎，垂直射入探测器中心。

3）源—像距：100cm。

（10）腰椎侧位

1）体位设计：受检者取侧卧位，双臂弯曲抱头，头枕于近床面侧上肢；下肢屈曲以支撑身体，背侧垂直床面，呈完全侧位；腰部用棉垫垫平，使腰椎长轴与床面平行，将腰椎置于探测器中心；照射野和探测器上缘包括第11胸椎，下缘包括上部骶椎。

2）中心线：对准第3腰椎，垂直射入探测器中心。

3）源—像距：100cm。

（11）腰椎斜位（前后斜位）

1）体位设计：受检者取侧卧位，身体后倾，使冠状面与床面约成45°角；近床面侧下肢弯曲、对侧下肢伸直以支持身体；腰椎长轴对准探测器中心线；照射野和探测器上缘包括第11胸椎，下缘包括上部骶椎。

2）中心线：对准第3腰椎，垂直射入探测器中心。

3）源—像距：100cm。

（12）骶椎前后位

1）体位设计：受检者取仰卧位，正中矢状面与探测器中心线重合；双腿伸直，两足略内旋、并拢；照射野和探测器上缘包括第 4 腰椎，下缘包括尾椎。

2）中心线：向头侧倾斜 15°～20° 角，对准耻骨联合上缘 3cm 处射入探测器中心。

3）源—像距：100cm。

（13）尾椎前后位

1）体位设计：受检者取仰卧位，正中矢状面与探测器中心线重合；双腿伸直，两足略内旋、并拢；照射野和探测器缘包括髂骨嵴、下缘超出耻骨联合。

2）中心线：向足侧倾斜 10° 角，对准两侧髂前上棘连线中点射入探测器中心。

3）源—像距：100cm。

（14）骶尾椎侧位

1）体位设计：受检者取仰卧位，膝部屈曲、支撑身体；腰部垫棉垫，骶尾部矢状面与床面平行；骶尾部冠状面垂直于探测器；照射野和探测器上缘包括第 5 腰椎，下缘包括全部尾椎。

2）中心线：对准髂后下棘前方 8cm 处，垂直射入探测器中心。

3）源—像距：100cm。

3. 图像显示　利用图像处理软件对影像进行必要处理，确认影像达到诊断要求后，将其发送至诊断工作站或 PACS 及打印设备上。

【实验总结】

1. 第 1、2 颈椎前后张口位常用于观察寰、枢椎的骨质情况以及齿突的形态。

2. 颈胸椎前后位常用于观察第 1～3 胸椎正位及椎旁软组织影像，了解各椎体形态、关节间隙、骨质和软组织情况。颈胸椎侧位用于观察第 1～3 胸椎侧位形态。

3. 脊柱正位常用于观察脊柱正位影像，包括脊柱正位序列，椎体、横突、钩突的骨质和形态等。

4. 脊柱侧位常用于观察脊柱侧位影像，包括椎体、棘突骨质和形态、脊柱曲度、椎间盘变化、棘突、椎间孔关节突以及周围软组织情况。

5. 颈椎斜位常用于观察椎间孔、小关节及椎弓根的骨质和形态，后前斜位显示被检侧椎间孔，前后斜位显示对侧椎间孔。腰椎斜位常用于观察腰椎椎弓峡部、上下关节突及其关节间隙、椎体的斜位影像。一般拍摄左右斜位片以作对比。

【实验思考】

1. 脊柱不同体位普通 X 线检查的中心线、面和体表标志有哪些？

2. 脊柱不同体位普通 X 线检查适应证有哪些？

3. 脊柱不同体位普通 X 线检查前准备有哪些？检查步骤有哪些？

4. 脊柱不同体位普通 X 线检查标准影像显示哪些内容？

实验五　骨盆 X 线成像

【临床概述】

普通 X 线检查是骨盆病变首选检查方法。骨盆普通 X 线检查对骶髂关节、骶尾关节、耻骨联合和髋关节等部位的病变有重要诊断价值。

【实验目的】

1. 掌握骶髂关节、骨盆普通X线检查的目的及成像方法。

2. 掌握骶髂关节、骨盆普通X线检查前的相关准备。

3. 掌握骶髂关节、骨盆普通X线检查方法,注意中心线和角度。

4. 掌握骶髂关节、骨盆解剖结构和影像显示内容,评价影像质量。

【实验要求】

1. 骶髂关节前后位成像 显示两侧骶髂关节的正位影像,骶髂关节间隙清晰可见。

2. 骶髂关节前后斜位成像 显示骶髂关节切线位影像,关节间隙显示清晰可见;图像包含髂骨上缘、被检测整个骶髂关节,骨纹理可见。

3. 骨盆前后位成像 显示骨盆正位影像,包括全部骨盆诸骨及股骨近端1/4,影像左右对称显示;骶、尾椎下端与耻骨联合重叠;髋关节股骨头位于骨盆两侧下1/4处;骶骨、髂骨显示清晰。

【实验器材】

DR;干式胶片;激光打印机;教学用体模或过程展示志愿者;PACS或HIS一台。

【实验注意事项】

1. 为避免肠气干扰骨盆诸骨结构的清晰显示,可嘱受检者检查前排便或使用开塞露,甚至灌肠等。

2. 检查前,嘱受检者将外裤退至检查范围以下或更换检查服,去除膏药等物品,嘱其保持体位不动。

3. 对骨盆畸形者,可用棉垫垫于髋部,使骨盆两侧与检查床面等距。

4. 对于儿童和不合作受检者,可根据情况给予镇静剂。

5. 做好受检者对X线敏感部位的防护。

【实验方法及步骤】

1. 检查前准备

(1)阅读申请单,了解病史,明确检查目的。录入或调取并核对受检者的姓名、年龄、性别等基本信息和检查信息。

(2)与受检者沟通,消除其顾虑和紧张情绪。

(3)更换检查服,去除膏药等物品,检查前嘱其保持体位不动。

2. 检查方法

(1)骶髂关节前后位

1)体位设计:受检者取仰卧位,正中矢状面与探测器中心线重合;双腿伸直,或稍弯曲并用棉垫稍垫高,使腰椎摆平;照射野和探测器上缘超出髂骨嵴,下缘包括耻骨联合。

2)中心线:中心线向头侧倾斜10°~25°角,对准两髂前上棘连线中点,射入探测器中心。

3)源—像距:100cm。

(2)骶髂关节前后斜位

1)体位设计:受检者取仰卧位,双手抱头,被检侧腰部及臀部抬高,膝部用沙袋垫高,使躯干与床面成20°~25°角;被检侧髂前上棘内侧2.5cm处的纵切面对准探测器纵向中心线,两髂前上棘连线对探测器横向中心线;照射野和探测器上缘包括髂骨嵴,下缘包括耻骨。

2)中心线:中心线对准被检侧髂前上棘内侧 2.5cm 处,垂直射入探测器中心。

3)源—像距:100cm。

(3)骨盆前后位

1)体位设计:受检者取仰卧位,正中矢状面与探测器中心线重合,两侧髂前上棘与床面等距;两腿伸直,双足内旋 10°～15°,足尖并拢;照射野和探测器上缘包括髂骨嵴,下缘达耻骨联合下方 3cm;

2)中心线:中心线对准两髂前上棘连线中点下方 3cm 处,垂直射入探测器中心;

3)源—像距:100cm。

3. 图像显示　利用图像处理软件对影像进行必要处理,确认影像达到诊断要求后,将其发送至诊断工作站或 PACS 及打印设备上。

【实验总结】

1. 骶髂关节前后位常用于观察双侧骶髂关节的情况。

2. 骶髂关节前后斜位常用于观察一侧骶髂关节切线位的情况。

3. 骨盆前后位常用于观察骨盆的骨质、形态及双髋关节的情况。

【实验思考】

1. 骶髂关节、骨盆普通 X 线检查中心线和体表标志有哪些?

2. 骶髂关节、骨盆普通 X 线检查适应证有哪些?

3. 骶髂关节、骨盆普通 X 线检查标准影像显示哪些内容?

实验六　上肢 X 线成像

【临床概述】

普通 X 线检查是四肢检查的首选方法。四肢由其骨骼、骨间关节、肌肉、肌腱、血管和皮肤等软组织组成,骨性结构和软组织之间具有良好的天然对比度。普通 X 线检查常用于骨外伤、发育、某些病的骨改变、多种骨和关节病的检查。软组织的钙化和金属异物也可以清楚显示。

上肢骨包括肩胛骨、锁骨、肱骨、尺骨、桡骨、腕骨、掌骨、指骨组成;骨关节包括胸锁关节、肩肱关节、肩锁关节、肩胛胸壁关节、肩关节、肘关节、肱尺关节、肱桡关节、桡尺近侧关节、腕关节、掌指关节、指间关节等。正侧位是上肢长骨的常规检查体位,应至少包括一侧关节以资鉴别。对肩关节、肘关节、腕关节等结构比较复杂的关节部位,需根据检查需要选择恰当的检查体位,以获得符合诊断要求的影像。腕关节由不规则的腕骨组成,常需要组合使用腕关节正、侧位和外展位,以显示豌豆骨、舟骨等腕骨的位置、形态;肘关节前后位呈现关节切线位,可清晰显示肘关节间隙和鹰嘴窝情况;为减少肢体重叠,肩关节侧位采用穿胸位,而肩锁关节后前位对肩关节脱位、半脱位有重要诊断价值。

【实验目的】

1. 掌握上肢普通 X 线检查的目的。

2. 掌握上肢普通 X 线检查前的相关准备。

3. 掌握上肢普通 X 线检查方法,注意中心线和角度。

4. 掌握上肢尤其是肩、肘、腕关节解剖结构和影像显示内容,评价影像质量。

【实验要求】

1. 手掌后前位成像 显示掌指骨及腕关节正位像,第 2～5 掌指骨呈正位,拇指呈斜位;第 3 掌指关节位于 IP 板中心;掌骨、指骨骨纹理清晰,软组织层次可见。

2. 掌下斜位成像 显示掌指骨及腕关节斜位像,第 1～3 掌骨分开,第 4、5 掌骨近端略重叠;第 3 掌指关节位于 IP 板中心;大多角骨与第 1 掌指关节间隙明确;全部掌指骨骨纹理清晰,软组织层次显示良好。

3. 拇指后前位成像 显示拇指正位像,拇指骨及第 1 掌骨位于 IP 板中心;拇指骨骨小梁清晰;周围软组织层次可见。

4. 拇指侧位成像 显示拇指侧位像,拇指骨及第 1 掌骨位于 IP 板中心;拇指骨骨小梁清晰;周围软组织层次可见。

5. 腕关节后前位成像 显示腕关节正位像,图像包括尺桡骨远端及掌骨近端;掌腕关节、桡腕关节间隙清晰,诸骨纹理及周围软组织显示良好。

6. 腕关节侧位成像 显示腕关节侧位像,尺桡骨远端重叠,诸骨骨小梁及周围软组织显示清晰。

7. 腕关节外展位成像 显示舟骨正位像,图像包括尺桡骨远端及掌骨近端;舟骨与其他骨的邻接面显示清晰;骨小梁及周围软组织显示清晰。

8. 尺桡骨前后位成像 显示尺、桡骨正位像,包含腕关节和肘关节,诸骨骨小梁及周围软组织显示清晰。

9. 尺桡骨侧位成像 显示尺骨、桡骨侧位像,包含腕关节和肘关节,诸骨骨小梁及周围软组织显示清晰。

10. 肘关节前后位成像 显示肘关节正位像,肘关节面呈切线位显示,关节间隙显示在 IP 板正中;鹰嘴窝位于肱骨内外髁正中稍偏尺侧;肘关节诸骨骨小梁及周围软组织显示清晰。

11. 肘关节侧位成像 显示肘关节侧位像,肱骨远端与尺桡骨近端呈 90°～120° 角;关节间隙显示清晰、锐利,位于图像中心前上方;肱骨外髁重叠,呈圆形投影;肘关节诸骨骨小梁及周围软组织显示清晰。

12. 肱骨前后位成像 显示肱骨正位像,肱骨长轴与图像中线重合,图像包括肩关节或者肘关节,软组织层次清晰。

13. 肱骨侧位成像 显示肱骨侧位像,肱骨长轴与图像中线重合,图像包括肩关节或者肘关节,软组织层次清晰。

14. 肩关节前后位成像 显示肩关节正位像,肩关节盂前后重合,呈切线位显示,不与肱骨头重叠,关节间隙显示清晰;肱骨小结位于肱骨头外 1/3 处;肱骨头、肩峰及锁骨骨小梁及周围软组织显示清晰。

15. 肩关节穿胸侧位成像 显示肩关节轴位像,包括肩部和肱骨中上端,肱骨长轴平行于图像中线;肱骨近端投影于胸骨与胸椎之间,呈侧位,与肺纹理和肋骨影像重叠;被检侧肩关节骨质、关节面及周围软组织显示清晰。

16. 锁骨后前位成像 显示锁骨正位影像,呈 S 形显示,锁骨内 1/3 与胸廓重叠。

17. 肩锁关节后前位成像 显示双侧肩锁关节对称影像,锁骨水平对称显示于椎体两侧，肩锁关节间隙显示明显；图像包括肩部和肱骨中上端，显示双侧肩关节骨质、关节面及周围软组织，肱骨长轴平行于检测器长轴；骨小梁、周围软组织清晰显示。

【实验器材】

DR；干式胶片；激光打印机；教学用体模或过程展示志愿者；PACS 或 HIS 一台。

【实验注意事项】

1. 了解受检者检查目的，以选择相应检查体位。当受检者外伤严重或上肢活动受限，可根据受检者肢体形态选择适当角度进行成像，最大限度清晰显示检查部位。

2. 了解受检者是否有石膏、夹板、绷带、金属固定器等影响图像质量的情况。检查前嘱其保持体位不动。

3. 对于儿童和不合作受检者，可根据情况给予镇静剂，以减少运动伪影。

4. 作好受检者甲状腺、性腺等对 X 线敏感部位的防护。

【实验方法及步骤】

1. 检查前准备

（1）阅读申请单，了解病史，明确检查目的。录入或调取并核对受检者的姓名、年龄、性别等基本信息和检查信息。

（2）与受检者沟通，消除其顾虑和紧张情绪。

（3）了解受检者是否有石膏、夹板、绷带、金属固定器等影响图像质量的情况。检查前嘱其保持体位不动。

（4）对于儿童和不合作受检者，可根据情况给予镇静剂，以减少运动伪影。

2. 检查方法

（1）手掌后前位

1）体位设计：受检者侧坐于检查床一侧，肘关节屈曲 90°角，前臂长轴与床面长轴平行；五指自然分开，掌心向下紧贴床面，第 3 掌骨头置于探测器中心；照射野和探测器包括整个手掌。

2）中心线：对准第 3 掌骨头，垂直射入探测器中心。

3）源—像距：100cm。

（2）掌下斜位

1）体位设计：受检者侧坐于检查床一侧，肘关节屈曲 90°角，前臂长轴与床面长轴平行；掌面与暗盒约成 45°角；五指均匀分开，手指稍弯曲、指尖置于床面上，照射野和探测器包括整个手掌。

2）中心线：对准第 5 掌骨头，垂直射入探测器中心。

3）源—像距：100cm。

（3）拇指后前位

1）体位设计：受检者侧坐于检查床一侧，掌心向上，手掌旋转，使拇指背侧紧贴检查床面；其余四指背曲，并用健侧手帮助固定；照射野和探测器包括拇指。

2）中心线：对准拇指的指掌关节，垂直射入探测器中心。

3）源—像距：100cm。

（4）拇指侧位

1）体位设计：受检者侧坐于检查床一侧，肘关节屈曲约 90°角；手握拳，掌心向下置于床面；拇指外展、远离食指，长轴与探测器中心线重合；拇指外侧缘紧贴床面，背面垂直于探测器；照射野和探测器包括拇指。

2）中心线：对准拇指的指掌关节，垂直射入探测器中心。

3）源—像距：100cm。

（5）腕关节后前位

1）体位设计：受检者侧坐于检查床一侧，肘关节屈曲约 90°角；手半握拳、掌心向下，使腕部紧贴床面；腕关节置于探测器中心，前臂长轴与探测器中心线重合；照射野和探测器包括尺桡骨远端及掌骨近端。

2）中心线：对准尺骨和桡骨茎突连线的中点，垂直射入探测器中心。

3）源—像距：100cm。

（6）腕关节侧位

1）体位设计：受检者侧坐于检查床一侧，肘关节屈曲约 90°角；手掌和前臂呈标准侧位，第 5 掌骨和前臂尺侧面紧贴床面，尺骨茎突置于探测器中心；照射野和探测器包括尺、桡骨远端及掌骨近端。

2）中心线：对准桡骨茎突，垂直射入探测器中心。

3）源—像距：100cm。

（7）腕关节外展位

1）体位设计：受检者面向检查床坐于床侧，肘关节自然屈曲；将一个 20°角度板置于床面，手掌掌心向下、与腕部平放于角度板上，或用沙袋将腕部垫高 20°，手掌尽量偏向尺侧；照射野和探测器包括尺桡骨远端及掌骨近端。

2）中心线：对尺骨和桡骨茎突连线中点，垂直射入探测器中心。

3）源—像距：100cm。

（8）尺桡骨前后位（图 2-4a）

1）体位设计：受检者面向检查床坐于床侧，被检侧肩关节尽量降低，接近床面水平；前臂伸直，背面紧贴床面，长轴与探测器长轴平行，手掌心向上；照射野和探测器上缘包括肘关节，下缘包括腕关节。

2）中心线：对准前臂中点，垂直射入探测器。

3）源—像距：100cm。

（9）尺桡骨侧位（图 2-4b）

1）体位设计：受检者面向检查床坐于床侧，被检侧肩关节尽量降低，接近肘部高度；肘关节屈曲约 90°；手和前臂呈标准侧位，尺侧紧贴床面，长轴与探测器长轴平行；照射野和探测器上缘包括肘关节，下缘包括腕关节。

2）中心线：对准前臂中点，垂直射入探测器。

3）源—像距：100cm。

（10）肘关节前后位

1）体位设计：受检者面向检查床坐于床侧，被检侧肩关节尽量降低，接近床面高度；将尺骨鹰嘴突置于探测器中心；前臂伸直，掌心向上，照射野和探测器上缘包括肱骨下段，下缘尺桡骨上段。

2）中心线：对准肘关节（肘横纹中点）垂直射入探测器中心。

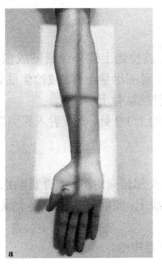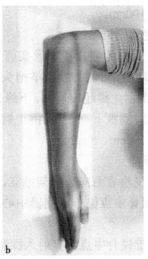

图2-4 尺桡骨X线成像图
a. 尺桡骨前后位；b. 尺桡骨侧位

3）源—像距：100cm。

（11）肘关节侧位

1）体位设计：受检者侧坐于检查床一侧，被检侧肩关节尽量降低，接近肘部高度；肘关节置于探测器中线，屈曲约90°～120°，内侧紧贴床面；手呈侧位，尺侧贴近床面，掌心面向受检者；照射野和探测器上缘包括肱骨下段，下缘包括尺桡骨上段。

2）中心线：对准肘关节间隙，垂直射入探测器中心。

3）源—像距：100cm。

（12）肱骨前后位

1）体位设计：受检者取仰卧位，手臂伸直、稍外展，掌心朝上；肱骨长轴与探测器长轴平行一致；垫高对侧肩部，使被检侧上臂尽量贴近床面；照射野和探测器上缘包括肩关节，下缘包括肘关节。

2）中心线：对准肱骨中点，垂直射入探测器中心。

3）源—像距：100cm。

（13）肱骨侧位

1）体位设计：受检者取仰卧位，被检侧手臂与躯干稍分开；垫高对侧肩部，使被检侧上臂尽量贴近床面；肱骨长轴与探测器长轴平行一致；肘关节屈曲90°，呈侧位置于胸前；照射野和探测器上缘包括肩关节，下缘包括肘关节。

2）中心线：对准肱骨中点，垂直射入探测器中心。

3）源—像距：100cm。

（14）肩关节前后位

1）体位设计：受检者取仰卧位，被检侧肩胛骨喙突置于探测器中心线上；手臂向下伸直，掌心向上；垫高对侧躯干，使被检侧肩部紧贴床面；照射野和探测器上缘超出肩部，外缘包括肩部软组织。

2）中心线：对准喙突垂直射入探测器中心。

3）源—像距：100cm。

（15）肩关节穿胸侧位

1）体位设计：受检者侧立于成像架前，被检侧上臂外缘紧贴成像架面板；手臂及肩部尽量下垂，掌心向前，对侧上肢高举抱头，肩部尽量上移；被检侧肱骨外科颈对准暗盒中心；照射野和探测器上缘超出肩部，下缘包括肱骨上中段。

2）中心线：经对侧腋下，于被检侧上臂的上1/3处，垂直射入探测器中心。

3）源—像距：100cm。

（16）锁骨后前位

1）体位设计：受检者面向成像架站立，头部转向对侧，锁骨紧贴探测器；被检侧上肢内旋，掌心向后；锁骨中点位于探测器中心线上；照射野和探测器上缘超出肩部，外缘包括肩部软组织。

2）中心线：对准锁骨中点垂直射入探测器中心。

3）源—像距：100cm。

（17）肩锁关节后前位

1）体位设计：受检者面向成像架站立，身体正中矢状面与探测器纵向中心线重合；两足分开、身体站稳，双臂下垂，掌心向前；双侧肩锁关节位于探测器水平中心线上；为加大肩锁间隙，可嘱受检者双手各握重量相等的沙袋一只，使锁骨呈水平位，拍摄负重后前位；照射野和探测器上缘超出肩部，外缘包括肩部软组织。

2）中心线：对准第三胸椎，垂直射入探测器。

3）源—像距：100cm。

3. 图像显示 利用图像处理软件对影像进行必要处理，确认影像达到诊断要求后，将其发送至诊断工作站或PACS及打印设备上。

【实验总结】

1. 手掌后前位常用于观察手骨的形态、关节、异物、骨龄。

2. 掌下斜位常用于观察手部骨外伤和骨质的病变，主要是第2、3掌指骨关节的影像。

3. 拇指后前位、侧位常用于观察拇指外伤和骨质的病变。

4. 腕关节后前位常用于观察腕骨、掌骨近端、尺桡骨远端的骨质、关节及周围软组织的情况。观察小儿发育，了解骨龄时，应摄取双侧腕关节后前位。

5. 腕关节侧位常用于观察腕骨、尺桡骨下端、桡腕关节的外伤、月骨脱位的情况。

6. 腕关节外展位常用于观察舟骨的病变和外伤情况。

7. 尺桡骨前后位、侧位常用于观察尺骨和桡骨的骨质、软组织及异物的情况。

8. 肘关节前后位、侧位常用于观察肘关节的骨质、软组织及脱位的情况。

9. 肱骨前后位、侧位常用于观察肱骨的骨质、软组织和异物情况。

10. 肩关节前后位常用于观察肩关节、肩锁关节的骨折和脱位的情况。

11. 肩关节穿胸侧位常用于观察肱骨的头、颈、骨干的情况，主要是肱骨近端的骨折移位情况。

12. 锁骨后前位常用于观察锁骨的骨折情况及结构。

13. 肩锁关节后前位常用于观察肩关节脱位、半脱位，两侧对称显示，可以对比观察双侧肩关节间隙情况。

【实验思考】

1. 上肢普通X线检查的中心线和体表标志有哪些？

2. 上肢普通X线检查的适应证有哪些？

3. 腕关节、肩关节普通X线检查中心线和角度有何不同？

4. 上肢普通X线检查标准影像显示哪些内容？

实验七　下肢X线成像

【临床概述】

普通X检查是四肢检查的首选方法。四肢由其骨骼、骨间关节、肌肉、肌腱、血管和皮肤等软组织组成，骨性结构和软组织之间具有良好的天然对比度。普通X线检查常用于骨外伤、发育、某些病的骨改变、多种骨和关节病的检查。软组织的钙化和金属异物也可以清楚显示。

下肢骨自上而下由髋骨、股骨、髌骨、胫骨、腓骨、跗骨、距骨、跖骨和趾骨组成；骨关节包括髋关节、膝关节、踝关节和趾关节等。下肢骨骼较上肢骨骼粗大、骨皮质较厚，往往需要加大曝光剂量。正侧位仍然是下肢长骨的常用检查体位，应至少包括一侧关节以资鉴别。对结构较复杂的关节部位，为达到不同观察目的应采取不同检查体位。髋关节结构形态较为复杂，除正位外，为了解股骨头向后脱位情况，可以选择后前斜位；膝关节正侧位常用来观察关节间隙、关节面骨质情况；怀疑发生髌骨骨折时，除髌骨侧位外还需拍摄髌骨轴位。

【实验目的】

1. 掌握下肢普通X线检查的目的。

2. 掌握下肢普通X线检查前的相关准备。

3. 掌握下肢普通X线检查方法，注意中心线和角度。

4. 掌握下肢尤其是髋、膝关节的解剖结构和影像显示内容，评价影像质量。

【实验要求】

1. 足前后位成像　显示跖、趾及跗骨正位像，第3跖骨基底部位于图像中心；跗骨到趾骨远端骨纹理清晰；舟距关节与骰跟间隙清晰可见。

2. 足内斜位成像　显示足斜位像，第1、2跖骨部分重叠，第3～5跖骨单独显示，第3、4跖骨基底部位于图像中心；距跟关节、楔舟关节及第3、4跗跖关节间隙明确显示；全足诸骨骨纹理清晰。

3. 足侧位成像　显示足的侧位影像，跟、距骨呈侧位影像，舟骨、骰骨部分重叠，趾骨、跖骨、楔骨大部重叠。

4. 跟骨侧位成像　显示踝关节侧位像，跟骨呈侧位显示于图像中心；距骨下关节面关节间隙清晰可见，呈切线位显示；跟骨纹理清晰。

5. 跟骨轴位成像　显示跟骨轴位像，跟骨体和跟骨各突出均显示清晰；全跟骨位于图像中心；跟骨骨小梁清晰，周围软组织层次可见。

6. 踝关节前后位成像　显示踝关节位于图像中心下1/3处，关节面呈切线位，关节间隙清晰；胫腓联合间隙小于0.5cm；诸骨骨纹理清晰，周围软组织层次可见。

7. 踝关节外侧位成像 显示踝关节侧位像，踝关节位于图像中心下 1/3 正中；距骨滑车面内外缘重合良好；腓骨小头重叠于胫骨正中偏后；诸骨骨纹理清晰，周围软组织层次可见。

8. 胫腓骨前后位成像 显示胫腓骨正位像，胫骨、腓骨平行排列，周围软组织和骨小梁清晰可见。

9. 胫腓骨侧位成像 显示胫腓骨侧位像，胫骨在前，腓骨在后，平行排列，上胫腓关节关节面可见，重叠较少；膝关节、踝关节呈侧面影像，骨小梁清晰，软组织层次可见。

10. 膝关节前后位成像 显示股骨两髁、胫骨两髁及腓骨小头，膝关节面位于影像正中；腓骨小头与胫骨仅有少量重叠，膝关节诸骨骨纹理清晰可见、周围软组织层次可见。

11. 膝关节外侧位成像 显示膝关节侧位像，关节间隙清晰显示于图像中心，股骨内外髁重叠；髌骨呈侧位影像，关节面边界锐利，与股骨间隙分离明确；诸骨骨纹理清晰可见，周围软组织层次可见。

12. 髌骨轴位成像 显示髌骨轴位像，髌骨呈三角形，髁间窝于图像中心显示；髌骨与股骨间隙呈 V 形，内侧缘呈切线位；骨小梁清晰，软组织层次分明。

13. 股骨前后位成像 显示股骨正位像，股骨完整显示，并包括邻近一个关节；股骨头、颈、体及髁部骨质显示清晰；软组织层次显示可见。

14. 股骨侧位成像 显示股骨侧位像，股骨完整显示，并包括邻近一个关节；股骨头、颈、体、髁部、髌骨和膝关节均呈侧位像，髋关节为侧位稍斜；软组织阴影层次发明，诸骨骨小梁清晰。

15. 髋关节前后位成像 显示髋关节、股骨近端影像，股骨头位于图像中心或偏上，包含同侧耻坐骨及部分髂骨翼；股骨颈显示充分，申通氏线曲度正常、光滑锐利；诸骨骨纹理清晰，周围软组织层次可见。

【实验器材】

DR；干式胶片；激光打印机；教学用体模或过程展示志愿者；PACS 或 HIS 一台。

【实验注意事项】

1．了解受检者检查目的，以选择相应检查体位。当受检者外伤严重或上肢活动受限，可根据受检者肢体形态选择适当角度进行成像，最大限度清晰显示检查部位。

2．了解受检者是否有石膏、夹板、绷带、金属固定器等影响图像质量的情况。检查前应去除并嘱其保持体位不动。

3．对于儿童和不合作受检者，可根据情况给予镇静剂，以减少运动伪影。

4．作好受检者甲状腺、性腺等对 X 线敏感部位的防护。

【实验方法及步骤】

1. 检查前准备

（1）阅读申请单，了解病史，明确检查目的。录入或调取并核对受检者的姓名、年龄、性别等基本信息和检查信息。

（2）与受检者沟通，消除其顾虑和紧张情绪。

（3）了解受检者是否有石膏、夹板、绷带、金属固定器等影响图像质量的情况。检查前应去除并嘱其保持体位不动。

（4）对于儿童和不合作受检者，可根据情况给予镇静剂，以减少运动伪影。

2. 检查方法

（1）足前后位

1）体位设计：受检者仰卧或坐于成像台上，被检侧膝关节屈曲，足底紧贴床面；置第三跖骨基底部于探测器中心，足部长轴与探测器中心线重合；照射野和探测器上缘包括足趾，下缘包括足跟。

2）中心线：通过第三跖骨基底部，垂直（或向足跟侧倾斜 15° 角）射入探测器中心。

3）源—像距：100cm。

（2）足内斜位

1）体位设计：受检者仰卧或坐于成像台上，被检侧膝部屈曲，足底紧贴床面，置第三跖骨基底部于探测器中心；身体和被检侧下肢向内倾斜，足背平行于床面，足底与床面成 30°～50° 角；照射野和探测器前缘包括足趾，后缘包括足跟。

2）中心线：通过第三跖骨基底部，垂直射入探测器中心。

3）源—像距：100cm。

（3）足侧位

1）体位设计：受检者坐于检查床上，身体向被检侧倾斜，被检侧肘部屈曲支撑于床面；对侧下肢屈膝，置于被检侧下肢前方；被检侧足部外侧缘紧贴床面，膝部稍屈曲、抬高，使足底部与探测器垂直；探测器和照射野上缘包括足趾，下缘包括足跟。

2）中心线：对准足部中点，垂直射入探测器中心。

3）源—像距：100cm。

（4）跟骨侧位

1）体位设计：受检者取侧卧位，被检侧肢体外侧缘紧贴床面，屈膝；对侧下肢屈膝，置于被检侧下肢前方；被检侧足外侧紧贴床面，跟骨置于探测器中心，足底部垂直于探测器；照射野和探测器包括整个跟骨。

2）中心线：对准跟距关节，垂直射入探测器中心。

3）源—像距：100cm。

（5）跟骨轴位

1）体位设计：受检者仰卧或坐于检查床上，被检侧下肢伸直，小腿长轴与床面长轴一致；足背尽量向胫腓骨背屈，必要时可用布带辅助；踝关节置于探测器中心；照射野和探测器包括整个跟骨。

2）中心线：向头侧倾斜 35°～45° 角，通过第三跖骨基底部对准跟距关节射入探测器中心。

3）源—像距：100cm。

（6）踝关节前后位

1）体位设计：受检者仰卧或坐于检查床上，被检侧下肢伸直，小腿长轴与床面长轴一致；踝关节置于探测器中心；足稍内旋，脚趾向下勾；照射野和探测器上缘包括整个踝关节。

2）中心线：通过内、外踝连线中点上方 1cm 处，垂直射入探测器中心。

3）源—像距：100cm。

（7）踝关节外侧位

1）体位设计：受检者取侧卧位，被检侧肢体贴近台面，小腿长轴与床面长轴一致，膝关节稍曲；将内踝上方 1cm 处置于探测器中心，外踝紧贴床面，足跟后缘稍抬起，使踝关节成侧位；照射野和探测器上缘包括整个踝关节。

2）中心线：对准内踝上方 1cm 处，垂直射入探测器中心。

3）源—像距：100cm。

（8）胫腓骨前后位

1）体位设计：受检者仰卧或坐于检查床上，被检侧下肢伸直，小腿长轴与探测器中心线重合，足稍内旋；照射野和探测器上缘包括膝关节，下缘包括踝关节。

2）中心线：对准小腿中点，垂直射入探测器中心。

3）源—像距：100cm。

（9）胫腓骨侧位

1）体位设计：受检者取侧卧位，被检侧肢体贴近床面；膝关节稍屈，小腿外缘紧贴床面，长轴与探测器中心线重合；照射野和探测器上缘包括膝关节，下缘包括踝关节。

2）中心线：对准小腿中点，垂直射入探测器中心。

3）源—像距：100cm。

（10）膝关节前后位

1）体位设计：受检者仰卧或坐于检查床上，下肢伸直，小腿长轴与探测器中心线重合；髌骨下缘对探测器中心；照射野和探测器上缘包括股骨下端，下缘包括胫腓骨上端。

2）中心线：对准髌骨下缘，垂直射入探测器中心。

3）源—像距：100cm。

（11）膝关节外侧位

1）体位设计：受检者取侧卧位，被检侧肢体贴近床面；膝关节屈曲 120°～135° 角，外侧面紧贴床面；髌骨下缘置于探测器中心，髌骨面与床面垂直；照射野和探测器上缘包括股骨下端，下缘包括胫腓骨上端。

2）中心线：对准胫骨上端，垂直射入探测器中心。

3）源—像距：100cm。

（12）髌骨轴位

1）体位设计：受检者轻跪于检查床上，被检侧髌骨置于探测器中心上 1/3 处，股骨尽量向后。或者受检者坐于检查床上，被检侧膝关节极度屈曲（可用布带牵引踝部协助固定）；IP 板置于股骨下端的前方，髌骨对 IP 板下 1/3 处。

2）中心线：经髌骨上缘向髌骨下缘方向射入探测器中心。后者经髌骨下缘向髌骨上缘方向投射。

3）源—像距：100cm。

（13）股骨前后位

1）体位设计：受检者取仰卧位，下肢伸直，足跟分开，足稍内旋，踇趾相触；被检侧股骨长轴与探测器中心线重合；照射野和探测器上缘包括髋关节，下缘包括膝关节。

2）中心线：对准股骨中点，垂直射入探测器中心。

3）源—像距：100cm。

（14）股骨侧位

1）体位设计：受检者取侧卧位，被检侧贴近床面；下肢伸直，膝关节稍曲，股骨长轴与探测器中心线重合；照射野和探测器上缘包括髋关节，下缘包括膝关节。

2）中心线：对准股骨中点，垂直射入探测器中心。

3）源—像距：100cm。

（15）髋关节前后位

1）体位设计：受检者取仰卧位，下肢伸直，足跟分开，足稍内旋，踇趾相触；被检侧股骨头（髂前上棘与耻骨联合上缘连线的中点垂线下方2.5cm处）放于探测器中心，股骨长轴与探测器长轴平行；照射野和探测器上缘包括髂骨，下缘包括股骨上端。

2）中心线：对准股骨头垂直射入探测器中心。

3）源—像距：100cm。

3. 图像显示 利用图像处理软件对影像进行必要处理，确认影像达到诊断要求后，将其发送至诊断工作站或PACS及打印设备上。

【实验总结】

1. 足前后位常用于观察除距骨及跟骨以外的足部各骨的骨质及异物情况。

2. 足内斜位常用于观察距骨、跗骨及其相邻关节的情况。

3. 足侧位常用于观察足畸形或足内异物。

4. 跟骨侧位常用于观察跟骨骨折、骨刺及其他病变的情况。

5. 跟骨轴位常用于观察跟骨的病变情况。

6. 踝关节前后位常用于观察踝关节外伤时骨折及脱位的情况。

7. 踝关节外侧位常用于观察踝关节外伤时骨折及脱位的情况。

8. 胫腓骨前后位常用于观察胫腓骨的骨质及软组织的情况。

9. 胫腓骨侧位常用于观察胫腓骨的骨质及软组织的情况。

10. 膝关节前后位常用于观察膝关节的关节间隙、股骨远端、胫腓骨近端骨质及周围软组织的情况。

11. 膝关节外侧位常用于观察膝关节、股骨远端、胫腓骨近端、髌骨的骨质及软组织的情况。

12. 髌骨轴位常用于观察髌骨骨折、髌股关节排列紊乱、髌骨软化症、退行性骨关节病等。

13. 股骨前后位常用于观察股骨骨质、异物及周围软组织的情况。

14. 股骨侧位常用于观察股骨骨质、异物及周围软组织的情况。

15. 髋关节前后位常用于观察股骨近端的骨质、髋关节炎、关节结核、关节脱位等情况。

【实验思考】

1. 下肢普通X线检查中心线和体表标志有哪些？

2. 下肢普通X线检查适应证有哪些？

3. 下肢普通X线检查步骤有哪些？

4. 下肢普通X线检查标准影像显示哪些内容？

实验八 胸部 X 线成像

【临床概述】

普通 X 线检查是胸部检查的常规手段,对于胸部病变的早期发现、治疗、临床疗效的判断及临床预后都有极其重要的作用。普通 X 线检查对胸廓、呼吸系统和心脏病变检查均有重要意义,根据检查目的不同需采用不同的检查体位,一般需要多个体位组合完成。

胸部正侧位是最常见的胸部病变检查体位,根据不同的病变可分别摄取左侧位或右侧位;肺尖病变可采用前弓位;胸部外伤常规采用正斜位,通常以患侧靠近探测器作为选择标准。对心脏 X 线检查应根据房室形态改变的诊断要求设计体位,一种是胸部后前位加左、右斜位,另一种是胸部后前位、左侧位加右前斜位。对于床旁胸片的检查,尽量采用半卧位或者坐卧位,如果受检者身体情况不允许,也可以采用仰卧位。在成像条件选择时应充分考虑婴幼儿肺组织结构含气不良的特殊性,选用恰当的条件进行检查。特殊疾患或外伤不能移动受检者,可以参照床旁成像模式采用仰卧成像方式进行检查。

【实验目的】

1. 掌握胸部普通 X 线检查的目的。
2. 掌握胸部普通 X 线检查前的相关准备。
3. 掌握胸部普通 X 线检查方法,注意中心线和角度。
4. 掌握胸部解剖结构和影像显示内容,评价影像质量。

【实验要求】

1. 胸部后前位成像 影像中膈肌、心脏、纵隔边缘清晰锐利,肺门阴影结构可辨;肩胛骨投影于肺野之外,两侧胸锁关节对称;双侧肺纹理清晰。

2. 胸部侧位成像 影像中心脏、主动脉弓移行部、降主动脉影像清晰;无组织遮盖部分呈漆黑;自第 4 胸椎起清晰显示,椎体呈侧位影像;气管自颈部到分叉部显示清晰;胸骨侧缘重叠良好。

3. 胸部前弓位成像 对称显示两侧肺尖肺野,两侧锁骨投影于肺尖之上,前后肋平直几乎接近重叠。

4. 胸部右前斜位成像 显示胸部斜位投影,心脏、大血管不与胸椎重叠,显示于胸部左侧,心脏、升主动脉弓影像清晰;胸椎显示于胸部右后 1/3 处,肺尖显示清楚,胸部周边肺纹理可辨,食管的胸段钡剂充盈良好。

5. 胸部左前斜位成像 显示胸部斜位投影,心脏大血管显示于胸椎右侧,胸椎显示于胸部左后方 1/3 偏前处;下腔静脉影像位于心影底部中央位置;胸主动脉边缘清晰;肺尖显示清楚,胸部周边肺纹理可辨,食管的胸段钡剂充盈良好。

6. 胸骨后前斜位成像 显示胸骨正位像,胸骨柄、胸骨体及剑突边缘锐利、骨质和关节间隙清晰,肋骨及肺组织模糊。

7. 胸骨侧位成像 显示胸骨侧位影像,胸骨柄、胸骨体和剑突骨质及前后缘皮质显示清晰,胸锁关节重叠,胸前壁软组织厚度及表皮轮廓可见。

8. 膈上肋骨前后位成像 显示第 1~6 前肋与第 1~9 后肋影像,图像包括双侧肋膈角,纵隔后肋骨边缘清晰,肋骨骨纹理显示良好。

9. 膈下肋骨前后位成像　显示第 8～12 肋骨影像,显示于膈下腹腔内,肋骨骨纹理清晰。

【实验器材】

DR;干式胶片;激光打印机;教学用体模或过程展示志愿者;PACS 或 HIS 一台。

【实验注意事项】

1. 根据对胸廓、呼吸系统和心脏不同部位的影像诊断需要,胸廓骨性结构成像时常用源—像距为 100cm,呼吸系统成像时常用源—像距为 180cm,心脏成像时常用源—像距为 200cm。

2. 为减少呼吸产生的运动伪影,胸部普通 X 线检查多采取屏气曝光,根据需要可采取深吸气后屏气或平静呼吸屏气。为减少肋骨和肺野对胸骨影像显示的影响,胸骨后前斜位成像时可采用平静快速呼吸下成像的方式。检查前应训练受检者呼吸,曝光前嘱受检者根据检查需要屏气曝光。

3. 心脏普通 X 线检查时,为明确左心房增大时对食管的压迹,在胸部右前斜位成像时需口服钡餐辅助检查。检查前嘱受检者先将钡剂含在口中,在曝光时吞下。

4. 嘱受检者去除毛衣、外套、项链、胸针、膏药等伪影物品,必要时更换检查服。

5. 对于儿童和不合作受检者,可根据情况给予镇静剂,以减少运动伪影。

6. 做好受检者对 X 线敏感部位的防护。

7. 对外伤或危重受检者,可采取胸部仰卧正位和水平侧位;为观察胸腔少量积液情况,可采取胸部侧卧水平正位。

【实验方法及步骤】

1. 检查前准备

(1)阅读申请单,了解病史,明确检查目的。录入或调取并核对受检者的姓名、年龄、性别等基本信息和检查信息。

(2)与受检者沟通,消除其顾虑和紧张情绪。

(3)嘱受检者除去会产生伪影的衣物、饰品和膏药等。

(4)训练受检者呼吸,需要时嘱受检者口含钡餐。

(5)对于儿童和不合作受检者,可根据情况给予镇静剂,以减少运动伪影。

2. 检查方法

(1)胸部后前位(图 2-5)

1)体位设计:受检者面向成像架站立,两足分立、站稳;头稍后仰,使前胸紧贴探测器;人体正中矢状面与探测器中心线重合;两肩内转并放平;两手背放于髋部,双肘弯曲,尽量前伸;受检者站立不稳时,可嘱其双侧上肢前伸,抱住成像架;照射野和探测器包括整个胸部。

2)中心线:水平方向通过第 6 胸椎射入探测器中心。

3)源—像距:180cm(观察心脏时为 200cm)。

(2)胸部侧位(左侧位)

1)体位设计:受检者侧立成像架前,两足分立、站稳;双上肢上举抱头,收腹,挺胸抬头;被检侧胸部外侧面紧贴探测器,胸部腋中线与准探测器中心线重合;照射野和探测器包括整个胸部。

2）中心线：水平方向，经腋中线第 6 胸椎平面射入探测器中心；深吸气后屏气曝光。

3）源—像距：180cm（观察心脏时为 200cm）。

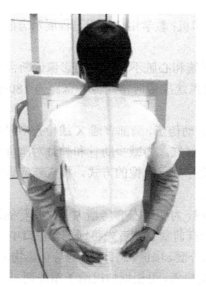

图 2-5　胸部后前位图

（3）胸部前弓位

1）体位设计：受检者双足分开站立于成像架前 30cm 处，身体后仰，头稍向前弯曲，背部紧贴成像架，身体冠状面与探测器呈 45° 角，双手内旋置于两侧髂骨上，双肘弯曲，双肩、双臂向前伸。

2）中心线：对准胸骨柄下缘，向头侧倾斜 5°～10° 角射入探测器中心；深吸气后屏气曝光。

3）源—像距：180cm。

（4）胸部右前斜位

1）体位设计：受检者取站立位，两足分立、站稳，左手上举抱头，右手背放于髋部，右肘弯曲内旋；胸壁右前方贴近探测器，人体冠状面与探测器成 45°～55° 角；照射野和探测器包括整个胸部。

2）中心线：水平方向，对准左侧腋后线经第七胸椎平面射入探测器中心；服钡剂后，深吸气后屏气曝光。

3）源—像距：180cm（观察心脏时为 200cm）。

（5）胸部左前斜位

1）体位设计：受检者取站立位，两足分立、站稳，右手上举抱头，左手背放于髋部，左肘弯曲内旋；胸壁左前方贴近探测器，人体冠状面与探测器成 65°～75° 角；照射野和探测器包括整个胸部。

2）中心线：水平方向，经右侧腋后线第七胸椎平面射入探测器中心；服钡剂后，深吸气后屏气曝光。

3）源—像距：180cm（观察心脏时为 200cm）。

（6）胸骨后前斜位

1）体位设计：受检者面向成像架站立，身体正中矢状面与探测器中心线重合，双上肢内旋放置于身旁；两肩尽量内收，使胸骨紧贴成像架；头转向右侧，面部触及成像架；探测器和照射野上缘达胸锁关节上1cm，下缘包括剑突。（也可以采取俯卧位成像。）

2）中心线：向左侧倾斜20°～30°角（视胸廓厚度而定），经胸骨射入探测器中心，右位心时中心线向右侧倾斜；快速连续呼吸下曝光。

3）源—像距：100cm。

（7）胸骨侧位

1）体位设计：受检者侧立于成像架前，两足分开站稳，下颌抬高；两臂背后交叉，两肩后倾，使胸骨前挺，胸骨长轴对探测器中心线；探测器和照射野上缘超出胸骨颈切迹，下缘包括剑突。

2）中心线：经胸骨角距离胸前壁后约4cm处射入探测器中心；深吸气屏气曝光。

3）源—像距：150cm。

（8）膈上肋骨前后位

1）体位设计：受检者取站立位，背部紧贴成像架，两足分立、站稳；下颌稍仰，手背放于臀部，双肘屈曲、尽量向前；身体正中矢状面与准探测器中心线重合；照射野和探测器包括整个胸部。

2）中心线：水平方向，通过第七胸椎平面射入探测器中心；深吸气后屏气曝光。

3）源—像距：100cm。

（9）膈下肋骨前后位

1）体位设计：受检者取仰卧位，身体正中矢状面与探测器中心线重合；双上肢稍外展，放于身体两侧；照射野和探测器上缘包括第5胸椎，下缘包括第3腰椎，两侧包括腹侧壁外缘。

2）中心线：通过脐上，向头侧倾斜10°～15°角垂直射入探测器中心；深吸气后屏气曝光。

3）源—像距：100cm。

3. 图像显示　利用图像处理软件对影像进行必要处理，确认影像达到诊断要求后，将其发送至诊断工作站或PACS及打印设备上。

【实验总结】

1. 胸部后前位、侧位常用于观察胸部的病变情况及常规体检，结合侧位可以确定胸部病变的位置。

2. 胸部前弓位常用于观察肺尖的病变、叶间积液及肺中叶不张的病变情况。

3. 胸部右前斜位常用于观察左心房、肺动脉干、右心室漏斗部和右心房的增大。

4. 胸部左前斜位常用于观察左心室、右心室、右心房、左心房、肺动脉的关系。

5. 胸骨后前斜位常用于观察胸骨正位的骨质情况。

6. 胸骨侧位常用于观察胸骨前后面的骨质情况。

7. 膈上肋骨前后位常用于观察膈上肋骨，即第1～6前肋，第1～9后肋的情况。

8. 膈下肋骨前后位常用于观察下部肋骨即第8～12肋骨的情况。

【实验思考】

1. 胸部普通 X 线检查中心线和体表标志有哪些？
2. 胸部普通 X 线检查不同体位的适应证有哪些？
3. 胸部普通 X 线检查检查步骤有哪些？
4. 胸部普通 X 线检查不同体位的标准影像显示哪些内容？
5. 观察肺尖部、胸骨、心脏等部位时如何设计体位？源—像距是多少？
6. 肋骨骨折选择哪几种检查体位？
7. 外伤时观察血气胸应采用哪几种检查体位？
8. 床旁胸部成像时注意事项有哪些？

实验九　腹部 X 线成像

【临床概述】

腹部普通 X 线成像检查是临床了解腹部疾患的重要检查手段，特别是对于阳性结石、异物和阴性对比剂（气体）有极大的诊断价值，可以直接或者间接获取受检者该检查区域组织、器官的影像学表现。

腹部普通 X 线成像图像多缺乏对比且容易混淆，仰卧位为最基本的检查体位；立位主要用于检查腹腔内游离气体和气液平面。鉴于腹部普通 X 线成像显示腹腔脏器缺乏对比，人工引入阳性、阴性对比剂后可获得良好的显像。新生儿腹部倒立位要注意中心线入射一定要做切线成像，同时倒立时间一定要在 1min 以上，以使测量数据准确。

急腹症受检者腹部的异常积气、积液、双膈下游离气体对于急腹症的诊断有非常重要的意义。特殊受检者在检查过程中不能移动时，可取仰卧水平侧位，使游离气体移位至肝周间隙，从而显示气液平面。

【实验目的】

1. 掌握腹部普通 X 线检查的目的。
2. 掌握腹部普通 X 线检查前的相关准备。
3. 掌握腹部普通 X 线检查方法，了解新生儿腹部倒立侧位的特点和意义。
4. 掌握腹部 X 线解剖结构和影像显示内容，评价影像质量。

【实验要求】

1. 腹部仰卧前后位成像　显示整个腹部，腰椎位图像正中，两侧膈肌、肾脏、腰大肌、腹膜外脂肪线及骨盆腔左右对称显示。

2. 腹部立位前后位成像　显示整个腹部，腰椎位图像正中，两侧肾脏、腰大肌、腹膜外脂肪线及骨盆腔左右对称显示，膈肌边缘锐利；可明确辨认胃内液平面及可能出现的肠内液平面。

3. 腹部倒立侧位成像　用于新生儿先天性肛门闭锁检查，显示新生儿全部腹部、臀部，胀气的直肠界限清晰，可准确测量金属标记物到直肠盲端的距离。

【实验器材】

DR；干式胶片；激光打印机；教学用体模或过程展示志愿者；PACS 或 HIS 一台。

【实验注意事项】

1. 腹部组织对比度差,检查前应清理肠道,除急诊外,受检者检查前2～3天内禁用不透X线的药物,如:钡剂、肠道CT增强对比剂;禁止服用高密度食物,如:含高铁物质的食物等。采用深吸气后呼气末屏气曝光。受检者疑有肠梗阻、穿孔、出血时应尽量采用站立位成像。

2. 腹部倒立侧位用于新生儿先天性肛门闭锁检查。空气自口到达肛门大约需要12～24h,因此出生后20h是最佳成像时间。此时气体以及进入直肠盲端,可准确测量直肠盲端与金属标记物的距离。鉴于倒立位时直肠末端一般会向头侧牵引1～2.5cm,所以影像中测的距离可能较实际的长。

3. 除去外衣以及腰带,清空裤袋,有扣子的外裤应退至检查范围以外,必要时更换检查服。除去膏药等易产生伪影的物品,检查前嘱其保持体位不动。

4. 对于儿童和不合作受检者,可根据情况给予镇静剂,以减少运动伪影。

5. 控制照射野,做好受检者性腺等对X线敏感部位的防护。

6. 孕妇应避免此种检查。

【实验方法及步骤】

1. 检查前准备

(1) 阅读申请单,了解病史,明确检查目的。录入或调取并核对受检者的姓名、年龄、性别等基本信息和检查信息。

(2) 与受检者沟通,消除其顾虑和紧张情绪。

(3) 嘱受检者除去体表会产生伪影的外衣、饰品等。

(4) 对于儿童和不合作受检者,可根据情况给予镇静剂,以减少运动伪影。

2. 检查方法

(1) 腹部仰卧前后位

1) 体位设计:受检者仰卧于成像台上,下肢伸直,人体正中矢状面垂直台面并与台面中线重合,两臂置于身旁或上举;照射野和探测器上缘包括横膈,下缘包括耻骨联合上缘。

2) 中心线:通过对准剑突与耻骨联合上缘连线中点垂直射入探测器中心;深吸气后呼气末屏气曝光。

3) 源—像距:100cm。

(2) 腹部立位前后位

1) 体位设计:受检者站立于成像架前,背部紧贴探测器,双上肢自然下垂稍外展;人体正中矢状面与探测器垂直,并与探测器中线重合;照射野和探测器上缘包括横膈,下缘包括耻骨联合上缘。

2) 中心线:水平方向,经剑突与耻骨联合连线中点射入探测器中心;深吸气后呼气末屏气曝光。

3) 源—像距:100cm。

(3) 腹部倒立侧位

1) 体位设计:右手持患儿踝部,将其下肢抬高,同时用左手托住头、肩部,使患儿呈倒立位;为使气体尽量上升至肠管盲端,应略等数分钟;将患儿左侧肢体贴近成像架,肢体正中冠状面与探测器长轴重合,呈倒立侧位;在患儿肛门窝处放置金属标记,用胶布固定,不能用力下压;探测器和照射野上缘超出肛门5cm;注意做好放射防护。

2）中心线:水平方向,经肚脐水平中点垂直射入探测器中心。

3）源—像距:150cm。

3. 图像显示　利用图像处理软件对影像进行必要处理,确认影像达到诊断要求后,将其发送至诊断工作站或PACS及打印设备上。

【实验总结】

1. 腹部仰卧前后位常用于观察腹腔脏器,如肝脏体积大小、胆囊结石、肠内充气表现、胰腺钙化、肠系膜钙化、腹部包块和异物存留、泌尿系结石。

2. 腹部立位前后位常用于各种急腹症检查,如消化道穿孔或梗阻等,显示膈肌下游离气体或肠腔内气液平面。亦可用于确定肾下垂者肾脏位置(与卧位比较)。

3. 腹部倒立侧位用于新生儿先天性肛门闭锁直肠盲端位置的测量。

【实验思考】

1. 腹部普通X线检查适应证有哪些?

2. 腹部普通X线检查步骤和检查前准备有哪些?

3. 腰椎正位与腹部仰卧前后位检查方法和图像显示有何不同?

4. 腹部倒立侧位的特点和意义是什么?

第三节　乳腺X线检查技术

实验一　乳腺常规X线检查技术

【临床概述】

乳腺位于前胸及胸骨两侧的胸大肌表面,位于第1～7肋高度,内缘达胸骨旁,外缘达腋中线。乳腺的形态及发育随年龄及生理的变化而异。乳腺导管开口于乳头,导管在近乳头处扩大成乳窦,乳腺管借悬韧带连接皮肤及深筋膜。

乳腺自然形态呈半球形,成像效果不佳。通过加压固定后,可有效减小乳腺组织厚度,提高影像清晰度;缺点是改变了乳腺形态、位置和大小,对乳后间隙显示较差,病灶位于胸壁或深部时常发生漏检。

【实验目的】

1. 掌握乳腺常规X线检查技术的原理、体位和检查步骤。

2. 掌握乳腺X线机的结构、性能。

3. 掌握乳腺常规X线检查的准备工作和注意事项。

【实验要求】

1. 乳腺内外斜位　乳腺整体显示在照片内;胸大肌显示充分,其下缘能显示到后乳头线或以下;清晰显示腺体组织和病灶、乳房皮肤、乳房皮下脂肪组织和腺体后部的脂肪组织;乳腺无下垂,乳头呈切线位显示,无皮肤皱褶和无伪影。

2. 乳腺头尾位　乳腺整体显示在照片内,能显示胸大肌边缘;清晰显示腺体组织和病灶、乳房皮肤、乳房皮下脂肪组织和腺体后部的脂肪组织;乳头呈切线位显示,不与乳腺组织重叠,无皮肤皱褶,无伪影。

3. 乳腺侧位 乳头的轮廓可见,乳头无下垂,并处于切线位;实质后的组织清晰显示;实质侧面组织影像清晰显示;包含胸壁组织,乳腺下部无折叠;无皮肤皱褶;影像层次分明,病灶显示清晰,能显示0.1mm细小钙化。

【实验器材】

乳腺X线机;干式胶片;激光打印机;教学用体模或过程展示志愿者;PACS或HIS一台。

【实验注意事项】

1. 乳腺检查前准备 认真阅读检查申请单,明确检查目的;与受检者沟通交流,获得信任和配合;受检者去除易产生伪影的衣物、饰品,充分暴露乳腺组织。

2. 体位选择 内外斜位、头尾位为乳腺X线检查常规体位。男性受检者或者乳腺特别小的女性需摄取侧位。

3. 适当的压迫对保证高质量的乳腺成像是很重要的。压迫减少了射线穿透的组织厚度,这样在减少乳腺所受曝光量的同时,也减少了散射线,提高了对比度。同时也将受检者移动引起的组织模糊降到最低。

4. 做好左右侧标记。

5. 必要时可对可疑病变部位进行放大成像。

6. 恶性肿瘤受检者肿块较大时不宜过度加压,以避免机械压力造成肿瘤扩散。

【实验方法及步骤】

1. 检查前准备 阅读检查申请单,了解检查目的。与受检者沟通交流,取得信任、配合。除去上衣和饰物,充分暴露乳腺组织。

2. 检查方法

(1)内外斜位(MLO)

1)体位设计:受检者取站立位,面向成像设备,两足自然分开,将被检侧整个乳腺、胸大肌及腋窝前缘组织置于探测器平板上;被检侧手放在手柄上,移动受检者肩部,使其尽可能靠近探测器的中心,探测器高度与腋窝一致;机架旋转45°角,调节压迫器高度和压力,以受检者稍感疼痛为止。

2)中心线:随机架呈45°角垂直射入探测器中心;平静呼吸,屏气曝光。

3)源—像距:100cm。

(2)头尾位(轴位,CC)

1)体位设计:受检者取站立位,收腹挺胸,头后仰或偏向对侧,将被检侧整个乳腺组织及胸壁组织置于探测器上,调节压迫器角度直到外侧乳腺组织有紧绷感为止。

2)中心线:自上而下垂直射入探测器中心;平静呼吸,屏气曝光。

3)源—像距:100cm。

(3)内外侧位(ML)

1)体位设计:受检者取站立位,机架旋转90°,将被检侧乳腺组织置于探测器上,调节压迫器高度至乳腺组织有紧绷感为止。

2)中心线:水平方向垂直射入探测器中心;平静呼吸,屏气曝光。

3)源—像距:100cm。

（4）外内侧位（LM）

1）体位设计：受检者取站立位，机架旋转 90°，胸骨紧贴托盘边缘，颈部前伸，下颌放在托盘顶部，肘部屈曲；将被检侧乳腺组织置于探测器上，调节压迫器高度至乳腺组织有紧绷感为止；抬高受检侧手臂，使超过托盘。

2）中心线：水平方向垂直射入探测器中心；平静呼吸，屏气曝光。

3）源—像距：100cm。

【实验总结】

钼靶 X 线机在 40kV 以下管电压条件下，可产生单色性强的特征 X 线。这种 X 线在人体里内以光电吸收为主。光电吸收与物质原子序数的 4 次方成正比，各软组织结构之间只要平均原子序数稍有不同，即可产生明显的 X 线对比度。这是乳腺 X 线检查的成像原理。

轴位成像时须将乳后间隙及部分胸壁组织包括在内；斜位成像时应尽量包括腋窝前缘组织，便于淋巴结和副乳的显示。

为更清晰的显示病灶，可更换小的加压板，进行局部加压点片；或者放置特殊成像支架，进行局部放大点片。

【实验思考】

1. 乳腺普通 X 线检查有哪些注意事项？

2. 模拟乳腺 X 线机和数字乳腺 X 线机成像有何异同？

3. 乳腺普通 X 线检查为什么要对乳腺组织进行加压固定？

实验二 特殊 X 线检查技术

【临床概述】

乳腺导管造影检查，是指将对比剂注入乳导管内再行 X 线成像的检查方法，目的是用来评估乳头溢液的病因。乳导管造影存在假阴性率及假阳性率，约各占 20%，临床价值仍存有争议。

乳腺融合断层技术即数字乳腺三维断层成像技术（digital breast tomosynthesis，DBT）是一种三维成像技术，可以在短暂的扫描过程中，在不同角度获得乳房的影像。然后将这些独立的影像重建成一系列高分辨力的断层影像，单独显示或以连续播放的形式动态显示。

乳腺三维穿刺定位，通过乳腺 X 线成像机引导进行乳腺术前穿刺定位或乳腺穿刺活检，目前主要有两种方式，二维手动定位穿刺和三维立体自动定位穿刺，前者对医师的操作技术要求较高，后者对机器设备及穿刺器械要求较高，价格昂贵。

【实验目的】

1. 掌握乳腺形态、结构、邻近结构有哪些。

2. 熟悉乳腺导管造影检查的方法和注意事项。

3. 熟悉乳腺三维穿刺定位的操作方法和注意事项。

4. 了解乳腺融合技术的应用和发展。

【实验要求】

1. 乳腺导管造影 正常乳导管管壁光滑，充盈较好，分布曲度柔和，逐渐变细，无压迫僵直现象。从乳头开口处深入，初为较狭窄的主导管，走行约 2~3cm 后膨大呈窦状，后呈逐渐变细的树枝状分支；每支主导管有 3~4 支分支导管和若干小分支导管和末支导管，各支管径由 2~3mm 逐渐变细。乳导管发育程度与年龄和个体差异有关，青年女性乳导管多而细，老年女性乳导管稀疏，范围缩小，可只显示分支导管或主导管。

2. 乳腺融合断层 乳腺整体显示在照片内，影像密度高，结构细腻、致密；清晰显示腺体组织，病灶边缘清晰；经过数据重建后，可根据需要对感兴趣区域进行三维立体观察；也可以与二维影像对比观察。

3. 乳腺三维穿刺定位 为穿刺定位操作者提供清晰准确的定位片。乳腺检查体位准确，加压适度；图像显示整个乳腺组织，清晰显示腺体组织和病灶、乳房皮肤、乳房皮下脂肪组织和腺体后部的脂肪组织。

【实验器材】

乳腺 X 线机；数字乳腺三维断层机（DBT）；穿刺针、钢丝定位针；干式胶片；激光打印机；教学用体模或过程展示志愿者；PACS 或 HIS 一台。

【实验注意事项】

1. 乳腺导管造影适用于任何一侧血性或浆液血性乳头溢液受检者。受检者术前应进行碘过敏试验，有过敏迹象的受检者不能进行造影检查。对双侧多导管溢液受检者，严重乳头内陷或乳头、乳晕区曾有手术史受检者，以及过度虚弱、焦虑、不能配合的受检者不宜采用导管造影检查。检查前应充分与受检者沟通交流，取得信任、争取配合。

2. 乳腺融合断层成像技术中，检查体位和方法与普通 X 线检查相同，为获得符合诊断要求的高质量影像，应熟练掌握乳腺摆放和加压固定方法。三维断层成像扫描过程中可以对压迫的乳房进行连续的不同的角度的低剂量成像，扫描时间根据设备不同而不等，乳房压迫要考虑受检者耐受情况。获得影像后可使用图像处理技术快速融合形成高分辨力的体层图像，必要时可用图像处理技术制作三维动态影像。

3. 乳腺三维穿刺定位的目的是确定病灶具体位置，以便使用穿刺针或者外科手术切出软组织进行病理诊断。对有出血倾向的受检者、或穿刺局部区域皮肤感染时不能进行此项检查。活检后若确定为乳腺恶性肿瘤，应尽快手术，并进行必要的化疗和放疗，预防因损伤局部血管、淋巴管造成肿瘤转移的可能性。

【实验方法及步骤】

1. 乳腺造影检查流程

（1）造影前准备：与受检者进行交流、沟通，消除其心理负担。

（2）对比剂：50% 水溶性碘制剂。

（3）造影操作技术：先成像常规的斜位及轴位，如未发现可导致乳头异常溢液的明确原因，即可实施乳导管造影。造影时，受检者可取仰卧位或坐位，消毒乳头区，辨认出溢液的导管口；以轻柔的捻转动作将已磨钝的造影针或细塑料管插入溢液的导管内，深约1cm；将对比剂注入导管，至受检者出现胀感时止（0.5~1ml）；用胶膜将导管口封闭，防止对比剂流出。

（4）成像技术：迅速拍放大 CC 位及 90° 侧位（ML 或 LM）片。成像时，只需对乳房轻度加压，避免过度压迫使对比剂溢出而影响造影效果。

（5）造影完毕，去除封闭膜，敷上消毒纱布，并告知1～2天内溢液量可能会有所增加，不必惊慌，如出现乳腺炎症状，应立刻就诊。

2. 乳腺融合断层检查流程　与受检者交流沟通，消除心理压力；受检者取站立位，根据需要选择检查体位，检查体位与乳腺普通X线检查相同；X球管按照预设的角度范围旋转，每隔一定角度对乳房低剂量曝光；拍成像后，使用数字图像处理技术，将不同角度图像融合成三维图像，用以于二维图像对比诊断。

3. 乳腺三维穿刺定位检查流程　根据诊断和治疗需要，分为乳腺术前穿刺定位、乳腺穿刺活检术和核心钻取组织活检。

受检者取坐位或仰卧位；根据普通X线检查结果选择病灶，加压固定乳房；拍摄定位片；将定位片数据输入计算机、立体定位仪以确定病灶位置；消毒乳房后局部麻醉，用钢丝定位针定位，穿刺针取出病变，用冲洗液涂片检查或者直接取乳腺组织进行病理切片检查；进行术后处理，将活检组织涂片或切片进行病理诊断，或者用消毒纱布覆盖定位针尾部送外科行局部手术取软组织活检。

【实验总结】

1. 根据乳腺腺体组织和脂肪组织之间的比例不同，乳腺导管造影X线所见可分为致密型、分叶型、团块型、束带型、串珠型和萎缩型。乳腺每支末梢导管可与10～100个腺泡相通。末梢导管、腺泡及小叶内间质组成乳腺小叶，是乳腺的基本单位。正常乳导管的管径因人而异，无统一标准。弥漫的导管扩张可见于乳腺分泌性疾患，偶在导管系统可见小囊肿。

乳头状瘤是造成乳头血性溢液的最常见的原因，在X线片上可阴性，造影时表现为导管内一个或多个局限性圆、卵圆或分叶状充盈缺损，边缘光滑、锐利。亦可见导管扩张、扭曲及管壁不规则。偶见较大肿瘤完全堵塞导管，造成堵塞端杯口状充盈缺损及肿瘤与乳头之间导管扩张。导管癌在乳导管造影片上表现为导管不规则充盈缺损、导管壁增厚、管腔不规则狭窄、导管突然截断等。

2. 乳腺融合断层技术，通过数字乳腺三维断层影像，可更好的发现一些隐匿的微小病变。通过断层影像非常容易在正常乳腺组织中区分出之前在二维影像中不易发现的病变，减少假阴性。同时正常组织重叠造成的假阳性通过三维影像亦可减少。此外，对于肿块边界的显示也更为理想，典型的毛刺征可以更好的显示。更多地细节信息将帮助对疾病性质进行判断，减少不必要的活检。这些结论已经在临床研究和初步的应用中得到了验证。

3. 乳腺三维穿刺定位的最终目的是明确病灶位置并取软组织进行病理检测，最终明确病变性质。操作由有经验的放射诊断医师进行，成像技师直接配合医师的工作。

【实验思考】

1. 乳腺造影的适应证有哪些？

2. 乳腺融合断层技术与普通X线检查相比有何优缺点？

3. 乳腺三维穿刺定位步骤有哪些？

第四节 口腔X线检查技术

实验一 局部X线成像检查技术

【临床概述】

口腔局部X线检查技术是获得牙齿根尖影像的重要手段,可以展示牙根的数目、形态及长度,有无根折、根管充填等情形,能确定牙根及牙周撑持组织的健康状况,对进行根管治疗有重要指导意义。目前微焦点牙科X机已成为口腔局部X线检查的常用检查设备,具有体积小、照射野小、辐射少、操作简单方便的特点。

牙的位置可用象限符号"十"表示,横线上为上颌牙,下方为下颌牙,竖线左右表示相应的两侧牙。牙由中线向外,可依次用数字表示,乳牙用罗马数表示,恒牙用阿拉伯数表示。

【实验目的】

1. 掌握口腔局部X线检查的适应证和检查方法。

2. 掌握检查设备的结构、性能和操作方法。

3. 掌握牙片拍摄角度平分线投射技术。

【实验要求】

牙片影像应清晰显示牙冠、牙颈部、牙根和根管以及周围软组织影像,标记清晰准确。

【实验器材】

微焦点牙科X线机;口腔内探测器;教学用体模或过程展示志愿者;读片机;干式胶片;激光打印机;PACS或HIS一台。

【实验注意事项】

1. 口腔检查前准备 认真阅读检查申请单,明确确切检查部位;与受检者沟通交流,获得信任和配合;向受检者解释牙片固定方式及拍摄时注意事项。

2. 牙片成像时,应将X线探测器贴近牙齿的舌侧,将有标记端靠近正中矢状面。X线探测器固定由受检者自行固定。因探测器重复使用,应及时丢弃探测器外的一次性保护套,并定期对探测器进行消毒清理,避免疾病传播。

3. 成像中心线由于牙齿长轴与X线探测器间不能保持平行,为了减少牙齿影像过度变形失真,采用中心线垂直于牙齿与X线探测器间分角面的方法,并要求中心线经过被检牙齿牙根的中部。以中心线与水平面平行为标准(记作"0°"角),中心线向足侧倾斜记作正角度,中心线向头侧倾斜记作负角度。

【实验方法及步骤】

1. 检查前准备 认真阅读检查申请单,明确确切检查部位;与受检者沟通交流,获得信任和配合;向受检者解释牙片固定方式及拍摄时注意事项。

2. 检查方法

体位设计

1)受检者坐于检查椅上,呈直立姿势,矢状面与地面垂直,口尽量张大。

2)头部矢状面与地面垂直,瞳间线与地面平行。上颌后牙成像时,听鼻线呈水平位;

上颌前牙成像时，头稍低，使前牙的唇侧面与地面垂直；下颌后牙牙齿成像时，听口线呈水平位；下颌前牙成像时，头稍后仰，使前牙的唇侧与地面垂直。

3）X线探测器贴近牙齿的舌侧，有标记端靠近正中矢状面。X线探测器固定由受检者自行固定。上颌牙齿成像时，受检者用对侧拇指轻压X线探测器背面中心，余4指伸直或屈曲呈半握拳；下颌牙齿成像时，受检者用对侧食指轻压X线探测器背面中心，余4指屈曲；压力要适中，避免X线探测器受压变形。

4）中心线的体表定位：上颌牙成像时，以外耳道口上缘至鼻尖连线为假想连线，上中切牙通过鼻尖射入；上单侧中切牙及侧切牙通过鼻尖与被检侧鼻翼连线中点；上单尖牙通过被检侧鼻翼；上前磨牙及第一磨牙，通过被检侧自瞳孔向下的垂直线与外耳道口上缘和鼻尖连线的交点，即颧骨前窝；第二磨牙和第三磨牙，通过被检侧自外眦向下的垂线与外耳道口上缘鼻尖连线的交点，即颧骨下缘。下颌牙成像时，均在沿下颌骨下缘上1cm的假想连线上，然后对准被检查牙的部位射入。

5）中心线角度：上颌牙成像均为足侧倾斜，上颌切牙42°角，上颌单尖牙45°角，上颌前磨牙及第一磨牙30°角，上颌第二、三磨牙28°角；下颌牙成像均为头侧倾斜，下颌切牙−20°角，下颌单尖牙−20°角，下颌前磨牙及第一磨牙−10°角；下颌第二、三磨牙−5°角。

6）X线球管上的射野圆筒紧贴被检测面部，可根据检查需要更换不同形状和大小的圆筒。

3. 图像显示 利用图像处理软件对影像进行必要处理，确认影像达到诊断要求后，将其发送至诊断工作站或PACS及打印设备上。

【实验总结】

口腔局部X线检查可以清晰显示被检牙的牙冠、牙颈、牙根和牙髓管，周围软组织形态明显，对临床治疗有重要指导意义。因探测器需放入口腔内且紧贴牙舌侧面，探测器平面与牙齿长轴并不平行，牙片拍摄采用角度平分线投射技术。对上下颌不同位置牙齿成像时，要选择小的投照角度和入射点。

【实验思考】

1. 口腔局部普通X线检查的适应证有哪些？

2. 口腔局部普通X线检查的注意事项有哪些？

3. 中心线投照角度正负标记的定义是什么？

实验二　全景曲面体层成像检查技术

【临床概述】

X线检查是口腔和颌骨的常用检查手段。成人共有32颗恒齿，儿童有20颗乳齿。每颗牙齿分为三部，分别是齿冠、齿颈和齿根。X线检查能确定牙根及牙周撑持组织的健康状况，展示牙根的数目、形态及长度，有无根折、根管充填等情形。对检出牙颈部、牙根部和颌骨等临床上较为隐匿部位的病变具有重要意义。

【实验目的】

掌握口腔曲面体层成像的体位、检查方法和曝光条件。

【实验要求】

全口牙位全景体层片可以在一幅影像图片上显示双侧上、下颌骨、上颌窦、颞下颌关节及全口牙齿等。常用于观察上下颌骨肿瘤，外伤、炎症、畸形等病变及其与周围组织的关系。

【实验器材】

口腔曲面体X线机；X线探测器或胶片；读片器；干式胶片；激光打印机。

【实验注意事项】

与受检者沟通交流，获得信任和配合；向受检者解释头部固定方式及拍摄时注意事项。去除口腔内移动式金属义齿，嘱受检者检查时保持体位不动。

【实验方法及步骤】

1. 检查前准备　认真阅读检查申请单，明确检查部位；与受检者沟通交流，获得信任和配合；向受检者解释头部固定方式及拍摄时注意事项。

2. 检查方法

（1）体位设计：成像时受检者取立位或坐位，颈椎呈垂直状态或稍向前倾斜，下颌放置于托盘正中，听眶线与听鼻线的分角线与地面平行。前牙切缘咬在牙板槽内，头矢状面与地面垂直，用额托和头夹将头固定。将X线探测器固定在支架上。照射野包括整个探测器（图2-6）。

（2）中心线：X线管向头侧倾斜5°～7°，层面选择在托标尺零位。

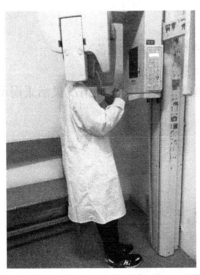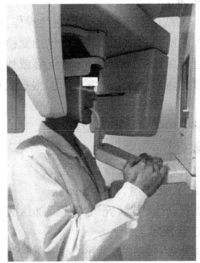

图2-6　全景曲面体层成像

3. 图像显示　利用图像处理软件对影像进行必要处理，确认影像达到诊断要求后，将其发送至诊断工作站或PACS及打印设备上。

【实验总结】

口腔全景曲面体层成像在临床上应用广泛，主要用于检查：上下颌骨外伤、畸形、肿瘤、炎症及血管性等病变；牙及牙周组织疾病，如阻生牙及牙周炎等；观察牙发育及萌出状况；牙合畸形；颞下颌关节紊乱病；其他颌面部病变的探寻等。

【实验思考】

1. 口腔曲面体层成像原理是什么？

2. 与局部X线检查相比较，有何优缺点？

第五节　常用X线造影检查技术

实验一　静脉尿路造影检查技术

【临床概述】

静脉尿路造影（intravenous urography，IVU）又称IVP，是利用碘对比剂在静脉注射后，几乎全部经肾小球滤过排入肾盂肾盏而使之显影，不但能观察整个泌尿系统的解剖结构形态，而且可以了解肾脏分泌功能以及尿路病变。IVP简单易行，痛苦小，危险性低，是临床最常用的一种泌尿系统检查方法。造影前了解其适应证、禁忌证，做好造影前的相关准备，同时按照常规操作步骤进行检查是造影成功的关键。

【实验目的】

1. 熟悉静脉尿路造影的适应证及禁忌证。

2. 熟悉静脉尿路造影前准备。

3. 掌握静脉尿路造影的步骤及成像技术。

【实验要求】

1. 熟悉X线造影机的工作状态及操作界面。

2. 掌握静脉尿路造影前准备（包括受检者准备和成像准备）。

3. 掌握肾盂造影压迫器、充气气囊或加压腹带的使用。

4. 掌握肾盂显影及摄片的时机，根据受检者造影中的不同情况灵活采用不同的造影方法。

5. 了解使用的对比剂类型、用量。

【实验器材】

1. X线造影机（遥控带透视型）。

2. 对比剂、注射器、消毒物品。

3. 肾盂造影压迫器、充气气囊或加压腹带。

【实验注意事项】

1. 造影前做好肠道清洁准备，避免肠道气体及内容物的干扰。

2. 注射对比剂前应做碘过敏试验，注射后应随时观察受检者有无过敏反应。

3. 加压期间，若受检者出现迷走神经反应和下肢循环障碍时，应立即减压或解压。

4. 有腹部肿块时不宜加压，可采取对比剂静脉滴注及头低位进行检查。

【实验方法及步骤】

1. 适应证和禁忌证的确定

（1）适应证

1）泌尿系统结石、结核、肿瘤、肾盂和输尿管积液。

2）泌尿系统先天性畸形、肾下垂。

3）泌尿系统外伤。

4）明确腹部肿块与泌尿系统的关系。

5）血尿、脓尿原因待查。

6）无法进行逆行尿路造影者。

（2）禁忌证

1）碘对比剂过敏。

2）严重的心、肝、肾功能不全及其他严重的全身性疾患。

2. 造影前准备

（1）受检者准备

1）造影前2～3天禁口服不透射X线药物。

2）造影前1天进少渣饮食。

3）造影前清洁肠道，排空尿液。

4）造影前6h禁食、禁水。

（2）成像准备

1）认真核对X线造影检查申请单，了解病情，明确检查目的，对检查目的不清的申请单，应与临床医师核准确认。

2）请受检者签署使用碘对比剂知情同意书。

3）开机预热，使用自动曝光条件或手动调整成像条件。

4）清除受检者检查部位可能造成伪影的物品。

5）使用76%离子型或相应碘含量的非离子型对比剂，其用量为20～40ml。

3. 造影步骤及成像技术

（1）受检者仰卧于成像台上，双下肢伸直，正中矢状面垂直台面并与X线探测器长轴中线重合，两臂置于体侧。造影前先摄取腹部平片。如发现肾区钙化，加摄腹部侧位平片。

（2）在相当于骶髂关节水平，利用肾盂造影压迫器、充气气囊或加压腹带，对下段输尿管进行压迫。输尿管加压压力视受检者的耐受能力调整。加压期间，若受检者出现迷走神经反应和下肢循环障碍时，应立即减压或解压。

（3）对比剂注射后5min、15min、30min分别摄取双肾区造影片。双肾区造影片（影像）上缘包括第11肋骨，下缘包括第3腰椎。中心线垂直对准胸骨剑突与脐连线中点射入胶片（探测器）中心。

（4）解除腹部压迫，立即摄取全泌尿系统造影片。全泌尿系统造影片上缘包括膈肌，下缘包括耻骨联合。全泌尿系统造影片中心线经剑突与耻骨联合的中点垂直射入胶片中心。

（5）对比剂注射30min后，肾盂、肾盏仍显影不佳时，应延长成像时间。疑肾下垂者，腹部压迫解除后，即刻同时摄取立位腹部前后位造影片。疑膀胱占位性病变者，解压后，待排尿前摄取膀胱造影片。

（6）成像距离为100cm。使用滤线器。平静呼吸状态下屏气曝光。

【实验总结】

1. 静脉尿路造影是通过静脉注射碘对比剂后肾脏滤过进行全尿路的显影，同时可以了解肾脏分泌功能。

2．碘对比剂过敏及严重的心、肝、肾功能不全及其他严重的全身性疾患是造影禁忌证。

3．肠道的清洁准备可提高图像质量。

4．正确的压迫器使用及摄片时机的掌握是造影成功的关键。

5．对造影中出现的情况如平片钙化影、显影不佳、肾下垂等应采取其他灵活的检查方法。

【实验思考】

1．静脉尿路造影有哪些适应证和禁忌证？

2．静脉尿路造影前准备有哪些？

3．静脉尿路造影的步骤及成像技术？

实验二　子宫输卵管造影检查技术

【临床概述】

子宫输卵管造影（hysterosalpingography，HSG）是了解输卵管是否通畅的常用检查方法，某些病例还可以通过注射压力使阻塞输卵管导通的治疗作用。造影前了解其适应证、禁忌证，做好造影前的相关准备，同时按照常规操作步骤进行检查是造影成功的关键。

【实验目的】

1．熟悉子宫输卵管造影的适应证及禁忌证。

2．熟悉子宫输卵管造影前准备。

3．掌握子宫输卵管造影的步骤及检查技术。

【实验要求】

1．熟悉 X 线造影机的工作状态及操作界面。

2．掌握子宫输卵管造影前准备。

3．掌握造影的步骤及减少影像重叠而采取的体位或球管的变换方法。

4．了解使用的对比剂类型、优缺点、用量。

【实验器材】

1．X 线造影机（遥控带透视型）。

2．对比剂、注射器、消毒物品。

3．窥阴器、橡胶双腔管或金属导管。

【实验注意事项】

1．有妇科炎症须消炎后再作造影。

2．造影时间以月经干净 5～7 日为宜。

3．造影前排空膀胱。

4．注射对比剂前应做碘过敏试验，注入对比剂时压力不宜太大。

【实验方法及步骤】

1．适应证和禁忌证的确定

（1）适应证

1）不孕症：用以了解原发或继发不孕的原因，即由输卵管先天畸形引起的不孕或后天疾患引起的输卵管不通畅，并显示不通的具体位置。有些病例经子宫输卵管造影后，可促使不通畅的输卵管得以复通而受孕。

2）下腹部手术史如阑尾切除术、剖宫手术；盆腔炎史；慢性阑尾炎或腹膜炎史，现患子宫内膜异位症等；因不育而诊治，怀疑有输卵管阻塞者；观察邻近病变对泌尿系统有无侵犯。

3）了解子宫腔形态，确定有无子宫畸形及其类型，有无子宫腔粘连、子宫黏膜下肌瘤、子宫内膜息肉及异物等。

4）腹腔镜检查有输卵管腔外粘连，行HSG进一步提供输卵管腔内情况。

5）多次孕中期自然流产史怀疑有子宫颈内口闭锁不全者，于非孕时观察子宫颈内口有无松弛。

（2）禁忌证

1）内、外生殖器急性或亚急性炎症。

2）严重的全身性疾病，不能耐受手术。

3）妊娠期、月经期。

4）产后、流产、刮宫术后6周内。

5）碘剂过敏者。

2. 造影前准备

（1）造影时间以月经干净5～7日为宜。时间过早子宫内膜尚未完全修复，且增生内膜较薄，较易损伤。造影时间太迟子宫及输卵管内膜肥厚，对比剂不易进入输卵管腔，并可影响宫腔形态。另外，内膜肥厚、血管扩张，导管易刺破内膜产生对比剂逆流。

（2）做碘过敏试验，阴性者方可造影。

（3）术前半小时肌内注射阿托品0.5mg解痉，避免或减少子宫、输卵管痉挛而造成插管困难或造成假象。

（4）术前排空膀胱，便秘者术前行清洁灌肠，以使子宫保持正常位置，避免出现外压假象。

3. 对比剂的选择

（1）碘油（40%碘化油）密度大，显影效果好，过敏少。但检查时间长，吸收慢，易引起异物反应，形成肉芽肿或形成油栓。

（2）碘水（76%泛影葡胺液或相应碘含量的非离子型对比剂）吸收快，检查时间短，刺激性小，不产生异物反应，且易于通过输卵管狭窄段，便于显示输卵管全貌，逆流入淋巴系统和血管的机会少，逆入后副作用小，不必做特殊处理。显示子宫、输卵管细微结构明显优于碘油，有利于发现较小病变。

4. 造影步骤及成像技术

（1）检查前排空膀胱。

（2）受检者仰卧于检查床上，取膀胱截石位，正中矢状面垂直台面并与X线探测器长轴中线重合，两臂置于体侧。

（3）常规消毒铺巾，窥阴器暴露阴道及宫颈并消毒。

（4）经宫颈口插入橡胶双腔管或金属导管，固定后注入76%泛影葡胺对比剂或非离子型对比剂6～10ml，注入对比剂时压力不宜太大。

（5）注入对比剂的同时，在透视下动态观察对比剂进入子宫腔和输卵管的过程，影像重叠时可转动体位或改变球管及床面方位,在透视下对合适图像进行摄片。

(6) 20分钟后(如用碘油则24h后)再摄盆腔平片,以观察对比剂在盆腔的弥散情况,从而判断盆腔是否因慢性炎症造成输卵管粘连,而出现对比剂弥散不均匀或聚集。

【实验总结】

1. 子宫输卵管造影可了解输卵管是否通畅,部分还有使阻塞的输卵管导通的作用。

2. 造影前的准备及造影中动态观察以减少影像重叠的成像技术是造影成功的关键。

3. 20分钟后(如用碘油则24h后)摄取盆腔对比剂弥散情况,是判断输卵管是否通畅或病变的依据。

【实验思考】

1. 子宫输卵管造影有哪些适应证和禁忌证?

2. 子宫输卵管造影前准备有哪些?

3. 子宫输卵管造影的步骤及成像技术?

第六节 普通X线检查的图像质量控制

实验一 CR、DR图像质量控制

【临床概述】

普通X线图像影像质量是密度、对比度、模糊度、噪声、伪影等多种因素的综合体现,它取决于设备性能、成像参数以及受检者配合等因素。在临床工作实践中,CR、DR的图像质量控制更多的着重于影像技术人员的技术操作、成像参数的设置优化、设备的日常维护和保养等方面,由于设备的高度集成化与精密性,其检测与校准等大多由厂家专业工程师执行。

【实验目的】

1. 掌握DR图像质量控制的方法。

2. 熟悉影响DR图像质量的因素。

3. 熟悉CR图像质量控制的方法。

【实验要求】

1. 掌握DR图像质量控制的方法。

2. 熟悉CR、DR的工作流程及各环节的注意事项。

3. 通过对CR、DR图像后处理技术的了解认识参数设置及优化的重要性。

4. 了解CR、DR的日常维护内容。

【实验器材】

1. CR扫描成像系统及IP板。

2. DR扫描成像系统及后处理工作站。

3. 专用清洁剂。

【实验注意事项】

1. 避免对设备在清洁维护过程中的损害。

2. 避免对设备原有参数的修改与删除。

【实验方法及步骤】

1. CR、DR 检查流程

(1) 登记与录入：登记系统的使用，受检者信息、检查部位的准确性。

(2) 设备的操作：了解各项规章和制度，严格按照各机型的标准检查流程进行操作。

(3) 检查前异物的去除，正确的摆位与曝光。

(4) 图像处理参数的正确运用、标注的合理与准确性。

(5) 确保图像成功传送或打印。

2. CR、DR 日常维护

(1) 机房的温度和湿度：观察和记录机器的运行状况，保持机房内温度 22～24℃左右，相对湿度 40%～65%，特别是 DR 的平板探测器对温度和湿度的要求更为严格。

(2) 清洁

1) 机房内灰尘的清洁。

2) IP 成像板：包括表面及内部清洁，内部清洁时注意小心拆卸，采用专用清洁液，并防止刮花。

3) CR 扫描系统：包括表面及内部清洁，内部清洁时打开面盖，观察传送系统及激光扫描灯，并用专用清洁剂小心擦拭。

4) DR 平板探测器表面、计算机系统等的清洁。

(3) 设备故障的应对：对简单故障分析原因，从是否误操作及软件方面尝试自行解决，记录故障的现象及代码，联系工程师并拨打设备维修服务电话。

3. 图像后处理

(1) CR 图像后处理参数：学习调取图像参数，通过对窗宽窗位、对比处理、频率处理等参数的调整和组合，观察图像处理效果，直至图像质量满意为止。

(2) DR 图像后处理参数：学习调取图像参数，通过对边缘增强、亮度、对比度、组织均衡等参数的调整和组合，观察图像处理效果，直至图像质量满意为止。

4. 其他　平板探测器的校准，显示器的一致性校准，激光打印机输出的校准，均按照厂家提供的程序和指引进行。

【实验总结】

1. 检查流程中任何环节的出错都可影响图像质量。

2. 设备的日常维护是保证机器正常运转、做好图像质量控制的基础。

3. 图像参数的组合和优化是图像质量控制的关键。

4. 认识影响图像质量的因素，才能更好地加以应对并采取措施。

【实验思考】

1. CR 定期质量控制检测与维护的内容有哪些？

2. 影响 DR 图像质量的因素及质量控制措施有哪些？

实验二　乳腺X线检查图像质量控制

【临床概述】

乳腺 X 线成像无论是屏 - 胶系统，还是数字乳腺成像的质量控制，目的都是提供一种有效的、一致性的检测和识别影像质量的方法,使得在放射医师、医学物理师及专门的设备维修人员的协助下,放射技师能够在这些故障对受检者产生影响之前将其排除,通过一系列独立的技术步骤以确保产出高质量的乳腺X线影像。本实验通过对多种质量控制方法中的乳腺检查流程、设备日常清洁维护、体模影像检测、压迫检测及伪影分析等方面的学习以达到对乳腺图像质量控制的目的。

【实验目的】

1. 掌握乳腺X线检查图像质量控制的方法。

2. 熟悉乳腺X线检查图像质量控制的内涵。

3. 了解乳腺X线检查图像质量控制的分工。

【实验要求】

1. 熟悉乳腺X线检查的工作流程及各环节的注意事项。

2. 了解乳腺X线成像设备的日常维护内容。

3. 通过体模影像检测和压迫检测的操作从而认识质量控制的重要性。

4. 对乳腺图像伪影产生的原因进行分析总结。

【实验器材】

1. 乳腺X线成像设备、专用清洁剂。

2. RMI-156型乳腺体模、丙烯酸圆盘、磅秤。

3. 各类伪影数字图像(或胶片)。

【实验注意事项】

注意实验时按照标准操作乳腺X线成像设备,避免操作不当对设备造成损害。

【实验方法及步骤】

1. 乳腺X线成像检查流程 注意检查信息录入的准确性和完整性,了解成像相关规章与制度,严格执行成像操作流程,做好图像质控工作。

2. 乳腺X线成像设备的日常维护 做好机房内的除尘工作,保持机房内温度22～24℃左右,相对湿度40%～65%,用专用清洁剂做好成像板表面污迹的清洁,如果是数字平板探测器则按照厂家提供的程序和指引进行一次校准操作。

3. 体模影像检测

(1)体模影像检测的目的

1)确定乳腺X线光机是否正常。

2)确定胶片及IP板是否搭配正常。

3)确定胶片的解像能力。

4)确定影像在胶片的表现是否均匀。

(2)检测步骤

1)将体模放在探测器上,体模与探测器胸壁边缘对齐,并左右居中,将一块厚4mm,直径为1cm的丙烯酸圆盘至于体模上方,用来检测背景光密度。

2)压迫器与体模正好接触。

3)选择成像参数,使得背景光密度的操作标准至少为1.40,且变化在0.20之内,记录mAs值。

4)打印胶片,并测量三个位置的密度值。

5）把背景光密度和密度差值记录在控制表上。

6）把每次测试不可见的纤维，斑点及团块数记录在控制表上。

（3）结果评价与分析

ACR 建议执行的标准：

1）至少可见 4 条最大的纤维，3 个最大的斑点群，3 个最大的块状物，而且数目的减少不能超过一半；

2）体模影像背景密度标准为 1.40，且变化在 0.20 之内；

3）对直径 1cm，厚度 4mm 的丙烯酸圆盘而言，其圆盘内外密度差（DD 值）标准至少是 0.40，变化范围在 0.2 之间。

（4）检测频率：每周一次。

4. 压迫检测

（1）压迫检测的目的：确保乳腺成像系统在手动和电动的模式下，都能够提供足够的压力，且不会压力过大。

（2）检测步骤

1）放一块毛巾在探测器上（保护探测器），然后把磅秤放在上面，并把刻度盘或者读数盘放在容易观察的地方，锁定磅秤中心使之位于压迫器的正下方。

2）放一块毛巾在磅秤上，以防损害压迫器。

3）用初始的电力驱动，使压迫器活动直到它自动停止为止。

4）读取压力读数，并进行记录。

5）松开压迫器。

（3）结果评价与分析压迫器所提供的压力至少为 25 磅。初始电动驱动压力必须到 25~45 磅之间。压迫器的显示精度为 20N。压迫厚度的显示精度为 5mm。

（4）检测频率：在机器最初安装时即需要检测，以后每六个月一次，并当出现问题时立即减少压力。

5. 伪影分析与处理措施

（1）产生的原因

1）硬件方面的伪影图像展示：如灰尘、污物和幻影（擦除不完全），缺损扫描线和影像畸变，影像衰减伪影，图像残影，一致性差，坏像素点等。

2）软件方面的伪影图像展示：处理菜单的不当选择会导致不正确的直方图标准化，动态范围定标和输出影像像素值。

3）被照体方面的伪影图像展示：被照体摆位错误，扫描线与滤线栅形成的明显干涉图，偶然信息丢失，或高通频率处理引起。

（2）处理措施

1）硬件方面：对屏和成像板的擦除矫正，如持久的伪影进行有效评估后考虑更换；影像阅读仪故障的修复；更换激光子系统；清洁柱状反光镜或激光装置的尘粒；平板探测器的校准，如果伪影不可修复应更换平板探测器。

2）软件和被照体方面：根据其产生的原因进行针对性的处理。

【实验总结】

1. 做好乳腺检查流程中的各个环节避免出错。

2. 做好设备的日常维护,保证机器正常运转。

3. 通过多种综合检测方法可保证乳腺图像质量最优化。

4. 伪影分析可找出产生的原因并有针对性采取处理措施。

【实验思考】

1. 乳腺 X 线检查的图像质量控制方法主要有哪些?

2. 乳腺图像伪影产生的原因有哪些? 相应的处理措施有哪些?

第三章 | CT 检查技术

第一节　颅脑 CT 检查技术

实验一　颅脑 CT 检查技术

【临床概述】

　　颅脑的结构复杂，主要分为颅盖软组织、脑颅骨、颅底各窝、脑膜、蛛网膜下腔和脑池、大脑半球、脑干、小脑、脑室系统及脑动静脉等结构。CT 检查是颅脑疾病最常用的影像检查方法之一，在临床诊断中应用非常普遍。颅脑 CT 检查根据不同疾病和临床要求，常用平扫、对比增强及 CTA 检查技术。脑出血、脑梗死、脑萎缩及颅脑外伤等疾病，常选用非螺旋平扫检查；肿瘤、炎症、积水及脑实质病变等疾病，选用非螺旋平扫加增强检查；颅脑畸形等病变，选用螺旋平扫加三维重建成像；颅内动脉瘤、动静脉畸形等血管性病变，选用颅脑 CTA 检查。

【实验目的】

　　1. 了解颅脑的解剖结构。

　　2. 熟悉颅脑 CT 检查的适应证及禁忌证。

　　3. 熟悉颅脑 CT 检查前准备。

　　4. 掌握颅脑 CT 扫描方法及步骤。

　　5. 掌握颅脑 CT 增强各期相的时间、强化特征及图像后处理。

　　6. 掌握颅脑 CT 辐射防护措施。

　　7. 了解颅脑 CT 检查的静脉团注方法。

【实验要求】

　　1. 熟悉 CT 工作状态及操作界面。

　　2. 掌握颅脑 CT 扫描前准备（包括临床病史采集、对比剂准备、注射方式、去除头部的金属异物、嘱受检者不做吞咽动作等）。

　　3. 掌握颅脑 CT 检查的辐射防护措施。

　　4. 根据受检者申请单信息和要求，选择合理的扫描方案。

　　5. 如何做到图像质量达到影像诊断标准。

【实验器材】

　　1. 多层螺旋 CT。

　　2. CT 激光胶片。

　　3. 干式激光胶片打印机。

4. 高压注射器。

5. 抢救器械如氧气瓶、血压计、呼吸气囊、心电监护仪、除颤仪和急救药品。

6. 防护衣物。

【实验注意事项】

1. 需要增强者,检查前禁食禁饮4～6h。

2. 危重、老年体弱及婴幼儿受检者应有家属陪同,并注意非检查部位或性腺的辐射防护。

3. 颅脑CT应根据检查疾病和检查目的选择适当的扫描方式,使用非螺旋扫描或螺旋扫描。

4. 增强检查后,受检者应留观15min左右,以观察有无迟发过敏反应,以便及时对症处理。

【实验方法和步骤】

1. 适应证、禁忌证的确定

(1) 适应证

1) 颅脑外伤。

2) 颅脑肿瘤。

3) 脑血管疾病。

4) 脑部退行性疾病。

5) 炎症性疾病。

6) 脱髓鞘疾病。

7) 脑先天发育异常

8) 颅骨骨源性疾病。

9) 术后和放化疗复查者。

(2) 禁忌证

1) 有严重的心、肝、肾衰竭的受检者不宜增强。

2) 对碘对比剂过敏的受检者不宜增强。

3) 重症甲状腺疾患及哮喘受检者不宜增强。

4) 妊娠妇女。

2. 检查前准备

(1) 认真核对CT检查申请单,了解病情,明确检查目的和要求,对检查目的、要求不清的申请单,应与临床医师核准确认。

(2) 做好解释工作,消除受检者的紧张心理,取得受检者的合作。

(3) 检查前去除被检区域金属异物,如眼镜、发卡、义齿、项链、耳环等,避免伪影产生。

(4) 对于婴幼儿、外伤、意识不清及躁动不安等受检者,可依据情况给予药物镇静。

(5) 需增强检查者,应建立外周静脉通道,并与高压注射器连接。

3. 普通平扫

(1) 认真阅读受检者申请单,在操作界面填写受检者信息(包括姓名、性别、检查号、检查部位等)。

（2）扫描体位：常规取仰卧位，头部置于头架内，听眦线垂直于检查床，双侧外耳孔与台面等距。注意屏蔽防护甲状腺及其他非检查部位。

（3）定位像及扫描基线：打开定位灯，将受检者头部正中矢状面与定位灯中线重合，使头部位于扫描野中心，侧面定位线对准外耳孔水平，关闭定位灯并移床。根据扫描基线和扫描范围摄取侧位定位像，在侧位定位像上设定扫描范围。

（4）扫描范围：非螺旋扫描以听眦线为基线，向上扫至颅顶层面；螺旋扫描作轴位扫描，零角度，范围包括枕骨大孔至颅顶；可根据病变大小适当扩大扫描范围，包括整个病变范围。

（5）扫描参数：颅脑扫描采用标准或软组织算法，非螺旋扫描参数（表3-1）、螺旋扫描参数（表3-2）。

表 3-1　颅脑 CT 非螺旋扫描平扫参数

项目	参数
管电压	100～120kV
管电流	200～300mAs
采集层厚	5～8mm
重建间距	5～8mm
采集矩阵	512×512
扫描野（SFOV）	20～25cm

表 3-2　颅脑 CT 螺旋扫描平扫参数

项目	参数
管电压	100～120kV
管电流	200～300mAs
采集层厚	0.625～1.25mm
重建层厚	5～8mm
重建间距	5～8mm
螺距因子	0.562∶1～0.938∶1
采集矩阵	512×512
扫描野（SFOV）	20～25cm

（6）增强扫描

1）常规增强扫描：在平扫基础上加做增强扫描序列，扫描参数与常规平扫相同。对比剂浓度300mgI/ml，总量1.0～1.2ml/kg，注射速率1.0ml/s或手推；小儿总量1.5～2.0ml/kg，最少不低于30ml，注射速率0.5～1.0ml/s。观察血管病变（如动脉瘤、动静脉畸形等），注射速率可达2.5～3.0ml/s。

由于血 - 脑屏障碘对比剂到达颅脑血管和脑组织的时间相差较大，可根据病变的性质设置头部增强的延迟扫描时间：如脑血管畸形、动脉瘤等可在注射对比剂后20s左右开始扫描；颅内感染、囊肿等可在注射对比剂后60s开始扫描；颅内转移瘤、脑膜瘤等可在注射对比剂后3～5min开始扫描。

2）CTA 扫描：采用非离子型高浓度对比剂，经手背浅静脉或肘正中静脉用高压注射器静脉团注给药。一般可选用浓度为 320～370mgI/ml 碘对比剂，总量 50～80ml，注射速率 4.0～5.0ml/s。使用双筒高压注射器时，在注射碘对比剂之后，紧接着以相同速率注射 30～40ml 生理盐水冲管。

CTA 扫描成功的关键是确定对比剂注射后开始扫描的时间，一般有以下几种方法：①经验法：注射对比剂后 16～22s 开始扫描；②小剂量预试验法：使用小剂量（10ml 左右）碘对比剂，生理盐水 20ml，注射速率同 CTA 扫描注射速率，监测点为第 4 颈椎水平的颈总动脉或鞍上池层面的大脑中动脉，注射对比剂 12s 后行同层动态扫描，注意观察扫描图像的血管密度变化特点，当观察到血管密度开始降低时停止扫描。计算兴趣血管密度的达峰值时间，在此时间基础上加 4～6s 即为延迟扫描时间；③对比剂团注跟踪法：监测层面为第 1 颈椎水平，触发阈值 80HU，诊断延迟时间 4～6s 开始扫描。

4. 图像处理　颅脑 CT 图像的脑组织窗主要用于脑组织细节及病变的观察，窗宽取 70～80HU，窗位取 30～35HU；骨窗主要用于颅骨细节及病变的观察，窗宽取 2500～2500HU，窗位取 600～800HU（图 3-1）。

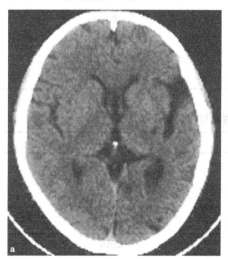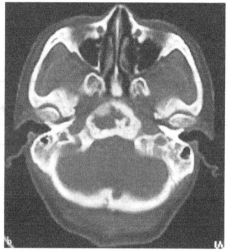

图 3-1　头颅 CT 图像
a. 颅脑脑窗图像；b. 骨窗图像

颅脑 CTA 主要运用容积再现（VR）和最大密度投影（MIP）后处理显示技术，进行多方位多角度观察（图 3-2）。具有减影功能或去骨软件的设备，应尽可能地消除颅骨，以显示颅底层面的颈内动脉，亦可辅以手工编辑去骨方法。动脉瘤以 VR 后处理为主，重点显示动脉瘤位置、形态、瘤颈与载瘤动脉的关系等。在多平面重建（MPR）图像上测量动脉瘤的大小、瘤颈/瘤体比等径线。血管畸形以 MIP 后处理为主，重点显示畸形血管、供血动脉、引流静脉等。

5. 图像打印与传输

（1）调节窗宽窗位，适当放大或缩小图像，使图像位于窗格中间位置，根据图像总数计算窗格（行×列），先将定位像输入打印窗格，然后依次输入平扫图像、增强图像和（或）后处理图像。病变组织侵犯颅骨时需加照骨窗图像。测量病灶层面 CT 值及大小，必要

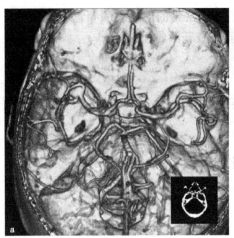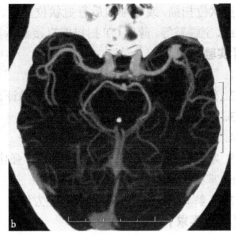

图 3-2　大脑中动脉动脉瘤的 VR 和 MIP 图像

a. VR 图像；b. MIP 图像

时测量病灶层面增强前后的 CT 值变化。平扫和增强测量 CT 值，原则上应在同一平面上测量，以便分析对照。

（2）利用 PACS 进行数字化存储和管理，来实现影像信息本地及远程查询、浏览、打印等功能。

【实验总结】

1. 颅脑 CT 检查前的准备工作至关重要。

2. 选择合适的颅脑扫描方式及时相的选择，有利于病变组织的检出及诊断。

3. 急症 CT 检查应快速，不配合受检者除了需要家属制动外可选择螺旋扫描。

4. 急症受检者进行 CT 扫描时，密切观察受检者和图像。发现图像不能满足诊断时，及时补扫；受检者突然躁动时，立即停止扫描，做好必要的安全措施，预防受检者跌伤。

5. 根据临床需要和诊断的需要进行图像后处理。

【实验思考】

1. 颅脑 CT 扫描前准备工作有哪些？目的和意义是什么？

2. 颅脑 CT 显示窗口技术有何特点？

3. 哪些颅脑病变需做增强扫描，其延迟扫描时间有什么不同？

第二节　鞍区 CT 检查技术

实验一　鞍区 CT 检查技术

【临床概述】

鞍区是指颅中窝中央部的蝶鞍及其周围的区域，鞍区范围小，约 3cm，结构多且复杂，主要包括垂体、蝶鞍、海绵窦和鞍上池、鞍周的血管和神经等重要结构。垂体位于鞍区垂体窝内，正常大小为：前后径约 1.0cm，横径约 1.0～1.5cm，高度约 0.5cm。由于鞍区解剖结构小，CT 检查常采用薄层扫描或增强扫描；由于轴扫时颅底层面的伪影较多，常采用冠状位扫描,或者轴扫后行冠状位重建。鞍区常见的疾病有颅咽管瘤、脑膜瘤、垂体微腺瘤、空蝶鞍等,薄层CT扫描能直接显示垂体及鞍区骨质破坏。

【实验目的】

1. 了解鞍区的解剖结构。

2. 熟悉鞍区CT检查的适应证及禁忌证。

3. 熟悉鞍区CT检查前准备。

4. 掌握鞍区CT扫描方法及步骤。

5. 掌握鞍区CT增强各期相的时间、强化特征及图像后处理。

6. 掌握鞍区CT辐射防护措施。

7. 了解鞍区CT检查的静脉团注方法。

【实验要求】

1. 熟悉CT工作状态及操作界面。

2. 掌握鞍区CT扫描前准备(包括临床病史采集、对比剂准备、注射方式、去除头部的金属异物、嘱受检者不做吞咽动作等)。

3. 掌握鞍区CT辐射防护措施。

4. 根据受检者申请单信息和要求,选择合理的扫描方案。

5. 如何做到图像质量达到影像诊断标准。

【实验器材】

1. 多层螺旋CT。

2. CT激光胶片。

3. 干式激光胶片打印机。

4. 高压注射器。

5. 抢救器械如氧气瓶、血压计、呼吸气囊、心电监护仪、除颤仪和急救药品。

6. 防护衣物。

【实验注意事项】

1. 需要增强者,检查前禁食禁饮4~6h。

2. 危重、老年体弱及婴幼儿受检者应有家属陪同,并注意非检查部位或性腺的辐射防护。

3. 鞍区CT宜使用小螺距因子(0.5)薄层容积采集,重建层厚≤3mm,软组织函数重建。

4. 增强检查后,受检者应留观15min左右,以观察有无迟发过敏反应,以便及时对症处理。

【实验方法及步骤】

1. 适应证、禁忌证的确定

(1)适应证

1)普通X线检查发现鞍区形态改变,如鞍区骨质破坏、钙化、垂体窝增大等,需进一步检查者。

2)临床怀疑垂体肿瘤或与垂体内分泌失调相关的疾病等。

3)临床怀疑鞍区其他肿瘤,如脑膜瘤、颅咽管瘤、血管瘤等。

4)鞍区肿瘤术后复查者。

（2）禁忌证

1）有严重的心、肝、肾衰竭的受检者不宜增强。

2）对碘对比剂过敏的受检者不宜增强。

3）重症甲状腺疾患及哮喘受检者不宜增强。

4）妊娠妇女。

2. 扫描前的准备

（1）认真核对 CT 检查申请单，了解病情，明确检查目的和要求，对检查目的、要求不清的申请单，应与临床医师核准确认。

（2）做好解释工作，消除受检者的紧张心理，取得受检者的合作。

（3）检查前去除被检区域金属异物，如眼镜、发卡、义齿、项链、耳环等，避免伪影产生。

（4）对于婴幼儿、外伤、意识不清及躁动不安等受检者，可依据情况给予药物镇静。

（5）需增强检查者，应建立外周静脉通道，并与高压注射器连接。

3. 普通平扫

（1）认真阅读受检者申请单，在操作界面填写受检者信息（包括姓名、性别、检查号、检查部位等）。

（2）扫描体位：常规取仰卧位，头部置于头架内，听眦线（或听眶线）垂直于检查床，双侧外耳孔与台面等距。注意屏蔽防护甲状腺及其他非检查部位。

（3）定位像及扫描基线：打开定位灯，将受检者头部正中矢状面与定位灯中线重合，使头部位于扫描野中心，侧面定位线对准外耳孔水平，关闭定位灯并移床。根据扫描基线和扫描范围摄取侧位定位像，在侧位定位像上设定扫描范围。

（4）扫描范围：从颅底扫描至鞍区上，可根据病变大小适当扩大扫描范围，包括整个病变范围。

（5）扫描参数：鞍区扫描采用标准或软组织算法，螺旋扫描（表3-3）。

表 3-3　鞍区 CT 平扫参数

项目	参数
管电压	100～120kV
管电流	200～300mAs
采集层厚	0.625～1.25mm
重建层厚	1.25～2.5mm
重建间距	1.25～2.5mm
螺距因子	0.562:1～0.938:1
采集矩阵	512×512
扫描野（SFOV）	20～25cm

4. 增强扫描　此目的用于提高鞍区病灶检出率，根据病灶不同强化特点，有利于明确病变性质、鉴别诊断。

（1）常规增强扫描：常采用螺旋扫描方式扫描。经手背浅静脉或肘正中静脉用双筒高压或单筒高压注射器，静脉团注给药。采用非离子型对比剂，次等渗（300～370mgI/ml），成人用量 50～70ml（1.5～2.0ml/kg），儿童用量 30～40ml（1.0～1.5ml/kg）。注射速率为

2.5～3ml/s。动脉期扫描延迟时间为 20～25s，静脉期扫描延迟扫描时间为 60～90s。

（2）CTA 扫描：常规采用浓度为 320～370mgI/ml 碘对比剂，总量按 1.0ml/kg 体重计算，经肘正中静脉以 3.0～4.0ml/s 速率注射，使用双筒高压注射器时，在注射碘对比剂之后，紧接着以相同速率注射 30～40ml 生理盐水冲管。采用智能跟踪自动触发技术，触发点定于降主动脉气管分叉处水平，触发阈值 45～50HU，注射对比剂之前需进行鞍区普通平扫，以便观察颅内病变在注射对比剂前后的变化。CTA 扫描范围，上缘平对与颅顶软组织，下缘平对与双侧下颌角，扫描体位及其他扫描参数同常规平扫。鞍区血管成像主要用于观察鞍区血管形态及周围组织关系是否正常，鞍区球形占位性病变和巨大颅内动脉瘤的鉴别诊断。

5. 图像后处理与图像显示　图像显示一般采取软组织窗和骨窗图像，软组织窗窗宽 90～100HU，窗位 35～50HU，骨窗窗宽 2500～3500HU，窗位 500～700HU。增强扫描后由于脑实质密度增高，常规软组织窗显示不良，可根据病变性质调整窗宽和窗位，参考值为：窗宽 200～300HU，窗位 50～100HU（图 3-3）。

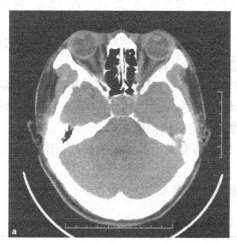
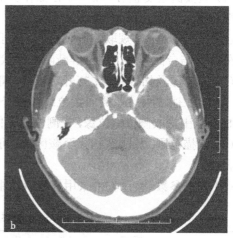
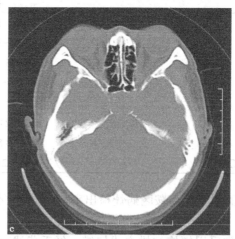

图 3-3　垂体瘤 CT 图像

a. 鞍区平扫图像，可见垂体窝扩大，鞍区见类圆形稍高密度影；b. 鞍区增强图像，垂体窝内组织均匀强化；c. 鞍区骨窗图像，可见垂体窝邻近骨质略吸收图像后处理采用最小采集层厚的薄层数据，行 MPR 及 VRT 等重建。利用容积数据进行 MPR 重组技术可以代替传统的冠状位扫描，对鞍区进行冠状面、矢状面或任意角度斜位层面的重组。其最大优点是快速简洁、适用于身体各个部位。常规采用标准窗算法，怀疑鞍区骨质破坏时可进行骨窗重建，以便观察骨质有无改变。VRT 可以直观的显示血管与肿瘤的关系（图 3-4）。

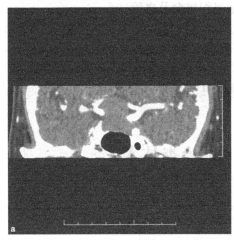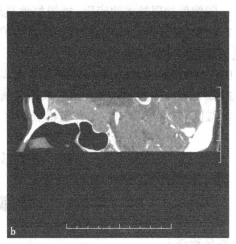

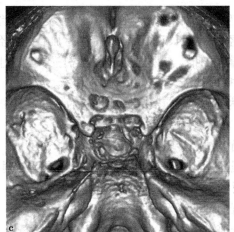

图 3-4　垂体瘤 CT 后处理图像
a. 鞍区增强图像的冠状位重组；b. 鞍区增强图像的矢状位重组；
c. VR 图像，可见垂体窝明显扩大，部分骨质被吸收

6. 图像打印与传输

（1）调节窗宽窗位，适当放大或缩小图像，使图像位于窗格中间位置，根据图像总数计算窗格（行 × 列），先将定位像输入打印窗格，然后依次输入平扫图像、增强图像和（或）后处理图像。病变组织侵犯颅骨时需加照骨窗图像。测量病灶层面 CT 值及大小，必要时测量病灶层面增强前后的 CT 值变化。平扫和增强测量 CT 值，原则上应在同一平面上测量，以便分析对照。

（2）利用 PACS 进行数字化存储和管理，来实现影像信息本地及远程查询、浏览、打印等功能。

【实验总结】

1. 鞍区 CT 检查适应于颅咽管瘤、脑膜瘤、垂体微腺瘤、空蝶鞍等，薄层 CT 扫描能直接显示垂体及鞍区骨质破坏。

2. CT 检查常采用薄层扫描或增强扫描；由于轴扫时颅底层面的伪影较多，常采用冠状位扫描，或者轴扫后冠状位重建。

3. 图像后处理技术的应用，能很好地显示组织病变及血管。

4. 注意扫描过程中对受检者的辐射防护。

【实验思考】

1. 鞍区 CT 检查的适应证有哪些？

2. 如何利用图像后处理技术获取鞍区病变的最佳显示方位？

3. 鞍区 CT 显示窗口技术有何特点？

第三节 眼部 CT 检查技术

实验一 眼部 CT 检查技术

【临床概述】

眼部的结构主要包括眼球、眼眶壁、眶上裂、眶下裂、视神经管及眼的附属结构，眼的附属结构主要由视神经、眼外肌、泪器、眶内脂肪、血管、神经和淋巴等细小结构。眼部 CT 扫描包括平扫和增强扫描，多采用横断层面扫描，必要时进行冠状位重组。眼部 CT 主要用于眼球突出的病因诊断，对球内和眶内肿瘤、炎性假瘤和血管性疾病的诊断有特殊价值，对眼外伤、眶内异物、炎症及先天性疾病的诊断有较高的临床价值。

【实验目的】

1. 掌握眼部 CT 扫描方法及步骤。

2. 掌握眼部 CT 增强各期相的时间、强化特征及图像后处理。

3. 掌握眼部 CT 辐射防护措施。

4. 熟悉眼部 CT 检查的适应证及禁忌证。

5. 熟悉眼部 CT 检查前准备。

6. 了解眼部的解剖结构。

7. 了解静脉团注方法。

【实验要求】

1. 熟悉 CT 工作状态及操作界面。

2. 掌握眼部 CT 扫描前准备（包括临床病史采集、去除头部的金属异物、嘱受检者在扫描过程中保持不动等）。

3. 掌握眼部 CT 辐射防护措施。

4. 根据受检者申请单信息和要求，选择合理的扫描方案。

5. 如何做到图像质量达到影像诊断标准。

【实验器材】

1. 多层螺旋 CT。

2. CT 激光胶片。

3. 干式激光胶片打印机。

4. 高压注射器。

5. 抢救器械如氧气瓶、血压计、呼吸气囊、心电监护仪、除颤仪和急救药品。

6. 防护铅衣。

【实验注意事项】

1. 需要增强者,检查前禁食禁饮 4～6h。

2. 危重、老年体弱及婴幼儿受检者应有家属陪同,并注意非检查部位或性腺的辐射防护。

3. 宜使用小螺距因子(0.5～1)薄层容积采集,重建层厚≤3mm,采用软组织函数或标准算法重建。

4. 增强扫描后,受检者应留观 15min 左右,以观察有无迟发过敏反应,以便及时对症处理。

【实验方法及步骤】

1. 适应证、禁忌证的确定

(1) 适应证

1) 肿瘤,包括眼内及泪腺,眶内各组织来源的肿瘤,其他部位转移到眼眶及眶部的肿瘤。

2) 外伤,眶骨骨折及眶内软组织损伤的诊断;眼球内和眶内异物的诊断和定位。

3) 血管病变,如血管瘤、颈内动脉海绵窦瘘、静脉曲张等。

4) 眶内各组织炎症,如渗出性视网膜炎、视神经炎、眼外肌炎、泪囊炎、眼眶蜂窝织炎、视网膜脱离等。

(2) 禁忌证

1) 有严重的心、肝、肾衰竭的受检者不宜增强。

2) 对碘对比剂过敏的受检者不宜增强。

3) 重症甲状腺疾患及哮喘受检者不宜增强。

4) 妊娠妇女。

2. 扫描前的准备

(1) 认真核对 CT 检查申请单,了解病情,明确检查目的和要求,对检查目的、要求不清的申请单,应与临床医师核准确认。

(2) 做好解释工作,消除受检者的紧张心理,取得受检者的合作。

(3) 检查前去除被检区域金属异物,如眼镜、发卡、义齿、项链、耳环等,避免伪影产生。

(4) 嘱受检者在扫描过程中保持不动,要求受检者闭眼,或尽量保持眼球不动,不能闭眼者,可让其盯住正前方一个目标。

(5) 对于婴幼儿、外伤、意识不清及躁动不安等受检者,可依据情况给予药物镇静。

(6) 需增强扫描者,应建立外周静脉通道,并与高压注射器连接。

3. 普通平扫

(1) 认真阅读受检者申请单,在操作界面填写受检者信息(包括姓名、性别、检查号、检查部位等)。

（2）扫描体位：常规取仰卧位，头部置于头架内，听眶线垂直于检查床，双侧外耳孔与台面等距。注意屏蔽防护甲状腺及其他非检查部位。

（3）定位像及扫描基线：打开定位灯，将受检者头部正中矢状面与定位灯中线重合，使头部位于扫描野中心，侧面定位线对准外耳孔，关闭定位灯并移床。根据扫描基线和扫描范围摄取侧位定位像，在侧位定位像上设定扫描范围。

（4）扫描范围：从眶下缘扫描至眶上缘，可根据病变大小适当扩大扫描范围，包括整个病变范围。

（5）扫描参数：眼部扫描采用标准或软组织算法，螺旋扫描（表3-4）。

表3-4　眼部CT平扫参数

项目	参数
管电压	100～120kV
管电流	200～250mAs
采集层厚	0.625～1.25mm
重建层厚	1.25～2.5mm
重建间距	1.25～2.5mm
螺距因子	0.562：1～0.938：1
采集矩阵	512×512
扫描野（SFOV）	20～25cm

4. 增强扫描　经手背浅静脉或肘正中静脉用双筒高压或单筒高压注射器，静脉团注给药。采用非离子型对比剂，次等渗（300～370mgI/ml），成人用量50～70ml（1.0～1.5ml/kg），儿童用量30～40ml（1.0～1.5ml/kg）。注射速率为2.5～3ml/s。动脉期扫描延迟时间为25～30s，静脉期扫描延时扫描时间为60～70s。

5. 图像后处理与显示　眼眶CT图像显示常用软组织窗，窗位：35～40HU，窗宽：350～400HU。眼部有金属异物、钙化或病变侵犯眶壁有颅骨骨质破坏时，则加照骨窗，窗位：250～300HU，窗宽：1200～1300HU（图3-5）。

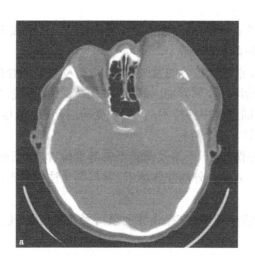

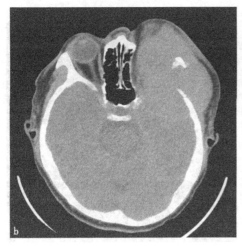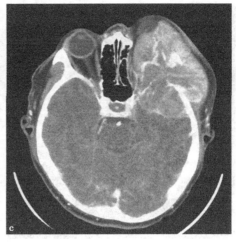

图 3-5　眼部 CT 图像

a. 眼部 CT 平扫图像,可见左侧眼眶占位性病变,病变形态不规则,突出眼眶外;b. 眼部 CT
骨窗图像,可见左侧眼眶骨质被破坏;c. 眼部 CT 增强图像,左侧眼部组织呈不均匀强化

图像后处理采用最小采集层厚的薄层数据,行 MPR 及 VRT 等重组。MPR 技术重组
冠状位图像不仅可以代替传统的冠状位扫描,还可以对眼部进行矢状位以及其他方位的
图像重组;VR 可以更好的显示眶壁骨折、肿瘤对眼部骨质的破坏情况等(图 3-6)。

6. 图像打印与传输

(1)调节窗宽窗位,适当放大或缩小图像,使图像位于窗格中间位置,根据图像总数
计算窗格(行×列),先将定位像输入打印窗格,然后依次输入平扫图像、增强图像和(或)
后处理图像。病变组织侵犯颅骨骨质时需加照骨窗图像。测量病灶层面 CT 值及大小,
必要时测量病灶层面增强前后的 CT 值变化。平扫和增强测量 CT 值,原则上应在同一平
面上测量,以便分析对照。

(2)利用 PACS 进行数字化存储和管理,来实现影像信息本地及远程查询、浏览、打
印等功能。

【实验总结】

1. 眼部 CT 主要用于眼球突出的病因诊断,对球内和眶内肿瘤、炎性假瘤和血管性
疾病的诊断有特殊价值,对眼外伤、眶内异物、炎症及先天性疾病的诊断有较高的临床
价值。

2. 由于听眶线与视神经的走向大体一致,使用该基线扫描显示视神经和眼外肌较
好,故常用听眶线为扫描基线。

3. 图像后处理技术的应用,能很好地显示组织病变。

4. 注意扫描过程中对受检者的辐射防护。

【实验思考】

1. 眼部 CT 检查前准备有哪些?

2. 眼部 CT 选择听眶线作为扫描基线的优势?

3. 用于眼部 CT 的后处理技术主要有哪些?

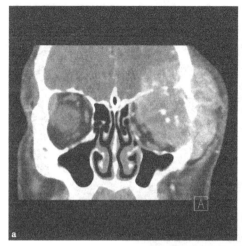
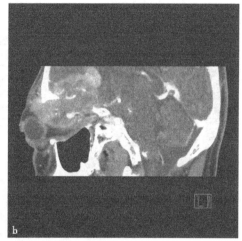
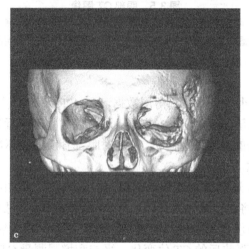

图 3-6 眼部 CT 后处理图像

a. 眼部CT增强图像的冠状位重组图像；b. 眼部CT增强图像的矢状位重组图像；
c. VR图像，可见左侧眼眶眶壁骨质破坏

第四节 耳部 CT 检查技术

实验一 耳部 CT 检查技术

【临床概述】

耳又称为前庭蜗器，包括听器与前庭蜗器；按部位不同，可分为外耳、中耳和内耳。外耳可分为耳廓、外耳道和鼓膜三部分。中耳大部分位于颞骨岩部内；可分为鼓室、咽鼓管、乳突窦与乳突小房。听小骨链即位于中耳鼓室内。外耳与中耳的主要作用是收集和传导声波。内耳位于颞骨岩部的骨质内，可分为骨迷路和膜迷路两部分。听感受器与位觉感受器即位于内耳。听感受器感受声波，而位觉感受器感受头部静态空间位置及支线、直角加速和减速运动刺激的感受器。CT检查耳部疾病在某些方面优于MRI，CT能

清楚显示耳部骨性组织的细微结构,通过一次采集获得容积数据,能够多次进行图像后处理,获得不同视角与方位的图像。耳部常见疾病有外伤、急慢性炎症、肿瘤及肿瘤样病变、先天发育变异及畸形,不同疾病的检查重点不同,应根据具体疾病选择合适的方案或参数,并选取适宜的图像后处理技术,以达到最优的诊断效果。

【实验目的】

1. 掌握耳部 CT 扫描方法及步骤。

2. 掌握耳部 CT 增强特点及图像后处理。

3. 掌握耳部 CT 辐射防护措施。

4. 熟悉耳部 CT 适应证和禁忌证。

5. 熟悉耳部解剖及体表定位范围。

6. 熟悉耳部 CT 扫描前受检者准备事项(如嘱咐受检者去除耳环、义齿、发卡等金属佩戴物等)。

7. 了解耳部静脉团注方法。

【实验要求】

1. 熟悉 CT 工作状态及操作界面。

2. 掌握耳部 CT 辐射防护措施。

3. 根据受检者申请单的信息和要求,选择合理的扫描方案。

4. 保证图像质量达到影像诊断标准。

【实验器材】

1. 多层螺旋 CT 及图像后处理工作站。

2. 高压注射器及相应注射用品。

3. 干式激光胶片打印机。

4. CT 激光胶片。

5. 抢救器械及急救物品。

6. 防护衣物。

【实验注意事项】

1. 注意扫描范围以外部位,尤其是敏感部位(甲状腺、性腺)的射线防护。

2. 危重、老年体弱及婴幼儿受检者应有家属陪同,并注意陪同人员非检查部位或性腺的辐射防护。

3. 对于增强检查的受检者,按含碘对比剂使用要求准备,要求受检者检查前 4h 禁食。增强扫描后受检者应留观 15min,观察有无迟发过敏反应,以便及时对症处理。

4. 耳部 CT 的数据采集须在一次容积采集完成,且采集层厚薄,小螺距因子(0.986:1),分别采用骨函数与软组织函数进行重建。

【实验方法及步骤】

1. 适应证和禁忌证

(1)适应证

1)耳部外伤,耳部异物。

2)急、慢性耳部炎症。

3)耳部先天发育变异、先天畸形,以及人工耳蜗植入术前评估。

4）耳部肿瘤及肿瘤样病变。

5）面神经相关疾病，眩晕症。

（2）禁忌证

1）含碘对比剂过敏者、重症甲状腺疾患以及严重心、肝、肾衰竭者等不宜做增强扫描。

2）妊娠妇女。

2. 扫描前准备

（1）提前告知受检者检查程序及相关注意事项，消除其紧张情绪，取得受检者的合作。

（2）不能配合的受检者（婴幼儿、意识不清及躁动者、外伤受检者等）应视情况给予药物镇静。

（3）了解受检者有无对比剂禁忌证，有无其他药物过敏史，肾毒性药物用药情况，哮喘等。

（4）检查前嘱咐受检者出去检查部位的金属物品，耳环、项链、发卡等，避免产生伪影。

（5）增强扫描者，检查前 4h 禁食，嘱受检者签署对比剂过敏反应告知书。建立外周静脉通道，并与高压注射器连接。

3. 普通平扫

（1）认真阅读受检者申请单，在操作界面填写受检者信息（包括姓名、性别、年龄、检查号、检查部位等）。

（2）扫描体位：常规取仰卧位，头先进，身体置于床面正中间，双手贴于身体两侧或交叉置于上腹部；双侧外耳孔与检查床等距以保证图像对称、居中。注意屏蔽防护甲状腺、性腺及其他非检查部位。

（3）定位像及扫描基线：耳部 CT 扫描采用正侧位定位像。

（4）扫描范围：中心点位于外耳孔水平，扫描范围上至岩骨上缘，下至乳突尖；从颅底至颅顶扫描。

（5）扫描参数：耳部扫描采用标准或软组织算法，螺旋扫描（表 3-5）。

表 3-5　耳部 CT 平扫参数

项目	参数
管电压	120～140kV
管电流	250～300mAs
采集层厚	0.625～1.25mm
重建层厚	0.625～1.25mm
重建间距	0.625～1.25mm
螺距因子	0.562∶1～0.928∶1
采集矩阵	512×512
扫描野（SFOV）	20～25cm

4. 增强扫描　采用非离子型对比剂；利用高压注射器静脉团注给药，经肘正中浅静脉注射对比剂；对比剂浓度 300～370mgI/ml，对比剂用量 0.8～1.0ml/kg，注射速率 2.5～3.0ml/s，扫描延迟时间设为 25～30s；耳部软组织占位病变时可加扫静脉期。

5. 图像后处理与图像显示　一般采取双窗技术显示。耳部骨窗CT值设定为：窗宽1500～3000HU，窗位350～400HU；软组织窗CT值设定为：窗宽350～400HU，窗位35～50HU。

耳部CT获得通常是横断面图像，为利于耳部结构及病灶显示，可利用采集到的容积数据通过多平面重建获得斜冠状面及斜矢状面图像。

为清晰显示听小骨链、骨迷路等细微结构，可采用靶重建的方式分别进行左右两侧放大重建。具体方法为：以左右侧听小骨为中心分别进行重建，显示视野采用120mm，进行冠状位和横断位后处理；靶重建图像可清晰显示外耳道、听小骨链、鼓室、鼓膜、骨迷路、咽鼓管、颈动脉管、蜂窝状乳突气房、乙状窦等（图3-7）。

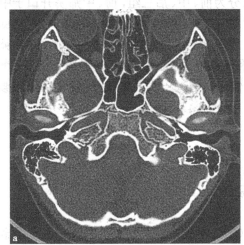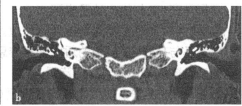

图3-7　耳部CT后处理图像
a. 横断位；b. 冠状位

6. 图像打印与传输

（1）调节窗宽窗位，适当放大或缩小图像，使图像位于窗格中间位置，根据图像总数计算窗格（行×列），先将定位像输入打印窗格，然后依次输入平扫图像、增强图像和（或）后处理图像。

（2）利用PACS进行数字化存储和管理，来实现影像信息本地及远程查询、浏览、打印等功能。

【实验总结】

1. 耳部CT检查适用于耳部外伤及异物，耳部急、慢性炎症，耳部先天发育变异与畸形等。

2. 了解耳部CT扫描前准备、注意事项以及扫描范围。

3. 耳部CT图像后处理及窗口技术。

4. 注意扫描过程中受检者的辐射防护。

【实验思考】

1. 耳部的主要解剖结构有哪些？

2. 耳部CT扫描前的准备工作的内容是什么？有哪些注意事项？

3. 耳部CT显示窗口技术有何特点？

4. 耳部CT重建技术有何特点？

第五节　鼻与鼻窦CT检查技术

实验一　鼻与鼻窦CT检查技术

【临床概述】

鼻窦包括左右两侧上颌窦，额窦、筛窦、蝶窦。左右上颌窦分别开口于左右中鼻道半月裂孔；额窦开口于中鼻道筛漏斗；筛窦又分为前、中、后三组，前、中筛窦开口于中鼻道，而后筛窦开口于上鼻道；蝶窦开口于蝶筛隐窝。鼻与鼻窦是含气结构，具有天然良好的组织对比度与图像对比度，通常情况下CT能清晰显示鼻与鼻窦骨质的细微结构；鼻与鼻窦存在肿瘤及肿瘤样病变时（如恶性肿瘤和转移瘤、良性肿瘤、鼻窦黏膜下囊肿、鼻腔息肉等），应当进一步进行增强扫描获取更多信息。通过一次采集获得容积数据，能够进行图像后处理，获得不同视角与方位的图像。

【实验目的】

1. 掌握鼻窦CT扫描方法及步骤。

2. 掌握鼻窦CT增强特点及图像后处理。

3. 熟悉鼻与鼻窦CT检查的适应证和禁忌证。

4. 熟悉鼻窦解剖及体表定位范围。

5. 熟悉鼻窦CT扫描前受检者准备事项（如嘱咐受检者去除耳环、义齿、发卡等金属佩戴物等）。

6. 了解鼻窦静脉团注方法。

【实验要求】

1. 熟悉CT工作状态及操作界面。

2. 掌握鼻窦CT辐射防护措施。

3. 掌握鼻窦CT扫描前准备

4. 根据受检者申请单的信息和要求，选择合理的扫描方案。

5. 保证图像质量达到影像诊断标准。

【实验器材】

1. 多层螺旋CT及图像后处理工作站。

2. 高压注射器及相应注射用品。

3. 干式激光胶片打印机。

4. CT激光胶片。

5. 抢救药品及氧气袋。

6. 防护衣物。

【实验注意事项】

1. 注意扫描范围以外部位，尤其是敏感部位（甲状腺、性腺）的放射防护。

2. 危重、老年体弱及婴幼儿受检者应有家属陪同，并注意陪同人员的辐射防护。

3. 对于增强检查的受检者,按使用要求准备,要求受检者检查前 4h 禁食。增强扫描后受检者应留观 15min,观察有无迟发过敏反应,以便及时对症处理。

4. 鼻窦 CT 的数据采集须在一次容积采集完成,且采集层厚薄,小螺距因子(0.986:1),分别采用骨函数与软组织函数进行重建。

【实验方法及步骤】

1. 适应证和禁忌证

(1)适应证

1)鼻与鼻窦,鼻部异物。

2)急、慢性鼻窦炎症。

3)鼻窦先天发育变异、先天畸形。

4)鼻、鼻腔、鼻窦肿瘤及肿瘤样病变。

(2)禁忌证

1)含碘对比剂过敏者、重症甲状腺疾患者、哮喘以及严重心、肝、肾衰竭者等不宜做增强扫描。

2)妊娠妇女。

2. 扫描前准备

(1)提前告知受检者检查程序及相关注意事项,消除其紧张情绪,取得受检者的合作;叮嘱受检者在检查过程中保持平静呼吸,并且不说话不做吞咽动作。

(2)不能配合的受检者(婴幼儿、意识不清及躁动者、外伤受检者等)应视情况给予药物镇静。

(3)了解受检者有无对比剂禁忌证,有无其他药物过敏史,肾毒性药物用药情况,有无哮喘等。

(4)检查前嘱咐受检者除去检查部位的金属物品,耳环、项链、发卡等,避免产生伪影。

(5)增强扫描者,检查前 4h 禁食,嘱受检者签署对比剂过敏反应告知书。建立外周静脉通道,并与高压注射器连接。

3. 普通平扫

(1)认真阅读受检者申请单,在操作界面填写受检者信息(包括姓名、性别、年龄、检查号、检查部位等)。

(2)横断面扫描

1)扫描体位:常规取仰卧位,头先进,身体置于床面正中,双手贴于身体两侧或交叉置于上腹部;嘱受检者下颌内收,使听眦线垂直检查床面,双侧外耳孔与床面等距,正中矢状面垂直于床面,以保证受检区域图像居中、对称。注意屏蔽防护甲状腺、性腺及其他非检查部位。

2)定位像及扫描基线:鼻与鼻窦 CT 横断面扫描采用正侧位定位像。扫描基线与硬腭平行。

3)扫描范围:下至上颌窦下壁,上至额窦上缘。

4)扫描参数:鼻与鼻窦扫描采用标准或软组织算法,螺旋扫描或逐层扫描。(表 3-6)

(3)冠状面扫描(目前多已被图像后处理-冠状面重建所取代)

1)扫描体位:受检者仰卧位,头部尽量后仰成颏顶位,两外耳孔与床面等距,听眦线与床面平行。

2）定位像与扫描基线：鼻与鼻窦CT冠状面扫描采用正侧位定位像。扫描基线与上颌窦后缘平行，可适当倾斜机架角度。

3）扫描范围：扫描范围包括额窦、上颌窦、筛窦、蝶窦和鼻腔。

4）扫描参数：与横断面扫描参数相同。

表 3-6　鼻与鼻窦 CT 平扫参数

项目	参数
管电压	120～140kV
管电流	200～250mAs
采集层厚	0.625～1.25mm
重建层厚	1.25～2.5mm
重建间距	1.25～2.5mm
螺距因子	0.562∶1～0.928∶1
采集矩阵	512×512
扫描野（SFOV）	20～25cm

4. 增强扫描　采用非离子型对比剂；利用高压注射器静脉团注给药，经肘正中浅静脉注射；对比剂浓度 300～370mgI/ml，对比剂用量 0.8～1.0ml/kg，注射速率 2.5～3.0ml/s。增强采用双期，扫描延迟时间设定为动脉期 25～35s，静脉期 60～70s 扫描。扫描体位和其他扫描参数同常规平扫。嘱咐受检者在检查过程中保持体位一致。

5. 图像后处理与图像显示　常规应用软组织窗显示，软组织窗 CT 值设定为：窗宽 350～400HU，窗位 40～45HU。外伤发生骨折或肿瘤侵犯骨质时需设定骨窗，骨窗 CT 值设定为：窗宽 1800～2000HU，窗位 500～700HU（图 3-8）。

鼻或鼻窦 CT 获得横断面图像，为利于鼻窦结构及病灶显示，可利用采集的容积数据通过多平面重建获得斜冠状面及斜矢状面图像。

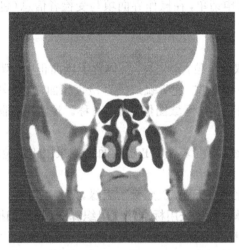

图 3-8　鼻窦 CT 冠状位图像

6. 图像打印与传输

（1）采用横断面或冠状面图像进行胶片打印。调节窗宽窗位，适当放大或缩小图像，使图像位于窗格中间位置，根据图像总数计算窗格（行×列），先将定位像输入打印窗格，然后依次输入平扫图像、增强图像和（或）后处理图像。

（2）利用医学影像存储与传输系统（PACS）进行数字化存储和管理，来实现影像信息本地及远程查询、浏览、打印等功能。

【实验总结】

1. 鼻与鼻窦 CT 检查适用于鼻与鼻窦外伤及异物，鼻窦急、慢性炎症，鼻与鼻窦先天发育变异与畸形等，以及鼻、鼻腔、鼻窦肿瘤与肿瘤样病变。

2. 了解鼻与鼻窦 CT 扫描前准备、注意事项，以及扫描范围。

3. 熟悉鼻与鼻窦 CT 平扫与增强，以及图像后处理。

4. 注意扫描过程中受检者的辐射防护。

【实验思考】

1. 鼻与鼻窦的主要解剖结构有哪些，各鼻窦开口部位？

2. 鼻与鼻窦 CT 扫描前的准备工作的内容是什么？

3. 鼻与鼻窦 CT 图像后处理有何特点？

第六节　颌面部 CT 扫描技术

实验一　颌面部 CT 检查技术

【临床概述】

颌面部可依据解剖特点与临床实际应用的需要划分为眶部、颧部、耳部、鼻部、眶下部、唇部、颊部、咬肌部、腮腺部、颏部、颏下部以及颌下部。其包含组织较多，解剖结构相对较复杂，由于邻近颅脑，当颌面部发生病变时（如感染、肿瘤）易导致颅内受累。因颌面部 CT 成像速度快，密度分辨力高，可通过图像后处理技术多方位、多角度清晰显示解剖结构，故其为颌面部常用的影像学检查方法。颌面部 CT 检查可用于颌面部骨先天性发育畸形术前及术后检查、颌面部外伤及术后复查、炎症、肿瘤及治疗后复查等。颌面部动静脉畸形则可行颌面部 CTA 检查。

【实验目的】

1. 掌握颌面部 CT 扫描方法及步骤。

2. 掌握颌面部 CT 增强扫描所需延迟时间、强化特征及图像后处理。

3. 掌握颌面部 CT 扫描辐射防护措施。

4. 熟悉颌面部相关解剖。

5. 熟悉颌面部 CT 检查的适应证。

6. 熟悉颌面部 CT 扫描前准备。

7. 了解颌面部静脉团注方法。

【实验要求】

1. 熟悉 CT 工作状态及操作界面。

2. 掌握颌面部 CT 扫描前准备（包括受检者病史采集、嘱咐受检者检查时注意事项、对比剂准备、注射方式等）。

3. 掌握颌面部 CT 辐射防护措施。

4. 掌握颌面部 CT 图像后处理方法。

5. 根据受检者申请单信息和要求，选择合理的扫描方案。

6. 如何做到图像质量达到影像诊断标准。

【实验器材】

1. 多层螺旋 CT。

2. 图像后处理工作站。

3. CT 激光胶片。

4. 干式激光胶片打印机。

5. 高压注射器以及注射用品。

6. 抢救物品（如血压计、呼吸气囊、氧气瓶、心电监护仪、除颤仪、急救药品等）。

7. 防护衣物。

【实验注意事项】

1. 对于生命体征不平稳以及出血较多或不止的受检者应先进行临床对症处理后再行检查。

2. 危重、老年体弱及婴幼儿受检者应有家属陪同，并对受检者检查部位以外的部位及腺体应予以放射防护。

3. 正确选择扫描程序进行扫描，在不影响影像质量的前提下尽可能降低辐射剂量。

4. 增强扫描结束后，受检者应留观 15～30min 左右，以观察有无迟发过敏反应，以便及时对症处理。

【实验方法及步骤】

1. 适应证、禁忌证

（1）适应证

1）先天性骨骼发育畸形。

2）颌面部各种外伤（如骨折、关节脱位、血肿等）以及术后复查。

3）颌面部异物。

4）炎性病变（如腮腺炎等）。

5）颌面部良性、恶性肿瘤（如面神经鞘瘤、腮腺癌等）以及治疗后复查。

（2）禁忌证

1）含碘对比剂过敏者、重症甲状腺疾患、哮喘以及严重心、肝、肾衰竭者等不宜做增强扫描。

2）妊娠妇女。

2. 扫描前的准备

（1）认真核对 CT 检查申请单，了解病情，明确检查目的和要求，对检查目的、要求不清的申请单，应与临床医师沟通核实。

（2）检查前应嘱受检者去除检查部位的金属物品、眼镜、发夹、义齿等，避免伪影产生。

（3）对受检者做好解释工作，以消除其紧张情绪，取得受检者的合作。

（4）对婴幼儿、外伤、意识不清等不能配合的受检者，可依据情况给予药物镇静。

（5）需行增强扫描者，嘱受检者提前签署对比剂过敏反应告知书。应建立外周静脉通道，并与高压注射器连接。

3. 普通平扫

（1）认真阅读受检者申请单，在操作界面填写受检者信息（包括姓名、性别、检查号、检查部位等）。

（2）扫描体位：常取仰卧位，头先进，身体位于床面正中间，头置于头托架内，头部正中矢状面与床面垂直，下颌内收，牙齿扫描时应嘱受检者口微张。双手交叉置于上腹部，检查床移动以免夹伤手指。注意屏蔽防护性腺及其他非检查部位。

（3）定位像及扫描基线：打开定位灯，将受检者颅顶对准定位灯十字交叉处，侧面定位线对准外耳孔上缘，关闭定位灯并移床。根据扫描基线和扫描范围摄取侧位定位像，在定位像上设定，鼻咽部扫描一般定位像扫描基线与硬腭平行，腮腺扫描定位像以听眦线为基线，颌面部三维扫描定位像常以听眦线为扫描基线。

（4）扫描范围：鼻咽部扫描范围从鞍底至口咽部；腮腺扫描范围从外耳孔至下颌角；颌面部三维扫描扫描范围从眉弓至舌骨平面；牙齿三维扫描则从上牙床上缘 1cm 至下牙床下缘 1cm（表 3-7）。

表 3-7 颌面部 CT 扫描范围

名称	范围
鼻咽部	鞍底至口咽部
腮腺	外耳孔至下颌角
颌面部三维扫描	眉弓至舌骨平面
牙齿	上牙床上缘 1cm 至下牙床下缘 1cm

（5）扫描参数：颌面部扫描采用螺旋扫描，运用标准、软组织以及骨算法（表 3-8）。

表 3-8 颌面部 CT 平扫参数

项目	参数
管电压	120～140kV
管电流	200～250mAs
采集层厚	0.625～1.25mm
重建层厚	1.25～2.5mm
重建间距	1.25～2.5mm
螺距因子	0.562∶1～0.938∶1
采集矩阵	512×512
扫描野（SFOV）	20～25cm

4. 增强扫描　此目的用于提高颌面部软组织病灶检出率，根据病灶的强化特点，有利于明确病变性质、鉴别诊断。

（1）常规增强扫描：常采用螺旋扫描方式扫描。经手背浅静脉或肘正中静脉用高双筒或单筒高压注射器，静脉团注给药。采用非离子型对比剂，次等渗（300～370mgI/ml），成人用量 60～80ml（1.5～2.0ml/kg），儿童用量 50～70ml（1.0～1.5ml/kg）。速率为 2～3ml/s。动脉期延时扫描时间为 20～25s，实质期延时扫描时间为 60～70s。

（2）CT 血管扫描（CTA）：采用非离子型高浓度对比剂，经手背浅静脉或肘正中静脉用高压注射器静脉团注给药。一般选用 370mgI/ml，成人用量 70～120ml（2.0～2.5ml/kg），儿童用量 60～80ml（1.5～2.0ml/kg），注射速率 3.5～4.5ml/s。静脉团注对比剂到动脉期开始扫描时间间隔为 14～20s。

5. 图像后处理与图像显示　图像显示软组织窗一般采用窗宽 100～300HU，窗位 40～60HU；骨窗窗宽 2000～3000HU，窗位 400～700HU。病变组织与正常组织相近时，可调窄窗宽；反之，调大窗宽。图像后处理采用最小采集层厚，重叠 40%～50% 的重建间隔对数据进行 VRT、MIP、MPR 以及 CPR 等重建。VRT 可以多方位立体显示颌面部骨骼以及血管的三维空间结构，MIP 利于增强血管的密度差的显示，尤其是小血管。行牙齿 VRT 重建，适当调节阈值，可除去牙齿以外的骨组织。MPR 及 CPR 为二维成像，MPR 能实时反映颌面部的空间构象或某一段血管壁及管腔情况，CPR 适于走行复杂，不在同一平面的扭曲血管（图 3-9）。

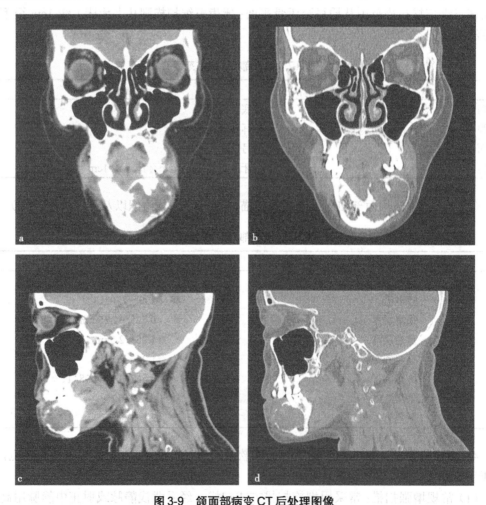

图 3-9　颌面部病变 CT 后处理图像
a. 冠状位软组织窗；b. 冠状位骨窗；c. 斜矢状位软组织窗；d. 斜矢状位骨窗

6. 打印与图像传输

（1）调节窗宽窗位，适当放大或缩小图像，使图像位于窗格中间位置，根据图像总数计算窗格（行×列），先将定位像输入打印窗格，然后依次输入平扫图像、增强图像和（或）后处理图像。

（2）利用医学影像存储与传输系统（PACS）进行数字化存储和管理，来实现影像信息本地及远程查询、浏览、打印等功能。

【实验总结】

1. 颌面部 CT 扫描前应详细了解临床资料与检查要求，选择合适的扫描方法和参数，有利于病变组织的检出及定性诊断。

2. 颌面部 CT 扫描前的准备工作至关重要。

3. 颌面部薄层扫描，有利于局部组织（如鼻咽部）及小器官（如腮腺）的观察和诊断。

4. 增强扫描时发现占位性病变，可行延迟扫描。

5. 图像后处理技术的应用，能很好地显示骨骼、软组织病变以及血管。

6. 注意扫描过程中对受检者的辐射防护。

【实验思考】

1. 颌面部的适应证有哪些？

2. 颌面部 CT 扫描前准备工作的内容是什么？目的和意义有哪些？

3. 颌面部在不同层面的 CT 横断面上的正常解剖结构？

4. 颌面部 CT 显示窗口技术有何特点？

5. 颌面部图像后处理方式有几类？其特点有哪些？

第七节　咽喉部 CT 扫描技术

实验一　咽喉部 CT 检查技术

【临床概述】

咽喉部可划分为鼻咽、口咽和喉咽。其后壁范围鼻咽约平颈 1～2 椎体平面，口咽约平颈 2～3 椎体平面，喉咽则约平颈 3～6 椎体平面。咽喉部具有呼吸、吞咽、防护、免疫、调节中耳气压以及参与言语形成等功能。咽喉部 CT 成像密度分辨力高且速度快，使 CT 成为咽喉部常用成像方法之一。咽喉部 CT 检查通过不同层面的影像整合，观察咽喉部解剖结构及改变，以了解有无病变的发生，如咽喉部的外伤、异物、炎症；鼻咽腺样体肥大；鼻息肉；咽喉部肿瘤及治疗后复查等。

【实验目的】

1. 掌握咽喉部 CT 扫描方法及步骤。

2. 掌握咽喉部 CT 增强扫描所需延迟时间、强化特征及图像后处理。

3. 掌握咽喉部 CT 扫描辐射防护措施。

4. 熟悉咽喉部相关解剖。

5. 熟悉咽喉部 CT 检查的适应证。

6. 熟悉咽喉部 CT 扫描前准备。

7. 了解咽喉部 CT 静脉团注方法。

【实验要求】

1. 熟悉 CT 工作状态及操作界面。

2. 掌握咽喉部 CT 扫描前准备（包括检查者病史采集、嘱咐检查者检查时注意事项、对比剂准备、注射方式等）。

3. 掌握咽喉部 CT 辐射防护措施。

4. 掌握咽喉部 CT 图像后处理方法。

5. 根据受检者申请单信息和要求，选择合理的扫描方案。

6. 如何做到图像质量达到影像诊断标准。

【实验器材】

1. 多层螺旋CT。

2. 图像后处理工作站。

3. CT 激光胶片。

4. 干式激光胶片打印机。

5. 高压注射器以及注射用品。

6. 抢救药品及器械。

7. 防护物品。

【实验注意事项】

1. 危重、老年体弱及婴幼儿受检者应有家属陪同，并对受检者检查部位以外的部位及腺体应予以屏蔽保护。

2. 正确选择扫描程序进行扫描，在不影响影像质量的前提下尽可能降低辐射剂量。

3. 增强扫描结束后，受检者应留观 15～30min，以观察有无迟发过敏反应，以便及时对症处理。

【实验方法及步骤】

1. 适应证、禁忌证的确定

（1）适应证

1）咽喉部良性、恶性肿瘤以及治疗后复查。

2）咽喉部各种外伤以及术后复查。

3）咽喉部异物。

（2）禁忌证

1）含碘对比剂过敏者、重症甲状腺疾患、哮喘以及严重心、肝、肾衰竭者等不宜做增强扫描。

2）妊娠妇女。

2. 扫描前的准备

（1）认真核对 CT 检查申请单，了解病情，明确检查目的和要求，对检查目的、要求不清的申请单，应与临床医师沟通核准确认。

（2）检查前应嘱受检者去除相应检查部位的金属、项链等物品，避免伪影产生。

（3）对受检者做好解释工作，以消除其紧张情绪，取得受检者的合作。

（4）对婴幼儿、外伤、意识不清等不能配合的受检者，可依据情况给予药物镇静。

（5）需行增强扫描者，应建立外周静脉通道，并与高压注射器连接。

3. 普通平扫

（1）认真阅读受检者申请单，在操作界面填写受检者信息（包括姓名、性别、检查号、检查部位等）。

（2）扫描体位：常取仰卧位，头先进，身体位于床面正中间，头置于头托架内，头部正中矢状面与床面垂直，下颌内收。双手交叉置于上腹部，检查床移动以免夹伤手指。注意屏蔽防护性腺及其他非检查部位。

（3）定位像及扫描基线：打开定位灯，将受检者颅顶对准定位灯十字交叉处，侧面定位线对准外耳孔上缘，关闭定位灯并移床。根据扫描基线和扫描范围摄取侧位定位像，在定位像上设定。

（4）扫描范围：鼻咽部扫描范围从鞍底至口咽部；口咽部扫描范围从硬腭至会厌游离缘处；喉咽部扫描范围从舌骨平面至环状软骨下 1cm。

（5）扫描参数：咽喉部扫描采用螺旋扫描，运用标准、软组织以及骨算法（表 3-9）。

表 3-9　咽喉部 CT 平扫参数

项目	参数
管电压	120～140kV
管电流	200～250mAs
采集层厚	0.625～1.25mm
重建层厚	1.25～2.5mm
重建间距	1.25～2.5mm
螺距因子	0.562∶1～0.938∶1
采集矩阵	512×512
扫描野（SFOV）	20～25cm

4. 增强扫描　由于咽喉部组织结构较为复杂，运用增强扫描可提高喉咽部软组织病灶检出率，根据病灶的强化特点，有利于明确病变性质、鉴别诊断。

常采用螺旋扫描方式扫描。经手背浅静脉或肘正中静脉用高双筒或单筒高压注射器，静脉团注给药。采用非离子型对比剂，次等渗（300～370mgI/ml），成人用量 60～80ml（1.5～2.0ml/kg），儿童用量 50～70ml（1.0～1.5ml/kg）。速率为 2～3ml/s。动脉期延时扫描时间为 20～25s，实质期延时扫描时间为 60～70s，若有需要可做延迟扫描。

5. 图像后处理与图像显示　图像显示软组织窗一般采用窗宽 240～350HU，窗位 30～40HU；骨窗窗宽 1000～1500HU，窗位 300～400HU（图 3-10）。病变组织与正常组织相近时，可调窄窗宽；反之，调大窗宽。图像后处理采用最小采集层厚，重叠 40%～50% 的重建间隔对数据进行 VRT、MPR 以及喉部仿真内镜（CT virtual endoscopy，CTVE）等重建。VRT 能多方位显示咽喉部骨及软骨的三维空间立体结构，MPR 能多方位实时反映咽喉部的空间构象情况。CTVE 可提供咽喉腔解剖及病变的三维空间信息，对喉镜起补充作用。

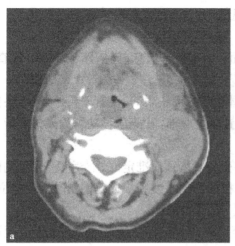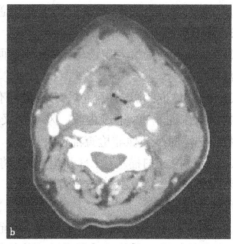

图3-10 咽喉部病变CT图像
a. 平扫；b. 增强

6. 图像打印与传输

（1）调节窗宽窗位，适当放大或缩小图像，使图像位于窗格中间位置，根据图像总数计算窗格（行×列），先将定位像输入打印窗格，然后依次输入平扫图像、增强图像和（或）后处理图像。

（2）利用医学影像存储与传输系统（PACS）进行数字化存储和管理，来实现影像信息本地及远程查询、浏览、打印等功能。

【实验总结】

1. 咽喉部CT扫描前应详细了解临床资料与检查要求，选择合适的扫描方法和参数，有利于病变组织的检出及定性诊断。

2. 咽喉部薄层扫描，有利于对解剖结构的观察和诊断。

3. 选择合适的图像后处理技术，能很好地显示鼻咽、口咽、喉咽解剖结构以及病变部位及范围。

4. 注意扫描过程中对受检者的辐射防护。

【实验思考】

1. 咽喉部的适应证有哪些？

2. 咽喉部CT显示窗口技术有何特点？

3. 咽喉图像后处理方式有几类？其特点有哪些？

第八节 颈部CT检查技术

实验一 颈部CT检查技术

【临床概述】

颈部是连接头部与躯干部的枢纽，其解剖结构比较复杂。颈部各类病变有不同的好发部位及各自的影像学特征，掌握不同病变的特征，颈部病变的扫描定位就不难掌握。

颈部结构表浅，临床触诊是最为常见的方法。

颈部主要体表标志是甲状软骨、胸锁乳突肌、及胸骨柄、锁骨；主要影像学解剖标志是下颌骨、舌骨、环状软骨、颈椎、胸锁乳突肌。

颈部筋膜分颈浅筋膜及颈深筋膜。肿瘤或感染可循颈部相邻间隙蔓延播散。筋膜在正常影像上不能显示，在横断面像上能显示各间隙的主要内容，熟悉各间隙影像解剖是认识颈部病变的基础，也是颈部影像检查技术的基础。

颈部 CT 扫描能够应用快速、薄层扫描，结合后期二维及三维重建等方法，对颈部软组织及骨性结构进行观察，主要应用于颈部外伤、肿瘤、血管性病变等。

【实验目的】

1. 掌握颈部 CT 扫描方法及步骤。

2. 掌握颈部 CT 增强期相的时间、强化特征及图像后处理。

3. 掌握颈部 CT 辐射防护措施。

4. 熟悉颈部的相关解剖及基本功能。

5. 熟悉颈部 CT 检查的适应证及禁忌证。

6. 熟悉颈部 CT 扫描前准备。

7. 了解颈部静脉团注方法。

【实验要求】

1. 熟悉 CT 工作状态及操作界面。

2. 掌握颈部 CT 扫描前准备（包括受检者病史采集、对比剂准备、注射方式等）。

3. 掌握颈部 CT 辐射防护措施。

4. 根据受检者申请单信息和要求，选择合理的扫描方案。

5. 怎样做图像质量才能达到影像诊断标准。

【实验器材】

1. 多层螺旋 CT。

2. CT 激光胶片。

3. 干式激光胶片打印机。

4. 高压注射器。

5. 抢救器械如氧气瓶、血压计、呼吸气囊、心电监护仪、除颤仪和急救药品。

6. 防护衣物。

【实验注意事项】

1. 确认受检者是否适合做该项 CT 检查，能否配合检查，检查前去除扫描范围内金属及影响成像质量的干扰物。

2. 危重、老年体弱及婴幼儿受检者应有家属陪同，并注意非检查部位或性腺的辐射防护。

3. 颈部的数据采集适合在一次容积采集范围内；小螺距扫描，螺距因子宜小于或等于1；颈部采集层厚可采用厚层或薄层采集；采用软组织函数，重建函数：FC10～FC20。

4. 增强扫描后，受检者应留观 15min 左右，以观察有无迟发过敏反应，以便及时对症处理。

【实验方法及步骤】

1. 适应证、禁忌证

（1）适应证

1）颈部占位性疾病颈部各种包块，如甲状腺良、恶性肿瘤。

2）颈部淋巴结肿大各种原因引起的淋巴结肿大。

3）颈部血管性病变颈动脉狭窄或扩张、颈动脉体瘤、颈动脉畸形及大血管栓塞等。

4）茎突疾患如茎突过长。

5）甲状旁腺疾病如甲状旁腺功能亢进。

6）颈部气管病变了解颈部肿瘤对气管的压迫情况。

7）颈部外伤确定颈部外伤后有无血肿与骨折等。

（2）禁忌证

1）有严重的精神类疾病，不能配合检查者。

2）肾衰竭的受检者，对碘对比剂过敏的受检者不宜增强。

3）重症甲状腺疾患及哮喘受检者不宜增强。

4）妊娠妇女。

2. 扫描前的准备

（1）认真核对 CT 检查申请单，了解病情，明确检查目的和要求，对检查目的、要求不清的申请单，应与临床医师沟通核准确认。

（2）检查前应嘱受检者去除检查部位的金属物品、项链、义齿等，避免伪影产生。

（3）对受检者做好解释工作，以消除其紧张情绪，取得受检者的合作。

（4）对婴幼儿、外伤、意识不清等不能配合的受检者，可依据情况给予药物镇静。

（5）需行增强扫描者，提前签署对比剂过敏反应告知书；应建立外周静脉通道，并与高压注射器连接。

3. 普通平扫

（1）认真阅读受检者申请单，在操作界面填写受检者信息（包括姓名、性别、检查号、检查部位等）。

（2）扫描体位：常规取仰卧位，头先进，身体位于床面正中间，两臂上举抱头，侧面定位线对准人体腋中线。注意屏蔽防护性腺及其他非检查部位。

（3）定位像及扫描基线：定位像扫描扫描颈部侧位定位像，必要时可扫描正、侧位双定位像。

（4）扫描范围：

1）全颈部扫描范围：颞骨岩部上缘至胸骨颈静脉切迹。

2）甲状腺扫描范围：从舌骨平面至 T_1 椎体下缘；胸内甲状腺扫描下界应达主动脉弓水平。

3）茎突扫描范围：自外耳道至 C_5 椎体上缘。

（5）扫描参数：管电流 200～300mAs，管电压为 120～140kV，可以采用自动智能毫安技术。非螺旋扫描，层厚 5～10mm，层间距 5～10mm；4 层以上多层螺旋 CT 可采用螺旋扫描方式，采集层厚为 0.5～1.0mm，准直宽度为 4～40mm，螺距因子为 0.8～1.2，范围较大的病变，重建层厚 5～10mm，重建间隔 5～10mm，较小病变则重建层厚 2～5mm，重建间隔 2～5mm。同时重建一组设备允许的最薄层厚图像，间距为层厚的 1/2，用于观察细节和三维重组。重建视野 200～300mm，重建矩阵 512×512，采用软组织算法（表 3-10）。

表 3-10　颈部 CT 平扫参数

项目	内容
管电压	120～140kV
管电流	200～300mAs
螺距因子	0.8∶1～1.2∶1
采集矩阵	512×512
扫描野（SFOV）	200～300mm
采集层厚	0.5～1mm
重建层厚	2～5mm
重建间距	2～5mm
显示矩阵	512×512
滤波函数	FC10～FC20
旋转时间	0.27～0.5s/r

4. 增强扫描　此目的用于提高颈部病灶检出率，根据病灶不同强化特点，有利于明确病变性质、鉴别诊断。此方法通常是在平扫检查发现病变的基础上进行的。颈部软组织，如肌肉、筋膜、淋巴结及血管等，在 CT 平扫中多呈现为中等密度，不易区别。而增强扫描则可区分颈部淋巴结与丰富的颈部血管，能了解病变的侵犯范围，帮助对占位性病变的定位和定性诊断。如诊断颈部感染性病变、血管性病变、肿瘤或肿瘤样病变时，应考虑行 CT 增强扫描。

（1）常规增强扫描：扫描技术参数参考平扫参数。增强扫描视病变大小，选择层厚 3～5mm，层间距 3～5mm 的薄层扫描。疑似恶性肿瘤应扫描全颈部范围。对比剂用量 60～80ml，静脉注射对比剂的流速 2.5～3.0ml/s，动脉期扫描延迟时间为 22～28s。欲了解病变实质强化情况，明确病变范围时，应行实质期扫描，实质期扫描延迟时间为 55～65s。必要时可行病变局部的动态增强扫描。颈部 CT 增强扫描也可采用对比剂自动跟踪触发扫描技术，精确设计个性化增强方案。严重的甲状腺功能亢进者，禁用碘对比剂行增强扫描。

（2）CT 血管扫描（CTA）：采用非离子型高浓度对比剂，经肘正中静脉用高压注射器静脉团注给药。一般选用 370mgI/ml，成人用量 80～100ml（2.0～2.5ml/kg），儿童用量 50～70ml（1.5～2.0ml/kg），注射速率 3.0～4.5ml/s。颈部动脉期常采用阈值法，阈值法阈值设置为 80～120HU，监测平面为 C_3 对应区，感兴趣区（ROI）为 20～35mm²，动脉期 20～25s，门脉期从静脉团注对比剂到开始扫描时间为 45～60s，平衡期为 90～120s。

（3）颈部血流灌注成像：平扫确定颈部扫描范围，以双筒高压注射器经肘正中静脉通道团注非离子型高浓度对比剂 70ml，注射速率 3.0ml/s，随即以相同速率注射生理盐水 15～20ml；横断位扫描，管电压 120kV，管电流 300mA，扫描层厚 0.625×128mm，旋转时间 1s，探测器覆盖范围 120mm，螺距 0.992，矩阵 512×512，FOV：250mm，滤波函数 FC20，延迟扫描时间 15～25s，间隔时间 1s，总曝光时间 26s，每曝光一次产生 16 层图像，数据采集 52s，一共获得 416 层灌注图像。灌注成像结束后再以 3.0ml/s 速率注射 50～60ml 对比剂完成常规增强扫描。

5. 图像后处理与图像显示 图像显示一般采取软组织窗，窗位：30～60HU，窗宽：200～400HU。增强图像其窗宽为 250～300HU，窗位为 40～50HU。病变组织与颈部相邻软组织相近时，可调窄窗宽；反之，调大窗宽。图像后处理采用最小采集层厚，重叠 40%～50% 的重建间隔对数据进行 MPR、CPR、MIP 及 VRT 等重建（图 3-11）。MPR 及 CPR 为二维成像，MPR 能实时反映颈内外动脉及其分支，或颈内静脉及其属支的空间构象或某一段血管壁及管腔情况，CPR 适于走行复杂，不在同一平面的扭曲血管；VRT 可以多方位立体显示肝血管的空间结构，MIP 利于增强血管的密度差的显示，尤其是小血管。

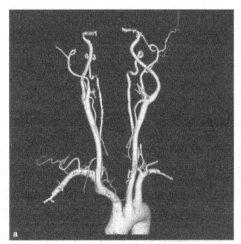
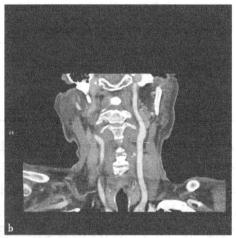
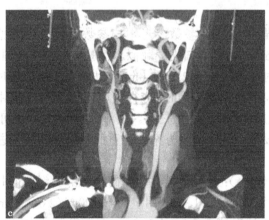

图 3-11　颈部 CTA 后处理图像
a. VR；b. CPR；c. MIP

6. 打印与图像传输

（1）调节窗宽窗位，适当放大或缩小图像，使图像位于窗格中间位置，根据图像总数计算窗格（行×列），先将定位像输入打印窗格，然后依次输入平扫图像、增强图像和（或）后处理图像。测量病灶层面 CT 值及大小，必要时测量病灶层面增强前后的 CT 值变化。平扫和增强测量 CT 值，原则上应在同一平面上测量，以便分析对照。

（2）利用医学影像存储与传输系统（PACS）进行数字化存储和管理,来实现影像信息本地及远程查询、浏览、打印等功能。

【实验总结】

1. 颈部 CT 检查适应于颈部良恶性肿瘤、颈部囊性或囊实性病变、颈部炎性病变、颈部淋巴结肿大（如转移）、颈部外伤等。

2. 颈部 CT 扫描前的准备工作尤为重要。

3. 选择合适的颈部 CT 扫描方式及时相,有利于病变组织的检出及定性诊断。

4. 选择合适的图像后处理技术,能很好地显示组织病变及邻近血管。

5. 特别注意扫描过程中对受检者的辐射防护。

【实验思考】

1. 颈部 CT 扫描前准备工作的内容是什么？其目的和意义有哪些？

2. 在不同层面的 CT 横断面上,正常颈部软组织结构及颈部血管分布？

3. 通过 CT 扫描如何鉴别颈部肿瘤及炎性肿块？

4. 颈部 CT 检查窗口技术特点有哪些？

第九节 胸部 CT 检查技术

实验一 胸部 CT 检查技术

【临床概述】

肺部分左右两叶,共 18 个肺段。支气管的分支形态如倒置的树,又称"支气管树"。左右主支气管间夹角为 60°～100°。肺部血管:肺动脉和肺静脉,支气管动脉和支气管静脉。肺是一个淋巴循环异常丰富的器官,肺淋巴管网分三组:胸膜淋巴管网、血管周围淋巴管网和支气管周围淋巴管网。CT 扫描能够显示胸部平片不能显示的弥漫性间质性病变的一些征象,高分辨 CT（HRCT）显示弥漫性病灶较普通 CT 更为清晰。因此,对胸部病变早期发现和早期诊断有较高的价值。螺旋 CT 扫描,检查床连续匀速运动前移,能够获得胸部连续图像,由于扫描时间短,增强效果优异,还能够减少 50% 对比剂用量,因此,胸部螺旋 CT 的应用较广泛。

【实验目的】

1. 掌握胸部 CT 扫描方法及步骤。

2. 掌握胸部 CT 增强的时间、强化特征及图像后处理。

3. 掌握胸部 CT 辐射防护措施。

4. 熟悉胸部的相关解剖及基本功能。

5. 熟悉胸部 CT 检查的适应证及禁忌证。

6. 熟悉胸部 CT 扫描前准备。

7. 了解胸部静脉团注方法。

【实验要求】

1. 熟悉 CT 工作状态及操作界面。

2. 掌握胸部 CT 扫描前准备（包括检查者病史采集、对比剂准备、注射方式、呼吸训练等）。

3. 掌握胸部 CT 辐射防护措施。

4. 根据受检者申请单信息和要求,选择合理的扫描方案。

5. 如何做到图像质量达到影像诊断标准。

【实验器材】

1. 多层螺旋 CT。

2. CT 激光胶片。

3. 干式激光胶片打印机。

4. 高压注射器。

5. 抢救器械如氧气瓶、血压计、呼吸气囊、心电监护仪、除颤仪和急救药品。

6. 防护衣物。

【实验注意事项】

1. 认真阅读申请单,明确检查部位,了解检查目的和要求,特别注意申请单中的备注要求。

2. 去除胸部所有金属物及各种饰物,避免产生伪影。

3. 训练受检者呼吸与屏气,并嘱受检者平静呼吸下屏气。对于不配合屏气的受检者,在病情许可的情况下,可训练陪同人员帮助受检者屏气。

4. 不能配合的受检者(婴幼儿、意识不清躁动、外伤等)应视情况给予药物镇静。

5. 向受检者说明检查床移动和扫描间噪声属正常情况,并告知扫描所需时间,以消除受检者紧张心理并对敏感腺体进行必要的保护。

6. 了解受检者有无对比剂禁忌证,有无其他药物过敏史,肾毒性药物用药情况,哮喘等。

7. 增强扫描后,受检者应留观 15min 左右,以观察有无迟发过敏反应,以便及时对症处理。

【实验方法及步骤】

1. 适应证、禁忌证的确定

(1) 适应证

1) 肺内良恶性肿瘤、结核、炎症与间质性、弥漫性病变等。

2) 纵隔肿瘤、肿大淋巴结、血管病变等。

3) 胸膜和胸壁定位胸膜腔积液和胸膜增厚的范围与程度,鉴别包裹性气胸与胸膜下肺大疱,了解胸壁疾病的侵犯范围及肋骨和胸膜的关系,了解外伤后有无气胸、胸腔积液及肋骨骨折等征象。

4) 明确心包积液、心包肥厚及钙化程度。

5) 大血管病变包括主动脉瘤、夹层动脉瘤、肺动脉栓塞、大血管畸形等,对病变的程度、范围、并发症能较好的显示。

(2) 禁忌证

1) 有严重的心、肝、肾衰竭的受检者不宜增强。

2) 对碘对比剂过敏的受检者不宜增强。

3) 重症甲状腺疾患及哮喘受检者不宜增强。

4) 妊娠妇女。

2. 扫描前的准备

（1）认真核对 CT 检查申请单，了解病情，明确检查目的和要求，对检查目的、要求不清的申请单，应与临床医师核准确认。

（2）消除受检者的紧张心理，提前告知检查程序及相关注意事项，取得受检者的合作，并训练受检者的呼吸，嘱受检者平静呼吸下屏气。

（3）不能配合的受检者（婴幼儿、意识不清躁动、外伤等）应视情况给予药物镇静。

（4）了解受检者有无对比剂禁忌证，有无其他药物过敏史，肾毒性药物用药情况，哮喘等。

（5）检查前嘱受检者去除检查部位的金属物品，内衣、项链、外敷药物等，避免产生伪影。

（6）增强扫描者，检查前 4h 禁食，提前签署对比剂过敏反应告知书；应建立外周静脉通道，并与高压注射器连接。

3. 普通平扫

（1）认真阅读受检者申请单，在操作界面填写受检者信息（包括姓名、性别、检查号、检查部位等）。

（2）扫描体位：常规取仰卧位，头先进，身体位于床面正中间，两臂上举抱头，侧面定位线对准人体腋中线。注意屏蔽防护性腺及其他非检查部位。

（3）定位像及扫描基线：打开定位灯，将受检者胸廓入口（颈根部）对准定位灯十字交叉处，关闭定位灯并移床。根据扫描基线和扫描范围摄取正位定位像。

（4）扫描范围：自肺尖至较低侧肋膈角下 2～3cm。

（5）扫描参数：胸部扫描采用标准或软组织算法，螺旋扫描（表 3-11）。

表 3-11　胸部常规平扫参数

项目	内容
管电压	100～120kV
管电流	200～300mAs
螺距因子	0.986∶1～1.375∶1
采集矩阵	512×512
扫描野（SFOV）	450～500mm
采集层厚	0.5～1.0mm
重建层厚	5～10mm
重建间距	5～10mm
显示矩阵	512×512
滤波函数	FC10～FC20
旋转时间	0.27～0.5s/r

4. 肺部 HRCT 扫描　肺部 HRCT 是由 Zerhouni 于 1985 年首先提出，基本内容是薄层扫描（1～2mm）、高分辨骨算法重建和小 FOV 模式的成像方法，也被称为常规层间距式高分辨力 CT（HRCT）。在肺部 CT 扫描中，HRCT 是最能详细显示正常肺解剖和病理改变细节的影像学手段。HRCT 的有效空间分辨力达到 0.3mm，因此在 HRCT 图像上，

支气管壁厚在 0.3mm 以上、管径为 2～3mm、相当于第 7 级至第 9 级的支气管均能显示。同样,肺血管直径达 0.3mm 者也能被显示,相当于第 16 级肺动脉。但正常的小叶层间距厚度 <0.3mm 肺泡壁厚度正常只有 0.02～0.03mm,在 HRCT 上均无法分辨。因此,肺部高分辨 CT 检查是评估急性或慢性呼吸系统症状、肺弥漫性间质性病变或肺泡病变的有效工具。

(1) 适应证

1) 肺部弥漫性、网状病变的诊断和鉴别诊断。

2) 肺囊性病变、结节状病变的诊断和鉴别诊断。

3) 气道病变的诊断和鉴别诊断。

4) 胸膜病变的诊断和鉴别诊断。

5) 支气管扩张。

6) 硅沉着病。

(2) 扫描体位:受检者仰卧,双上肢自然上举抱头。

(3) 扫描方法

1) 扫描范围:自肺尖至较低侧肋膈角下 2～3cm。

2) 扫描参数:采用高管电压和高管电流扫描,即 140kV,140～210mAs。层厚为 1mm,重建间隔 0.7～1mm。图像重建采用高空间分辨力算法。对于可疑支气管扩张、肺部小结节等,需采用高分辨力 CT(HRCT)或 1mm 薄层靶扫描。扫描参数亦可依据受检者 BMI 大小而设置。

5. 增强扫描 此目的用于提高胸部病灶检出率,根据病灶不同强化特点,有利于明确病变性质、鉴别诊断。

(1) 常规增强扫描:胸部常规增强扫描检查通常是在平扫检查发现病变的基础上进行的。常规增强扫描对胸膜、纵隔病变及肺内实性病灶的诊断及鉴别诊断具有重要意义,还可发现胸片上不能显示的肺大疱、支气管扩张等。使用对比剂主要目的是显示血管和评价软组织强化情况,可以明确纵隔病变与心脏大血管的关系,有助于病变的定位与定性诊断,尤其对良、恶性病变的鉴别有较大的帮助。扫描体位、扫描范围、层厚和层间距、窗宽窗位设置同胸部平扫。静脉注射对比剂 60～70ml,注射速率一般为 2.5～4.0ml/s,开始注射对比剂后 25～30s 扫描动脉期,55～65s 扫描实质期。也可选用自动阈值跟踪触发序列。对于体弱受检者,或 BMI<18 者,应酌情减低对比剂用量。对于长期化疗或心功能较差者,可适当降低对比剂注射速率。

(2) CT 血管扫描(CTA)

1) 扫描体位:受检者仰卧位,足先进,双上肢置于头部上方。

2) 扫描方法

①定位像扫描:常规扫描胸部正位定位像。

②扫描范围:主动脉弓上分支至胸主动脉末端。

③扫描参数:螺旋扫描方式,采用对比剂浓度自动跟踪触发扫描技术,扫描方向从头侧向足侧扫描,扫描选用管电压 120kV,管电流 300mA。检查结束后,需观察 20min,受检者无不适方可离开,若病情允许,嘱受检者多饮水,以利于对比剂的代谢。

6. 胸部低剂量扫描 随着医用 CT 数量的增长,辐射剂量的日益升高以及其潜在的致癌作用越来越受到重视。医疗辐射对人群的总有效辐射剂量的占比日趋增加,其中CT所占比例最大。减少CT的辐射剂量是可行的,然而,过度的降低剂量又会导致图像噪声的升高和对病灶检出率的降低。我们必须在图像锐利度和噪声之间取得平衡;如果想清晰的显示图像细节,必须提高图像噪声。婴幼儿、少年儿童胸部CT扫描为了使受检者减少不必要的辐射损伤,又能够达到检查目的,在优化扫描参数的同时,应做到以下几点:

(1)受检者监护人签署X线电离辐射告知书。

(2)对于不配合者应采取必要镇静,尽量做到一次完成检查。

(3)依据受检者年龄及BMI指数适当调整扫描类型、扫描范围、管电压、管电流、螺距、层厚等参数。

(4)熟悉检查部位及其相邻组织解剖关系,精确制定扫描范围。

(5)对受检者检查部位之外区域采取必要的防护。

(6)增强扫描时严格遵循适应证及禁忌证。

7. 图像后处理与图像显示　胸部CT扫描图像通常采用双窗技术,即肺窗和纵隔窗(图3-12)。肺窗窗宽1000～1500HU,窗位 −600～−800HU;纵隔窗窗宽300～500HU,窗位30～50HU。肺窗主要显示肺组织及其病变,纵隔窗主要显示纵隔结构及其病变,并用于观察肺组织病变的内部结构,确定有无钙化、脂肪及含气成分等。对于外伤受检者,如需了解肋骨、胸椎等骨质情况,还需结合骨窗,窗宽1000～1500HU,窗位250～350HU。对肺部的片状影、块状影及结节病灶,可由肺窗向纵隔窗慢慢调节,选择最佳的中间窗观察。图像排版打印时按人体的解剖顺序从上向下,多幅组合,常规选用肺窗和纵隔窗双窗图像。对于一些小的病灶可采用局部放大,或进行冠状面,矢状面重建,以便于进行定位描述。另外,在图像排版打印时还应保存一幅无定位线的定位像图像。

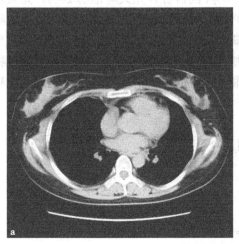 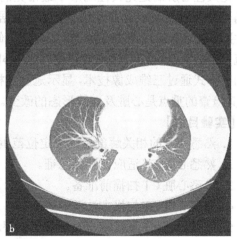

图 3-12　胸部 CT 图像
a. 纵隔窗;b. 肺窗

8. 打印与图像传输

(1)调节窗宽窗位,适当放大或缩小图像,使图像位于窗格中间位置,根据图像总数计算窗格(行×列),先将定位像输入打印窗格,然后依次输入平扫图像、增强图像和(或)

后处理图像。测量病灶层面 CT 值及大小，必要时测量病灶层面增强前后的 CT 值变化。平扫和增强测量 CT 值，原则上应在同一平面上测量，以便分析对照。

（2）利用医学影像存储与传输系统（PACS）进行数字化存储和管理，来实现影像信息本地及远程查询、浏览、打印等功能。

【实验总结】

1. 胸部 CT 检查适应于肝胸部良恶性肿瘤、囊性病变、炎性病变、外伤等。

2. 胸部 CT 扫描前准备工作的重要性。

3. 选择合适的胸部 CT 扫描方式及时相，有利于病变组织的检出及定性诊断。

4. 图像后处理技术的应用，能很好地显示组织病变及血管。

5. 注意扫描过程中对受检者的辐射防护。

【实验思考】

1. 胸部 CT 扫描前准备工作的内容？其目的和意义是什么？

2. 在不同层面的 CT 横断面上，正常肺的分叶、分段？

3. 通过 CT 扫描如何鉴别炎性肉芽肿与肺癌？

4. 胸部 CT 窗口技术特点有哪些？

第十节 先天性心脏病 CT 检查技术

实验一 先天性心脏病 CT 检查技术

【临床概述】

先天性心脏病是先天性畸形中最常见的一类，约占各种先天畸形的 28%。先天性心脏病可分为发绀型或者非发绀型，也可根据有无分流分为三类：无分流类（如肺动脉狭窄、主动脉缩窄）、左至右分流类（如房间隔缺损、室间隔缺损、动脉导管未闭）和右至左分流（如法洛氏四联症、大血管错位）类。心脏 CTA 是一种无创的检查方法，可通过特定的扫描方式通过三维成像技术，显示冠脉三根血管的走行、室壁运动、冠脉是否存在狭窄等，其检查的重点是心脏及血管形态的改变。

【实验目的】

1. 熟悉心脏的相关解剖及体表定位范围。

2. 熟悉心脏 CT 适应证和禁忌证。

3. 熟悉心脏 CT 扫描前准备。

4. 掌握心脏 CT 扫描方法及步骤。

5. 掌握心脏 CT 增强特点及图像后处理。

6. 掌握心脏 CT 辐射防护措施。

7. 了解心脏静脉团注方法。

【实验要求】

1. 熟悉 CT 工作状态及操作界面。

2. 掌握心脏 CT 扫描前准备（包括临床病史采集、对比剂准备、注射方式、呼吸训练等）。

3. 掌握心脏 CT 辐射防护措施。

4. 根据受检者申请单信息和要求,选择合理的扫描方案。

5. 如何做到图像质量达到影像诊断标准。

【实验器材】

1. 多层螺旋 CT。

2. 三相导连电极线及电极片。

3. CT 激光胶片。

4. 干式激光胶片打印机。

5. 高压注射器。

6. 抢救器材和急救药品。

7. 防护衣物。

【实验注意事项】

1. 心率过快或者心率不齐者应于检查前 1~7 天服用受体阻滞剂类药物。

2. 危重、老年体弱及婴幼儿受检者应有家属陪同,并注意非检查部位或性腺的辐射防护。

3. 检查结束后受检者应观察 15min,以防出现迟发的过敏反应,以便及时对症处理。

4. 心脏螺旋 CT 的数据是容积采集,采集层厚较薄,采用软组织函数。

【实验方法及步骤】

1. 适应证和禁忌证

(1)适应证:先天性心脏病或怀疑先天性心脏病,如房间隔缺损,单心房,左侧三房心,室间隔缺损,动脉导管未闭,主动脉 - 肺动脉间隔缺损,法洛四联症,完全性大动脉错位,先天性主动脉缩窄等。

(2)禁忌证

1)含碘对比剂过敏者、重症甲状腺疾患、哮喘以及严重心、肝、肾衰竭者等不宜做增强扫描。

2)妊娠妇女。

3)心率不齐,心率过快的受检者。

2. 扫描前的准备

(1)按要求放置心电电极并连接导线(三个导联:RA 和 LA 电极分别置于右侧和左侧的锁骨陷凹处,LL 电极置于左侧肋下缘肋间隙上),观察受检者的 ECG 信号和心率,确认屏气状态下 R 波信号能够被准确识别。

(2)屏气训练,确保扫描期间受检者胸腹部均处于静止状态,并观察屏气状态下的心率波动情况。可舌下含服或喷射硝酸甘油,以改善冠状动脉远端血管显示。

(3)检查前嘱受检者去除外衣和胸部周围的金属物品,避免伪影产生。

(4)向受检者说明检查过程及可能出现的反应,消除紧张情绪。

(5)嘱受检者签署对比剂过敏反应告知书,并行外周静脉(肘正中静脉)穿刺,建立静脉通道。

3. 普通平扫

(1)认真阅读受检者申请单,在操作界面填写受检者信息(包括姓名、性别、检查号、检查部位等)。

（2）扫描体位：常规取仰卧位，头先进或足先进，身体位于床面正中间，两臂上举抱头，侧面定位线对准人体腋前线。注意屏蔽防护性腺及其他非检查部位。

（3）定位像及扫描基线：打开定位灯，将受检者胸骨上窝对准定位灯十字交叉处，关闭定位灯并移床。根据扫描基线和扫描范围摄取正位、侧位双定位像。

（4）扫描范围：由胸廓入口向下到左膈下5cm。

（5）扫描参数：心脏扫描采用标准或软组织算法，螺旋扫描（表3-12）。

表3-12 先天性心脏病扫描参数

项目	平扫	增强扫描
扫描类型	前瞻性 ECG 门控扫描	回顾性 ECG 门控扫描 / 螺旋扫描
管电压	80～120kV	80～120kV
管电流	200～300mAs/NI = 12	200～300mAs/NI = 12
采集相位	40%～50%（心率 > 75BPM）	40%～50%（心率 > 75BPM） 70%～80%（心率 ≤ 75BPM）
采集层厚	0.625～1.25mm	0.625～1.25mm
重建层厚	2.5～5mm	2.5～5mm
重建间距	2.5～5mm	2.5～5mm
螺距因子	—	0.18～0.24/ 0. 986：1～1.375：1
采集矩阵	512×512	512×512, 1024×1024
扫描野（SFOV）	cardiac	cardiac

4. 增强扫描 采用非离子型高浓度（370mgI/ml）对比剂，经右侧肘正中静脉用高压注射器静脉团注给药。成人用量 80～120ml（2.0～2.5ml/kg），儿童用量 60～80ml（1.5～2.0ml/kg），注射速率 3～5ml/s。

心脏扫描方法：

（1）小剂量同层扫描时间曲线测定法（bolus-test），团注 20ml 对比剂和 20ml 生理盐水，对兴趣区进行同层动态扫描，根据兴趣区的时间 - 密度曲线，计算并得出延迟时间。

（2）实时血流检测法（bolus-tracking）：将支气管分叉平面定为连续曝光层面，放置感兴趣区（肺动脉和主动脉两个兴趣区域），注射对比剂后，采用实时观察感兴趣区对比剂 CT 值情况，当 CT 值达预定值后，手动触发扫描。

5. 图像显示及图像后处理 图像显示窗宽 35～50HU，窗位 300～400HU。采用前瞻性或回顾性心电门控数据进行心电编辑，得出最佳的收缩期和舒张期，对数据进行 MPR、CPR、MIP 及 VRT 等重建。MPR 及 CPR 为二维成像，MPR 能实时反映心脏实质、瓣膜及血管的结构走形；CPR 适于走行复杂，不在同一平面的扭曲血管；VRT 可以多方位立体显示心脏及大血管的空间结构，MIP 利于增强血管的密度差的显示，尤其是小血管（图 3-13）。

6. 图像打印及传输

（1）调节窗宽窗位，适当放大或缩小图像，使图像位于窗格中间位置，根据图像总数计算窗格（行 × 列），先将定位像输入打印窗格，然后依次输入平扫图像、增强图像和（或）后处理图像。

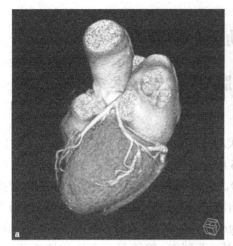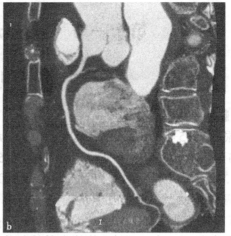

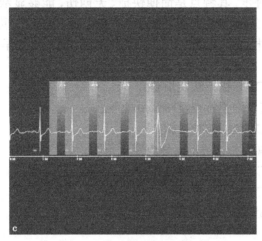

图 3-13　先天性心脏病 CT 后处理图像
a. VR；b. CPR；c. 心电编辑

（2）利用医学影像存储与传输系统（PACS）进行数字化存储和管理，来实现影像信息本地及远程查询、浏览、打印等功能。

【实验总结】

1. 先天性心脏病 CT 检查适用于先天性心脏病或怀疑先天性心脏病，如房间隔缺损，单心房，左侧三房心，室间隔缺损，动脉导管未闭，主动脉 - 肺动脉间隔缺损，法洛四联症，完全性大动脉错位，先天性主动脉缩窄等。

2. 选择合适的扫描方法和重建期相。

3. 图像后处理技术的合理应用，能很好地显示心脏及血管情况。

4. 注意扫描过程中对受检者的辐射防护。

【实验思考】

1. 简述心脏 CT 检查前的准备与检查方法？

2. 心脏 CT 检查最常用的后处理技术有哪些？

第十一节　冠状动脉 CT 检查技术

实验一　冠状动脉 CT 检查技术

【临床概述】

根据 1975 年美国心脏病协会（AHA）冠状动脉树状结构模型，将冠状动脉分为 15 段。即：右冠状动脉（节段 1～4），左主干（节段 5），左前降支（节段 6～10），左回旋支（节段 11～13），后降支（节段 14），后侧支（节段 15）。冠心病是目前最常见的一种心血管疾病，其患病率和死亡率呈逐渐上升的趋势。冠心病防治策略是早诊早治，防治兼备，预防为主。螺旋 CT 冠状动脉血管 CTA（computed tomography angiography）成像技术在冠心病的检测方面取得了很大的进步，其特点是简便快捷、无创伤，能够显示斑块的性质和狭窄程度。随着 CT 检查时间分辨力和空间分辨力的不断提高，螺旋 CT 更加能保证图像重建的真实性。冠状动脉 CT 检查现已成为一种相对经济适用的冠心病早期筛查及诊断方法。

【实验目的】

1. 掌握冠状动脉 CT 扫描方法及步骤。

2. 掌握冠状动脉 CT 增强特点及图像后处理。

3. 掌握冠状动脉 CT 辐射防护措施。

4. 熟悉心脏大血管的相关解剖及体表定位范围。

5. 熟悉冠状动脉 CT 适应证和禁忌证。

6. 熟悉冠状动脉 CT 扫描前准备。

7. 了解心脏静脉团注方法。

【实验要求】

1. 熟悉 CT 工作状态及操作界面。

2. 掌握冠状动脉 CT 扫描前准备（包括临床病史采集、对比剂准备、注射方式、呼吸训练等）。

3. 掌握冠状动脉 CT 辐射防护措施。

4. 根据受检者申请单信息和要求，选择合理的扫描方案。

5. 如何做到图像质量达到影像诊断标准。

【实验器材】

1. 多层螺旋 CT。

2. 三相导连电极线及电极片。

3. CT 激光胶片。

4. 干式激光胶片打印机。

5. 高压注射器。

6. 抢救器材和急救药品。

7. 防护衣物。

【实验注意事项】

1. 心率过快或者心率不齐者应于检查前 1～7 天服用 β 受体阻滞剂类药物。

2. 危重、老年体弱及婴幼儿受检者应有家属陪同,并注意非检查部位或性腺的辐射防护。

3. 检查结束后受检者应观察15min,以防出现迟发的过敏反应,以便及时对症处理。

4. 心脏螺旋CT的数据是容积采集,采集层厚较薄,采用软组织函数。

【实验方法及步骤】

1. 适应证和禁忌证

(1) 适应证

1) 易患冠状动脉疾病的高危人群:如有高血压、糖尿病、高血脂、有冠脉疾病家庭史及吸烟等危险因素者。

2) 运动心电图检查出现异常。

3) 不明原因胸痛。

4) 冠状动脉疾病受检者但不愿意或不适宜行传统冠状动脉血管造影术的定期随访受检者。

5) 随访已施行冠状动脉桥术后血管的畅通程度。

(2) 禁忌证

1) 心率过快且β受体阻滞剂禁用者。

2) 心律不齐。

3) 硝酸甘油禁忌者。

4) 心源性休克。

5) 对含碘对比剂过敏。

6) 严重肝、肾等功能不全。

7) 妊娠妇女。

8) 甲状腺功能亢进。

9) 重症肌无力患者。

2. 扫描前的准备

(1) 确保受检者心率平稳,检查前30~90min口服β受体阻滞剂,将心率控制在75次/分以下。

(2) 按要求放置心电电极并连接导线(三个导联:RA和LA电极分别置于右侧和左侧的锁骨陷凹处,LL电极置于左侧肋下缘肋间隙上),观察受检者的ECG信号和心率,确认屏气状态下R波信号能够被准确识别。

(3) 屏气训练,确保扫描期间受检者胸腹部均处于静止状态,并观察屏气状态下的心率波动情况。可舌下含服或喷射硝酸甘油,以改善冠状动脉远端血管显示。

(4) 检查前嘱受检者去除外衣和胸部周围的金属物品,避免伪影产生。

(5) 向受检者说明检查过程及可能出现的反应,消除紧张情绪。

(6) 嘱受检者签署对比剂过敏反应告知书,并行外周静脉(肘正中静脉)穿刺,建立静脉通道。

3. 普通平扫

(1) 认真阅读受检者申请单,在操作界面填写受检者信息(包括姓名、性别、检查号、检查部位等)。

（2）扫描体位：常规取仰卧位，头先进或足先进，身体位于床面正中间，两臂上举抱头，侧面定位线对准人体腋前线。注意屏蔽防护性腺及其他非检查部位。

（3）定位像及扫描基线：打开定位灯，将受检者胸骨上窝对准定位灯十字交叉处，关闭定位灯并移床。根据扫描基线和扫描范围摄取正位、侧位双定位像。

（4）扫描范围：

1）常规冠状动脉CTA扫描从气管隆嵴下到心底，包括整个心脏。

2）CABG术后复查，搭静脉桥的，扫描范围从主动脉向下到心底，包括整个心脏大血管。

3）CABG术后复查有动脉桥的，扫描范围需要从锁骨向下到心底，包括整个胸骨，心脏大血管。

（5）扫描参数：冠脉扫描采用标准或软组织算法，螺旋扫描（表3-13）。

表3-13 冠脉扫描参数

项目	平扫	增强扫描
扫描类型	前瞻性ECG门控扫描	回顾性ECG门控扫描/前瞻性ECG门控扫描
管电压	80～120kV	80～120kV
管电流	200～300mAs/NI=14	200～300mAs/NI=28
采集相位	40%～50%（心率>75BPM）	40%～50%（心率>75BPM） 70%～80%（心率≤75BPM）
采集层厚	0.625～1.25mm	0.625～1.25mm
重建层厚	2.5～5mm	0.625～1.25mm
重建间距	2.5～5mm	0.625～1.25mm
螺距因子	—	0.18～0.24/—
采集矩阵	512×512	512×512，1024×1024
扫描野（SFOV）	cardiac	cardiac

4. 增强扫描 采用非离子型高浓度（370mgI/ml）对比剂，经右侧肘正中静脉用高压注射器静脉团注给药。成人用量80～120ml（2.0～2.5ml/kg），儿童用量60～80ml（1.5～2.0ml/kg），注射速率3～5ml/s。

冠脉扫描方法：

（1）小剂量同层扫描时间曲线测定法：用10～20ml对比剂使用心脏增强的速率进行由肘正中静脉注射，注药后延时8～12s开始在升主动脉层面连续扫描，以升主动脉作为感兴趣区，兴趣区内对比剂的浓度由低向高迅速增加，连续扫描至目标血管的对比剂浓度下降到接近正常浓度时中止扫描。将所获得的连续图像用软件进行分析，得到靶血管的时间密度曲线及平均峰值时间。根据平均峰值时间适当增加3～4s，设定为扫描开始的延迟时间。

（2）实时血流检测法：设定升主动脉根部层面（气管隆嵴下1cm）为感兴趣区，注射对比剂后，8～10s后，连续曝光采用实时观察感兴趣区对比剂CT值上升情况，当CT值达150HU预定值后，自动或手动触发扫描。

5. 图像显示及图像后处理　平扫的窗宽为 250～350HU，窗位为 35～45HU，增强扫描的窗宽 600～800HU，窗位 300～400HU。选择最佳的收缩期和舒张期数据，对图像进行 MPR、CPR、MIP 及 VRT 等重建。MPR 及 CPR 为二维成像，MPR 能实时反映心脏实质、瓣膜及血管的结构走行；CPR 适于鉴别冠状动脉分支的狭隘情况；VRT 可以多方位立体显示冠状动脉的开口和起源；MIP 利于增强血管的密度差的显示，尤其是小血管（图 3-14）。

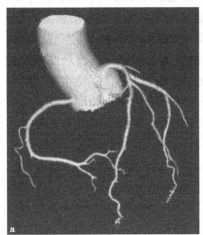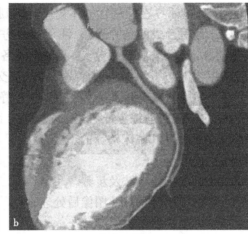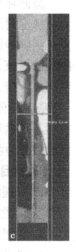

图 3-14　冠状动脉 CT 后处理图像
a. VR；b. CPR；c. CPR 血管管径测量

6. 图像打印及传输

（1）调节窗宽窗位，适当放大或缩小图像，使图像位于窗格中间位置，根据图像总数计算窗格（行×列），先将定位像输入打印窗格，然后依次输入平扫图像、增强图像和（或）后处理图像。

（2）利用医学影像存储与传输系统（PACS）进行数字化存储和管理，来实现影像信息本地及远程查询、浏览、打印等功能。

【实验总结】

1. 冠脉 CT 检查适用于易患冠状动脉疾病的高危人群：如有高血压、糖尿病、高血脂、有冠脉疾病家族史及吸烟等危险因素者；运动心电图检查出现异常；不明原因胸痛；冠状动脉疾病受检者但不愿意或不适宜行传统冠状动脉血管造影术的定期随访受检者；随访评价已施行冠状动脉桥术后血管的畅通程度。

2. 选择合适的扫描方法和重建期相。

3. 图像后处理技术的合理应用，很好地显示心脏及血管的情况。

4. 注意扫描过程中对受检者的辐射防护。

【实验思考】

1. 简述冠脉血管的解剖结构。

2. 冠脉 CT 检查前的相关准备及注意事项是什么？

3. 冠脉 CT 检查失败的常见原因是什么？

第十二节　肺动静脉与左心房CT检查技术

实验　肺动静脉CT检查技术

【临床概述】

肺循环（小循环）从右心室射出的静脉血入肺动脉，经过肺动脉在肺内的各级分支，流至肺泡周围的毛细血管网，在此进行气体交换，使静脉血变成含氧丰富的动脉血，经肺内各级肺静脉属支，最后合成四条肺静脉，注入左心房。体循环（大循环）由左心室射出的动脉血流入主动脉，又经动脉各级分支，流向全身器官的毛细血管。然后血液经过毛细血管壁，借助组织液与组织细胞进行物质和气体交换。经过交换后，使动脉血变成了静脉血，再经过小静脉、中静脉，最后经过上、下腔静脉流回右心房。肺动脉栓塞是一种引起肺循环障碍的临床病理综合征，其发病率逐渐上升。CT增强扫描及后处理技术已成为肺动脉栓塞早期诊断和临床治疗的重要方法。

【实验目的】

1. 掌握肺动静脉CT扫描方法及步骤。

2. 掌握肺动静脉CT增强特点及图像后处理。

3. 掌握肺动静脉CT辐射防护措施。

4. 熟悉肺动静脉的相关解剖及体表定位范围。

5. 熟悉肺动静脉CT适应证和禁忌证。

6. 熟悉肺动静脉CT扫描前准备。

7. 了解肺动静脉静脉团注方法。

【实验要求】

1. 熟悉CT工作状态及操作界面。

2. 掌握肺动静脉CT扫描前准备（包括临床病史采集、对比剂准备、注射方式、呼吸训练等）。

3. 掌握肺动静脉CT辐射防护措施。

4. 根据受检者申请单信息和要求，选择合理的扫描方案。

5. 如何做到图像质量达到影像诊断标准。

【实验器材】

1. 多层螺旋CT。

2. 三相导连电极线及电极片。

3. CT激光胶片。

4. 干式激光胶片打印机。

5. 高压注射器。

6. 抢救器材和急救药品。

7. 防护衣物。

【实验注意事项】

1. 检查前一周内不服用重金属药物，不能做胃肠道钡餐造影检查。

2．危重、老年体弱及婴幼儿受检者应有家属陪同，并注意非检查部位或性腺的辐射防护。

3．检查结束后受检者应观察15min，以防出现迟发的过敏反应，以便及时对症处理。

4．肺动静脉螺旋CT的数据是容积采集，采集层厚较薄，采用软组织函数。

【实验方法及步骤】

1. 适应证和禁忌证

（1）适应证

1）射频消融术术前评价及术中引导射频消融术、射频消融术后的评价。

2）肺动脉栓塞。

3）肺动脉高压。

4）肺动脉发育畸形。

5）动静脉瘘等。

（2）禁忌证

1）患有甲状腺功能亢进，对含碘造影剂过敏者，严重心、肝、肾功能不全者不宜增强。

2）患有重症肌无力不宜增强。

3）妊娠妇女。

2. 扫描前的准备

（1）按要求放置心电电极并连接导线（三个导联：RA和LA电极分别置于右侧和左侧的锁骨陷凹处，LL电极置于左侧肋下缘肋间隙上），观察受检者的ECG信号和心率，确认屏气状态下R波信号能够被准确识别。

（2）屏气训练，确保扫描期间受检者胸腹部均处于静止状态，并观察屏气状态下的心率波动情况。

（3）检查前嘱受检者去除外衣和胸部周围的金属物品，避免伪影产生。

（4）向受检者说明检查过程及可能出现的反应，消除紧张情绪。

（5）增强扫描者，检查前4h禁食，提前签署对比剂过敏反应告知书；应建立外周静脉通道，并与高压注射器连接。

3. 普通平扫

（1）认真阅读受检者申请单，在操作界面填写受检者信息（包括姓名、性别、检查号、检查部位等）。

（2）扫描体位：常规取仰卧位，头先进或足先进，身体位于床面正中间，两臂上举抱头，侧面定位线对准人体腋前线。注意屏蔽防护性腺及其他非检查部位。

（3）定位像及扫描基线：打开定位灯，将受检者胸骨上窝对准定位灯十字交叉处，关闭定位灯并移床。根据扫描基线和扫描范围摄取正位、侧位双定位像。

（4）扫描范围：肺静脉从气管隆嵴2cm向下到心底膈面，包括整个肺静脉；肺动脉扫描范围从气管隆嵴上2cm向下到心底。

（5）扫描参数：肺动静脉扫描采用标准或软组织算法，螺旋扫描（表3-14）。

4. 增强扫描

（1）肺静脉及心房增强扫描：采用350～370mg/ml浓度的非离子型对比剂配合生理盐水使用双筒高压注射器。速率4～5ml/s，对比剂50～60ml，生理盐水25～40ml。经验

表 3-14 肺动静脉扫描参数

项目	肺静脉CT血管造影	肺动脉CT血管造影
扫描类型	前瞻性 ECG 门控扫描 / 回顾性 ECG 门控扫描 / 螺旋扫描	螺旋扫描
管电压	80~120kV	80~120kV
管电流	200~300mAs/NI = 24	200~300mAs/NI = 24
螺距因子	—/—/0.986：1~1.375：1	0.986：1~1.375：1
采集矩阵	512×512	512×512
扫描野（SFOV）	cardiac	small body
采集相位	35%~45%（开口最大） 85%~95%（开口最小）	
采集层厚	0.5~1.25mm	0.5~1.25mm
重建层厚	2.5~5mm	0.5~1.25mm
重建间距	2.5~5mm	0.5~1.25mm

法延迟扫描时间为 25~30s。通常采用实时血流检测法,将兴趣区置于肺静脉层面(气管隆嵴下 4cm),当 CT 值达 150HU 预定值后,自动或手动触发扫描表。

（2）肺动脉扫描增强扫描:采用 350~370mg/ml 浓度的非离子型对比剂配合生理盐水使用双筒高压注射器。速率 4~5ml/s,对比剂 50~60ml,第二期生理盐水 25~40ml。通常采用实时血流检测法,将兴趣区置于肺动脉层面(气管隆嵴下),当 CT 值达 150HU 预定值后,自动或手动触发扫描表。亦可用小剂量同层扫描时间曲线测定法测量肺动脉充盈峰值时间。

5. 图像后处理 平扫的窗宽为 250~350HU,窗位为 35~45HU,增强扫描的窗宽600~800HU,窗位 300~400HU。对容积数据进行 MPR、CPR、MIP 及 VRT 等重建。肺静脉的 VRT 重组,用于显示肺静脉的开口、起源和大体解剖。MPR 及 CPR 为二维成像,可以从任一平面显示肺动静脉栓塞情况。MIP 可显示不同截面的肺动脉,冠状面可以观察肺动脉的左、右主干分支,还可以肺动脉为中心进行任意角度旋转显示病灶。

6. 图像打印及传输

（1）调节窗宽窗位,适当放大或缩小图像,使图像位于窗格中间位置,根据图像总数计算窗格(行×列),先将定位像输入打印窗格,然后依次输入平扫图像、增强图像和(或)后处理图像。

（2）利用医学影像存储与传输系统(PACS)进行数字化存储和管理,来实现影像信息本地及远程查询、浏览、打印等功能。

【实验总结】

1. 肺动静脉及心房 CT 检查适用于射频消融术术前评价及术中引导射频消融术、射频消融术后的评价、肺动脉栓塞、肺动脉高压、肺动脉发育畸形、动静脉漏等。

2. 掌握肺动静脉解剖及循环途径,通过图像后处理重建其血管走行,有利于肺动静脉病变的诊断。

3. 图像后处理技术的合理应用,能很好地显示血管及病变。

4. 注意扫描过程中对受检者的辐射防护。

【实验思考】

1. 简述肺动静脉血管的循环途径？

2. 肺动脉和肺静脉的扫描方法分别是什么？

第十三节　腹部CT检查技术

实验一　肝脏CT检查技术

【临床概述】

　　肝脏大部分位于右季肋区和上腹部，小部分位于左季肋区。肝脏略呈楔形，分为上下两面（膈面、脏面），四缘（前缘、后缘、左缘及右缘），四叶（左叶、右叶、方叶及尾状叶）。肝内有两个不同管道系统：肝静脉系统和 Glisson 系统。肝静脉系统由肝左、中、右静脉在腔静脉沟的上端出肝，分别注入下腔静脉；Glisson 系统由肝门静脉、肝固有动脉、肝胆管及其分支构成。Couinaud 根据 Glisson 系统的分布规律和肝静脉的走行，将肝脏分为左右半肝及其五个叶（尾状叶、左外叶、左内叶、右前叶、右后叶）、八个段（即 S1 为尾状叶、S2 左外叶上段、S3 左外叶下段、S4 为左内叶、S5 为右前叶下段、S6 为右后叶下段、S7 为右后叶上段、S8 为右前叶上段）。肝脏是人体内最大的腺体，也是最大消化腺，具有分泌胆汁、参与物质代谢、排泄解毒、吞噬功能以及造血和再生的生理功能。由于肝脏CT 成像速度快，密度分辨力高，使 CT 成为肝脏成像常见方法之一。肝脏 CT 检查通过不同层面的影像整合，来观察肝脏内部解剖结构的改变，用于了解肝脏有无器质性疾病，如肝脏良、恶性肿瘤；肝内胆管结石及炎性病变；肝脏外伤；肝脏弥漫性病变；肝寄生虫病等。同时，在病变治疗过程中，还有利于病程的监控和治疗效果的评估。

【实验目的】

1. 掌握肝脏 CT 扫描方法及步骤。

2. 掌握肝脏 CT 增强各期相的时间、强化特征及图像后处理。

3. 掌握肝脏 CT 辐射防护措施。

4. 熟悉肝脏的相关解剖及基本功能。

5. 熟悉肝脏 CT 检查的适应证及禁忌证。

6. 熟悉肝脏 CT 扫描前准备。

7. 了解肝脏静脉团注方法。

【实验要求】

1. 熟悉 CT 工作状态及操作界面。

2. 掌握肝脏 CT 扫描前准备（包括检查者病史采集、对比剂准备、注射方式、呼吸训练等）。

3. 掌握肝脏 CT 辐射防护措施。

4. 根据受检者申请单信息和要求，选择合理的扫描方案。

5. 如何做到图像质量达到影像诊断标准。

【实验器材】

1. 多层螺旋CT及图像后处理工作站。

2. CT 激光胶片。

3. 干式激光胶片打印机。

4. 高压注射器及相应注射用品。

5. 抢救器械如氧气瓶、血压计、呼吸气囊、心电监护仪、除颤仪和急救药品等。

6. 防护衣物。

【实验注意事项】

1. 禁食禁饮 4～6h,检查前 1 周内禁服原子序数高或含重金属成分的药物,如 1 周内曾进行过胃肠道钡餐造影者,则于检查前先行腹部透视,确认腹腔内无钡剂残留。

2. 危重、老年体弱及婴幼儿受检者应有家属陪同,并注意非检查部位或性腺的辐射防护。

3. 熟悉检查目的和意义,确定检查方法,确保辐射检查的正当性。

4. 增强扫描后,受检者应留观 15min 左右,以观察有无迟发过敏反应,以便及时对症处理。

【实验方法及步骤】

1. 适应证和禁忌证

(1) 适应证

1) 先天性变异肝脏发育畸形。

2) 先天性肝内外胆管的各种变异。

3) 闭合性及开放性外伤。

4) 结石及炎性病变。

5) 肝脏及胆道良、恶性肿瘤。

6) 肝脏弥漫性病变如肝硬化、肝脂肪变性等。

(2) 禁忌证

1) 含碘对比剂过敏者、重症甲状腺疾患、哮喘以及严重心、肝、肾衰竭者等不宜做增强扫描。

2) 妊娠妇女。

2. 扫描前的准备

(1) 认真核对 CT 检查申请单,了解病情,明确检查目的和要求,对检查目的、要求不清的申请单,应与临床医师核准确认。

(2) 消除受检者的紧张心理,提前告知检查程序及相关注意事项,取得受检者的合作,并训练受检者平静呼吸下屏气。

(3) 不能配合的受检者(婴幼儿、意识不清、躁动、外伤等)应视情况给予药物镇静。

(4) 了解受检者有无对比剂禁忌证,有无其他药物过敏史,肾毒性药物用药情况,哮喘等。

(5) 检查前 1h 口服 1%～2% 的含碘对比剂溶液或纯净水 200～300ml,临上机前再口服 200～300ml,使对比剂充盈胃、中上腹部小肠,防止伪影干扰肝脏显示。

(6) 检查前嘱受检者去除检查部位的金属物品、腰围、腹带以及外敷药物等,避免伪影产生。

(7) 需增强扫描者,提前签署对比剂过敏反应告知书;应建立外周静脉通道,并与高压注射器连接。

3. 普通平扫

（1）认真阅读受检者申请单，在操作界面填写受检者信息（包括姓名、性别、检查号、检查部位等）。

（2）扫描体位：常规取仰卧位，头先进，身体位于床面正中间，两臂上举抱头，侧面定位线对准人体腋中线。注意屏蔽防护性腺及其他非检查部位。

（3）定位像及扫描基线：打开定位灯，将受检者剑突对准定位灯十字交叉处，关闭定位灯并移床。根据扫描基线和扫描范围摄取正位定位像，在定位像上设定，肝、胆以膈顶为扫描基线。

（4）扫描范围：从膈顶平面至肝右叶下缘平面（图3-15）。

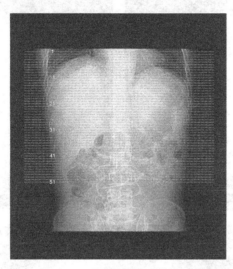

图 3-15　肝脏扫描定位相显示

（5）扫描参数：肝脏扫描采用标准或软组织算法，螺旋扫描（表3-15）。

表 3-15　肝脏 CT 平扫参数

项目	参数
管电压	100～120kV
管电流	200～300mAs
采集层厚	0.625～1.25mm
重建层厚	5～7mm
重建间距	5～7mm
螺距因子	0.986∶1～1.375∶1
采集矩阵	512×512，1024×1024
扫描野（SFOV）	45～50cm

4. 增强扫描　此目的用于提高肝脏病灶检出率，根据病灶不同强化特点，有利于明确病变性质、鉴别诊断。

（1）常规增强扫描：常采用螺旋扫描方式、平静呼吸下屏气扫描。经手背浅静脉或肘正中静脉用双筒或单筒高压注射器,静脉团注给药。采用非离子型对比剂,次等渗(300～370mgI/ml),成人用量 70～100ml(1.5～2.0ml/kg),儿童用量 50～70ml(1.0～1.5ml/kg)。速率为 3～3.5ml/s。肝脏增强通常采用三期扫描,动脉期根据病情状态采用阈值法或经验法,阈值法阈值设置为 130～150HU,监测平面为肝门平面对应的腹主动脉,感兴趣区(region of interest, ROI)为 35～55mm²,诊断延迟时间为 5～7s;经验法动脉期延时扫描时间为 20～25s,门脉期延时扫描时间为 45～60s,实质期延时扫描时间为 90～120s 以后(图 3-16)。若怀疑为肝血管瘤,则实质期的延时扫描时间为 3～5min 或更长,直至病灶内造影剂充满为止。

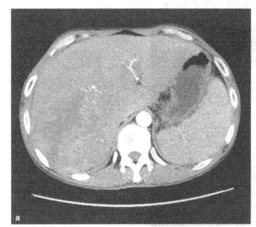
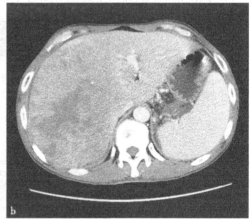
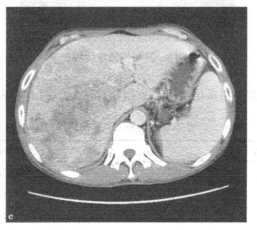

图 3-16 肝脏增强三期时相
a. 动脉期；b. 门脉期；c. 实质期

(2) CT 血管扫描(CTA):采用非离子型高浓度对比剂,经手背浅静脉或肘正中静脉用高压注射器静脉团注给药。一般选用 370mgI/ml,成人用量 80～120ml(2.0～2.5ml/kg),儿童用量 60～80ml(1.5～2.0ml/kg),注射速率 3.5～4.5ml/s。肝脏动脉期常采用阈值法,阈值设置为 140～160HU,监测平面为肝门平面对应的腹主动脉,感兴趣区(ROI)为 35～55mm²,诊断延迟时间为 4～6s,门脉期从静脉团注对比剂到开始扫描时间为 45～60s,平衡期为 90～120s。

（3）肝脏血流灌注成像：平扫确定肝脏扫描范围，以双筒高压注射器经手背浅静脉或肘正中静脉通道团注非离子型高浓度对比剂 50ml，注射速率 5.0～6.0ml/s，随即以相同速率注射生理盐水 15～20ml；横断位扫描，管电压 80kV，管电流 200mA，扫描层厚 0.625×128mm，旋转时间 1s，探测器覆盖范围 80mm，螺距 0，矩阵 512×512，滤波函数 FC10，延迟时间 5s，间隔时间 1s，总曝光时间 26s，每曝光一次产生 16 层图像，数据采集 52s，一共获得 416 层灌注图像。灌注成像结束后再以 3.0ml/s 速率注射 50～60ml 对比剂完成常规增强扫描。

5. 图像后处理与图像显示　图像显示一般采取软组织窗，窗位：30～60HU，窗宽：200～400HU。增强图像其窗宽为 250～300HU，窗位为 40～50HU。病变组织与肝组织相近时，可调窄窗宽；反之，调大窗宽。图像后处理采用最小采集层厚，重叠 40%～50% 的重建间隔对数据进行 MPR、CPR、MIP 及 VRT 等重建。MPR 及 CPR 为二维成像，MPR 能实时反映肝动脉及其分支或门静脉及其属支的空间构象或某一段血管壁及管腔情况，CPR 适于走行复杂，不在同一平面的扭曲血管；VRT 可以多方位立体显示肝血管的空间结构，MIP 利于增强血管的密度差的显示，尤其是小血管。肝脏灌注后的图像数据传输到图像后处理工作站，使用灌注软件包（去卷积算法）处理数据，腹主动脉为输入动脉，门静脉或脾静脉为输出静脉，经灌注软件处理得到肝脏 CT 灌注伪彩图，ROI 大小在 10～15mm² 之间，并多次测量肝脏各灌注参数值。

6. 打印与图像传输

（1）调节窗宽窗位，适当放大或缩小图像，使图像位于窗格中间位置，根据图像总数计算窗格（行×列），先将定位像输入打印窗格，然后依次输入平扫图像、增强图像和（或）后处理图像。肝组织显示，无论有无病变，均应测量肝脾组织的 CT 值，判定有无脂肪肝。测量病灶层面 CT 值及大小，必要时测量病灶层面增强前后的 CT 值变化。平扫和增强测量 CT 值，原则上应在同一平面上测量，以便分析对照。

（2）利用医学影像存储与传输系统（PACS）进行数字化存储和管理，来实现影像信息本地及远程查询、浏览、打印等功能。

【实验总结】

1. 肝脏 CT 检查适应于肝脏良恶性肿瘤、肝脏囊性病变、肝脏炎性病变、肝外伤、肝硬化、脂肪肝、肝内外肝管结石、胆囊结石、肝总管及胆总管结石等。

2. 肝脏 CT 扫描前的准备工作至关重要。

3. 选择合适的肝脏 CT 扫描方式及时相的选择，有利于病变组织的检出及定性诊断。

4. 图像后处理技术的应用，能很好地显示组织病变及血管。

5. 注意扫描过程中对受检者的辐射防护。

【实验思考】

1. 肝脏 CT 扫描前准备工作的内容是什么？目的和意义有哪些？

2. 在不同层面的 CT 横断面上，正常肝脏的分叶、分段？

3. 通过 CT 扫描如何鉴别肝脏血管瘤与原发性肝癌？

4. 肝脏 CT 显示窗口技术有何特点？

实验二　胰腺 CT 检查技术

【临床概述】

　　胰腺位于腹上区和左季肋区，相当于 $L_1 \sim L_2$ 水平，是腹膜后脏器。胰腺分为头、颈、体、尾四部分，其间无明显分界。头、颈部在腹中线右侧，居于十二指肠弯内；体、尾部在腹中线左侧，毗邻胃大弯、脾门和左肾门。胰管位于胰腺实质内，常与胆总管汇合形成肝胰壶腹，经十二指肠大乳头开口于十二指肠腔。胰的动脉主要来自胃十二指肠动脉、肠系膜上动脉和脾动脉。胰的静脉多与同名动脉伴行，汇入肝门静脉。由于胰腺位置深在，其后方为腰椎椎体，且被肝、脾、胃、十二指肠及下腔静脉等脏器或血管包绕，因此胰腺外伤受挤压几率大，胰腺疾病的诊断相对困难。CT 检查胰腺疾病优于超声检查，它能清楚显示胰腺细节，且通过不同视角进行图像后处理而不受肠腔内气体干扰。胰腺常见疾病有急性胰腺炎、慢性胰腺炎、胰腺癌、胰腺外伤等，不同疾病的 CT 检查重点不同，应根据具体疾病选择合适的方案或参数，达到最优的诊断效果。

【实验目的】

　　1. 掌握胰腺 CT 扫描方法及步骤。

　　2. 掌握胰腺 CT 增强特点及图像后处理。

　　3. 掌握胰腺 CT 辐射防护措施。

　　4. 熟悉胰腺的相关解剖及体表定位范围。

　　5. 熟悉胰腺 CT 适应证和禁忌证。

　　6. 熟悉胰腺 CT 扫描前准备。

　　7. 了解静脉团注方法。

【实验要求】

　　1. 熟悉 CT 工作状态及操作界面。

　　2. 掌握胰腺 CT 扫描前准备（包括临床病史采集、对比剂准备、注射方式、呼吸训练等）。

　　3. 掌握胰腺 CT 辐射防护措施。

　　4. 根据受检者申请单信息和要求，选择合理的扫描方案。

　　5. 如何做到图像质量达到影像诊断标准。

【实验器材】

　　1. 多层螺旋 CT 及图像后处理工作站。

　　2. 高压注射器及相应注射用品。

　　3. 干式激光胶片打印机。

　　4. CT 激光胶片。

　　5. 抢救药品及氧气袋。

　　6. 防护衣物。

【实验注意事项】

　　1. 检查前一周内不服用重金属药物，不能做胃肠道钡餐造影检查。

　　2. 危重、老年体弱及婴幼儿受检者应有家属陪同，并注意非检查部位或性腺的辐射防护。

3. 对于增强检查的受检者，按含碘对比剂使用要求准备，检查前 4h 禁食。增强扫描后受检者应留观 15min，观察有无迟发过敏反应，以便及时对症处理。

4. 胰腺螺旋 CT 的数据采集必须在一次容积采集完成，且采集层厚薄，小螺距因子（0.986∶1），采用软组织函数。

【实验方法及步骤】

1. 适应证和禁忌证

（1）适应证

1）胰腺肿瘤，包括各种原发性和转移性胰腺肿瘤的诊断和鉴别诊断。

2）急、慢性胰腺炎的诊断。

3）胰腺外伤。

4）胰腺先天发育变异及异常。

5）梗阻性黄疸的病因诊断等。

（2）禁忌证

1）碘对比剂过敏者、重症甲状腺疾患、哮喘以及严重心、肝、肾衰竭者等不宜做增强扫描。

2）妊娠妇女。

2. 扫描前准备

（1）认真核对 CT 检查申请单，了解病情，明确检查目的和要求，对检查目的、要求不清的申请单，应与临床医师核准确认。

（2）消除受检者的紧张心理，提前告知检查程序及相关注意事项，取得受检者的合作，并训练受检者的呼吸，嘱受检者平静呼吸下屏气。

（3）不能配合的受检者（婴幼儿、意识不清、躁动、外伤等）应视情况给予药物镇静。

（4）了解受检者有无对比剂禁忌证，有无其他药物过敏史，肾毒性药物用药情况，哮喘等。

（5）检查前半小时口服纯净水 200～300ml，充盈十二指肠，对比显示胰腺与十二指肠关系；检查时再口服 200～300ml，中等充盈胃腔，防止伪影干扰胰腺显示。若怀疑急性胰腺炎受检者，应禁饮禁食。

（6）检查前嘱受检者去除检查部位的金属物品，腰围、腹带、外敷药物等，避免产生伪影。

（7）增强扫描者，检查前 4h 禁食，并签署对比剂过敏反应告知书。同时建立外周静脉通道，并与高压注射器连接。

3. 普通平扫

（1）认真阅读受检者申请单，在操作界面填写受检者信息（包括姓名、性别、检查号、检查部位等）。

（2）扫描体位：常规取仰卧位，头先进，两臂上举抱头，身体置于床面正中间，侧面定位线对准人体腋中线。注意屏蔽防护性腺及其他非检查部位。

（3）定位像及扫描基线：打开定位灯，将受检者剑突对准定位灯十字交叉处，关闭定位灯并移床。根据扫描基线和扫描范围摄取正位定位像，在定位像上设定以膈顶为扫描基线。

（4）扫描范围：扫描时嘱受检者屏气，扫描范围应包括第 11 胸椎的上缘平面至第 3

腰椎下缘平面,需要对肿瘤分期或要了解病因、并发症者应扩大扫描范围。胰腺常规自肝门扫描至肾门平面。

(5)扫描参数:胰腺扫描采用标准或软组织算法,螺旋扫描(表3-16)。

表3-16　胰腺CT平扫参数

项目	参数
管电压	100～120kV
管电流	200～300mAs
采集层厚	0.625～1.25mm
重建层厚	3～5mm
重建间距	3～5mm
螺距因子	0.986:1～1.375:1
采集矩阵	512×512,1024×1024
扫描野(SFOV)	45～50cm

4. 增强扫描

(1)常规增强扫描:采用非离子型对比剂,高压注射器静脉团注给药,300～370mgI/ml,对比剂用量为80～100ml,速率为2～3ml/s。胰腺增强扫描通常采用"双期扫描",动脉期延时扫描时间为25～35s,胰腺期延时扫描时间为50～60s,如有需要则加扫平衡期为120～140s。

(2)血流灌注成像:根据平扫确定胰腺扫描范围,调整注射速率为5.0～7.0ml/s,对比剂用量为50ml,生理盐水20～30ml;管电压80kV,管电流200mA,采集层厚0.625mm×64,螺距0,矩阵512×512,延迟时间5s,间隔时间1s,一共获得208层灌注图像。灌注成像结束后再以3.0ml/s速率注射50～60ml对比剂完成胰腺常规增强扫描。注意灌注扫描时受检者需屏气。

5. 图像后处理与图像显示　一般采取软组织窗显示,窗宽为250～280HU,窗位为40～45HU,少数采取腹窗显示,对胰腺病变的显示,可加大窗宽,增加显示层次和内容。图像后处理采用最小采集层厚,重叠40%～50%的重建间隔对数据进行 MPR、CPR、MIP及 VRT 等重建。对胰头动脉弓、胰横、胰背及胰尾等小血管显示,宜选用 MIP 及 MPR 显示;VRT 可以多方位立体显示胰腺血管的空间结构,MIP 利于增强血管的密度差的显示,尤其是小血管。

胰腺灌注后的图像数据传输到图像后处理工作站,使用灌注软件包(去卷积算法)处理数据,测量胰腺灌注参数值 ROI 必须避开胰腺边缘组织及血管,且 ROI 不宜过大。最后将图像传输至 PACS 系统或诊断阅读中心。

6. 图像打印及传输

(1)调节窗宽窗位,适当放大或缩小图像,使图像位于窗格中间位置,根据图像总数计算窗格(行×列),先将定位像输入打印窗格,然后依次输入平扫图像、增强图像和(或)后处理图像。

(2)利用医学影像存储与传输系统(PACS)进行数字化存储和管理,来实现影像信息本地及远程查询、浏览、打印等功能。

【实验总结】

1.胰腺 CT 检查适用于急性胰腺炎、慢性胰腺炎、胰腺肿瘤、胰腺外伤的诊断,其中急性胰腺炎的严重程度分级和胰腺肿瘤的诊断需要做增强扫描。

2.掌握胰腺解剖及其动静脉血供,通过图像后处理重建其血管走行,有利于胰腺肿瘤的诊断及术前评价。

3.扫描前准备、扫描参数及时相的正确选择,是优质图像质量的保证,有利于病变组织的检出及定性诊断。

4.注意扫描过程中对受检者的辐射防护。

【实验思考】

1.胰腺 CT 扫描前的准备工作的内容是什么?有哪些注意事项?

2.胰腺 CT 扫描时相怎样确定?

3.胰腺 CT 显示窗口技术有何特点?

实验三 泌尿系统 CT 检查技术

【临床概述】

泌尿系统是由肾脏、输尿管、膀胱和尿道组成。主要功能:排出机体新陈代谢中产生的废物和多余的水,保持机体内环境的平衡和稳定。肾为腹膜外器官,位于脊柱两旁,左肾平第 11 胸椎下缘至第 2~3 腰椎间盘之间,右肾比左肾低 1~2cm。输尿管起于肾盂末端,终于膀胱,长约 20~30cm,管径 0.5~1.0cm(最窄处 0.2~0.3cm)。膀胱储存尿液的肌性囊状器官,其形状、大小、位置和壁的厚度随尿液充盈程度而异。其正常位于耻骨联合后面,空虚时全部位于小骨盆腔内,充盈时膀胱腹膜返折线可超过耻骨联合上方。男性尿道细、长、弯,女性尿道短、宽、直。由于多层螺旋 CT 技术有较高的 Z 轴分辨力,同时拥有强大的三维后处理能力,能清晰地显示泌尿系统三维图像,可以获得清晰、立体、多维的泌尿系统重建图像,使得 CT 检查已广泛用于泌尿系统病变的诊断,其中包括肿瘤、结石、炎症、外伤和先天性畸形等。

【实验目的】

1.掌握泌尿系统 CT 扫描方法及步骤。

2.掌握泌尿系统 CT 增强特点及图像后处理。

3.掌握泌尿系统 CT 辐射防护措施。

4.熟悉泌尿系统的相关解剖及体表定位范围。

5.熟悉泌尿系统 CT 检查适应证和禁忌证。

6.熟悉泌尿系统 CT 扫描前准备。

7.了解静脉团注方法。

【实验要求】

1.熟悉 CT 工作状态及操作界面。

2.掌握泌尿系统 CT 扫描前准备(包括临床病史采集、对比剂准备、注射方式、呼吸训练等)。

3.掌握泌尿系统 CT 辐射防护措施。

4. 根据受检者申请单信息和要求,选择合理的扫描方案。

5. 如何做到图像质量达到影像诊断标准。

【实验器材】

1. 多层螺旋 CT。

2. CT 激光胶片。

3. 干式激光胶片打印机。

4. 高压注射器。

5. 抢救器械如氧气瓶、血压计、呼吸气囊、心电监护仪、除颤仪和急救药品。

6. 防护衣物。

【实验注意事项】

1. 检查前 1 周内禁服原子序数高或含重金属成分的药物,如 1 周内曾进行过胃肠道钡餐造影者,则于检查前先行腹部透视,确认腹腔内无钡剂残留。

2. 肾脏检查前 2～3 天,需禁做静脉肾盂造影检查,以防止混淆结石和对比剂区别。

3. 危重、老年体弱及婴幼儿受检者应有家属陪同,并注意非检查部位或性腺的辐射防护。

4. CTU 检查,应保持膀胱中度充盈状态。

5. 增强扫描后,受检者应留观 15min 左右,以观察有无迟发过敏反应,以便及时对症处理。

【实验方法及步骤】

1. 适应证和禁忌证

(1) 适应证

1) 肿瘤,包括各种肾脏及膀胱原发性和转移性肿瘤的诊断和鉴别诊断。

2) 泌尿系统结石。

3) 泌尿系统外伤。

4) 泌尿系统炎症。

5) 泌尿系统先天发育变异及异常等。

(2) 禁忌证

1) 含碘对比剂过敏者、重症甲状腺疾患、哮喘以及严重心、肝、肾衰竭者等不宜做增强扫描。

2) 妊娠妇女。

2. 扫描前的准备

(1) 认真核对 CT 检查申请单,了解病情,明确检查目的和要求,对检查目的、要求不清的申请单,应与临床医师核准确认。

(2) 消除受检者的紧张心理,提前告知检查程序及相关注意事项,取得受检者的合作,并训练受检者的呼吸。肾脏虽属腹膜后位器官,随呼吸运动影响小,但仍需训练受检者的呼吸,嘱受检者平静呼吸下屏气。

(3) 不能配合的受检者(婴幼儿、意识不清、躁动、外伤等)应视情况给予药物镇静。

(4) 了解受检者有无对比剂禁忌证,有无其他药物过敏史,肾毒性药物用药情况,哮喘等。

（5）检查前 6～10h 口服 1%～2% 的含碘对比剂溶液或纯净水 1000～1500ml，使远、近段小肠和结肠充盈；CTU 检查，应保持膀胱中度充盈状态。

（6）检查前嘱受检者去除检查部位的金属物品、腰围、腹带以及外敷药物等，避免伪影产生。

（7）需增强扫描者，应嘱受检者签署对比剂过敏反应告知书，并建立外周静脉通道，并与高压注射器连接。

3. 普通平扫

（1）认真阅读受检者申请单，在操作界面填写受检者信息（包括姓名、性别、检查号、检查部位等）。

（2）扫描体位：仰卧位，头先进，双手抱头，身体矢状面、冠状面平对扫描机架相对应的定位激光中心线。注意屏蔽防护性腺及其他非检查部位。

（3）定位像及扫描基线：打开定位灯，常以受检者剑突为扫描基线，关闭定位灯并移床。根据扫描基线和扫描范围摄取正位定位像。

（4）扫描范围：第 12 胸椎的上缘平面至耻骨联合平面。

（5）扫描参数：泌尿系统扫描采用标准或软组织算法，螺旋扫描（表 3-17）。

表 3-17　泌尿系统 CT 平扫参数

项目	参数
管电压	100～120kV
管电流	200～300mAs
采集层厚	0.625～1.25mm
重建层厚	5～7mm
重建间距	5～7mm
螺距因子	0.986∶1～1.375∶1
采集矩阵	512×512，1024×1024
扫描野（SFOV）	90～120cm

4. 增强扫描　此目的用于提高泌尿系统病灶检出率，根据病灶不同强化特点，有利于明确病变性质、鉴别诊断。

（1）常规增强扫描：常采用螺旋扫描方式、平静呼吸下屏气扫描。经手背浅静脉或肘正中静脉用双筒或单筒高压注射器，静脉团注给药。采用非离子型对比剂，次等渗（300～370mgI/ml），成人用量 80～100ml（1.5～2.0ml/kg），儿童用量 50～70ml（1.0～1.5ml/kg）。速率为 3.0～3.5ml/s。肾脏增强通常采用三期扫描，动脉期（肾皮质期）采用阈值法或经验法，阈值法阈值设置为 130～150HU，监测平面为肾动脉对应的腹主动脉，ROI 为 35～55mm²，诊断延迟时间为 3～5s，经验法肾皮质期为 18～25s，肾髓质期为 90～120s，肾盂期为 150～180s。膀胱 CT 增强扫面开始时间：注射对比剂 60～80ml 后开始连续扫描（8～10s 扫描周期）。

（2）CT 血管扫描：采用非离子型高浓度对比剂，经手背浅静脉或肘正中静脉用高压注射器静脉团注给药。一般选用 370mgI/ml，成人用量 80～120ml（2.0～2.5ml/kg），儿童用量 60～80ml（1.5～2.0ml/kg），注射速率 3.5～4.5ml/s。肾脏延迟时间：动脉期常采用阈值法,阈值设置为150HU,监测平面为肾动脉对应的腹主动脉,ROI为35～55mm²,诊断延迟时间为3～5s,静脉期从静脉团注对比剂到开始扫描时间为50～60s。

(3) 血流灌注成像:平扫确定肾脏扫描范围,以双筒高压注射器经手背浅静脉或肘正中静脉通道团注非离子型对比剂(370mgI/ml)50ml,注射速率5.0ml/s,随即以相同速率注射生理盐水15ml;扫描类型为轴位扫描,管电压80kV,管电流200mA,采集层厚0.625mm×128,旋转时间1s,探测器覆盖范围80mm,螺距0,矩阵512×512,滤波函数FC10,延迟时间5s,间隔时间1s,总曝光时间32s,每曝光一次产生16层图像,数据采集64s,一共获得512层灌注图像。灌注成像结束后再以3.0ml/s速率注射50～60ml对比剂完成肾脏常规增强扫描。

5. 图像后处理与图像显示 图像显示以软组织窗为主,平扫图像其窗宽为260～300HU,窗位为45～50HU,增强图像其窗宽为300～350HU,窗位为45～60HU。图像后处理采用最小采集层厚(0.625～1.25mm),重叠40%～50%的重建间隔对数据进行MPR、CPR、MIP及VRT等血管CTA重建。肾皮质期的VRT及MIP后处理图像可以显示肠系膜上动脉与左肾静脉的关系,确定有无胡桃夹现象。肾盂期VRT及MIP后处理图像,能全方位地显示肾盂、输尿管及膀胱充盈和梗阻情况,价值可类似并替代静脉肾盂造影(IVP)检查(图3-17)。肾脏灌注后的影像数据传输到图像后处理工作站,使用灌注软件包(去卷积算法)处理数据。肾动脉为输入动脉,肾静脉为输出静脉,经软件后处理得到肾脏CT灌注伪彩图,确定ROI大小在6.0～9.0mm²,并多次测量肾脏各灌注参数值。

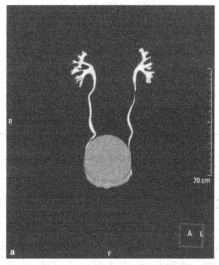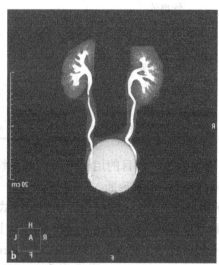

图3-17 泌尿系统CT容积再现成像

a. VR;b. MIP

6. 打印与图像传输

(1) 调节窗宽窗位,适当放大或缩小图像,使图像位于窗格中间位置,根据图像总数计算窗格(行×列),先将定位像输入打印窗格,然后依次输入平扫图像、增强图像和(或)后处理图像。测量病灶层面CT值及大小,必要时测量病灶层面增强前后的CT值变化。平扫和增强测量CT值,原则上应在同一平面上测量,以便分析对照。

（2）利用医学影像存储与传输系统（PACS）进行数字化存储和管理，来实现影像信息本地及远程查询、浏览、打印等功能。

【实验总结】

1. 泌尿系统CT检查适用于肿瘤、结石、炎症、外伤和先天性畸形等。

2. 泌尿系统CT扫描前的准备工作至关重要。

3. 选择合适的泌尿系统CT扫描方式及时相，有利于病变组织的检出及定性诊断。

4. 图像后处理技术的应用，能很好地显示组织病变及血管。

5. 注意扫描过程中对受检者的辐射防护。

【实验思考】

1. 泌尿系统CT扫描前的准备工作的内容是什么？有哪些注意事项？

2. 肾脏CT扫描时相怎样确定？

3. 泌尿系统CT显示窗口技术有何特点？

实验四 胃CT检查技术

【临床概述】

胃有分泌胃液、储存和初步消化食物、吸收营养、排泄食物残渣的功能。3/4的胃位于左季肋区，1/4位于腹上区。胃分为前后两壁、入出两口和上下两缘：入口即贲门，连接食管；出口即幽门，连接十二指肠；上缘为胃小弯，凹向右上方，最低处为角切迹；下缘为胃大弯，较长，凸向左下方。胃通常分为4部：贲门附近的部分称为贲门部；贲门平面以上平面，向左上方膨出的部分称为胃底（胃穹窿），内含吞咽时进入的空气，约50ml；自胃底向下至角切迹处的中间大部分，称胃体；胃体下界与幽门之间的部分，称为幽门部。胃的动脉主要来自胃左动脉（胃的最大动脉）、胃右动脉、胃网膜左动脉、胃网膜右动脉、胃短动脉、胃后动脉和左膈下动脉。胃的静脉多与同名动脉伴行，汇入肝门静脉。胃CT扫描用于探查胃恶性肿瘤的局部或远处、淋巴结转移情况，同时可以明确病变的侵犯范围，尤其向胃壁外侵犯的情况，有助于疾病的分期及治疗方案的制定。此外，胃CT检查能对幽门梗阻、胃穿孔部位、原因及并发症做出准确判断。

【实验目的】

1. 掌握胃CT扫描方法及步骤。

2. 掌握胃CT增强特点及图像后处理。

3. 掌握胃CT辐射防护措施。

4. 熟悉胃的相关解剖及体表定位范围。

5. 熟悉胃CT适应证和禁忌证。

6. 熟悉胃CT扫描前准备。

7. 了解静脉团注方法。

【实验要求】

1. 熟悉CT工作状态及操作界面。

2. 掌握胃CT扫描前准备（包括临床病史采集、胃腔准备、对比剂准备、注射方式、呼吸训练等）。

3. 掌握胃 CT 辐射防护措施。

4. 根据受检者申请单信息和要求,选择合理的扫描方案。

5. 如何做到图像质量达到影像诊断标准。

【实验器材】

1. 多层螺旋 CT 及图像后处理工作站。

2. 高压注射器及相应注射用品。

3. 干式激光胶片打印机。

4. CT 激光胶片。

5. 抢救器械如氧气瓶、血压计、呼吸气囊、心电监护仪、除颤仪和急救药品。

6. 防护衣物。

【实验注意事项】

1. 禁食 4~6h,检查前 1 周内禁服原子序数高或含重金属成分的药物,如 1 周内曾进行过胃肠道钡餐造影检查者,则于检查前先行腹部透视,确认腹腔内无钡剂残留。

2. 检查时口服纯净水 300~500ml,亦可服用 2%~3% 碘水溶液 300~500ml,适度充盈胃腔。口服纯净水前 30min 肌注山莨菪碱 10~20mg(青光眼、前列腺肥大及排尿困难者禁用),亦可于扫描前 3~5min 静脉注射胰高血糖素 0.5mg,使胃处于低张状态。

3. 危重、老年体弱及婴幼儿受检者应有家属陪同,并注意非检查部位或性腺的辐射防护。

4. 训练平静呼吸下屏气,同时为防止腹式呼吸带来运动伪影,下腹需用腹带加压。

5. 增强扫描后,受检者应留观 15min 左右,以观察有无迟发过敏反应,以便及时对症处理。

【实验方法及步骤】

1. 适应证和禁忌证

(1) 适应证

1) 胃良恶性肿瘤,包括胃淋巴瘤,胃良恶性平滑肌瘤、胃癌等。

2) 幽门梗阻。

3) 胃穿孔。

4) 胃外科手术切除后复查。

(2) 禁忌证

1) 含碘对比剂过敏者、重症甲状腺疾患、哮喘以及严重心、肝、肾衰竭者等不宜做增强扫描。

2) 妊娠妇女。

2. 扫描前的准备

(1) 认真核对 CT 检查申请单,了解病情,明确检查目的和要求,对检查目的、要求不清的申请单,应与临床医师核准确认。

(2) 消除受检者的紧张心理,提前告知检查程序及相关注意事项,取得受检者的合作,并训练受检者平静呼吸下屏气,同时为防止腹式呼吸带来运动伪影,下腹需用腹带加压。

(3) 不能配合的受检者(婴幼儿、意识不清躁动、外伤等)应视情况给予药物镇静。

（4）了解受检者有无对比剂禁忌证，有无其他药物过敏史，肾毒性药物用药情况，哮喘等。

（5）禁食 4～6h，检查时口服纯净水 300～500ml，亦可服用 2%～3% 碘水溶液 300～500ml，适度充盈胃腔。口服纯净水前 30min 肌注山莨菪碱 10～20mg（青光眼、前列腺肥大及排尿困难者禁用），亦可于扫描前 3～5min 静脉注射胰高血糖素 0.5mg，以使胃处于低张状态。

（6）检查前嘱受检者去除检查部位的金属物品、腰围、腹带以及外敷药物等，避免伪影产生。

（7）需增强扫描者，应嘱受检者签署对比剂过敏反应告知书，并建立外周静脉通道，连接高压注射器。

3. 普通平扫

（1）认真阅读受检者申请单，在操作界面填写受检者信息（包括姓名、性别、检查号、检查部位等）。

（2）扫描体位：常规取仰卧位，头先进，身体位于床面正中间，两臂上举抱头，侧面定位线对准人体腋中线。同时根据可疑病变部位，选择特殊扫描体位，如胃窦部，选择仰卧位或仰卧左前斜位；胃体及胃大弯，可选择仰卧位。注意屏蔽防护性腺及其他非检查部位。

（3）定位像及扫描基线：打开定位灯，将受检者剑突对准定位灯十字交叉处，关闭定位灯并移床，根据扫描基线和扫描范围摄取正位定位像。

（4）扫描范围：从剑突平面至肚脐平面。

（5）扫描参数：胃扫描采用标准或软组织算法，螺旋扫描（表 3-18）。

表 3-18　胃 CT 平扫参数

项目	参数
管电压	120～140kV
管电流	200～300mAs
采集层厚	0.625～1.25mm
重建层厚	5～7mm
重建间距	5～7mm
螺距因子	0.986∶1～1.375∶1
采集矩阵	512×512, 1024×1024
扫描野（SFOV）	45～50cm

4. 增强扫描　此目的用于提高病灶检出率，根据病灶不同强化特点，有利于明确病变性质、鉴别诊断。

（1）常规增强扫描：常采用螺旋扫描方式、平静呼吸下屏气扫描。经手背浅静脉或肘正中静脉用双筒或单筒高压注射器，静脉团注给药。采用非离子型对比剂，次等渗（300～370mgI/ml），成人用量 80～100ml（1.5～2.0ml/kg）加生理盐水 30ml，儿童用量 50～70ml（1.0～1.5ml/kg）。速率为 3～3.5ml/s。胃 CT 增强通常采用两期扫描，动脉期可采用阈值法或经验法,阈值法阈值设置为160～180HU,监测平面为肝门对应的腹主动脉内,ROI为35～55mm^2,诊断延迟时间为5～6s,经验法胃动脉期为30～35s,静脉期为70～80s。

(2)CT血管扫描(CTA):采用非离子型高浓度对比剂,经手背浅静脉或肘正中静脉用高压注射器静脉团注给药。一般选用370mgI/ml,成人用量80～120ml(2.0～2.5ml/kg),儿童用量60～80ml(1.5～2.0ml/kg),注射速率3.5～4.5ml/s。延迟时间:动脉期采用阈值法或经验法,阈值法阈值设置为160～180HU,监测平面为肝门对应的腹主动脉内,ROI为40～55mm^2,诊断延迟时间为5～6s,经验法胃动脉期为30～35s,静脉期为70～80s。

(3)胃血流灌注成像:平扫确定胃扫描范围,以双筒高压注射器经手背浅静脉或肘正中静脉通道团注非离子型高浓度对比剂(370mgI/ml)50ml,注射速率5.0ml/s,随即以相同速率注射生理盐水15～20ml;轴位扫描,管电压80kV,管电流200mA,采集层厚0.625mm×256,旋转时间1s,螺距0,矩阵512×512,滤波函数为FC10,延迟时间5s,间隔时间1s,总曝光时间30s,每曝光一次产生40层图像,数据采集60s,一共获得1200层灌注图像。灌注成像结束后再以3.0ml/s速率注射50～60ml对比剂完成胃常规增强扫描。

5. 图像后处理与图像显示 图像显示一般采取软组织窗,平扫图像其窗宽为300～350HU,窗位为45～55HU,增强图像其窗宽为300～350HU,窗位为50～60HU。图像后处理采用最小采集层厚(0.625～1mm),重叠40%～50%的重建间隔,软组织函数重建对数据进行MPR及VE等重建。MPR可以任意平面显示胃壁有无增厚,VE可以显示胃壁内表面情况。胃灌注后的影像数据传输到图像后处理工作站,使用灌注软件包(去卷积算法)处理数据。胃网膜右动脉为输入动脉,静脉为输出静脉,经软件处理得到胃CT灌注伪彩图,确定ROI大小在1.0～2.0mm^2,并多次测量胃灌注参数值。

6. 打印与图像传输

(1)调节窗宽窗位,适当放大或缩小图像,使图像位于窗格中间位置,根据图像总数计算窗格(行×列),先将定位像输入打印窗格,然后依次输入平扫图像、增强图像和(或)后处理图像。测量病灶层面CT值及病灶大小,必要时测量病灶层面增强前后的CT值变化。平扫和增强测量CT值,原则上应在同一平面上测量,以便分析对照。

(2)利用医学影像存储与传输系统(PACS)进行数字化存储和管理,来实现影像信息本地及远程查询、浏览、打印等功能。

【实验总结】

1. 胃CT检查适用于胃良恶性肿瘤、幽门梗阻、胃穿孔的诊断以及胃外科手术切除后复查等。

2. 掌握胃解剖及其动静脉血供,通过图像后处理重建其血管走行,有利于胃肿瘤的诊断及术前评价。

3. 扫描前准备、扫描参数及时相的正确选择,是优质图像质量的保证,有利于病变组织的检出及定性诊断。

4. 注意扫描过程中对受检者的辐射防护。

【实验思考】

1. 胃CT扫描前准备工作的内容是什么?有哪些注意事项?

2. 胃CT扫描参数及时相怎样确定?

3. 胃CT显示窗口技术有何特点?

实验五　小肠及结肠CT检查技术

【临床概述】

小肠包括十二指肠、空肠与回肠，起自胃幽门，终于盲肠的回盲部。十二指肠自第1腰椎平面与脊椎右侧相对处的胃幽门开始，止于十二指肠空肠曲，全长约25cm，形成C形，胰头位于此弯曲部分。空肠主要位于左上腹与脐部，全长约2m余。空肠开始于十二指肠空肠曲，在横结肠系膜下区，依小肠系膜而盘曲于腹腔内，呈游离活动的肠襻。回肠大部分在下腹与盆腔内，全长约3m。回肠末端通过回盲瓣在右下腹与盲肠连接，空肠和回肠的交界处没有明显的界限。结肠在右髂窝内续于盲肠，在第3骶椎平面连接直肠。结肠分升结肠、横结肠、降结肠和乙状结肠4部分，大部分固定于腹后壁，结肠的排列酷似英文字母"M"，将小肠包围在内。小肠是由肠系膜上动脉的分支供应血流。结肠的血液供应有两部分，右半结肠主要来源于肠系膜上动脉，左半结肠来源于肠系膜下动脉。小肠是食物消化和营养物质吸收的主要部位，结肠的主要生理功能是吸收水分、葡萄糖、无机盐、部分胆汁，储存、排泄粪便，同时结肠可分泌碱性黏液，以润滑黏膜。

小肠及结肠CT检查主要用于肿瘤的诊断，了解有无肿瘤侵犯、淋巴结转移与远处器官转移等。有助于肿瘤的分期，为制定治疗方案和估计预后提供依据。

【实验目的】

1. 掌握小肠和结肠CT扫描方法及步骤。
2. 掌握小肠和结肠CT增强特点及图像后处理。
3. 掌握小肠和结肠CT辐射防护措施。
4. 熟悉十二指肠、空、回肠和结肠的相关解剖及体表定位范围。
5. 熟悉小肠和结肠CT适应证和禁忌证。
6. 熟悉小肠和结肠CT扫描前准备。
7. 了解静脉团注方法。

【实验要求】

1. 熟悉CT工作状态及操作界面。
2. 掌握小肠和结肠CT扫描前准备（包括临床病史采集、肠道准备、对比剂准备、注射方式、呼吸训练等）。
3. 掌握小肠和结肠CT辐射防护措施。
4. 根据受检者申请单信息和要求，选择合理的扫描方案。
5. 如何做到图像质量达到影像诊断标准。

【实验器材】

1. 多层螺旋CT及图像后处理工作站。
2. 高压注射器及相应注射用品。
3. 干式激光胶片打印机。
4. CT激光胶片。
5. 抢救器械如氧气瓶、血压计、呼吸气囊、心电监护仪、除颤仪和急救药品。

6. 防护衣物。

【实验注意事项】

1. 检查前1周内禁服原子序数高或含重金属成分的药物,如1周内曾进行过胃肠道钡餐造影者,则于检查前先行腹部透视,确认腹腔内无钡剂残留。

2. 检查前1~3天以低纤维食物为主,便秘者,可口服番泻叶或硫酸镁或酚酞等缓泻药,以清洁肠道。

3. 小肠及结肠分段口服增强对比剂的选择应依据疾病的检查目的和要求,来确定口服中性对比剂或阳性对比剂,中性对比剂适于肠道炎症、血管成像及增强扫描等,阳性对比剂则适用于肠道肿瘤、穿孔及肠瘘等。

4. 为减少小肠蠕动导致的运动伪影,检查前15~30min可肌注山莨菪碱10~20mg(青光眼、前列腺肥大及排尿困难者禁用),或检查前3~5min静脉注射胰高血糖素0.5mg。

5. 危重、老年体弱及婴幼儿受检者应有家属陪同,并注意非检查部位或性腺的辐射防护,并训练平静呼吸下屏气。

6. 增强扫描后,受检者应留观15min左右,以观察有无迟发过敏反应,以便及时对症处理。

【实验方法及步骤】

1. 适应证和禁忌证

(1)适应证

1)良、恶性肿瘤:如肠道间质瘤、淋巴瘤、腺癌及类癌等。

2)各种类型的肠梗阻。

3)溃疡性肠穿孔。

4)肠结核。

5)小肠、结肠出血性疾病等。

(2)禁忌证

1)含碘对比剂过敏者、重症甲状腺疾患以及严重心、肝、肾衰竭者等不宜做增强扫描。

2)妊娠妇女。

2. 扫描前的准备

(1)认真核对CT检查申请单,了解病情,明确检查目的和要求,对检查目的、要求不清的申请单,应与临床医师核准确认。

(2)消除受检者的紧张心理,提前告知检查程序及相关注意事项,取得受检者的合作,并训练受检者的呼吸。

(3)不能配合的受检者(婴幼儿、意识不清躁动、外伤等)应视情况给予药物镇静。

(4)了解受检者有无对比剂禁忌证,有无其他药物过敏史,肾毒性药物用药情况,哮喘等。

(5)小肠检查前3~4h口服纯净水300~500ml,1~2h再口服200~300ml,以保持空肠、回肠处于适度充盈状态;亦可每间隔20min,3次口服完2.5%甘露醇1500~2000ml,从而达到小肠充盈。结肠检查前4~6h口服纯净水300~500ml,3~4h再口服200~300ml,以保持结肠处于适度充盈状态。

(6)为减少小肠和结肠蠕动导致的运动伪影,检查前15~30min可肌注山莨菪碱

10～20mg（青光眼、前列腺肥大及排尿困难者禁用），或检查前 3～5min 静脉注射胰高血糖素 0.5mg。

（7）检查前嘱受检者去除检查部位的金属物品、腰围、腹带以及外敷药物等，避免伪影产生。

（8）需增强扫描者，应嘱受检者签署对比剂过敏反应告知书，并建立外周静脉通道，连接高压注射器。

3. 普通平扫

（1）认真阅读受检者申请单，在操作界面填写受检者信息（包括姓名、性别、检查号、检查部位等）。

（2）扫描体位：常规取仰卧位，头先进，身体位于床面正中间，两臂上举抱头，侧面定位线对准人体腋中线。注意屏蔽防护性腺及其他非检查部位。

（3）定位像及扫描基线：打开定位灯，常以受检者的膈顶为定位标准，关闭定位灯并移床，根据扫描基线和扫描范围摄取正位定位像。

（4）扫描范围：膈下平面至耻骨联合平面。

（5）扫描参数：小肠和结肠扫描采用标准或软组织算法，螺旋扫描（表 3-19）。

表 3-19　小肠和结肠 CT 常规平扫参数

项目	参数
管电压	100～120kV
管电流	200～300mAs
采集层厚	0.625～1.25mm
重建层厚	4～5mm
重建间距	4～5mm
螺距因子	0.986∶1～1.375∶1
采集矩阵	512×512，1024×1024
扫描野（SFOV）	90～120cm

4. 增强扫描　此目的用于提高病灶检出率，根据病灶不同强化特点，有利于明确病变性质、鉴别诊断。

（1）常规增强扫描：常采用螺旋扫描方式、平静呼吸下屏气扫描。经手背浅静脉或肘正中静脉用双筒或单筒高压注射器，静脉团注给药。采用非离子型对比剂，次等渗（300～370mgI/ml），成人用量 80～100ml（1.5～2.0ml/kg）加生理盐水 30ml，儿童用量 50～70ml（1.0～1.5ml/kg）。速率为 3～3.5ml/s。小肠及结肠增强扫描通常采用"三期扫描"，动脉期常采用阈值法或经验法，阈值法阈值设置为 170～180HU，监测平面为肝门处腹主动脉内，ROI 为 35～55mm²，诊断延迟时间为 4～6s，经验法小肠及结肠动脉期为 30～35s，静脉期为 70～80s，延迟期 120～150s。

（2）CT 血管扫描（CTA）：采用非离子型高浓度对比剂，经手背浅静脉或肘正中静脉用高压注射器静脉团注给药。一般选用 370mgI/ml，成人用量 80～120ml（2.0～2.5ml/kg），儿童用量 60～80ml（1.5～2.0ml/kg），注射速率 4.0～5.0ml/s。延迟时间同小肠及结肠常规增强扫描一致。

5. 图像后处理与图像显示　图像显示一般采取软组织窗，平扫图像其窗宽300～450HU，窗位为35～40HU，增强图像其窗宽300～350HU，窗位为40～45HU，如若观察小肠及结肠网膜、系膜及韧带血管，窗宽可进一步加大（图3-18）。图像后处理采用最小采集层厚（0.625～1mm），重叠50%的重建间隔，软组织函数重建对数据进行 MIP 及 MPR 等重建。MIP 可以显示肠系膜上、下动脉有无狭窄、畸形以及动脉内有无血栓等，MPR 可以任意平面显示小肠及结肠壁有无增厚，积气，系膜密度有无增高等。

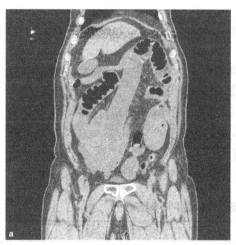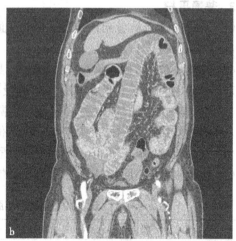

图 3-18　小肠、结肠 CT 图像窗宽窗位显示

a. 平扫；b. 增强

6. 打印与图像传输

（1）调节窗宽窗位，适当放大或缩小图像，使图像位于窗格中间位置，根据图像总数计算窗格（行×列），先将定位像输入打印窗格，然后依次输入平扫图像、增强图像和（或）后处理图像。测量病灶层面 CT 值及病灶大小，必要时测量病灶层面增强前后的 CT 值变化。平扫和增强测量 CT 值，原则上应在同一平面上测量，以便分析对照。

（2）利用医学影像存储与传输系统（PACS）进行数字化存储和管理，来实现影像信息本地及远程查询、浏览、打印等功能。

【实验总结】

1. 小肠及结肠 CT 检查适用于肠道良、恶性肿瘤；各种类型的肠梗阻；溃疡性肠穿孔；肠结核；小肠、结肠出血性疾病等

2. 掌握小肠及结肠解剖及其动静脉血供，通过图像后处理重建其血管走行，有利于胃肿瘤的诊断及术前评价。

3. 扫描前准备、扫描参数及时相的正确选择，是优质图像质量的保证，有利于病变组织的检出及定性诊断。

4. 注意扫描过程中对受检者的辐射防护。

【实验思考】

1. 小肠及结肠 CT 扫描前准备工作的内容是什么？目的和意义有哪些？

2. 小肠及结肠 CT 扫描扫描参数及时相怎样确定？

3. 小肠及结肠 CT 显示窗口技术有何特点？

实验六　腹部血管CT检查技术

【临床概述】

　　腹主动脉在膈主动脉裂孔续于胸主动脉,沿脊柱左前方下降,至第四腰椎下缘处分为左右髂总动脉,主要分支有壁支、脏支。壁支主要包括膈下动脉和腰动脉。不成对脏支分为腹腔干、肠系膜上动脉和肠系膜下动脉;成对脏支分为肾上腺中动脉、肾动脉及睾丸动脉(卵巢动脉)。腹腔干又名腹腔动脉,于第十二胸椎至第一腰椎水平从腹主动脉左前壁发出最多,占66%,从腹主动脉前壁正中发出占33%。腹腔干的三大分支为胃左动脉、肝总动脉和脾动脉。肝总动脉又分为肝固有动脉和胃十二指肠动脉。肠系膜上动脉在第一腰椎的中下1/3平面起自腹主动脉前壁,供应所有小肠、右半结肠、大部分横结肠血液,其第一分支为胰十二指肠下动脉,它与胰十二指肠上动脉相互吻合,包绕胰头。肠系膜下动脉起自腹主动脉前壁,平第三腰椎及第三腰椎间盘平面,分支为左结肠动脉、乙状结肠动脉和直肠上动脉,供应降结肠、乙状结肠和直肠上段血液。肾上腺动脉分肾上腺上、中、下三对。肾上腺上动脉是由膈下动脉发出,腹主动脉发出肾上腺中动脉,肾动脉发出肾上腺下动脉。

　　多层螺旋CT血管成像技术以成像快速、图像质量高、可回顾性分析及独特的后处理技术等特点广泛应用于腹部血管成像,它可最大程度的显示血管的空间立体走行,并观察血管管腔、管壁以及血管与周围正常或病变组织的关系。腹部血管CT检查主要用于显示血管性疾病和肿瘤病变与邻近血管的关系。

【实验目的】

1. 掌握腹部血管CTA扫描方法及步骤。
2. 掌握腹部血管CTA的图像后处理。
3. 掌握腹部血管CT辐射防护措施。
4. 熟悉腹部血管的相应解剖及血液供应情况。
5. 熟悉腹部血管CT适应证和禁忌证。
6. 熟悉腹部血管CTA扫描前准备。
7. 了解静脉团注方法。

【实验要求】

1. 熟悉CT工作状态及操作界面。
2. 掌握腹部血管CT扫描前准备(包括检查者病史采集、对比剂准备、注射方式、呼吸训练等)。
3. 掌握腹部血管CT检查辐射防护措施。
4. 根据受检者申请单信息和要求,选择合理的扫描方案。
5. 如何做到图像质量达到影像诊断标准。

【实验器材】

1. 多层螺旋CT及图像后处理工作站。
2. CT激光胶片。
3. 干式激光胶片打印。

4. 高压注射器及相应注射用品。

5. 抢救器械如氧气瓶、血压计、呼吸气囊、心电监护仪、除颤仪和急救药品。

6. 防护衣物。

【实验注意事项】

1. 禁食4～6h,检查前1周内禁服原子序数高或含重金属成分的药物,如1周内曾进行过胃肠道钡餐造影者,则于检查前先行腹部透视,确认腹腔内无钡剂残留。

2. 危重、老年体弱及婴幼儿受检者应有家属陪同,并注意非检查部位或性腺的辐射防护。

3. 熟悉检查目的和意义,确定检查方法,确保辐射检查的正当性。

4. 当临床上怀疑不稳定动脉瘤和急性主动脉夹层时,为了受检者能较安全地完成,要求临床医生陪同,以防万一及时抢救。

5. CT增强扫描时,给药前给予10～20ml生理盐水以高速率试验性注射;血管条件差者可行高浓度、低流率给药方案;给药完成后给予30～50ml生理盐水冲洗并水化。

6. CT增强扫描时,注意扫描时间窗力求对比剂的达峰时间,达峰时间等同于扫描时间窗的中心。

7. 增强扫描后,受检者应留观15min左右,以观察有无迟发过敏反应,以便及时对症处理。

【实验方法及步骤】

1. 适应证和禁忌证

(1)适应证

1)腹主动静脉、门静脉及其动脉壁、脏分支血管壁的斑块及狭窄程度。

2)动脉瘤、主动脉夹层及动静脉畸形。

3)门静脉系统各属支的显示。

4)显示肿瘤病变与邻近血管的关系等。

(2)禁忌证

1)含碘对比剂过敏者、重症甲状腺疾患以及严重心、肝、肾衰竭者等不宜做增强扫描。

2)妊娠妇女。

2. 扫描前准备

(1)认真核对CT检查申请单,了解病情,明确检查目的和要求,确定检查方法,对检查目的、要求不清的申请单,应与临床医师核准确认。

(2)消除受检者的紧张心理,提前告知检查程序及相关注意事项,取得受检者的合作,并训练受检者平静呼吸下屏气。

(3)不能配合的受检者(婴幼儿、意识不清躁动、外伤等)应视情况给予药物镇静。

(4)了解受检者有无对比剂禁忌证,有无其他药物过敏史,肾毒性药物用药情况,哮喘等。

(5)检查前3～4h口服300～500ml纯净水,1～2h口服200～300ml,30min口服200～300ml,检查时再口服200～300ml。

(6)检查前嘱受检者去除检查部位的金属物品,腰围、腹带、外敷药物等,避免产生伪影。

（7）需增强扫描者，应嘱受检者签署对比剂过敏反应告知书，并建立外周静脉通道，连接高压注射器。

3. 普通平扫

（1）认真阅读受检者申请单，在操作界面填写受检者信息（包括姓名、性别、检查号、检查部位等）。

（2）扫描体位：常规取仰卧位，头先进，身体位于床面正中间，两臂上举抱头，侧面定位线对准人体腋中线。注意屏蔽防护性腺及其他非检查部位。

（3）定位像及扫描基线：打开定位灯，以受检者的膈顶为扫描基线，关闭定位灯并移床。根据扫描基线和扫描范围摄取正位定位像。

（4）扫描范围：腹主动脉 CTA 从第 11 胸椎上缘平面至髂内外动脉分叉以远水平，若怀疑腹主动脉瘤拟行介入支架者，下界下延至股动脉上段；肾动脉 CTA 从肾上极到肾下极；肠系膜上动脉 CTA 从第 11 胸椎上缘平面至髂前上棘平面。

（5）扫描参数：腹部血管扫描采用标准或软组织算法，螺旋扫描（表 3-20）。

表 3-20　腹部血管常规平扫参数

项目	参数
管电压	100～120kV
管电流	200～300mAs
采集层厚	0.625～1.0mm
重建层厚	5mm
重建间距	5mm
螺距因子	0.986∶1～1.375∶1
采集矩阵	512×512，1024×1024
扫描野（SFOV）	45～50cm

4. 血管增强扫描　腹部血管 CT 增强扫描主要用于显示血管的空间解剖结构与变异，同时也能观察血管管腔、管壁以及血管与周围正常或病变组织的关系。

采用非离子型高浓度对比剂，经手背浅静脉或肘正中静脉用高压注射器静脉团注给药。一般选用 370mgI/ml，成人用量为（扫描时间 +3～5s）× 团注速度，最多不超过 2.0～2.5ml/kg（婴幼儿用量不超过 1.5～2.0ml/kg）；注射速率为 4.0～5.0ml/s，静脉留置针 18G 或 20G。腹部血管增强通常采用动脉期和静脉期扫描，动脉期延迟时间采用阈值法或经验法，阈值法的动脉期延迟时间的确定采用团注追踪（bolus tracking），监测平面为降主动脉内，ROI 为 40～55mm²，阈值设置为 100～120HU，自动触发扫描；亦可将监测层面设定于升主动脉，将 ROI 置于空气，对比剂一进入即可手动触发扫描；测试团注（test bolus）测量腹主动脉达峰时间。经验法腹部动脉期为 30～35s，静脉期为 70～80s。

5. 图像后处理与图像显示　图像显示一般采取软组织窗，平扫图像其窗宽为 250～300HU，窗位为 40～55HU，增强图像其窗宽为 300～350HU，窗位为 55～65HU。CT 血管成像技术的图像后处理采用最小采集层厚，重叠 30%～40% 的重建间隔对数据进行 MPR、CPR、VR、CT 仿真内镜（VE）及 MIP 等重建（图 3-19）。MPR 可清晰地反映腹部血管及其分支的空间构象或某一段血管壁及管腔情况；CPR 适于走行复杂，不在同一平面的扭曲血管；VRT 可以多方位立体显示腹部血管的空间结构；VE 是在螺旋 CT 连续扫描获得的容积数据基础上，通过调整 CT 值阈值及透明度，使不需要观察的组织透明度变为 100%，从而消除其影响，使需要观察的组织透明度变为 0，保留其图像，再通过调节人工伪彩色，即可获得类似纤维内镜观察的仿真图像，它具有图像清晰、三维空间明确、多角度显示血管腔内情况等优势；MIP 通过调整窗宽、窗位有利于增强血管的密度差的显示，尤其是小血管及血管壁的钙化。

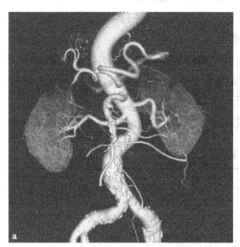
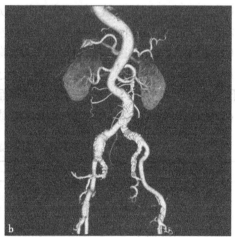
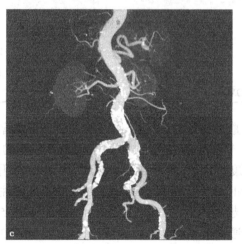

图 3-19　腹部血管 CT 造影重组图像
a. 肾动脉 VR；b. 腹主动脉 VR；c. 腹主动脉 MPVR

6. 打印与图像传输

（1）调节窗宽窗位，适当放大或缩小图像，使图像位于窗格中间位置，根据图像总数计算窗格（行×列），先将定位像输入打印窗格，然后依次输入平扫图像、增强图像和（或）后处理图像。

（2）利用医学影像存储与传输系统（PACS）进行数字化存储和管理，来实现影像信息本地及远程查询、浏览、打印等功能。

【实验总结】

1. 腹部血管 CT 检查适应于显示腹主动静脉、门静脉及其动脉壁、脏分支血管壁的斑块及狭窄程度；动脉瘤、主动脉夹层及动静脉畸形；门静脉系统各属支以及肿瘤病变与邻近血管的关系等。

2. 掌握腹部血管解剖及其血供情况，以及几种常见 CT 血管图像后处理技术。

3. 扫描前准备、扫描参数及时相的正确选择，是优质图像质量的保证，有利于病变组织的检出及定性诊断。

4. 注意扫描过程中对受检者的辐射防护。

【实验思考】

1. 腹主动脉壁支、脏支血管的各属支有哪些？

2. 腹部血管 CT 扫描前的准备工作的内容是什么？有哪些注意事项？

3. 腹主动脉 CTA 扫描时相怎样确定？

4. 腹部血管 CTA 有哪些图像后处理技术及其相应的优势？

第十四节　盆腔 CT 检查技术

实验一　盆腔 CT 检查技术

【临床概述】

临床中 B 超常作为盆腔疾病的初筛检查，由于盆腔 CT 检查在对于盆腔肿物的诊断、鉴别诊断以及病变范围的确定，肿瘤的分期等有着显著的优势。因此近年来盆腔 CT 检查得到普遍应用。盆腔 CT 扫描需要做好肠道清洁准备工作，于检查前 6～10h 分次口服 1%～2% 的含碘对比剂水溶液 1000～1500ml，使远、近端小肠和结肠充盈，且扫描前大量饮水，保持膀胱充盈。

男性盆腔 CT 扫描可观察有无膀胱、前列腺和睾丸的良、恶性肿瘤及前列腺增生等病变。

女性盆腔范围包括生殖器官（子宫、输卵管、卵巢）、盆腔腹膜和子宫周围的结缔组织。女性盆腔 CT 扫描可观察有无膀胱、子宫和卵巢的良、恶性病变及其他病变等。

【实验目的】

1. 掌握盆腔 CT 扫描方法及步骤。

2. 掌握盆腔 CT 增强特点及图像后处理。

3. 掌握盆腔 CT 辐射防护措施。

4. 熟悉盆腔的相关解剖及体表定位范围。

5. 熟悉盆腔 CT 适应证和禁忌证。

6. 熟悉盆腔 CT 扫描前准备。

7. 了解静脉团注方法。

【实验要求】

1. 熟悉 CT 工作状态及操作界面。

2. 掌握盆腔 CT 扫描前准备（包括临床病史采集、对比剂准备、注射方式、呼吸训练等）。

3. 掌握盆腔 CT 辐射防护措施。

4. 根据受检者申请单信息和要求,选择合理的扫描方案。

5. 如何做到图像质量达到影像诊断标准。

【实验器材】

1. 多层螺旋 CT 及图像后处理工作站。

2. 高压注射器及相应注射用品。

3. 干式激光胶片打印机。

4. CT 激光胶片。

5. 抢救器械和急救药品。

6. 防护衣物。

【实验注意事项】

1. 检查前 1 周内不服用重金属药物,不能做胃肠道钡餐造影检查。

2. 危重、老年体弱及婴幼儿受检者应有家属陪同,并注意非检查部位及性腺的辐射防护。

3. 去除检查范围内的金属饰物,并嘱咐受检者检查过程中保持不动。

4. 增强检查的受检者,按含碘对比剂使用要求准备。增强扫描后受检者应留观 15min 左右,观察有无迟发过敏反应,以便及时对症处理。

【实验方法及步骤】

1. 适应证和禁忌证

(1) 适应证

1) 膀胱癌术前分期、膀胱癌治疗后随访、鉴别膀胱壁增厚的性质及鉴别膀胱内充盈缺损的原因;膀胱炎、膀胱结石等。

2) 男性生殖系统病变急性或慢性前列腺炎、前列腺增生、前列腺癌、睾丸附睾炎、睾丸良恶性肿瘤等(评价前列腺的大小、形态,诊断前列腺肿瘤和炎症,用于前列腺癌术前分期及治疗后随访)。

3) 女性子宫及其附件病变,子宫及其附件 CT 检查不如 B 超和 MRI 常用,CT 主要用于急性或慢性盆腔炎、子宫肌瘤、子宫内膜癌、宫颈癌、卵巢良恶性肿瘤及畸胎瘤等;

4) 盆骨的外伤、良恶性肿瘤及肿瘤样病变各种骨折。

(2) 禁忌证

1) 含碘对比剂过敏者、重症甲状腺疾患、哮喘以及严重心、肝、肾衰竭者等不宜做增强扫描。

2) 妊娠妇女。

2. 扫描前准备

(1) 认真核对 CT 检查申请单,了解病情,明确检查目的和要求,对检查目的、要求不清的申请单,应与临床医师沟通、核准。

(2) 做好解释工作,消除受检者的紧张心理,取得受检者的合作,并训练受检者的呼吸。对婴幼儿、外伤、意识不清等不能配合的受检者,可依据情况给予药物镇静。

(3) 去除受检者检查范围内的金属饰物等,避免伪影产生。

(4) 需增强扫描者,按含碘对比剂使用要求准备。

（5）检查前做好肠道清洁准备工作。检查前6～10h分次口服1%～2%的含碘对比剂水溶液1000～1500ml，使远、近端小肠和结肠充盈；扫描前大量饮水，保持膀胱充盈。

（6）女性已婚受检者放置阴道塞，以显示阴道和宫颈的位置。

（7）疑有直肠或乙状结肠受侵者，可直接经直肠注入1%～2%的含碘对比剂水溶液或空气300ml。

3. 普通平扫

（1）认真阅读受检者申请单，在操作界面填写受检者信息（包括姓名、性别、检查号、检查部位等）。

（2）扫描体位：常规取仰卧位，头先进，身体置于床面正中间，两臂上举抱头，侧面定位线对准人体腋中线。注意屏蔽防护性腺及其他非检查部位。

（3）定位像及基准线：以髂嵴或脐孔为定位点摄取一个正位定位像。

（4）扫描范围：从髂嵴至耻骨联合下缘。

（5）扫描参数：盆腔扫描采用标准或软组织算法，螺旋扫描（表3-21）。

表3-21 盆腔CT平扫参数

项目	参数
管电压	100～140kV
管电流	200～300mAs
采集层厚	0.625～1.0mm
重建层厚	5～7mm
重建间距	5～7mm
螺距因子	0.986∶1～1.375∶1
采集矩阵	512×512，1024×1024
扫描野（SFOV）	90～120cm

4. 增强扫描 采用非离子型对比剂，高压注射器静脉团注给药，300～370mgI/ml，对比剂用量为80～100ml，速率为2～3ml/s；儿童用量1.0～1.5ml/kg。盆腔动脉期为30～35s，静脉期为45～60s，延迟期90～120s。

5. 图像后处理与图像显示 一般采取软组织窗显示，窗宽为250～350HU，窗位为40～50HU，当有外伤时加摄骨窗，其窗宽为1500～2000HU，窗位为500～700HU。

可应用MPR重建从而多方位观察病灶和组织结构的形态、范围、大小及病灶与相邻组织之间的关系，最后将图像传输至PACS系统或诊断阅读中心。

6. 图像打印及传输

（1）调节窗宽窗位，适当放大或缩小图像，使图像位于窗格中间位置，根据图像总数计算窗格（行×列），先将定位像输入打印窗格，然后依次输入平扫图像、增强图像和（或）后处理图像。测量病灶层面CT值及大小，必要时测量病灶层面增强前后的CT值变化，并打印在胶片上。

（2）利用医学影像存储与传输系统（PACS）进行数字化存储和管理，来实现影像信息本地及远程查询、浏览、打印等功能。

【实验总结】

1. 盆腔 CT 检查适用于观察男性有无膀胱、前列腺和睾丸的良、恶性肿瘤及前列腺增生等病变；女性可观察有无膀胱、子宫及其附件的良、恶性病变等。

2. 盆腔扫描前准备、扫描参数及时相的正确选择，是优质图像质量的保证，有利于病变组织的检出及定性诊断。

3. 注意扫描过程中对受检者的辐射防护。

【实验思考】

1. 盆腔 CT 扫描的优点。

2. 盆腔 CT 扫描前的准备工作是什么？有哪些注意事项？

第十五节 脊柱CT检查技术

实验一 脊柱CT检查技术

【临床概述】

脊柱 CT 检查能清晰的显示椎骨的形态和大小，椎骨及椎间关节的形态及结构，以及骨内外软组织等情况，明显提高了对脊柱和椎管病变的诊断准确率。脊柱由 33 块椎骨（颈椎 7 块，胸椎 12 块，腰椎 5 块，骶骨、尾骨共 9 块）借韧带、关节及椎间盘连接而成。

【实验目的】

1. 掌握脊柱 CT 扫描方法及步骤。

2. 掌握脊柱 CT 图像后处理方法。

3. 掌握脊柱 CT 辐射防护措施。

4. 熟悉脊柱的相关解剖及基本功能。

5. 熟悉脊柱 CT 检查的适应证及禁忌证。

6. 熟悉脊柱 CT 扫描前准备。

【实验要求】

1. 熟悉 CT 工作状态及操作界面。

2. 掌握脊柱 CT 扫描前准备。

3. 掌握脊柱 CT 辐射防护措施。

4. 根据受检者申请单信息和要求，选择合理的扫描方案。

5. 如何做到图像质量达到影像诊断标准。

【实验器材】

1. 多层螺旋 CT。

2. CT 激光胶片。

3. 干式激光胶片打印机。

4. 高压注射器。

5. 抢救器械如氧气瓶、血压计、呼吸气囊、心电监护仪、除颤仪和急救药品。

6. 防护衣物。

【实验注意事项】

1. 危重、老年体弱及婴幼儿受检者应有家属陪同,并注意非检查部位及性腺的辐射防护。

2. 去除检查范围内的金属饰物,并嘱咐受检者检查过程中保持不动。

3. 增强扫描后,受检者应留观 15min 左右,以观察有无迟发过敏反应,以便及时对症处理。

【实验方法及步骤】

1. 适应证、禁忌证的确定

(1)适应证

1)椎管狭窄症。

2)椎间盘病变。

3)脊柱外伤。

4)先天性发育异常。

5)椎管内占位病变。

6)椎骨骨病,如结核、良恶性肿瘤以及椎旁肿瘤侵及椎骨者。

7)脊柱感染性疾病。

8)CT 引导下介入放射学检查。

(2)禁忌证

1)含碘对比剂过敏者、重症甲状腺疾患、哮喘以及严重心、肝、肾衰竭者等不宜做增强扫描。

2)妊娠妇女。

2. 扫描前的准备

(1)认真核对 CT 检查申请单,了解病情,明确检查目的和要求,对检查目的、要求不清的申请单,应与临床医师沟通、核准。

(2)做好解释工作,消除受检者的紧张心理,取得受检者的合作。对婴幼儿、外伤、意识不清等不能配合的受检者,可依据情况给予药物镇静。

(3)去除受检者检查范围内的金属饰物等,避免伪影产生。

(4)嘱咐受检者在检查过程中避免吞咽动作,并保持体位不动。

(5)需增强扫描者,按含碘对比剂使用要求准备。

3. 普通平扫

(1)认真阅读受检者申请单,在操作界面填写受检者信息(包括姓名、性别、检查号、检查部位等)。

(2)扫描体位:可采用仰卧、俯卧或侧卧位,但常规取仰卧位。头先进,身体位于床面正中间,并注意屏蔽防护性腺及其他非检查部位。

1)颈椎 CT 扫描:头部略垫高,两臂下垂并用颈托固定颈部。

2)胸椎 CT 扫描:双手上举,且上中端胸椎扫描时将臀部稍垫高,下胸段扫描时将头部垫高。

3)腰椎 CT 扫描:采用双膝关节屈曲位。

4)骶尾椎:标准体位,头先进,双上臂上举抱头。体表定位是髂前上棘连线中点下 2cm。

（3）定位像及扫描基线：颈椎、腰椎和骶尾椎常规扫描侧位定位像，便于设计扫描角度，胸椎可以根据具体情况扫描正位或侧位定位像。如果以观察椎间盘为主，则扫描基线应平行于相应的椎间盘；如果观察椎体和椎旁组织为主，则扫描基线平行于椎体。

（4）扫描范围：根据临床要求扫描椎间盘或者椎体。

1）颈椎：颈椎椎间盘常规扫描 $C_6\sim C_7$、$C_5\sim C_6$、$C_4\sim C_5$、$C_3\sim C_4$ 椎间盘。颈椎椎体扫描应扫描全部颈椎椎体（颅底至第 1 胸椎下缘）。

2）胸椎：从第 7 颈椎上缘至第 1 腰椎下缘；或根据需要扫描相应椎间盘。

3）腰椎和骶尾椎：腰椎椎体从第 12 胸椎上缘至第 1 骶椎下缘；腰椎椎间盘常规扫描 $L_3\sim L_4$、$L_4\sim L_5$、$L_5\sim S_1$ 椎间盘；骶尾椎扫描应包含 5 个骶椎，4 个尾椎椎体。

（5）扫描参数及方式：脊柱扫描采用标准或软组织算法；椎体采用螺旋扫描，椎间盘采用非螺旋扫描（表 3-22）。

表 3-22 脊柱 CT 平扫参数

项目	参数
管电压	100～120kV
管电流	200～300mAs
采集层厚	0.625～1.0mm
重建层厚	椎体及附件为 3～5mm 椎间盘为 2～3mm
重建间距	椎体及附件为 3～5mm 椎间盘为 2～3mm
螺距因子	0.986∶1～1.375∶1
采集矩阵	512×512，1024×1024
扫描野（FOV）	12～15cm

4. 增强扫描 脊柱常规不做增强扫描。若平扫发现脊柱及软组织感染、血管性病变及良恶性肿瘤等可做增强扫描，从而确定病变的性质、范围、大小以及与周围结构的关系和血供情况。

（1）对比剂的浓度及用量：非离子型对比剂，一般选用 300mgI/ml，成人用量 2.0ml/kg（婴幼儿用量不超过 1.5ml/kg）。

（2）注射方式及流率：单筒高压注射器，静脉团注给药，3.0～3.5ml/s，静脉留置针 18G 或 20G。

（3）延迟时间：脊柱感染及良恶性肿瘤等情况，开始注射对比剂后 40～45s 扫描，静脉期为 60～90s，延迟期 90～120s。对于血管性病变，可采用团注追踪或测试团注扫描方式，团注追踪的阈值设置为 100～120HU，监测层面选择脊柱病变所对应的供血动脉和静脉属支。

（4）螺距参数（P）小于 1，管电压 120～140kV，管电流 250～350mAs。

5. 图像后处理与图像显示 脊柱椎体扫描常规应做三维重建和 MPR，以便定位病变的范围及其与周围组织之间的关系（图 3-20）。

适当的显示窗值条件是清晰显示椎体、椎间盘及椎旁组织，诸如：肌肉、脂肪、血管、韧带等的重要前提。脊柱图像显示一般采取软组织窗和骨窗，软组织窗，窗位：35～45HU，窗宽：200～350HU；骨窗，窗位：200～400HU，窗宽：800～1500HU。

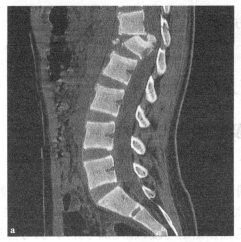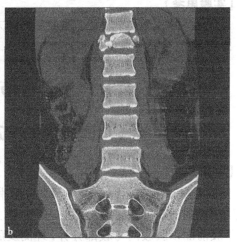

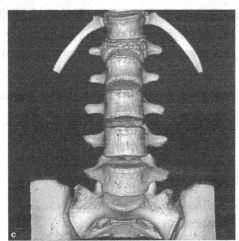

图 3-20　腰椎骨折 CT 后处理图像
a. 矢状位；b. 冠状位；c. VR

6. 打印与图像传输

（1）应拍摄一张无定位线的定位片和一张标有扫描层次的定位片；为了显示骨和软组织需要调节相应的窗宽窗位；若要放大图像时，注意不能漏掉椎旁软组织，且使图像位于窗格中间位置，根据图像总数计算窗格（行×列），先将定位像输入打印窗格，然后依次输入平扫图像、增强图像和（或）后处理图像。

（2）利用医学影像存储与传输系统（PACS）进行数字化存储和管理，来实现影像信息本地及远程查询、浏览、打印等功能。

【实验总结】

1. 脊柱 CT 检查适用于椎体及脊髓的先天性发育异常、椎管狭窄症、椎间盘病变、脊柱外伤、椎管内占位病变、椎骨骨病和脊柱感染性疾病等。

2. 选择合适的脊柱 CT 扫描方式，有利于病变组织的检出及定性诊断。

3. 图像后处理技术的应用。

4. 注意扫描过程中对受检者的辐射防护。

【实验思考】

1. 脊柱外伤、椎体病变CT图像后处理方法？

2. 脊柱的相关解剖及基本功能？

第十六节 四肢骨关节及软组织CT检查技术

实验一 四肢骨关节及软组织CT检查技术

【临床概述】

四肢骨关节及软组织可简单分为上肢骨关节软组织及下肢骨关节软组织。上肢借肩部与颈、胸部和脊柱区相连，包括：手、腕关节、尺桡骨、肩关节、胸锁关节、肘关节、肱骨；下肢前面以腹股沟与腹部分界，外侧及后面以髂嵴与腰、骶尾部分界，内侧与会阴相连，包括：骨盆、骶髂关节、髋关节、股骨、膝关节、踝关节、胫腓骨、双足。受外伤时易造成不同程度骨及软组织损伤，关节损伤、脱位等。肿瘤性病变等侵及四肢骨关节可造成病理性骨折。CT检查能弥补普通X线平片不足，可避免解剖结构的重叠，能清楚显示各种骨结构，同时CT密度分辨力高，可以发现X线难以发现的淡薄骨化和钙化影以及区分不同性质的软组织；另外，还可以通过CT增强扫描进一步了解病变的血供情况和区别正常和病变组织；可通过图像后处理全方位显示骨折部位、碎片及移位情况及血肿、异物、相邻组织的关系。

【实验目的】

1. 掌握四肢骨关节及软组织CT扫描方法及步骤。

2. 掌握四肢骨关节及软组织CT增强扫描及图像后处理。

3. 掌握四肢骨关节及软组织辐射防护措施。

4. 熟悉四肢骨关节及软组织的解剖结构及基本功能。

5. 熟悉四肢骨关节及软组织CT扫描适应证和禁忌证。

6. 熟悉四肢骨关节及软组织CT扫描前准备。

【实验要求】

1. 熟悉CT工作状态及操作界面。

2. 掌握四肢骨关节及软组织增强前准备（包括检查者病史采集、对比剂准备、注射方式等）。

3. 掌握四肢骨关节及软组织辐射防护措施。

4. 根据受检者申请单信息和要求，选择合理的扫描方案。

5. 如何做到图像质量达到影像诊断标准。

【实验器材】

1. 多层螺旋CT。

2. CT激光胶片。

3. 干式激光胶片打印机。

4. 高压注射器。

5. 抢救器械如氧气瓶、血压计、呼吸气囊、心电监护仪、除颤仪和急救药品。

6. 防护衣物。

【实验注意事项】

1. 去除受检区域金属物品。

2. 嘱咐受检者在检查过程中保持体位不动,避免产生伪影。

3. 危重、老年体弱及婴幼儿受检者应有家属陪同,并注意非检查部位或性腺的辐射防护。

4. 检查区域以外的部位做好防护。

5. 增强扫描后,受检者应留观 15min 左右,以观察有无迟发过敏反应,以便及时对症处理。

【实验方法及步骤】

1. 适应证和禁忌证

(1)适应证

1)骨折:可以显示骨折碎片及移位情况,同时还能显示血肿、异物以及相邻组织的关系。

2)骨肿瘤:可观察和显示肿瘤病变的部位、形态、大小、范围及血供等情况,有助于对肿瘤进行定性诊断。

3)其他骨病:如骨髓炎、骨结核、骨缺血性坏死等,CT 扫描可显示骨皮质和骨髓质的形态与密度的改变,同时可观察病变与周围组织的关系。

4)各种软组织疾病:利用其密度分辨力高的优点来确定软组织病变的部位、大小、形态以及与周围组织结构的关系。

5)膝关节半月板损伤:如膝关节的 CT 扫描可显示半月板的形态、密度等,有助于对半月板损伤的诊断。

(2)禁忌证

1)含碘对比剂过敏者、重症甲状腺疾患、哮喘以及严重心、肝、肾衰竭者等不宜做增强扫描。

2)妊娠妇女。

2. 扫描前的准备

(1)认真阅读申请单,明确检查部位,了解检查目的和要求,特别注意申请单中的备注要求。

(2)去除检查部位所有金属物及各种饰物。

(3)嘱受检者在扫描中体位须保持不动,婴幼儿及不配合成人可采取适当镇静。

(4)向受检者说明检查床移动和扫描间噪声属正常情况,并告知扫描所需时间,以消除受检者紧张心理。

(5)对非检查部位进行必要防护。

(6)需增强扫描者,需禁食 4h 以上。同时应嘱受检者签署对比剂过敏反应告知书,并建立外周静脉通道,并与高压注射器连接。

(7)扫描过程必要时需陪同人员,同时应注意陪同人员的防护。

3. 普通平扫

（1）认真阅读受检者申请单，在操作界面填写受检者信息（包括姓名、性别、检查号、检查部位等）。

（2）扫描体位

1）双手、腕关节及尺桡骨：扫描采用俯卧位，头先进，前臂向头侧伸直，手指并拢，掌心朝下并紧贴检查床面。

2）双肩关节、胸锁关节、肘关节及肱骨：扫描采用仰卧位，头先进，双上肢自然平伸置于身体两侧，双手掌心向上。

3）骨盆、双骶髂关节、髋关节及股骨：扫描采用仰卧位，头先进，双足尖向内侧旋转并拢，双上肢向头侧上举。

4）双膝关节、踝关节及胫腓骨：扫描采用仰卧位，足先进，双下肢伸直并拢，足尖向上，双上肢向头侧上举。

5）双足：扫描时应仰卧，足先进，双下肢弯曲并拢，双足平踏于检查床面，双足纵轴相互平行且平行于检查床纵轴。

（3）定位像：定位像应包含关节及相邻长骨，必要时正位加侧位定位像。在定位像上设定扫描范围，关节的扫描还应包括相邻长骨的近关节端，长骨的扫描也应包括相邻的关节。

（4）扫描范围（表3-23）

表 3-23　四肢骨关节及软组织 CT 扫描范围

部位	扫描范围
双手	自桡骨茎突至中指远节指骨
腕关节	自尺桡骨远端至掌骨体
尺桡骨	自尺骨鹰嘴上缘至桡骨茎突下缘
肘关节	自肱骨远端至尺桡骨近端
肱骨	自肩峰至肱骨远端
肩关节	自肩峰至肩胛下缘
骨盆	自髂嵴至小转子平面
骶髂关节	骶髂关节上缘 1cm 至骶髂关节下缘 1cm
髋关节	自髋臼上 2cm 至小转子平面
股骨	自髋关节上缘至膝关节下缘
膝关节	自髌骨上 5cm 至胫骨平台下 5cm
胫腓骨	自膝关节上缘至踝关节下缘
踝关节	自胫腓骨远端至距骨中段
双足	自足趾远端至跟骨

（5）扫描参数：采用螺旋扫描方式，用标准或软组织算法，需了解骨组织情况时添加骨算法。若观察骨骼的细微结构或细小骨折，可采用高分辨力算法。必要时采用薄层扫描（表3-24）。

表 3-24　四肢骨关节及软组织 CT 扫描参数

扫描部位	kV	mA	层厚（mm）	层间距（mm）
双手	120	80～100	2～3	2～3
腕关节	120	80～100	2～3	2～3
尺桡骨	120	80～100	2～3	2～3
肘关节	120	100～200	2～3	2～3
肱骨	120	100～200	2～3	2～3
肩关节	120	200～300	3～5	3～5
骨盆	120	300～400	3～5	3～5
骶髂关节	120	300～400	3～5	3～5
髋关节	120	300～400	3～5	3～5
股骨	120	300～400	5	5
膝关节	120	300～400	5	5
膝关节半月板	120	300～400	1	1
胫腓骨	120	200～300	2	2
踝关节	120	200～300	2	2
双足	120	200～300	2	2

4. 增强扫描

（1）常规增强：扫描骨关节及软组织的增强扫描，主要是了解肿瘤病变的血供情况以及周围血管动脉瘤的位置和形态，还可以显示骨骼、肌肉内肿块与邻近动静脉血管的关系。增强扫描常规用静脉内团注法，对比剂总量为 60～80ml，流速 2.0～2.5ml/s，动脉期扫描延迟时间为 25～35s，实质期延迟扫描时间为 60～70s。

（2）四肢 CT 血管成像：四肢 CT 血管成像检查常用于显示肢体血管病变，以及血管与软组织肿块的关系等。

1）上肢 CTA 成像扫描方法：①选择健侧的肘正中静脉，以避免注射针头产生的伪影和静脉血管内碘剂对动脉血管的影响。如需要检查双上肢，只能选择从足部静脉给药；②对比剂用肘静脉团注，对比剂含碘浓度 300～370mg/ml，总量 60～80ml，流速 3～4ml/s；③双筒注射可使用生理盐水团注，20ml 生理盐水用于试注射，30ml 生理盐水用于注入对比剂后对手臂静脉血管内对比剂的冲刷，使对比剂在目标血管内保持高浓度和长时间，同时可避免上臂 CTA 扫描时静脉内高浓度碘剂的影响；④延迟扫描时间的经验值为 23～25s；⑤实时血流监测法（bolus-tracking），监测层面选择主动脉弓层面，监测区域选择主动脉弓，设阈值为 100～150HU，扫描时需要注意扫描的方向，扫描方向必须是自血管的近端至血管的远端，即扫描方向一定是沿着目标血管的血流方向进行扫描。如果出现靶兴趣区置于组织外时，需密切观察 CT 透视扫描层面内血管亮度的变化，一旦血管变亮，立即启动 CTA 扫描；⑥静脉扫描需延迟时间到达相应静脉显影时间再进行扫描；⑦检查结束后，观察 20min，若受检者无不适方可离开，若情况允许，嘱受检者多饮水，以利于对比剂的排泄。

2）下肢 CTA 成像扫描方法：①选择肘正中静脉团注，对比剂含碘浓度 300～370mg/ml，总量 80～100ml；②双筒注射可使用双流速对比剂方案：20ml 生理盐水用于试注射，不建议使用生理盐水于注入对比剂后对手臂静脉血管冲洗，因为扫描范围内没有静脉对比剂的影响，通常使用对比剂团注，即双流速的方法。第一期 3.0～4.0ml/s 注射对比剂 60ml，第二期 2.0～3.0ml/s 注射对比剂 30～40ml，这样既能保证长时间扫描在下肢远端对比剂的团注效果，又能有效地控制对比剂使用的总量；③延迟扫描时间的经验值为 30～35s；④实时血流监测法（bolus-tracking）：监测层面选择腹主动脉髂动脉分叉以上层面，监测区域选择腹主动脉，设阈值为 100～150HU，扫描启动延迟时间选 7s，扫描方向为自头侧至足侧，必须沿目标血管的血流方向进行扫描。如果出现靶兴趣区置于组织外时，需密切观察 CT 透视扫描层面内血管亮度的变化，一旦血管变亮，立即启动 CTA 扫描。⑤小剂量同层扫描时间 - 曲线测定法（bolus-test）：自肘静脉以 20ml 小剂量注射碘对比剂，在腘动脉水平进行同层动态扫描，测量腘动脉的时间 - 密度曲线（time-density curve，T-D 曲线），曲线峰值时间即为扫描延迟时间。此方法对于循环障碍的受检者可以有效探测出强化时间，但测量花费的检查时间长，如果同时出现腘动脉栓塞的受检者，就无法计算出扫描延迟时间；⑥静脉扫描需延迟时间到达相应静脉显影时间再扫描；⑦检查结束后，观察 20min，若受检者无不适方可离开，若情况允许，嘱受检者多饮水，以利于对比剂的排泄。

5. 图像后处理与图像显示　软组织窗窗宽 200～400HU，窗位 40～50HU；骨窗窗宽 1000～1500HU，窗位 300～400HU，根据扫描部位的不同和病变的情况选择合适的窗宽、窗位；四肢骨关节的检查通常需要进行 MPR、CPR、MIP 及 VRT 等重建，VRT 适用于多数为外伤或肿瘤受检者检查，有利于显示病变的全貌，骨质破坏情况、骨折对位对线情况等；CPR、MPR 二维成像能显示病变与周围组织关系，CPR 能较好显示脊柱冠状位，骶髂关节冠状位等（图 3-21）。

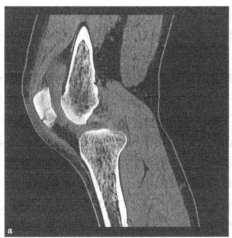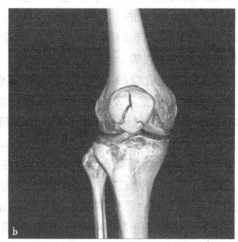

图 3-21　髌骨骨折 CT 后处理图像
a. MPR；b. VR

6. 打印与图像传输

（1）图像排版打印时需有定位线和无定位线的定位像图像各一幅；调节窗宽窗位，适当放大或缩小图像，使图像位于窗格中间位置，根据图像总数计算窗格（行×列），先将定位像输入打印窗格,然后依次输入平扫图像、增强图像和(或)后处理图像。外伤受检者应调出骨窗排版打印。必要时测量病灶层面 CT 值及大小,测量病灶层面增强前后的 CT 值变化。平扫和增强测量 CT 值,原则上应在同一平面上测量,以便分析对照。

(2)利用医学影像存储与传输系统(PACS)进行数字化存储和管理,来实现影像信息本地及远程查询、浏览、打印等功能。

【实验总结】

1. 检查适用于骨折、骨肿瘤、其他骨病如骨髓炎、骨结核、骨缺血性坏死等及各种软组织疾病。

2. 检查前准备工作至关重要。

3. 选择合适的 CT 扫描方式及时相,有利于病变组织的检出及定性诊断。

4. 图像后处理技术的应用,能很好地显示组织病变及血供情况。

5. 注意扫描过程中对受检者的辐射防护。

【实验思考】

1. 四肢骨关节及软组织 CT 扫描前准备工作的内容是什么?目的和意义有哪些?

2. 在不同层面的 CT 横断面上,不用检查部位的解剖结构?

3. 四肢骨关节及软组织 CT 检查技术基本参数设置?

4. 四肢骨关节及软组织 CT 显示窗口技术有何特点?

第十七节　CT 图像质量控制

实验一　CT 图像质量控制

【临床概述】

CT 图像质量依赖于 CT 设备的技术性能和扫描参数。CT 影像质量可通过体模测试对以上参数进行量化测定,通过伪影的显现来评估。为了保证在整个使用期间 CT 设备性能的一致性,须对以上参数进行常规定期测试,同时还应对 CT 设备的 CT 值进行校准。对于以解剖学标准为依据的 CT 影像质量评价,还应考虑对病理改变的探查和检查区域的解剖结构与不同组织之间对比状况。物理学影像标准是采用客观方法对 CT 图像质量进行测试,CT 影像质量可用物理参数来表述,如一致性、线性度、层厚、空间分辨力、对比度分辨力、伪影和噪声等。

【实验目的】

1. 掌握 CT 图像质量控制方法。

2. 熟悉 CT 图像质量控制内容。

3. 熟悉影响 CT 图像质量的因素。

【实验要求】

1. 根据临床诊断需求及检查目的合理选择扫描参数。

2. 尽量避免伪影产生,降低容积效应等对图像质量的影响。

3. 在辐射防护正当化的前提下尽量降低噪声。

【实验器材】

1. CT机。

2. 随机自带水模。

3. 密度分辨力体模块。

4. 空间分辨力体模块。

【实验注意事项】

1. 以满足诊断要求为目的选择适当的扫描参数及条件，如扫描层厚、滤过算法及曝光条件等。

2. 不能一味提高图像质量而过度加大曝光剂量。

3. 通过薄层扫描减少部分容积效应。

【实验方法及步骤】

1. 明确图像质量控制内容

（1）诊断学标准：包括影像解剖学标准和物理学影像标准。

成像技术条件：包括层厚、层距、视野、扫描架倾斜角度、曝光参数、检查体积、重建方法、窗宽和窗位等参数。

（2）临床相关性能参数：包括 CT 检查应回答临床的问题、受检者准备（包括合作、交流、禁食、体位、运动、对比剂的服用、防护屏蔽等）、检查技术方法、影像观察条件、照片打印等。

（3）受检者辐射剂量：在不影响单次检查的诊断价值的前提下，受检者的辐射剂量应低于正常参考值。

2. 图像质量控制方法

（1）提高空间分辨力

1）探测器的孔径要尽量窄，探测器之间的距离要尽量小，探测器的数量尽量多；

2）在扫描视野不变的情况下，增加矩阵，减小层厚；

3）在图像重建中采用特殊的滤波函数，如边缘增强或骨算法，使图像边缘更加清晰锐利。

（2）增加密度分辨力

1）增加 X 剂量；

2）增大像素，增加层厚，使单位体积的光子量增加；

3）采用特殊的过滤方法，提高信噪比，相对降低噪声。

（3）降低噪声

1）减小层厚，提高 CT 值得测量精度；

2）提高 X 线的曝光条件，增加曝光量；

3）增大像素，提高单位体积的光子质量；

4）提高探测器的质量；

5）采用恰当的滤波函数进行图像重建，如标准的数学算法或软组织算法。

（4）消除伪影

1）探测器及电路的稳定性好，探测器的几何尺寸及间隙尽量小；

2）CT 设备安装好后，必须进行调试、空气校准以及定期维护保养；

3）匹配的外部环境如专用稳压电源、合适室内温度、湿度等；

4）人为因素造成的伪影，必须找到原因加以消除。

（5）减少部分容积效应：扫描层厚越薄，部分容积效应越小，扫描层厚为被扫病灶直径一半时，可以最大限度地避免部分容积效应的影响。

3. 影响图像质量的因素

（1）图像质量参数

1）CT 的分辨力

2）噪声

3）伪影

4）部分容积效应和周围间隙现象

（2）扫描参数

1）X 线剂量

2）层厚

3）视野

4）滤波函数

（3）机器的安装和调试

1）有一个较好的机器工作环境

2）CT 机房和计算机房的温度控制在 18～25℃，湿度控制在 40%～65%。

3）电源功率要足够大，工作频率要稳定。室内必须防尘，保持一个清洁的工作环境。

安装时需注意：开箱时必须对照装箱清单的内容核对名称和数目，检查有无元器件的外表损伤；避免多次搬动造成损坏，各部件的放置尽量一次到位；必须检查电源电压、频率和功率是否符合设备的要求，电缆线和各连线的布排是否合理。

4）CT 机的调试和校准是用软件来完成的，内容包括 X 线的产生、探测器信号的输出、准直器的校准、检查床的运行、图像显示系统以及照相机的调试等。

【实验总结】

1. 空间分辨力是指能分辨物体最小空间几何尺寸的能力。

2. 密度分辨力是指成像系统能分辨两种组织之间的最小密度差异的能力。

3. 部分容积效应与 CT 扫描层厚和层面内组织或结构的密度有直接关系。

4. 伪影与图像噪声不同，图像噪声是一种随机干扰，只能影响图像对比度，不可能消除；而伪影是非真实存在，在图像上多表现为不同的条纹或干扰痕迹，可以被识别并可通过一定方法克服。

【实验思考】

1. 空间分辨力的定义是什么？

2. 提高空间分辨力的方法有哪些？

3. 密度分辨力的定义是什么？

4. 提高密度分辨力的方法有哪些？

5. 什么是部分容积效应？

6. 怎样减少部分容积效应对图像的影响？

7. 噪声的定义是什么？

8. 噪声的表现有哪些?

9. 减低噪声的措施有哪些?

10. 伪影定义是什么?

11. 常见的 CT 伪影有哪些?

12. 怎样减少和避免伪影的产生?

第一节 DSA 检查方式

实验一 动脉 DSA

【临床概述】

动脉 DSA（IA-DSA）是经皮股动脉或桡动脉穿刺，将所需的导管插入相应的血管内进行造影，获取所需的 DSA 血管图像。IA-DSA 分选择性动脉 DSA 和超选择性动脉 DSA。它使用的对比剂浓度低，对比剂团块不需长时间的传输与涂布，并在注射参数的选择上有许多灵活性。同时，血管重叠少，图像清晰，质量高，图像质量受受检者的影响减小，对受检者的损伤也小。

【实验目的】

1. 掌握各动脉造影的对比剂使用参数。

2. 掌握对比剂用量与血管图像质量的关系。

3. 熟悉 DSA 检查前的准备。

4. 熟悉相关的血管解剖。

5. 熟悉 DSA 检查的适应证及禁忌证。

6. 了解选择性动脉 DSA 和超选择性动脉 DSA 方法及步骤。

【实验要求】

1. 熟悉 DSA 工作原理及操作界面。

2. 掌握 DSA 的功能（采集方式、注射参数、呼吸训练等）。

3. 掌握辐射防护措施。

4. 如何做到图像质量达到影像诊断标准。

【实验器材】

1. DSA 设备。

2. 图像后处理工作站。

3. 干式激光胶片打印机。

4. 高压注射器。

5. 抢救器械如氧气瓶、血压计、呼吸气囊、心电监护仪、除颤仪和急救药品。

6. 工作人员的防护衣物及受检者的防护用品。

【实验注意事项】

1. DSA 检查为无菌手术，要有无菌观念。

2. 手术操作应由有资质的医师进行。

3. 观看手术必须注意辐射防护。

4. 危重、老年体弱及婴幼儿受检者应有家属陪同,并注意非检查部位及性腺的辐射防护。

5. 手术结束应注意穿刺点的压迫包扎,并制动10~12小时。

【实验方法及步骤】

1. 选择脑血管的动脉造影病例。

2. 技术人员进行病例资料的登录。

3. 对受检者进行无菌消毒,并进行心电、呼吸监控。

4. 由有资质的医师进行穿刺。

5. 应用Seldinger技术行股动脉穿刺,将所选用的单弯导管插至升主动脉弓,常规先行右侧颈动脉及分支的造影。转动导管,使导管的尖端向上,缓慢地向后拉,使导管尖端抵达无名动脉开口处,然后旋转导管使导管尖端指向内侧,继续推进使其进入右颈总动脉。转动C臂,使颈部成侧位像,将导管顶端插至第4~5颈椎平面时,根据造影目的将导管送入颈外或颈内动脉,然后注入少量对比剂,证实导管在靶血管后,透视下行造影定位,确认无误后即可造影。

6. 选择相应对比剂及一定的注射参数,进行图像采集(图4-1)。

7. 图像处理并打印。

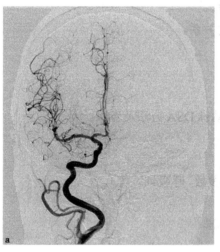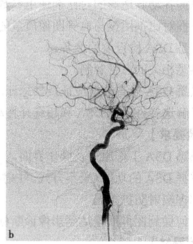

图4-1 右颈内动脉DSA图
a. 正位;b. 侧位

【实验总结】

1. 适应证和禁忌证

(1)适应证:血管性病变及肿瘤性病变的诊断与治疗。

(2)禁忌证:碘对比剂过敏者;严重的心、肝、肾功能不全者;严重的凝血功能障碍,有明显出血倾向者;高热、急性感染及穿刺部位感染者;恶性甲状腺功能亢进、骨髓瘤受检者;女性月经期及妊娠三个月以内者。

（3）并发症：穿刺插管所致并发症如穿刺部位血肿；动脉痉挛；假性动脉瘤、动脉夹层、动静脉瘘的形成；动脉切割、血管破裂；异位栓塞、血栓、气栓的形成；导管在动脉内打结或折断及严重的心律失常等。对比剂过敏所致严重并发症如碘过敏反应或特异质反应及剂量依赖或物理化学反应。

2. 检查前的准备

（1）受检者准备：碘过敏和麻醉药过敏试验；检测心、肝、肾功能及出凝血时间、血小板计数；穿刺部位备皮；向受检者和家属简述造影目的、手术过程，消除受检者的顾虑及紧张心理。同时告知术中、术后可能发生的意外情况和并发症，获得受检者家属理解，取得受检者的合作，并签署手术知情同意书或其他的相关的知情同意书；儿童及意识不清不能配合者施行全身麻醉；建立静脉通道，便于术中给药和急救。

（2）器械准备：手术器械准备、造影设备准备及药物准备。

3. DSA 的功能的应用

（1）采集方式：不同的血管采集方式不同。运动部位采用大的采集速率进行采集，心脏采用电影方式。

（2）注射参数：注射速率、注射总量及注射限压等。

（3）图像质量：注意受检者的呼吸运动及肢体运动。

4. 图像的处理及后处理

5. 打印与图像传输

（1）调节窗宽窗位，适当放大或缩小图像，使图像位于窗格中间位置，根据图像总数计算窗格（行×列），先将定位像输入打印窗格，然后依次输入平扫图像、增强图像和（或）后处理图像。

（2）利用医学影像存储与传输系统（PACS）进行数字化存储和管理，来实现影像信息本地及远程查询、浏览、打印等功能。

【实验思考】

1. DSA 造影对比剂的使用参数？

2. DSA 图像质量与对比剂用量的关系？

3. DSA 的操作流程？

实验二　动态 DSA

【临床概述】

在 DSA 成像过程中，将 X 线管、人体和探测器进行有规律的运动，从而获得 DSA 图像的方式，称之为动态 DSA。

随着现代化技术的不断发展，DSA 系统设备性能不断改进，DSA 技术的不足得到改善，动态 DSA 在临床应用中发挥出巨大的作用。旋转 DSA 使成像部位重叠的血管，通过旋转式血管造影，获得多角度，非重叠的立体影像。通过 3D 及图像的后处理，使检查部位的血管及病变得到充分显示，可获得血管与病变关系的最佳显示角度，对于脑部血管病变的检查与治疗具有指导性意义。采用步进式成像既可解决多次曝光、多次注药，也可以弥补因探测器面积小的问题，如下肢血管检查。采用遥控对比剂跟踪技术可在一次曝光过程中,观测全程血管结构。动态DSA通过改进高压发生器,使用超短脉冲快速曝光或采用数字技术脉冲方式曝光,可以减少运动部位成像产生的运动性伪影,同时,X线剂量减少接近一半。

【实验目的】

1. 掌握旋转造影的对比剂使用参数。
2. 掌握旋转造影图像特点。
3. 熟悉DSA检查前的准备。
4. 了解旋转造影的应用。

【实验要求】

1. 熟悉旋转DSA工作原理及操作界面。
2. 掌握DSA的功能(采集方式、注射参数、呼吸训练等)。
3. 掌握辐射防护措施。
4. 如何做到图像质量达到影像诊断标准。

【实验器材】

1. 具有旋转造影功能的DSA设备。
2. 图像后处理工作站。
3. 干式激光胶片打印机。
4. 高压注射器。
5. 抢救器械如氧气瓶、血压计、呼吸气囊、心电监护仪、除颤仪和急救药品。
6. 工作人员的防护衣物及受检者的防护用品。

【实验注意事项】

1. DSA检查为无菌手术,要有无菌观念。
2. 手术操作应由有资质的医师进行。
3. 注意机架位置与造影延时。
4. 观看手术必须注意辐射防护。
5. 危重、老年体弱及婴幼儿受检者应有家属陪同,并注意非检查部位及性腺的辐射防护。
6. 手术结束应注意穿刺点的压迫包扎,并制动10~12小时。

【实验方法及步骤】

1. 选择脑血管的动脉造影病例。
2. 技术人员进行病例资料的登录。
3. 对受检者进行无菌消毒,并进行心电、呼吸监控。
4. 由有资质的医师进行穿刺。
5. 应用Seldinger技术行股动脉穿刺,将所选用的单弯导管插至升主动脉弓,常规先行右侧颈动脉及分支的造影。转动导管,使导管的尖端向上,缓慢地向后拉,使导管尖端抵达无名动脉开口处,然后旋转导管使导管尖端指向内侧,继续推进使其进入右颈总动脉。转动C臂,使颈部成侧位像,将导管顶端插至第4~5颈椎平面时,根据造影目的将导管送入颈外或颈内动脉,然后注入少量对比剂,证实导管在靶血管后,透视下行造影定位,确认无误后即可造影。

6. 机器进入旋转自检状态,当自检完成后进行旋转造影。

7. 选择相应对比剂及一定的注射参数,进行图像采集。

8. 图像处理并打印。

【实验总结】

1. 适应证、禁忌证的确定

(1) 适应证:血管性病变及肿瘤性病变的诊断与治疗。

(2) 禁忌证:碘对比剂过敏者;严重的心、肝、肾功能不全者;严重的凝血功能障碍,有明显出血倾向者;高热、急性感染及穿刺部位感染者;恶性甲状腺功能亢进、骨髓瘤者;女性月经期及妊娠三个月以内者。

(3) 并发症:穿刺插管所致并发症如穿刺部位血肿;动脉痉挛;假性动脉瘤、动脉夹层、动静脉瘘的形成;动脉切割、血管破裂;异位栓塞、血栓、气栓的形成;导管在动脉内打结或折断及严重的心律失常等。对比剂过敏所致严重并发症如碘过敏反应或特异质反应及剂量依赖或物理化学反应。

2. 检查前的准备

(1) 受检者准备:碘过敏和麻醉药过敏试验;检测心、肝、肾功能及出凝血时间、血小板计数;穿刺部位备皮;向受检者和家属简述造影目的、手术过程,消除受检者的顾虑及紧张心理。同时告知术中、术后可能发生的意外情况和并发症,获得受检者家属理解,取得受检者的合作,并签署手术知情同意书或其他的相关的知情同意书;儿童及意识不清不能配合者施行全身麻醉;建立静脉通道,便于术中给药和急救。

(2) 器械准备:手术器械准备、造影设备准备及药物准备。

3. DSA的功能的应用

(1) 采集方式:不同的血管采集方式不同。运动部位采用大的采集速率进行采集,心脏采用电影方式。

(2) 注射参数:注射速率、注射总量及注射限压等。

(3) 图像质量:注意受检者的呼吸运动及肢体运动。

4. 图像的处理及后处理

5. 打印与图像传输

(1) 调节窗宽窗位,适当放大或缩小图像,使图像位于窗格中间位置,根据图像总数计算窗格(行×列),先将定位像输入打印窗格,然后依次输入平扫图像、增强图像和(或)后处理图像。

(2) 利用医学影像存储与传输系统(PACS)进行数字化存储和管理,来实现影像信息本地及远程查询、浏览、打印等功能。

【实验思考】

1. 动态DSA造影对比剂的使用参数?

2. 动态DSA图像质量与对比剂用量的关系?

3. 动态DSA的操作流程?

实验三 减 影 方 式

【临床概述】

DSA的成像基本原理是将受检部位没有注入对比剂和注入对比剂后的血管造影图像，分割成许多的小方格，做成矩阵化，形成由小方格中的像素所组成的数据图像，经对数增幅和模/数转换为不同数值的数字，形成数字图像并分别存储起来，然后通过计算机处理并将两幅图像的数字信息相减，获得的不同数值的差值信号，再经计算机处理，获得了去除骨骼、肌肉、软组织，只留血管影像的减影图像。根据数字减影方式的不同可分为三种，即时间减影、能量减影和混合减影。本次实验以时间减影来说明，时间减影是DSA的常用方式，在注入的对比剂进入兴趣区之前，将一帧或多帧图像作蒙片(mask像)储存起来，并与时间顺序出现的含有对比剂的充盈像(造影图像)一一进行相减。这样，两帧图像相同部分被消除了，只留下含有对比剂血管部分被显示出来。这种因造影图像和mask像两者获得的时间先后不同而获得的减影图像，称为时间减影。

【实验目的】

1. 掌握常规方式减影原理。
2. 掌握超脉冲方式减影原理。
3. 掌握时间间隔方式减影原理。
4. 了解心电触发脉冲减影原理。

【实验要求】

1. 掌握辐射防护措施。
2. 掌握DSA的功能(采集方式、注射参数、呼吸训练等)。
3. 掌握蒙片的采集及减影的处理。
4. 熟悉DSA工作原理及操作界面。
5. 如何做到图像质量达到影像诊断标准。

【实验器材】

1. DSA设备。
2. 图像后处理工作站。
3. 干式激光胶片打印机。
4. 高压注射器。
5. 抢救器械如氧气瓶、血压计、呼吸气囊、心电监护仪、除颤仪和急救药品。
6. 工作人员的防护衣物及受检者的防护用品。

【实验注意事项】

1. DSA检查为无菌手术，要有无菌观念。
2. 手术操作应由有资质的医师进行。
3. 注意对比剂的注射参数及造影延时。
4. 受检者的合作与造影图像关系
5. 观看手术必须注意辐射防护。

6. 危重、老年体弱及婴幼儿受检者应有家属陪同，并注意非检查部位及性腺的辐射防护。

7. 手术结束应注意穿刺点的压迫包扎，并制动 10～12 小时。

【实验方法及步骤】

1. 选择脑血管的动脉造影病例。

2. 技术人员进行病例资料的登录。

3. 对受检者进行无菌消毒，并进行心电、呼吸监控。

4. 由有资质的医师进行穿刺。

5. 应用 Seldinger 技术行股动脉穿刺，将所选用的单弯导管插至升主动脉弓，常规先行右侧颈动脉及分支的造影。转动导管，使导管的尖端向上，缓慢地向后拉，使导管尖端抵达无名动脉开口处，然后旋转导管使导管尖端指向内侧，继续推进使其进入右颈总动脉。转动 C 臂，使颈部成侧位像，将导管顶端插至第 4～5 颈椎平面时，根据造影目的将导管送入颈外或颈内动脉，然后注入少量对比剂，证实导管在靶血管后，透视下行造影定位，确认无误后即可造影。

6. 采用不同采集速率进行减影图像采集。

7. 选择不同的蒙片进行减影，观看其减影效果。

8. 受检者产生运动后采用超脉冲减影及时间间隔减影，获得减影图像。

9. 图像处理并打印。

【实验总结】

1. 采用不同采集速率进行减影图像采集，对于运动部位的减影有影响，常规脉冲方式：每秒进行数帧的成像，在对比剂未注入造影部位前和对比剂在靶血管充盈的过程中对 X 线图像进行采集和减影，最后得到一系列连续间隔的减影图像。X 线的产生与采集脉冲同步，以一连串单一的曝光为其特点，脉冲频率低，1～7.5 帧 / 秒。射线剂量较强，所获得的图像质量好。

2. 选择不同的蒙片进行减影，观看其减影效果。常规方式为选取 mask 像和充盈像各一帧进行相减，经处理获得减影图像（图 4-2）。有手动方式和自动方式。

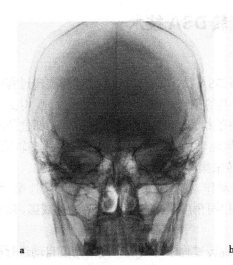
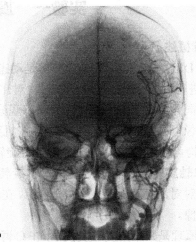

a　　　　　　　　　b

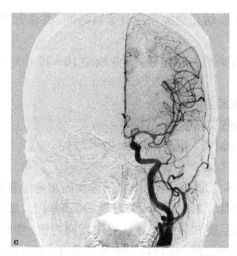

图4-2 脑动脉减影

a. mask 像；b. 充盈像；c. 减影图像

3. 受检者产生运动后采用超脉冲减影及时间间隔减影，获得减影图像。时间间隔差方式：是一种以相隔一定数量的前一幅图像作为 mask 像，再与其后一定间隔的图像进行减影处理，从而获得一个序列的差值图像。其特点是 mask 像时时变化，边更新边重新减影处理，相减的两帧图像在时间上间隔较小，能增强高频部分，降低了由于受检者活动造成的低频影响，对于心脏等具有周期性活动的部位，适当地选择图像间隔帧数，进行时间间隔方式减影，能够消除相位偏差造成的图像运动性伪影。

【实验思考】

1. 如何选择蒙片？

2. 对于运动器官的检查如何选择减影方式及采集模式？

3. 如何提高减影图像质量？

第二节 特殊DSA检查技术

实验一 旋转DSA技术

【临床概述】

旋转 DSA（rotational DSA）技术是动态 DSA 技术的一种，是在 C 臂旋转过程中注射对比剂、进行曝光采集，获得一系列含对比剂的图像，经过计算机图像处理，得到一组可回放的不同角度的减影图像，达到动态观察的检查方法。实现了对于运动部位的动态数字血管图像以及减影数字血管图像。按机架运动的方式可分为单轴旋转和多轴旋转，按 C 臂的结构可分为单 C 臂旋转和双 C 臂旋转采集。

1. 单轴旋转 它利用 C 臂的两次旋转动作，第一次旋转采集一系列蒙片像，第二次旋转时注射对比剂，采集一系列充盈像，在相同角度采集的两幅图像进行减影，以获取序列减影图像。

基本原理是采用角度触发技术，在 C 臂旋转过程中每间隔一定的角度自动进行图像的采集,获得一系列图像数据,旋转速度由早期的 25°/s 发展到 60°/s,图像帧频为 8~75/s 可调,旋转幅度由 180° 发展 360°。最后取得动态的血管图像,或经两次旋转动作获得减影图像。其优势是只通过一次对比剂的注入就可以获得不同角度的多维空间血管造影图像,增加了影像的观察角度,能从最佳的位置观察血管的正常解剖和异常改变,提高病变血管的显示率,从而大大降低了射线剂量,为医生及受检者提供了最大程度的保护。但不足的是对头、足方向的观测不满意,需要进行 3D 重建,以获得整体血管的观察。

该技术在临床上主要应用于心血管以及头颈部血管性病变,尤其是颅内动脉瘤的诊断,应用实时旋转 DSA 技术可以做到多角度全面观察病变部位,并可清楚地显示出动脉瘤的形态、大小,更能显示动脉瘤的瘤颈及与载瘤动脉的关系,为治疗方案的选择和术后效果的评定提供了最直观的影像根据。

2. 多轴旋转　在一次造影剂注射的情况下,将 C 臂旋转和环内滑动的双轴旋转采集组合成一次完整的采集轨迹。系统会根据受检者的体型等信息自动设定运动轨迹,该轨迹会将靶血管常规二维投照角度无一例外的完美覆盖。换句话讲,其采集全程的影像信息比常规的二维投照信息更多,更助于临床医生的诊疗效果。采集过程中的每一幅图像都被标明了曝光时的角度,非常好的用来确定最佳的投照角度,有利于指导治疗。它与单轴旋转比较,更能显示靶血管的空间形态。

旋转 DSA 技术实际上是对常规体位 DSA 检查的重要补充,只通过一次对比剂的注入就可以获得不同角度的多维空间血管造影图像,增加了影像的观察角度,能从最佳的位置观察血管的正常解剖和异常改变,提高病变血管的显示率;从而大大降低了射线剂量,减少了对比剂的用量,缩短检查时间,为医生及受检者提供了最大程度的保护。但不能观察靶血管造影的整个过程,不能显示血管腔内管壁、血栓情况,缺乏对病变血管实质期及静脉回流等血流动力情况的了解。

【实验目的】

1. 掌握旋转 DSA 的基本原理及工作流程。

2. 掌握单轴旋转的运动模式及应用范围。

3. 掌握多轴旋转的运动模式及应用范围。

4. 掌握旋转造影的注射参数的应用。

5. 掌握旋转造影与常规造影的区别。

【实验要求】

1. 掌握多轴旋转造影的操作。

2. 掌握单轴旋转造影的操作。

3. 掌握旋转造影注射参数的应用及延时的使用。

4. 熟悉旋转 DSA 的工作流程。

【实验器材】

1. 具有旋转造影功能及 3D 工作站的 DSA 设备。

2. 图像后处理工作站。

3. 干式激光胶片打印机。

4. 高压注射器。

5. 抢救器械如氧气瓶、血压计、呼吸气囊、心电监护仪、除颤仪和急救药品。

6. 工作人员的防护衣物及受检者的防护用品。

【实验注意事项】

1. DSA检查为无菌手术，要有无菌观念。

2. 手术操作应由有资质的医师进行。

3. 注意对比剂的注射参数及造影延时。

4. 受检者的合作与造影图像关系。

5. 观看手术必须注意辐射防护。

6. 危重、老年体弱及婴幼儿受检者应有家属陪同，并注意非检查部位及性腺的辐射防护。

7. 手术结束应注意穿刺点的压迫包扎，并制动10～12小时。

【实验方法及步骤】

1. 选择脑血管的动脉造影病例

2. 技术人员进行病例资料的登录。

3. 对受检者进行无菌消毒，并进行心电、呼吸监控。

4. 由有资质的医师进行穿刺

5. 应用Seldinger技术行股动脉穿刺，将所选用的单弯导管插至升主动脉弓，常规先行右侧颈动脉及分支的造影。转动导管，使导管的尖端向上，缓慢地向后拉，使导管尖端抵达无名动脉开口处，然后旋转导管使导管尖端指向内侧，继续推进使其进入右颈总动脉。转动C臂，使颈部成侧位像，将导管顶端插至第4～5颈椎平面时，根据造影目的将导管送入颈外或颈内动脉，然后注入少量对比剂，证实导管在靶血管后，透视下行造影定位，确认无误后即可造影。

6. 机器进入旋转自检状态，当自检完成后进行旋转造影。

7. 选择相应对比剂及一定的注射参数，进行图像采集。

8. 图像处理并打印。

【实验总结】

1. 旋转造影的优势　通过一次对比剂的注入就可以获得不同角度的多维空间血管造影图像，增加了影像的观察角度，能从最佳的位置观察血管的正常解剖和异常改变，提高病变血管的显示率；从而大大降低了射线剂量，减少了对比剂的用量，缩短检查时间，为医生及受检者提供了最大程度的保护。

2. 旋转造影的局限性　缺乏对病变血管实质期及静脉回流等血流动力情况的了解。

【实验思考】

1. 掌握旋转DSA技术的临床应用。

2. 熟悉旋转DSA技术的优势及局限性。

实验二　3D-DSA技术

【临床概述】

3D-DSA技术（three dimensional digital subtraction angiography，3D-DSA）是对旋转DSA采集的横断面的投影图像，通过计算机进行三维数据重建的一项基本技术。利用采集到的旋转 DSA 图像进行实时运算分析，针对采集区域的像素立方体进行重建，得到三维立体的血管图像。三维血管成像可以更加形象的、立体的了解病变，对血管重叠的病变，特别是在细小动脉瘤的显示与诊断方面，有时起到决定性的作用。

【实验目的】

1. 掌握 3D-DSA 技术的基本原理及工作流程。

2. 掌握 3D-DSA 的后处理功能。

【实验要求】

1. 掌握 3D-DSA 的工作过程及 3D-DSA 工作站的使用。

2. 掌握脑血管 3D 图像的重建及各功能的使用。

【实验器材】

1. 具有旋转造影功能及 3D 工作站的 DSA 设备。

2. 图像后处理工作站。

3. 干式激光胶片打印机。

4. 高压注射器。

5. 抢救器械如氧气瓶、血压计、呼吸气囊、心电监护仪、除颤仪和急救药品。

6. 工作人员的防护衣物及受检者的防护用品。

【实验注意事项】

1. DSA 检查为无菌手术，要有无菌观念。

2. 手术操作应由有资质的医师进行。

3. 注意对比剂的注射参数及造影延时。

4. 受检者的合作与造影图像关系。

5. 观看手术必须注意辐射防护。

6. 危重、老年体弱及婴幼儿受检者应有家属陪同，并注意非检查部位及性腺的辐射防护。

7. 手术结束应注意穿刺点的压迫包扎，并制动 10～12 小时。

【实验方法及步骤】

1. 选择脑血管的动脉造影病例。

2. 技术人员进行病例资料的登录。

3. 对受检者进行无菌消毒，并进行心电、呼吸监控。

4. 由有资质的医师进行穿刺。

5. 应用 Seldinger 技术行股动脉穿刺，将所选用的单弯导管插至升主动脉弓，常规先行右侧颈动脉及分支的造影。转动导管，使导管的尖端向上，缓慢地向后拉，使导管尖端抵达无名动脉开口处，然后旋转导管使导管尖端指向内侧，继续推进使其进入右颈总动脉。转动 C 臂，使颈部成侧位像，将导管顶端插至第 4～5 颈椎平面时，根据造影目的将导管送入颈外或颈内动脉，然后注入少量对比剂，证实导管在靶血管后，透视下行造影定位，确认无误后即可造影。

6. 机器进入旋转自检状态，当自检完成后进行旋转造影。

7. 选择相应对比剂及一定的注射参数，进行图像采集。

8. 在 3D 工作站上显示 3D 图像（图 4-3）。

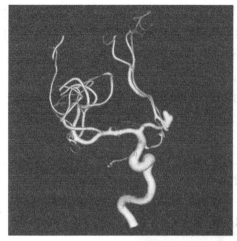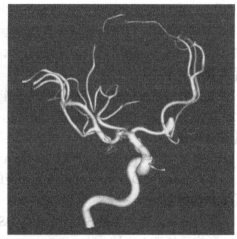

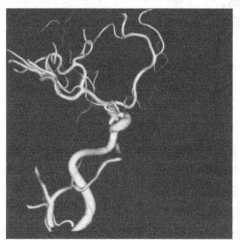

图 4-3 脑动脉瘤 3D-DSA 图

9. 对图像进行相应的处理。

【实验总结】

1. 掌握 3D 图像的形成过程。

2. 掌握 3D 图像的常见后处理功能。

【实验思考】

1. 3D 图像的优势是什么？

2. 影响 3D 图像质量的因素有哪些？

实验三 实时模糊蒙片 DSA 技术

【临床概述】

实时模糊蒙片（real-time smoothed mask，RSM）DSA 技术是检查床或 C 形臂在移动中采集图像数据，即蒙片和实时图像交替采集，利用间隔很短的两次曝光，第一次曝光时影像增强器适当散焦，获得一帧适当模糊的图像，间隔 33ms 再采集一帧清晰的造影图像,两者进行减影可以获得具有适当骨骼背景的血管图像。其特点是在 DSA 图像上保留浅淡的骨骼影像,可用于血管病变位置识别。它可以在运动中获得减影图像,免除了旋转 DSA 减影图像需要进行两次运动采集的麻烦,且避免了两次采集间受检者移动造成失败的可能。

【实验目的】

1. 掌握实时模糊蒙片技术的原理。

2. 了解实时模糊蒙片技术的临床应用。

【实验要求】

1. 掌握实时模糊蒙片技术的操作流程。

2. 掌握对实时模糊蒙片技术的图像处理。

【实验器材】

1. 具有实时模糊蒙片技术及 3D 工作站的 DSA 设备。

2. 图像后处理工作站。

3. 干式激光胶片打印机。

4. 高压注射器。

5. 抢救器械如氧气瓶、血压计、呼吸气囊、心电监护仪、除颤仪和急救药品。

6. 工作人员的防护衣物及受检者的防护用品。

【实验注意事项】

1. DSA 检查为无菌手术,要有无菌观念。

2. 手术操作应由有资质的医师进行。

3. 注意对比剂的注射参数及造影延时。

4. 受检者的合作与造影图像关系。

5. 观看手术必须注意辐射防护。

6. 危重、老年体弱及婴幼儿受检者应有家属陪同,并注意非检查部位及性腺的辐射防护。

7. 手术结束应注意穿刺点的压迫包扎,并制动 10～12 小时。

【实验方法及步骤】

1. 选择颈动脉血管造影病例。

2. 技术人员进行病例资料的登录。

3. 对受检者进行无菌消毒,并进行心电、呼吸监控。

4. 由有资质的医师进行穿刺。

5. 应用 Seldinger 技术行股动脉穿刺,将所选用的单弯导管插至升主动脉弓,常规先行右侧颈动脉及分支的造影。转动导管,使导管的尖端向上,缓慢地向后拉,使导管尖端抵达无名动脉开口处,然后旋转导管使导管尖端指向内侧,继续推进使其进入右颈总动脉。转动 C 臂,使颈部成侧位像,将导管顶端插至第 4～5 颈椎平面时,根据造影目的将导管送入颈外或颈内动脉,然后注入少量对比剂,证实导管在靶血管后,透视下行造影定位,确认无误后即可造影。

6. 选择实时蒙片显示技术后进行造影。

7. 选择相应对比剂及一定的注射参数,进行图像采集。

8. 在主显示屏上显示具有实时蒙片的图像。

【实验总结】

1. 掌握实时模糊蒙片技术图像的形成过程。

2. 掌握实时模糊蒙片技术的优势。

【实验思考】

1. 实时模糊蒙片技术的临床应用？

2. 实时模糊蒙片技术与常规 DSA 技术的不同？

实验四 步进 DSA 技术

【临床概述】

步进式血管造影技术(angiography of step-translation technique/bolus chasing angiography, BCA)是一次性注射对比剂，通过自动跟踪造影获得整个下肢血管及分支的图像，解决了普通数字减影血管造影技术需要分段、多次采集才能达到的效果。依据图像数据采集的方式不同分为分段步进和连续步进 2 种方式。

1. 分段步进 分段步进是以往常用的一种方式。X 线球管和探测器保持静止，导管床携人体匀速移动，或者是导管床与人体静止，X 线球管和探测器匀速移动。采用快速脉冲曝光采集图像，实时减影成像。具体方法是预先设定步进程序。当第一段曝光时序完成后，床面或 X 线管自动移动一定距离后停止，此时进入第二段曝光区域，再进行曝光。第三段、第四段以此类推。相邻两曝光区域有部分重叠。对于各区域段采集后的图像数据通过计算机处理进行剪接，获得血管全程影像。步进时序的设定以对比剂在血管内的流速决定，曝光时的区域应是对比剂在血管内充盈最佳时段。此方式的缺点是步进及曝光时序难以与对比剂的充盈高峰相吻合。

2. 连续步进 在脉冲曝光中，通过检查床面或 C 臂的自动移动，X 线管以脉冲曝光方式跟踪对比剂在血管内充盈高峰同步进行，利用窄 X 线束连续采集，跟踪对比剂在血管内充盈过程并连续获取造影图像，实时减影显示。对跟踪采集的图像数据，计算机按顺序自动进行连接，以此获得该血管的全程影像。又可降低受检者的辐射剂量。因是连续跟踪采集，重建后的全程血管减影图像不出现剪接处的位移影，血管连续显示。在连续追踪采集的过程中，可以同时转动被检四肢，使重叠的血管分离显示。

导管床的移动速度是技术员通过调速手柄来控制的，使导管床的移动速度与造影剂在下肢动脉血管中的流动同步，因此，能否合理正确使用调速手柄是造影成功的关键。受检者移动是造影失败的另一个主要原因，多为造影剂刺激引起。一则是因大量的高渗性造影剂一次短时间内注入，双侧追踪造影一次造影剂用量达 80~100ml，可引起红细胞血管内皮及血 - 脑屏障的损害，引起抽搐或惊厥，一则是造影剂的高渗性带来的灼热感造成肢体的不自主的移动。因此，下肢动脉造影采用 Bolus 技术时，应尽量选用非离子型造影剂，并对下肢进行固定。对比剂的稀释或采用等渗对比剂进行造影，可以减少受检者的疼痛。

步进 DSA 技术的优势就是能在一次性注射对比剂的同时获得整个下肢的图像，减少了对比剂的用量，同时也减少了受检者接受的 X 线辐射，缩短了造影时间。其缺陷是对比剂的跟踪和采集速度难以协调,单次造影时间长,易产生运动伪影。

【实验目的】

1. 掌握步进DSA技术的原理。

2. 掌握步进DSA的临床应用。

【实验要求】

1. 掌握步进DSA技术的操作流程。

2. 掌握步进DSA技术注射参数的使用。

3. 掌握步进DSA技术的图像处理。

【实验器材】

1. 具有步进DSA功能及3D工作站的DSA设备。

2. 图像后处理工作站。

3. 干式激光胶片打印机。

4. 高压注射器。

5. 抢救器械如氧气瓶、血压计、呼吸气囊、心电监护仪、除颤仪和急救药品。

6. 工作人员的防护衣物及受检者的防护用品。

【实验注意事项】

1. DSA检查为无菌手术,要有无菌观念。

2. 手术操作应由有资质的医师进行。

3. 固定受检者的肢体,防止检查过程中产生运动。

4. 注意对比剂的注射参数及造影延时。

5. 受检者的合作与造影图像关系。

6. 观看手术必须注意辐射防护。

7. 危重、老年体弱及婴幼儿受检者应有家属陪同,并注意非检查部位及性腺的辐射防护。

8. 手术结束应注意穿刺点的压迫包扎,并制动10~12小时。

【实验方法及步骤】

1. 选择下肢动脉血管造影病例。

2. 技术人员进行病例资料的登录。

3. 对受检者进行无菌消毒,并进行心电、呼吸监控。

4. 对受检者进行下肢肢体的固定,同时使用密度补偿装置。

5. 由有资质的医师进行穿刺。

6. 应用Seldinger技术行股动脉穿刺,将所选用的单弯导管插至髂外动脉,然后注入少量对比剂,证实导管在靶血管后,透视下行造影定位,确认无误后即可造影。

7. 确立造影的起始位和终止位,确保造影范围,防止造影的缺失。

8. 进行造影前的测试,选择相应对比剂及一定的注射参数。

9. 控制床的运动与对比剂流动的速度,达到跟踪造影的目的,一边进床,一边进行图像采集。

10. 在主显示屏上显示实时图像。

11. 在后处理工作站进行图像处理。

【实验总结】

1. 掌握步进 DSA 技术工作过程。
2. 掌握步进 DSA 技术血管显示的特点。
3. 熟悉造影前的准备工作。

【实验思考】

1. 简述步进 DSA 技术的临床应用。
2. 步进 DSA 技术与常规 DSA 技术有何不同？
3. 影响步进 DSA 图像质量的因素有哪些？

实验五　自动最佳角度定位技术

【临床概述】

　　自动最佳角度定位技术利用计算机可根据正侧位或左右斜位的病变血管显示情况，分析并确定该病变血管的最佳显示角度，通过一键操作，机架可自动转到该角度进行造影，可以帮助操作者在短时间内找到感兴趣的血管实际解剖位置的最佳视图，即该血管病变的最佳显示角度。操作者只要确定任意一幅图像，然后按下自动角度按钮（compas），机架将自动运动到相应的位置。compas 从两个投影角度大于 30° 的血管图像，计算出两条平行走向的血管在三维立体范围内的最佳展示投射角度，而在临床应用中可利用正侧位 DSA 图像，测算指出某一段迂曲走行血管的投照角度；一次可调整到显示此血管的最佳角度来显示此段血管，也可在 3D 工作站上，根据 3D 血管最佳观察角度自动定位机架位置，保证操作者得到想要的最佳角度。这项技术多用于冠状动脉或脑血管的造影。这样在临床上就可以清晰显示此段血管有无病变，若有狭窄性病变，可有助于制定施行球囊扩张术或内支架置入术。

【实验目的】

1. 掌握自动最佳角度定位技术原理。
2. 掌握自动最佳角度定位技术临床应用。

【实验要求】

1. 掌握自动最佳角度定位技术的操作流程。
2. 掌握自动最佳角度定位技术注射参数的使用。
3. 掌握自动最佳角度定位技术的图像处理。

【实验器材】

1. 具有 compas 功能及 3D 工作站的 DSA 设备。
2. 图像后处理工作站。
3. 干式激光胶片打印机。
4. 高压注射器。
5. 抢救器械如氧气瓶、血压计、呼吸气囊、心电监护仪、除颤仪和急救药品。
6. 工作人员的防护衣物及受检者的防护用品。

【实验注意事项】

1. DSA 检查为无菌手术，要有无菌观念。

2. 手术操作应由有资质的医师进行。

3. 注意对比剂的注射参数及造影延时。

4. 受检者的合作与造影图像的关系。

5. 观看手术必须注意辐射防护。

6. 危重、老年体弱及婴幼儿受检者应有家属陪同，并注意非检查部位及性腺的辐射防护。

7. 手术结束应注意穿刺点的压迫包扎，并制动 10～12 小时。

【实验方法及步骤】

1. 选择冠状动脉造影病例。

2. 技术人员进行病例资料的登录。

3. 对受检者进行无菌消毒，并进行心电、呼吸监控。

4. 由有资质的医师进行穿刺。

5. 应用 Seldinger 技术行股动脉穿刺，将所选用的 JK 导管插至冠状动脉，然后注入少量对比剂，证实导管在靶血管后，透视下行造影定位，确认无误后即可手推造影。

6. 确立造影的第一图像，再旋转机架，改变体位，旋转角度大于 30 度，再行一次造影，获得第二次图像。

7. 在后处理工作站上采用 compas 功能进行图像处理。

8. 手术结束应注意穿刺点的压迫包扎，并制动 10～12 小时。

【实验总结】

1. 掌握自动最佳角度定位技术工作过程。

2. 掌握自动最佳角度定位技术血管显示的特点。

【实验思考】

1. 自动最佳角度定位技术的临床应用？

2. 自动最佳角度定位技术与常规技术的不同？

实验六　类 CT 的 DSA 技术

【临床概述】

类 CT 技术也称类 CT 功能或血管 CT，是继普通 CT 之后的一种新技术，是平板探测器 DSA 与 CT 技术相结合的产物。它在 DSA 系统中利用 C 臂的旋转，FPD 的数据采集，进行容积扫描，再经计算机对采集来的数据进行重建，将二维投影图像变换成三维目标图像，从而获得 CT 图像。通过一次旋转，重建出多个层面的图像。由于平板探测器的像素小，采集的数据信噪比差，图像的密度分辨力低，不能进行 CT 值的测量，与常规 CT 相比具有一定的局限性。

在脑血管治疗中，有时会有动脉瘤的再次破裂、出血等意外情况的发生。在常规 DSA 的治疗中若出现此类事件的发生，必须把受检者送入 CT 室进行 CT 扫描，来确定出血程度及采取相应的治疗措施，甚至中断治疗。采用类 CT 功能，既可在 DSA 检查或治疗中及时进行 CT 扫描，可快速获得结果，为治疗提供更大的保证。同时在每次治疗结束后，也可以进行 CT 扫描，确保治疗的安全性。

类CT功能的应用既保证手术的安全性又为并发症治疗赢得了时间,降低了并发症对脑组织的损害,是脑血管病变的介入治疗必备的功能。类CT技术能够不使用造影剂即可实现高质量的检查,除颅脑外还可以扩展到胸、腹部的操作如穿刺、引流和射频消融等检查与定位,为诊断和介入治疗提供帮助。

【实验目的】

1. 掌握类CT技术的原理。

2. 掌握类CT技术的临床应用。

【实验要求】

1. 掌握类CT技术的操作流程。

2. 掌握类CT技术的图像处理。

【实验器材】

1. 具有旋转造影功能、类CT功能及3D工作站的DSA设备。

2. 图像后处理工作站。

3. 干式激光胶片打印机。

4. 高压注射器。

5. 抢救器械如氧气瓶、血压计、呼吸气囊、心电监护仪、除颤仪和急救药品。

6. 工作人员的防护衣物及受检者的防护用品。

【实验注意事项】

1. DSA检查为无菌手术,要有无菌观念。

2. 手术操作应由有资质的医师进行。

3. 注意CT扫描前的准备工作,受检者检查部位的金属异物,平板探测器的空气校正等。

4. 注意机架运行情况,受检者的合作与造影图像关系。

5. 注意辐射防护。

6. 3D工作站连接状态。

7. 后处理情况。

【实验方法及步骤】

1. 选择颅脑出血病例。

2. 技术人员进行病例资料的登录。

3. 对受检者进行无菌消毒,并进行心电、呼吸监控。

4. 在透视情况下,进行X线中心定位。先行正位定位像,确立头颅正中与平板中心一致,转动至侧位像,确立头颅中心在平板中心。

5. 进入CT模式,按起始键,平板转至起始位并停止,结束位按钮灯闪烁,按结束位灯,机架运行至结束位并停止,显示扫描的全部时间。

6. 按下曝光按钮,机器进行扫描,直至曝光结束;在不松开曝光按钮时,机器会回到初始状态并停止。

7. 在后处理工作站上进行图像处理。

8. 手术结束应注意穿刺点的压迫包扎,并制动10~12小时。

【实验总结】

1. 掌握类CT的工作准备过程。

2. 掌握类 CT 的操作流程。

3. 熟悉类 CT 的图像处理。

【实验思考】

1. 类 CT 功能的临床应用范围？

2. 类 CT 功能与常规 CT 的区别？

实验七　3D 路径图技术

【临床概述】

3D 路径图（3D-roadmap）技术是基于 3D 血管重建技术将容积数据与实时透视匹配，代替传统二维路图功能。在旋转血管造影的基础上对该部位血管进行重建，形成三维血管图像后，再进入 3D-roadmap 模式，形成 3D 路图（图 4-4），此时随着机架的转动，三维图像自动旋转。根据病变需要进行调整，达到所需的显示方向的角度。在透视下进入导管或导丝，这样使透视图像与三维图像重合；若有血管重叠处，可以转动机架，可以最大程度显示血管的立体分布，以利于指导导管或导丝顺利地进入到靶血管内。

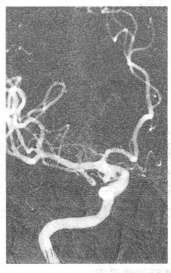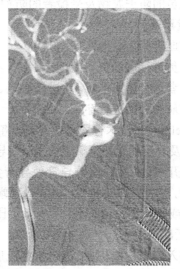

图 4-4　脑动脉瘤 3D 路径图

最初的路径图（2D 路图）采用"冒烟"和峰值保持技术，将导管前端血管分布图像与连续透视图像重合，利于指导导管及导丝更容易地送入病变部位的血管内。一但改变体位时则需要重新建立路图，反复操作。3D 路径图技术只需要一次造影，就能获得 3D 路径图图像，能使导管或导丝更容易选择性进入病变部位，也能明确机架的工作位，且易显示病变形态；如颅内动脉瘤的形态、大小，瘤颈的大小及与载瘤动脉的关系。同时在不改变条件的情况下，可反复转动机架，观察病变的形态与周边组织的关系，易于确定微导管进入瘤腔内的角度；可以指导体外对微导管前端进行弯曲塑型，使之更容易进入动脉瘤内。优点是当医生更换感兴趣区时不必重复注射造影剂制作路图，节约对比剂，减少辐射，缩短手术时间。缺点是 3D-roadmap 与 C 臂旋转、床面升降及移动、FOV 改变等关联，在退出该模式时,任何机械的运动将会导致 3D 路径图的错误,需要重新建立 3D 模式。另外,对于动脉瘤后期的栓塞,不能明确栓塞的致密程度,还需要采用 2D 路图进行操作。

【实验目的】

1. 掌握 3D 路径图技术的原理。

2. 掌握 3D 路径图技术的临床应用。

3. 熟悉 3D 路径图技术与 2D 路径图技术特点。

【实验要求】

1. 掌握 3D 路径图技术操作流程。

2. 掌握 3D 路径图技术的图像处理。

【实验器材】

1. 具有旋转造影功能、实时 3D 显示及 3D 工作站的 DSA 设备。

2. 图像后处理工作站。

3. 干式激光胶片打印机。

4. 高压注射器。

5. 抢救器械如氧气瓶、血压计、呼吸气囊、心电监护仪、除颤仪和急救药品。

6. 工作人员的防护衣物及受检者的防护用品。

【实验注意事项】

1. 选择脑血管的动脉造影病例。

2. 技术人员进行病例资料的登录。

3. 对受检者进行无菌消毒,并进行心电、呼吸监控。

4. 由有资质的医师进行穿刺。

5. 应用 Seldinger 技术行股动脉穿刺,将所选用的单弯导管插至升主动脉弓,常规先行右侧颈动脉及分支的造影。转动导管,使导管的尖端向上,缓慢地向后拉,使导管尖端抵达无名动脉开口处,然后旋转导管使导管尖端指向内侧,继续推进使其进入右颈总动脉。转动 C 臂,使颈部成侧位像,将导管顶端插至第 4～5 颈椎平面时,根据造影目的将导管送入颈外或颈内动脉,然后注入少量对比剂,证实导管在靶血管内,透视下行造影定位,确认无误后即可造影。

6. 机器进入旋转自检状态,当自检完成后进行旋转造影。

7. 选择相应对比剂及一定的注射参数,进行图像采集。

8. 在 3D 工作站上显示 3D 图像。

9. 在 3D 工作状态下,进入实时 3D 模式,转动机架,观察 3D 图像是否随机架的运动而变化。

10. 对 3D 图像进行相应的处理使得图像更清晰。

【实验总结】

1. 掌握实时 3D 路径图的形成过程。

2. 掌握实时 3D 路径图的图像处理。

【实验思考】

1. 实时 3D 路径图的优势?

2. 实时 3D 路径图与 2D 路径图的比较?

第三节　头颈部DSA检查技术

实验　头颈部DSA检查技术

【临床概述】

头颈部的血管比较多，血管分支多，双侧供血。头颈部DSA检查必须进行各分支血管的独立造影。每支血管需要进行正侧位的造影，必要时进行斜位及旋转造影，才能明确病变的部位、大小及性质。

【实验目的】

1. 掌握头颈部DSA检查方法及步骤。

2. 掌握头颈部DSA检查的图像后处理。

3. 熟悉头颈部DSA检查前准备。

4. 熟悉头颈部相关的血管解剖及功能。

5. 熟悉头颈部DSA检查的适应证及禁忌证。

6. 了解头颈部静脉血流的回流情况。

【实验要求】

1. 掌握头颈部DSA检查前准备（采集方式、对比剂注射参数及呼吸训练等）。

2. 熟悉DSA工作状态及操作界面。

3. 根据病变情况，选择合理的采集方式。

4. 做好图像后处理，使影像质量达到影像诊断标准。

【实验器材】

1. 具有旋转造影功能及3D工作站的DSA设备。

2. 图像后处理工作站。

3. 干式激光胶片打印机。

4. 高压注射器。

5. 抢救器械如氧气瓶、血压计、呼吸气囊、心电监护仪、除颤仪和急救药品。

6. 工作人员的防护衣物及受检者的防护用品。

【实验注意事项】

1. DSA检查为无菌手术，要有无菌观念。

2. 手术操作应由有资质的医师进行。

3. 注意对比剂的注射参数及造影延时。

4. 受检者的合作与造影图像关系。

5. 观看手术必须注意辐射防护。

6. 危重、年老体弱及婴幼儿受检者应有家属陪同，并注意非检查部位及性腺的辐射防护。

7. 手术结束应注意穿刺点的压迫包扎，并制动10～12小时。

【实验方法及步骤】

1. 选择脑血管的动脉造影病例。

2. 技术人员进行病例资料的登录。

3. 对受检者进行无菌消毒,并进行心电、呼吸监控。

4. 由有资质的医师进行穿刺。

5. 应用 Seldinger 技术行股动脉穿刺,将所选用的单弯导管插至升主动脉弓,常规先行右侧颈动脉及分支的造影。转动导管,使导管的尖端向上,缓慢地向后拉,使导管尖端抵达无名动脉开口处,然后旋转导管使导管尖端指向内侧,继续推进使其进入右颈总动脉。转动 C 臂,使颈部成侧位像,将导管顶端插至第 4～5 颈椎平面时,根据造影目的将导管送入颈外或颈内动脉,然后注入少量对比剂,证实导管在靶血管内,透视下行造影定位,确认无误后即可造影。侧位造影结束,进行正位造影,一般采用头位,25°～30°,使脑血管影像与岩骨分开,有利于病变的显示。

6. 回撤导管进行对侧颈内外动脉及椎动脉的造影。

7. 必要时进行旋转造影。

8. 选择相应对比剂及一定的注射参数,进行图像采集(图4-5)。

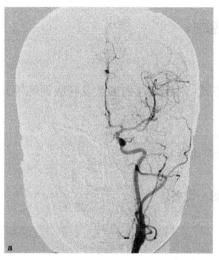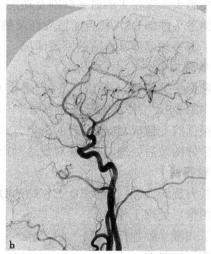
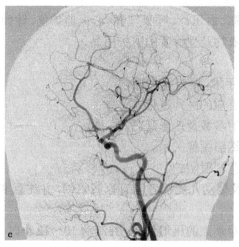

图4-5　头颈部DSA图
a. 正位;b. 侧位;c. 斜位

9. 图像处理并打印。

【实验总结】

1. 头颈部 DSA 检查适应于颅内、外的血管性病变,颅内良、恶性肿瘤病变。

2. DSA 检查为无菌手术,要有无菌观念。

3. 手术操作应由有资质的医师进行。

4. 采集方式、对比剂注射参数及准备工作至关重要。

【实验思考】

1. 颅内血管丰富,结构复杂,需要认真学习血管解剖?

2. 血管结构复杂需要进行多角度、多方位的显示?

3. 旋转造影有哪些优势及局限性?

第四节　胸部 DSA 检查技术

实验　胸部 DSA 检查技术

【临床概述】

胸部 DSA 检查主要对胸部除心脏外的血管检查,主要血管有:

1. 胸主动脉　起自心脏左室流出道,自主动脉口向右上升为升主动脉,约于第二胸肋关节(胸骨角平面)高度移行于主动脉弓。主动脉弓的凸面向上,自右至左分别发出头臂干、左颈总动脉和左锁骨下动脉。

2. 肺动脉　肺动脉属于肺的功能性血管。肺动脉在左侧第二胸肋关节水平起自右心室,斜向左后上方行走,在主动脉弓下方,气管隆嵴的前方分出左、右肺动脉,全长 3～4cm。右肺动脉近似水平走行,位于升主动脉、上腔静脉后方,右气管的前方,主动脉弓的下方,全长约 5cm。随后分出右肺动脉上、下干。右肺动脉下干再分出右中叶肺动脉和右下叶肺动脉。左肺动脉向左后上方行走,跨过左上叶支气管,全长约 3cm。分出左上叶肺动脉和左下叶肺动脉。远端的各级分支与相应的支气管伴行,支配相应的肺组织。

3. 支气管动脉　支气管动脉属于肺的营养性血管。起自胸主动脉的脏支,数目及开口变异很大,右侧多为 1 支,左侧多为 2 支。也有部分发自肋间动脉、锁骨下动脉和腹主动脉等。其开口大部分在胸椎 4、5 水平,相当于气管隆嵴处。

4. 肋间动脉　起自胸主动脉的壁支,节段性对称性分布,共有 9 对,分布于第 3～11 肋间隙。

5. 胸廓内动脉　胸廓内动脉也叫内乳动脉。起于锁骨下动脉第一段下缘,于第 6 肋间隙水平分为膈肌动脉和腹壁上动脉两终支。

【实验目的】

1. 掌握胸部 DSA 检查方法及步骤。

2. 掌握胸部 DSA 检查的图像后处理。

3. 熟悉胸部 DSA 检查前准备。

4. 熟悉胸部相关的血管解剖及功能。

5. 熟悉胸部 DSA 检查的适应证及禁忌证。

【实验要求】

1. 熟悉 DSA 工作状态及操作界面。

2. 掌握胸部 DSA 检查前准备（采集方式、对比剂注射参数及呼吸训练等）。

3. 根据病变情况，选择合理的采集方式。

4. 做好图像后处理，使影像质量达到影像诊断标准。

【实验器材】

1. 具有旋转造影功能及 3D 工作站的 DSA 设备。

2. 图像后处理工作站。

3. 干式激光胶片打印机。

4. 高压注射器。

5. 抢救器械如氧气瓶、血压计、呼吸气囊、心电监护仪、除颤仪和急救药品。

6. 工作人员的防护衣物及受检者的防护用品。

【实验注意事项】

1. DSA 检查为无菌手术，要有无菌观念。

2. 手术操作应由有资质的医师进行。

3. 注意对比剂的注射参数及造影延时。

4. 受检者的合作与造影图像关系。

5. 观看手术必须注意辐射防护。

6. 危重、老年体弱及婴幼儿受检者应有家属陪同，并注意非检查部位及性腺的辐射防护。

7. 手术结束应注意穿刺点的压迫包扎，并制动 10～12 小时。

【实验方法及步骤】

1. 选择胸主动脉造影病例。

2. 技术人员进行病例资料的登录。

3. 对受检者进行无菌消毒，并进行心电、呼吸监控。

4. 由有资质的医师进行穿刺。

5. 应用 Seldinger 技术行股动脉穿刺，将所选用的猪尾导管插至升主动脉，透视下行定位，一般采用左前斜位 45°～60°，使主动脉弓展开，有利于头臂动脉、左颈总动脉及左锁骨下动脉的显示。

6. 造影前做好受检者的屏气动作，使造影不因呼吸运动而影响图像质量。

7. 选择相应对比剂及一定的注射参数，胸主动脉的注射参数：流率 20～25ml/s，总量 30～40ml，限压 600～900PSI。进行图像采集。

8. 必要时行正位或右前斜位造影（图 4-6）。

【实验总结】

1. 胸部 DSA 检查适应于胸廓内的血管性病变、肺部的良恶性肿瘤病变及一些出血性病变。

2. DSA 检查为无菌手术，要有无菌观念。

3. 手术操作应由有资质的医师进行。

4. 采集方式、对比剂注射参数及准备工作至关重要。

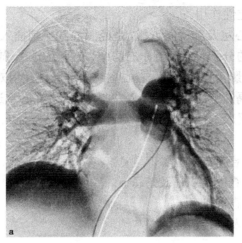

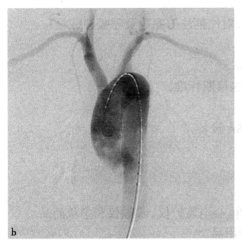 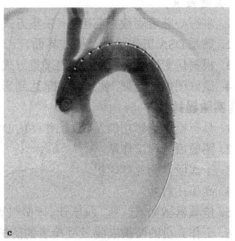

图 4-6 胸部 DSA 图

a. 肺动脉造影像；b. 升主动脉造影正位像；c. 升主动脉造影左前斜位像

【实验思考】

1. 胸主动脉造影参数及注意事项？

2. 胸部 DSA 检查图像质量易受呼吸运动的影响，如何提高图像质量？

第五节 心脏与冠状动脉造影检查技术

实验 心脏造影检查技术

【临床概述】

　　心脏与冠状动脉造影检查主要用于心脏疾病（先天性和获得性的心脏病变）和冠状动脉病变。在血管造影中一般不采用数字减影方式，采用数字采集的方式获得图像。

　　心脏大血管造影（cardio-angiography）是临床诊断心血管疾病金标准之一。目前临床主要应用选择性心脏、血管造影，它能直接显示造影部位的血管病变情况，对心脏大血管疾病的诊断、治疗起决定性作用。

选择性右心房、右心室及肺动脉造影，是经股静脉穿刺插入 5～7F 猪尾巴导管或右心造影导管，按造影目的分别将导管置于右房中、右室流出道、肺动脉主干或左右分支等处进行造影。左心房造影可在右心房、右心室或肺动脉内注射对比剂，经肺循环使左房显影，也可用穿刺房间隔的方法将导管送入左心房造影；左心室造影从股动脉、桡动脉或肱动脉穿刺并插入"猪尾形"导管进入左心室进行造影。

【实验目的】

1. 掌握心脏造影检查方法及步骤。

2. 熟悉心脏造影检查的适应证及禁忌证。

3. 熟悉心脏造影检查前准备。

4. 熟悉心脏的解剖及功能。

【实验要求】

1. 掌握心脏造影检查前准备（采集方式、对比剂注射参数及呼吸训练等）。

2. 熟悉 DSA 工作状态及操作界面。

3. 根据病变情况，选择合理的采集方式。

4. 做好图像后处理，使影像质量达到影像诊断标准。

【实验器材】

1. 具有旋转造影功能及 3D 工作站的 DSA 设备。

2. 图像后处理工作站。

3. 干式激光胶片打印机。

4. 高压注射器。

5. 抢救器械如氧气瓶、血压计、呼吸气囊、心电监护仪、除颤仪和急救药品。

6. 工作人员的防护衣物及受检者的防护用品。

【实验注意事项】

1. 造影检查为无菌手术，要有无菌观念。

2. 手术操作应由有资质的医师进行。

3. 注意对比剂的注射参数及造影延时。

4. 受检者的合作与造影图像关系。

5. 观看手术必须注意辐射防护。

6. 危重、老年体弱及婴幼儿受检者应有家属陪同，并注意非检查部位及性腺的辐射防护。

7. 手术结束应注意穿刺点的压迫包扎，并制动 10～12 小时。

【实验方法及步骤】

1. 选择先天性心脏病造影病例。

2. 技术人员进行病例资料的登录。

3. 对受检者进行无菌消毒，并进行心电、呼吸监控。

4. 由有资质的医师进行穿刺。

5. 应用 Seldinger 技术行桡动脉或肱动脉穿刺，将所选用的猪尾导管插至左心室造影。

6. 造影参数　成人主动脉及左心室造影每次 35～40ml，流率 18～20ml/s 连续注射；右心室和或肺动脉主干造影每次 25～30ml/s，流率 14～16ml/s。左、右心房造影每次 20～25ml，流率 10～12ml/s；儿童以 1.25～1.5ml/kg 体重计算，流率 10～16ml/s 连续注射。注射压力选用 600～900PSI。以 15～30 帧/s 连续采集影像。

7. 成像体位

（1）长轴斜位：探测器置左前斜 LAO 35°～65°角，同时向头侧倾斜 CRA 25°～30°角。此位置主要显示主动脉窗，室间隔前半部及二尖瓣环常呈切线位，左室流出道拉长显示，肺动脉主干及左下肺动脉延续部展开等。适用于选择性左、右心室造影。

（2）四腔位：又称肝锁位。取身体长轴向右斜与台面中线成 20°～30°角，探测器置 LAO 40°～50°角，同时 CAU 45°角。此时，整个房间隔和室间隔的后半部呈切线位，四个房室互相分开，房室瓣也分开且呈正面观。适用于房室通道型室间隔缺损（如心内膜垫缺损）、二尖瓣骑跨及单心室等的选择性左心室造影；三尖瓣骑跨或三尖瓣闭锁时的选择性右心房造影；三尖瓣关闭不全、单心室或右室双出口的选择性右心室造影等。

8. 必要时行正位或侧位造影。

【实验总结】

1. 心脏造影检查适应于先天性和获得性的心脏病变。
2. DSA 检查为无菌手术，要有无菌观念。
3. 手术操作应由有资质的医师进行。
4. 采集方式、对比剂注射参数及准备工作至关重要。

【实验思考】

1. 心脏房室腔较大，压力高，注射参数特殊？
2. 心脏形态比较特殊，如何提高各房室造影的显示率？

第六节　腹部 DSA 检查技术

实验　腹部 DSA 检查技术

【临床概述】

胸主动脉经膈肌的主动脉裂孔（约胸 12 椎体平面）进入腹腔，改名为腹主动脉，在脊柱的左前方行走，至腰 4 椎体平面分为左、右髂总动脉，其直径约 20mm。腹主动脉的分支包括脏支和壁支。脏支有腹腔动脉、肠系膜上动脉、肠系膜下动脉、肾动脉、肾上腺动脉和精索内动脉（或卵巢动脉）。壁支有膈下动脉、腰动脉和骶正中动脉。

（一）动脉系统

1. 腹腔动脉　腹腔动脉起自腹主动脉的腹侧，通常分为 3 支：胃左动脉、脾动脉和肝总动脉。胃左动脉较细，在胃小弯的幽门处与胃右动脉吻合，沿途分支至胃小弯附近的前后面。脾动脉来自腹腔动脉的左支，为三支中最粗大的一支，沿胰的上缘左行，经脾肾韧带达脾门，分数支入脾，脾动脉沿途发出许多胰支，分布于胰体和胰尾。肝总动脉一般起源于腹腔动脉右侧，沿胰头上缘向右前方行走，至十二指肠上缘分出胃、十二指肠动脉后，改名为肝固有动脉。在肝门处分左、右肝动脉和胃右动脉。胃右动脉沿胃小弯左行与胃左动脉吻合,供应幽门、胃小弯及十二指肠,有时肝右动脉起源于肠系膜上动脉,肝左动脉起源于胃左动脉。肝右动脉入肝前发出一支胆囊动脉,入肝后分为肝前叶动脉和肝后叶动脉,之后又各自分出上段和下段动脉。

2. 肠系膜上动脉 肠系膜上动脉自腹主动脉的侧壁发出,开口处相当于胸12～腰1椎体间隙或腰1椎体的上部平面,位于腹腔动脉的开口下方,约0.5～2.0cm处。其主干向右下方斜行,并呈凸向左侧的弓形,末端至右髂窝。

3. 肠系膜下动脉 在腰3椎体水平自腹主动脉前壁偏左发出,开口距肠系膜上动脉约3cm。分支有左结肠动脉、乙状结肠动脉、直肠上动脉,供养左半结肠及直肠。

4. 肾动脉和肾上腺动脉 在腰1～腰2椎间盘高度起自腹主动脉,于肾静脉的后上方横行向外,经肾门入肾。因腹主动脉偏左,右肾动脉较长;受肝的影响,右肾低于左肾1～2cm。肾动脉的分支为叶间动脉,穿行于肾柱内,上行至皮质与髓质交界处,形成与肾表面平行的弓状动脉。肾上腺动脉有上、中、下三支,分布于肾上腺的三个部分,肾上腺上动脉起自膈下动脉,肾上腺中动脉起自腹主动脉,肾上腺下动脉起自肾动脉。

5. 睾丸(卵巢)动脉 起自腹主动脉的前外侧壁,肾动脉稍下方,在腹膜后间隙斜向外下方越过输尿管。睾丸动脉经腹股沟管环进入腹股沟管供应睾丸的血液,卵巢动脉在小骨盆上缘处进入卵巢悬韧带,供应卵巢的血液。

6. 膈下动脉 腹主动脉于胸12椎体处发出膈下动脉,向上分布于膈的腰部。膈下动脉起始点、支数有变异,有时可见同一起始点。

7. 腰动脉 起自腹主动脉的后壁,通常有4对,分别经第1～4腰椎体前面或侧面,在腰大肌的内侧面分出背侧支和腹侧支。

8. 骶正中动脉 起自腹主动脉的分叉处的后上方,经第4～5腰椎、骶骨、尾骨的前面下行,向两侧发出腰椎下动脉。

(二)静脉系统

静脉系统有下腔静脉系统、肝脏静脉系统和门静脉系统。

门静脉系统由肠系膜上静脉和脾静脉在腰1～2椎体平面汇合而成,主干向右上走行入肝门。门静脉主干分左,右支,再经5～6级分支终于肝窦。门静脉主干长约6cm,近肝端宽度约1.9cm,远肝端约2.3cm。收集脾静脉、胃冠状静脉、肠系膜上静脉和肠系膜下静脉的血液。脾静脉在脾门处由3～5支小静脉汇合而成,沿途收集胰静脉末端静脉、胃网膜左静脉;胃冠状静脉引流食管下部胃体小弯及贲门附近的静脉血,汇入脾静脉或门静脉;胃冠状静脉的食管支与奇静脉的食管支吻合,形成食管静脉丛;肠系膜上静脉由来自升结肠、横结肠和小肠的静脉血汇合而成,由下向上走行,与脾静脉汇合成门静脉;肠系膜下静脉由直肠、乙状结肠和左侧结肠的小静脉汇合而成,向上行在脾静脉与肠系膜上静脉汇处的左侧注入脾静脉。

【实验目的】

1. 掌握腹部DSA检查方法及步骤。
2. 熟悉腹部DSA检查的适应证及禁忌证。
3. 熟悉腹部DSA检查前准备。
4. 熟悉腹部相关的血管解剖及功能。

【实验要求】

1．熟悉DSA工作状态及操作界面。

2．掌握腹部DSA检查前准备（采集方式、对比剂注射参数及造影延时等）。

3．根据病变情况，选择合理的采集方式。

4．做好图像后处理，使影像质量达到影像诊断标准。

【实验器材】

1．具有旋转造影功能及3D工作站的DSA设备。

2．图像后处理工作站。

3．干式激光胶片打印机。

4．高压注射器。

5．抢救器械如氧气瓶、血压计、呼吸气囊、心电监护仪、除颤仪和急救药品。

6．工作人员的防护衣物及受检者的防护用品。

【实验注意事项】

1．DSA检查为无菌手术，要有无菌观念。

2．手术操作应由有资质的医师进行。

3．注意对比剂的注射参数及造影延时。

4．受检者的合作与造影图像关系。

5．观看手术必须注意辐射防护。

6．危重、老年体弱及婴幼儿受检者应有家属陪同，并注意非检查部位及性腺的辐射防护。

7．手术结束应注意穿刺点的压迫包扎，并制动10～12小时。

【实验方法及步骤】

1．选择肝动脉造影病例。

2．技术人员进行病例资料的登录。

3．对受检者进行无菌消毒，并进行心电、呼吸监控。

4．由有资质的医师进行穿刺。

5．应用Seldinger技术行股动脉穿刺，将所选用的导管插至腹主动脉并在主动脉弓部塑型，透视下进入腹主动脉，约在胸12或腰1处进行探找腹腔动脉开口。当导管进入腹腔动脉时进行定位造影。

6．造影前做好受检者的屏气动作，使造影不因呼吸运动而影响图像质量。

7．选择相应对比剂及一定的注射参数，腹腔动脉的注射参数：流率6～8ml/s，总量18～21ml，限压200～600PSI。进行图像采集（图4-7）。

8．造影延时到门静脉显示。

【实验总结】

1．腹部DSA检查适用于腹部的血管性病变、良恶性肿瘤及一些出血性病变。

2．DSA检查为无菌手术，要有无菌观念。

3．手术操作应由有资质的医师进行。

4．腹腔动脉造影要达到门静脉显示期。

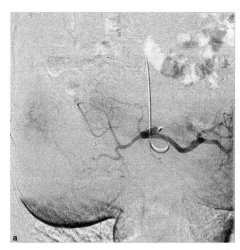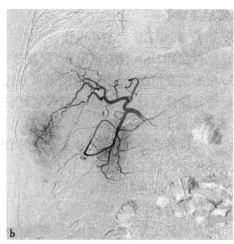

图 4-7　肝动脉 DSA 图
a. 腹腔干造影图；b. 肝总动脉造影图

5. 其他血管造影应根据不同血管大小及病理情况不同，采取相应的注射参数和采集方式。

6. 腹部血管造影易受到肠腔气体和肠道蠕动的影响。

【实验思考】

1. 腹部血管很多，采用腹主动脉造影，能观测到哪些血管的开口？

2. 腹腔动脉造影为什么要显示门静脉？

第七节　盆腔 DSA 检查技术

实验　盆腔 DSA 检查技术

【临床概述】

腹主动脉在腰 4 椎体平面分成左、右髂总动脉，于骶髂关节平面处分成髂内和髂外动脉。髂内动脉从髂总动脉分出后即分为脏支和壁支，脏支供应盆腔内各脏器血液，其分支有膀胱上动脉、膀胱下动脉、子宫动脉、阴部内动脉以及直肠下动脉，其中阴部内动脉常是髂内动脉的延续支；壁支主要供应臀部肌肉血液，它分出髂腰动脉、骶外侧动脉、臀上动脉、臀下动脉和闭孔动脉等。髂内动脉有丰富的吻合支，当髂内动脉闭塞后可见以下侧支循环形成：直肠上、下动脉沟通；直肠中、上动脉沟通；腹壁下动脉与闭孔动脉、骶中动脉、骶外侧动脉沟通；腰动脉与髂腰动脉、股动脉的旋股支及其穿支沟通；两侧子宫动脉、卵巢动脉的沟通等。髂外动脉在骶髂关节前方自髂总动脉分出后，斜向下、外行走，主要分支有腹壁下动脉和旋髂深动脉两支。髂外动脉沿腰大肌内侧缘下降，经腹股沟韧带的深面至股前部，移行为股动脉。

髂静脉是盆腔和下肢静脉血液回流的主干，双侧髂总静脉约于第 5 腰椎体平面的右侧，汇合成下腔静脉，沿脊柱右侧上行最终注入右心房。右髂总静脉位于骶髂关节前方，于同名动脉后方，几乎成直线与下腔静脉连续；左侧髂总静脉较长，在腰 5 椎体前方类似直角注入下腔静脉。髂内静脉起自坐骨大孔上方，至骶髂关节前与髂外静脉汇成髂总静脉。髂内静脉通常无瓣膜，接纳盆腔脏器和盆壁的静脉血，其属支与同名动脉伴行。髂外静脉延伸为股静脉，起自腹股沟韧带下缘的后方，沿小骨盆入口边缘与同名动脉伴行。右侧髂外静脉初始走行位于动脉的内侧，向上逐渐转至动脉背侧；左侧髂外静脉全程位于动脉的内侧。

【实验目的】

1. 掌握盆腔 DSA 检查方法及步骤。

2. 熟悉盆腔 DSA 检查的适应证及禁忌证。

3. 熟悉盆腔 DSA 检查前准备。

4. 熟悉盆腔相关的血管解剖及功能。

【实验要求】

1. 掌握盆腔 DSA 检查前准备（采集方式、对比剂注射参数及造影延时等）。

2. 熟悉 DSA 工作状态及操作界面。

3. 根据病变情况，选择合理的采集方式。

4. 做好图像后处理，使影像质量达到影像诊断标准。

【实验器材】

1. 具有旋转造影功能及 3D 工作站的 DSA 设备。

2. 图像后处理工作站。

3. 干式激光胶片打印机。

4. 高压注射器。

5. 抢救器械如氧气瓶、血压计、呼吸气囊、心电监护仪、除颤仪和急救药品。

6. 工作人员的防护衣物及受检者的防护用品。

【实验注意事项】

1. DSA 检查为无菌手术，要有无菌观念。

2. 手术操作应由有资质的医师进行。

3. 注意对比剂的注射参数及造影延时。

4. 受检者的合作与造影图像关系。

5. 观看手术必须注意辐射防护。

6. 危重、老年体弱及婴幼儿受检者应有家属陪同，并注意非检查部位及性腺的辐射防护。

7. 手术结束应注意穿刺点的压迫包扎，并制动 10～12 小时。

【实验方法及步骤】

1. 选择子宫动脉造影病例。

2. 技术人员进行病例资料的登录。

3. 对受检者进行无菌消毒，并进行心电、呼吸监控。

4. 由有资质的医师进行穿刺。

5. 应用 Seldinger 技术行股动脉穿刺，将所选用的单弯导管插至髂内动脉，透视下行定位，进行造影，寻找子宫动脉的开口位置。

6. 采用超选择的方式将导管插入子宫动脉，透视定位后造影。

7. 选择相应对比剂及一定的注射参数，髂内注射参数：流率 5～6ml/s，总量 10～15ml，限压 200～300PSI。子宫动脉注射参数：流率 2～3ml/s，总量 6～8ml，限压 200～300PSI。进行图像采集。

8. 必要时行斜位或侧位造影。

9. 手术结束应注意穿刺点的压迫包扎，并制动 10～12 小时。

【实验总结】

1. 盆腔 DSA 检查适应于盆腔的血管性病变、良恶性肿瘤及一些出血性病变。

2. DSA 检查为无菌手术，要有无菌观念。

3. 手术操作应由有资质的医师进行。

4. 采集方式、对比剂注射参数及注射延时至关重要。

【实验思考】

盆腔除了动脉性病变之外，还有一些静脉性的病变，如何进行检查？

第八节 四肢 DSA 检查技术

实验 四肢 DSA 检查技术

【临床概述】

四肢 DSA 检查包括上下肢体的动静脉血管造影，其血管分支如下：

（一）上肢血管

1. 上肢动脉 双侧上肢动脉都是锁骨下动脉的延续。左锁骨下动脉起自主动脉弓，右侧起自无名动脉。锁骨下动脉向上出胸廓上口并沿第一肋骨上缘向外下方走行，至第一肋骨外侧缘改名为腋动脉。锁骨下动脉自近至远分别发出椎动脉、胸廓内动脉、甲状颈干、肋颈干和腋动脉。腋动脉位于腋窝深部，系从第一肋外侧缘至肱骨外科颈之间的动脉段，出腋窝后改名为肱动脉。腋动脉主要分支有胸肩峰动脉、胸外侧动脉、肩胛下动脉等。

肱动脉于肱骨前内侧走行至肘窝中点分为桡动脉和尺动脉两大支，分别沿桡骨和尺骨走行并发出分支，最后在腕部，桡动脉末端与尺动脉的掌深支构成掌深弓，尺动脉末端与桡动脉的掌浅支构成掌浅弓，再由深、浅两弓分出掌心动脉、掌背动脉和掌指动脉。

2. 上肢静脉 上肢的浅静脉变异较大，深静脉的分支、走行与同名动脉伴行。深、浅静脉均有静脉瓣。头静脉自前臂的背侧桡侧转入前臂掌侧，经上臂在锁骨下进入腋静脉或锁骨下静脉。

（二）下肢血管

1. 下肢动脉 髂外动脉出腹股沟续为股动脉，分支动脉有股动脉和股深动脉（旋髂浅动脉、旋股外动脉、穿支动脉等)，股动脉在腘窝处改名为腘动脉，主要分支有膝上、中、下动脉、胫前动脉和胫后动脉。胫前动脉下行延续为足背动脉，末端形成足背动脉弓和足底深支；胫后动脉为腘动脉的直接延续，主要分支有腓动脉、胫骨滋养动脉、足底外侧动脉等。其中，足底外侧动脉与胫前动脉的足底支吻合成足底动脉弓。

2. 下肢静脉　主要有浅静脉、深静脉和交通静脉。浅静脉位于皮下组织和深筋膜外，深静脉与同名动脉伴行，深、浅静脉之间有交通静脉连接。浅静脉主要由小隐静脉和大隐静脉构成：小隐静脉起自足背外侧缘静脉，沿外踝后方上行，在膝关节注入腘静脉；大隐静脉起自足背内侧缘静脉，沿大腿内侧上行注入股静脉。下肢静脉均有静脉瓣。

【实验目的】

1. 掌握四肢 DSA 检查方法及步骤。

2. 掌握四肢 DSA 检查的图像后处理。

3. 熟悉四肢 DSA 检查前准备。

4. 熟悉四肢相关的血管解剖及功能。

5. 熟悉四肢 DSA 检查的适应证及禁忌证。

【实验要求】

1. 熟悉 DSA 工作状态及操作界面。

2. 掌握四肢 DSA 检查前准备（采集方式、对比剂注射参数及造影延时等）。

3. 根据病变情况，选择合理的采集方式。

4. 做好图像后处理，使影像质量达到影像诊断标准。

【实验器材】

1. 具有旋转造影功能及 3D 工作站的 DSA 设备。

2. 图像后处理工作站。

3. 干式激光胶片打印机。

4. 高压注射器。

5. 抢救器械如氧气瓶、血压计、呼吸气囊、心电监护仪、除颤仪和急救药品。

6. 工作人员的防护衣物及受检者的防护用品。

【实验注意事项】

1. DSA 检查为无菌手术，要有无菌观念。

2. 手术操作应由有资质的医师进行。

3. 注意对比剂的注射参数及造影延时。

4. 受检者的合作与造影图像关系。

5. 观看手术必须注意辐射防护。

6. 危重、老年体弱及婴幼儿受检者应有家属陪同，并注意非检查部位及性腺的辐射防护。

7. 手术结束应注意穿刺点的压迫包扎，并制动 10～12 小时。

【实验方法及步骤】

1. 选择下肢动脉造影病例。

2. 技术人员进行病例资料的登录。

3. 对受检者进行无菌消毒，并进行心电、呼吸监控。

4. 由有资质的医师进行穿刺。

5. 应用 Seldinger 技术行股动脉穿刺，将所选用的单弯导管插至髂外动脉，透视下行定位，进行造影。

6. 采用分段造影或采用步进方式造影。

7. 选择相应对比剂及一定的注射参数，注射参数：流率5～6ml/s　总量10～15ml 限压200～300PSI。进行图像采集（图4-8）。

8. 必要时行斜位或侧位造影。

9. 手术结束应注意穿刺点的压迫包扎，并制动10～12小时。

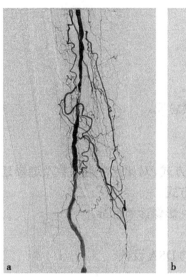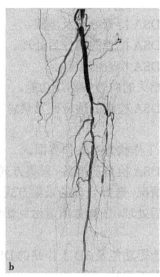

图4-8　双下肢动脉DSA图
a. 右下肢动脉DSA显示多处狭窄；b. 左下肢动脉DSA显示
左股动脉及分支多处狭窄

【实验总结】

1. 四肢DSA检查适应于四肢的血管性病变及一些血管外伤出血性病变。

2. DSA检查为无菌手术，要有无菌观念。

3. 手术操作应由有资质的医师进行。

4. 采集方式、对比剂注射参数及注射延时至关重要。

【实验思考】

1. 四肢动脉血管较长，需要实行分段造影，注意注射参数的改变。

2. 四肢DSA检查图像质量易受长度与体位的影响，如何提高图像质量？

3. 步进技术和图像拼接技术在四肢DSA检查中的优势有哪些？

第九节　DSA图像质量控制

实验　DSA图像质量控制

【临床概述】

DSA的图像质量是DSA检查与诊疗的关键，而DSA图像形成经过复杂的成像链才能获得，其中不可避免要丢失部分信息或产生伪影而降低影像质量。较高的DSA图像质量能给诊断提供有力的证据。检查中医师、技师及相关人员间的密切配合、对设备操作的熟练程度、受检者的配合程度等对图像质量有一定影响。但从技术本身角度来看，图像采集的角度与体位，对比剂注射的速率、总量、注射压力以及造影血管的充盈情况等都有很大影响。影响 DSA 图像质量的主要因素有设备、成像方式、操作技术、造影方法及受检者本身等。

【实验目的】

1. 掌握图像质量控制方法。

2. 熟悉图像质量控制内容。

3. 熟悉影响 DSA 图像质量的因素。

【实验要求】

1. 熟悉 DSA 工作状态及操作界面。

2. 掌握影响 DSA 图像质量的因素（设备因素、减影方式、对比剂注射参数及受检者因素等）。

3. 熟悉图像质量控制内容与方法。

4. 做好图像后处理，使影像质量达到影像诊断标准。

【实验器材】

1. 具有旋转造影功能及 3D 工作站的 DSA 设备。

2. 图像后处理工作站。

3. 干式激光胶片打印机。

4. 高压注射器。

5. 抢救器械如氧气瓶、血压计、呼吸气囊、心电监护仪、除颤仪和急救药品。

6. 工作人员的防护衣物及受检者的防护用品。

【实验注意事项】

1. DSA 检查为无菌手术，要有无菌观念。

2. 手术操作应由有资质的医师进行。

3. 注意对比剂的注射参数及造影延时。

4. 受检者的合作与造影图像关系。

5. 观看手术必须注意辐射防护。

6. DSA 设备的基本结构与图像的关系。

7. 技术人员的因素与图像质量的关系。

【实验方法及步骤】

1. 选择假体或模型，进行动脉造影。

2. 技术人员进行病例资料的登录。

3. 应用 Seldinger 技术行股动脉穿刺，将所选用的导管插至动脉，透视下行定位，造影。

4. 造影时，避免因运动而影响图像质量。

5. 选择相应对比剂及一定的注射参数，观察不同对比剂造影的图像质量。

6. 技术人员因素：伪影、采集条件、体位及图像处理等对图像质量的影响。

【实验总结】

1. 熟悉影响 DSA 图像质量的因素。

2. 掌握提高图像质量的方法。

3. 受检者因素对图像质量的影响。

4. 采集方式、对比剂注射参数及准备工作至关重要。

【实验思考】

1. 影响 DSA 图像质量的因素有哪些？

2. 技术人员的因素对图像质量的影响有哪些？实际工作中如何改进？

第一节 磁共振特殊成像技术

实验一 磁共振血管成像

【临床概述】

磁共振血管成像已经成为 MR 检查的常规技术之一。与 DSA 及 CTA 相比,具有无创、简便、费用低、一般无需对比剂等优点。与其他血管成像手段不同的是,MRA 技术不但提供血管的形态信息,还可提供血流的方向、流速、流量等定量信息。目前,临床常用的 MRA 方法有三种:时间飞越法(time of flight,TOF)、相位对比法(phase contrast,PC)及对比增强 MRA(contrast enhanced MRA,CE-MRA)。前两种为非增强 MRA 技术,其基本原理是利用血液的流动效应来成像的,即常规 SE(包括 TSE)和 GRE 序列中常见的流空效应和流入增强效应。CE-MRA 则是利用了引入对比剂改变血液的弛豫时间来使血管显影的。

1. 时间飞越法 时间飞越法(time of flight,TOF)技术基于血流的流入增强效应,一般采用 TR 较短的快速扰相 GRE T_1WI 序列进行采集,是利用梯度运动相位重聚(GMR)技术,突出流入性增强效应,减少相位移动对图像影响的血管成像方法。它采用快速扫描技术,选择适当的 TR 与翻转角使静止组织处于稳定状态,几乎不产生 MR 信号。刚进入成像容积的血流尚没达到稳定状态,因而吸收射频脉冲能量发出很强的 MR 信号。如果血流速度足够快,在整个成像容积内会显示血管的高信号影。目前常用的 TOF MRA 技术可分为二维 TOF MRA(2D-TOF MRA)和三维 TOF MRA(3D-TOF MRA),两者各有优缺点。

(1)2D-TOF MRA:是利用 TOF 技术进行连续的对单一层面一层接一层地激励和数据采集,然后将整个扫描区域以连续多层方式进行图像数据处理。2D-TOF MRA 一般采用扰相 GRE T_1WI 序列,它对流动高度敏感,可通过设置 RF 脉冲对不需显示的血管进行预饱和处理,同时还可以达到仅显示动脉或静脉的目的。2D-TOF MRA 扫描速度较快,采集时间短;背景组织信号抑制较好可进行大容积成像;单层采集,层面内血流的饱和现象较轻,有利于静脉慢血流的显示,对颅内小血管和矢状窦显示比 3D-TOF 好。2D-TOF MRA 的缺点则是对于与采集层面平行方向流动的血流不敏感,采集过程中受检者运动可引起信号空间编码错位,可能夸大血管狭窄程度;后处理重建的效果不如三维成像;层面方向空间分辨力相对较低,体素较大,流动失相位较明显,特别是受湍流的影响较大,容易出现相应的假象。

（2）3D-TOF MRA：是将整个容积分成几个层块进行激励和数据采集，然后利用最大密度投影（MIP）处理获得的数据。3D-TOF MRA 一般也采用扰相 GRE T_1WI 序列。3D-TOF MRA 具有较高的信噪比，信号丢失少；具有较高的空间分辨力；由于体素较小，流动失相位相对较轻，受湍流的影响相对较小，适用于动脉瘤、动脉狭窄等病变；后处理重建的图像质量较好。3D-TOF MRA 的缺点则是对于慢速血流不敏感，不利于慢血流的显示；静脉解剖显示不可靠；扫描时间相对较长；背景组织的抑制效果不如二维 TOF MRA。

2. 相位对比法　相位对比法（phase contrast，PC）也是采用快速扫描技术，是利用流动所致的宏观横向磁化向量（Mxy）的相位发生变化来抑制背景、突出血管信号的一种方法。相位编码采用双极梯度场对流动进行编码。双极脉冲第一部分为负向，第二部分为正向。运动的氢质子在负向期进动较慢，在正向期进动较快，净相位改变为正值。因此，运动质子与静止组织产生一定的相位偏移，并与它的速度成正比，这就是 PC 法血流如何与静止的组织相区别。采用较小的双极流动编码梯度就足以使快血流成像，而慢血流成像则需采用大的双极流动编码梯度。PC 法中流动质子的流动方式与信号强度密切相关。匀速前进的血流，相位位移集中，发出强信号；血液出现加速度或涡流等现象时，则相位位移分散，信号降低。PC 法 MRA 一般需要 3 个基本步骤，即：成像信息的采集、减影和图像的显示。

常用的 PC 方法有：

（1）2D-PC：可显示血管狭窄、颅内动静脉畸形和动脉瘤；可进行血流方向和流速定量分析；可用于评估门静脉和肝静脉状态等。

2D-PC 的优点：扫描时间短，信号强度直接与血流速度相关。缺点：仅提供二维血管影像，不能进行血管结构多视角的观察。

（2）3D-PC：可用于评估血管狭窄、颅内动静脉畸形、动脉瘤；显示颅内静脉畸形和静脉闭塞；进行全脑大容积血管成像；评估外伤后的颅内血管损伤；还可用于显示肾动脉。

3D-PC 的优点：对快速血流和慢速血流均敏感，有利于慢血流的显示，适用于静脉的检查，血管周围静止组织信号的抑制效果好，有利于小血管的显示，经 MIP 重建的血管像可从多视角进行观察，大容积成像时血管显示仍清楚，进行增强扫描时动、静脉结构显示更清楚，可以产生相位图。缺点：扫描时间较长，流速值的确定影响血管的显示。

3. 对比增强 MRA　对比增强 MRA（contrast enhancement MRA，CE-MRA）是利用顺磁性对比剂的超短 T_1 作用使血液的 T_1 值明显缩短，短于周围其他组织，然后利用超快速且权重很重的 T_1WI 序列来记录这种 T_1 弛豫差别的成像方法。CE-MRA 对血管的显示主要取决于血管内钆对比剂的 T_1 特性。该技术依赖于高性能梯度技术的进步及团注对比剂到达兴趣血管精确时间的选择。CE-MRA 适用范围广，实用性强，尤其对生理运动区的胸部（包括心脏大血管、肺血管）血管、腹部血管以及搏动性强的四肢血管显示极佳。在 CE-MRA 中，还可以采用数字减影技术，在钆对比剂注射前和注射过程中获得的两组图像之间作对应像素信号强度相减，减影 MRA 相对于非减影 MRA 提高了对比噪声比，改善了对血管的显示。

【实验目的】

1. 掌握各种磁共振血管成像技术的原理、特点和适应证。

2. 掌握对比增强磁共振血管成像的扫描技术要点。

3. 掌握非增强磁共振血管成像的扫描技术。

4. 熟悉磁共振血管成像的扫描前准备。

【实验要求】

1. 掌握磁共振血管成像扫描前的准备工作和正确的体位摆放。

2. 掌握磁共振血管成像的扫描方式、序列、参数和范围的选择。

3. 掌握对比增强磁共振血管成像对比剂注射要点。

4. 掌握 MRA 图像后处理技术。

【实验器材】

1. 磁共振 MRI 扫描仪及后处理工作站。

2. 多通道头部阵列线圈、多通道体部阵列线圈。

3. 15ml 钆对比剂 1～2 瓶。

4. 双管 MR 专用高压注射器及相应消毒物品。

5. 干式激光胶片打印机。

6. 激光胶片。

7. MR 专用抢救车一台。

【实验注意事项】

1. 严格遵守设备的操作流程。

2. 确认进入磁体间人员无磁共振检查禁忌证。

3. 受检者做好检查前准备并与其充分沟通取得配合。

4. 增强检查则要进行钆对比剂使用的安全性评估。

【实验方法及步骤】

1. 检查前准备

（1）检查前严格进行 MRI 禁忌证的筛查。

（2）选择好相应的多通道阵列线圈。

（3）CE-MRA 检查预埋留置针。

（4）体位：仰卧位，若用多通道头部阵列线圈则采用头先进，若用多通道体部阵列线圈则采用足先进，双手置于身体两侧或两臂上举抱头，身体尽量置于床面正中。将检查部位置于线圈中，定位线对准线圈中线，移床至磁体中心。

2. 登记　认真阅读受检者申请单，仔细核对受检者与申请单信息是否符合，然后在操作界面输入受检者信息（包括姓名、性别、检查号、检查部位等），登记检查。

3. 检查方法

（1）平扫：三平面定位，3D TOF MRA，2D TOF MRA，2D PC MRA。

（2）CE-MRA 扫描：T_1WI-3D 动态增强压脂薄层扫描。腹部 3D 动态增强扫描的动脉期延时为 13～17s。

（3）对比剂注射方式：对比剂采用含钆磁共振对比剂，单部位的动脉成像如肾动脉 CE-MRA 等，采用单倍剂量（0.1mmol/kg）或 1.5 倍剂量即可，多部位的动脉成像则通常需要 2～3 倍剂量，注射流率为 1.5～2ml/s。进行肾静脉、颈静脉、门静脉等血管检查时，则需要 2～3 倍剂量，注射流率提高到 3～5ml/s 效果较好。采用磁共振专用高压注射器肘静脉注入。

4. 技术要点

（1）TOF MRA 的对比依赖于血管进入的角度，用 TOF 法成像时扫描层面尽量垂直于血管走行。同时，通过在成像区域远端或近端放置预饱和带，去除来自某一个方向的血流信号，因而可以选择性地对动脉或静脉成像。

（2）2D TOF 在实际扫描中层面之间要有一定重叠，这样不但提高了 2D TOF MRA 的分辨力，又降低了层面间的黑线伪影，使血管投影更为均匀。

（3）CE-MRA 应根据对比剂到达各级血管的首过时间来设定最佳数据采集时间。对于胸、腹部等易受呼吸运动伪影干扰部位的磁共振血管成像应该行屏气扫描。CE-MRA 中对比剂注射剂量一般按照 0.1~0.3mmol/kg 体重进行计算。

5. 结束检查　所有序列完成后，检查 MR 图像符合诊断要求后，结束当前检查。然后去磁体间将受检者移出，引导至室外休息，关上磁体间屏蔽门。

6. 图像后处理　运用多平面重组及 MIP，VR 等技术多方位显示血管的起始，走行及分支等。

7. 图像打印　调节窗宽窗位，适当放大或缩小图像，使图像位于窗格中间位置，根据图像总数计算窗格（行×列）。

【实验总结】

1. 各种磁共振血管成像的特点和适应范围。

2. 扫描前准备、扫描参数及时相的正确选择，是优质图像质量的保证。

3. 3D 动态增强多期扫描时相的正确选择，有利于动、静脉的显示。

4. 1~3mm 的薄层重叠扫描有利于小血管的显示。

【实验思考】

1. 磁共振血管成像扫描的常用方法及各自特点是什么？

2. 各种磁共振血管成像扫描前有何准备工作？

3. 各种磁共振血管成像扫描的注意事项？

实验二　磁共振水成像

【临床概述】

MR 水成像技术的原理主要是利用水的长 T_2 特性。由于人体所有组织中水样成分如脑脊液、尿液、胆汁、淋巴液、胃肠液等的 T_2 值远远大于其他实质性脏器，在采用扫描序列时重点突出组织的 T_2 特性，使水成分由于 T_2 值延长而保持较大的横向磁化向量，而其他含水成分少的组织横向磁化向量几乎衰减为零，所采集的图像信号主要来自于水样结构。所以该技术称为水成像技术。

MR 水成像具有以下优点：

1. 无创性技术，无需插管，也无操作的技术等问题。

2. 安全可靠，不用对比剂，无对比剂副反应问题。

3. 可获得多层面、多方位图像。

4. 适应证广。

临床较为常用的水成像技术：

1. MR胆胰管成像　MR胆胰管成像（MR cholangiopancreatography，MRCP）是目前临床上最常用的水成像技术。主要适应证包括胆道结石、胆道肿瘤、胆道炎症、胰腺肿瘤、慢性胰腺炎、胆胰管变异或畸形等。

常用的MRCP成像方式有二种：

（1）三维容积采集：多采用长ETL的FSE/TSE或SS-FSE/HASTE序列，配合呼吸触发技术进行三维容积采集，获得多层连续的薄层图像，利用MIP进行重建。该方法的优点在于可获得薄层原始图像，有助于管腔内小病变的显示；图像可进行各种后处理，且重建图像效果好。缺点在于扫描时间相对较长，如果受检者呼吸运动不均匀，则图像质量更差。

（2）二维厚层块投射扫描：对厚度为2～10厘米的容积进行厚层块激发和采集，一次扫描得到一幅厚层块投影图像。该方法的优点在于扫描速度快，一幅图像仅需要1到数秒钟，管道结构的连续性较好，一般不出现阶梯样伪影。缺点在于图像不能进行后处理，不能获得薄层原始图像，容易遗漏小病变。

2. MR尿路成像　MR尿路成像（MR urography，MRU）与其他MR水成像技术一样，都是通过重T_2加权图像突出显示泌尿收集系统内液体（即尿液），同时抑制周围软组织的信号，在不使用对比剂和逆行插管的情况下就可以显示尿路的情况。MRU对尿路梗阻性病变的梗阻部位、程度的判断具有很高的敏感性和特异性，特别是对于因肾功能差造成静脉肾盂造影中尿路不能显影者，具有较高的临床应用价值。MRU对尿路梗阻性病变的定性诊断有一定帮助，但通常需要结合常规MR图像。对于输尿管膀胱入口处梗阻，常需要多方位成像才能更清楚显示梗阻端形态，要避免梗阻部位被充盈的膀胱所掩盖。

3. MR内耳水成像　内耳道内充满脑脊液，采用重T_2加权MR水成像技术，突出膜迷路内淋巴液和内耳道内脑脊液的信号，使之呈高信号，而骨性结构如螺旋板、蜗轴则呈低信号，这样可突出膜迷路和内耳道的影像。经MIP三维重组后还可多方向、多角度地观察这些细小复杂的解剖结构。由于内耳本身是微小的结构，因此成像要求进行薄层和高空间分辨力的扫描。多采用FSE/TSE或双激发Balance-SSFP序列进行采集。MR内耳水成像使耳显微外科疾病的诊断更加直观、科学，可以清晰显示内耳膜迷路与内听道的精细结构和解剖位置关系及先天性的发育异常。可在术前为内耳显微外科手术提供可靠的解剖信息。

4. 其他水成像技术　水成像技术除了在前面所述部位的应用以外，较常用的还有椎管与涎腺的水成像。其原理、所用序列和扫描方法与前述其他水成像技术类似。水成像技术也可应用于全身其他部位，显示该部位的液体，如应用于头部的脑脊液，显示脑室系统的形态与梗阻情况。

【实验目的】

1. 掌握磁共振水成像技术的原理、特点和适应证。

2. 掌握磁共振水成像的扫描及图像后处理技术。

3. 熟悉磁共振水成像的检查前准备。

【实验要求】

1. 掌握磁共振水成像扫描前的准备和正确体位。

2. 磁共振水成像的扫描方式、序列、参数和范围的选择。

3.可以对图像进行有用的后处理。

【实验器材】

1.MRI扫描仪及后处理工作站。

2.多通道头部阵列线圈、多通道体部阵列线圈。

3.干式激光胶片打印机一台。

4.MRI激光胶片。

【实验注意事项】

1.严格遵守设备的操作流程。

2.确认进入磁体间人员无磁共振检查禁忌。

3.在进行MRCP/MRU扫描前对受检者进行屏气训练，若受检者不能屏气则要求受检者尽量均匀平静呼吸。

4.行MRCP扫描前做好肠道准备。

5.采用SSFSE MRCP/MRU屏气扫描辐轮状定位时要注意定位的中心点和范围的正确选择，使胆胰管/输尿管的全貌显示较好。

【实验方法及步骤】

1.扫描前准备

(1)严格按照设备的要求进行开机并按MRI检查禁忌证做相关准备。

(2)选择适当的阵列线圈。

(3)体位：受检者仰卧位，足先进，双手置于身体两侧或两臂上举抱头，身体正中矢状面对准床面正中，检查部位中心对准线圈正中，在肋缘下方安放呼吸门控。定位线对准线圈中线，移床至磁体中心。

2.登记　认真阅读受检者申请单，仔细核对受检者与申请单信息是否符合，然后在操作界面输入受检者信息（包括姓名、性别、检查号、检查部位等），登记检查。

3.检查方法

(1)采用重T_2WI-3D FSE序列加脂肪抑制技术行MRCP或MRU屏气扫描，并作多角度多平面图像后处理。

(2)采用单次激发快速自旋回波(SSFSE)厚层块成像技术行MRCP或MRU多角度多平面屏气扫描。

(3)比较并记录两种方式的特点及图像表现。

4.结束检查　所有序列完成后，检查MR图像符合诊断要求后，结束当前检查。然后去磁体间将受检者移出，引导至室外休息，关上磁体间屏蔽门。

5.图像后处理　使用多平面重组技术及MIP，VR显示技术对图像进行多方位显示。

6.图像打印　调节窗宽窗位，适当放大或缩小图像，使图像位于窗格中间位置，根据图像总数计算窗格(行×列)。

【实验总结】

1.扫描前的准备工作十分重要，特别是腹部水成像，对于肠道准备及呼吸运动的配合要求非常高。

2.两种扫描方式各有优缺点。

3.TR和TE时间的设置对图像的影响。

【实验思考】

1. 磁共振水成像扫描的常用方法？

2. 磁共振水成像扫描前有何准备工作？

3. 磁共振水成像扫描的参数设置特点？

实验三 磁共振功能成像

（一）磁共振成像

【临床概述】

磁共振功能成像（functional magnetic resonance imaging，fMRI）是近十余年来在常规磁共振成像基础上迅速发展起来的一种新的成像技术。理论上讲，以反映器官功能为成像目标的磁共振成像技术都称之为 fMRI。

fMRI 是相对于 MR 形态学而言，具有较广泛的含义，包括扩散加权成像、灌注加权成像、皮层活动功能定义及 MR 波谱成像等。

MRI 弥散加权成像（diffusion-weighted imaging，DWI） 弥散成像又称为扩散加权成像，是目前唯一能够无创性检测活体组织内水分子扩散运动的方法，能够反映活体组织在生理和病理生理状态下水分子微观运动状况，可间接了解细胞的密度，功能状态及微观结构的改变，进而反映细胞增殖等级、核浆比等。与传统的 MRI 技术不同，它主要依赖于水分子的运动而非组织的自旋质子密度、T_1 值或 T_2 值，为组织成像对比提供了一种新的技术。它利用对扩散运动敏感的脉冲序列检测组织的水分子扩散运动状态，并用 MR 图像的方式显示出来。DWI 在临床上最初用于颅脑疾病的诊断和研究，近期在其他方面得到了进一步应用。

（1）缺血性脑梗死的早期诊断：DWI 已被临床广泛接受，取得了较满意的效果。急性脑梗死早期没有形态学变化，常规 MRI 为阴性，但由于大量细胞外水分子进入细胞内，引起细胞内水分子增加、细胞外水分子的减少，细胞外间隙扭曲变形，引起水分子扩散受限，DWI 上可表现为高信号，而 ADC 图上为低信号。

（2）其他疾病的诊断和鉴别诊断：DWI 可根据信号强度和 ADC 值的变化来鉴别各种肿瘤成分，有助于判断肿瘤囊实性。依据液体与实性组织的扩散特性之间的差异，DWI 有助于肿瘤及一些囊性病变的鉴别诊断，如脓肿与肿瘤囊变坏死、胆脂瘤与蛛网膜囊肿等之间的鉴别。

（3）在体部如前列腺疾病、肝胆胰脾疾病、乳腺疾病、肾缺血性疾病、胃肠道等病变的诊断及鉴别诊断中也有较多的应用和研究。

【实验目的】

1. 掌握磁共振弥散成像技术的原理、特点、适应证和后处理。

2. 熟悉磁共振弥散多 b 值成像的扫描方法和 b 值的合理选择。

【实验要求】

1. 磁共振弥散成像扫描前的准备和正确体位。

2. 磁共振弥散的扫描方式、序列、参数和范围的选择。

3. 磁共振弥散多 b 值成像的扫描方法和 b 值的合理选择。

4. 磁共振弥散成像的后处理及 ADC 值的测量。

【实验器材】

1. MRI 扫描仪及后处理工作。

2. 多通道头部阵列线圈、多通道体部阵列线圈。

3. 干式激光胶片打印机一台。

4. MRI 激光胶片。

【实验注意事项】

1. 严格遵守设备的操作流程。

2. 确认进入磁体间人员无磁共振检查禁忌证。

3. 受检者做好检查前准备并与其充分沟通取得配合。

4. DWI 扫描时要选择适当的弥散梯度因子(b 值)。随着 b 值越大,图像会产生一定的几何变形,而且梯度脉冲对周围神经的刺激也增加;b 值的增高会导致图像信噪比的下降,需要增加激励次数来弥补,这样就延长了扫描时间,较长的检查时间使受检者不易耐受,可能会产生运动伪影;因此,临床上在使用高 b 值时要权衡利弊,选择合适的 b 值。

5. DWI 扫描时一定要加匀场处理,以减小磁敏感伪影和几何变形。

【实验方法及步骤】

1. 扫描前准备

(1) 严格按照设备的要求进行开机并按 MRI 检查禁忌证做相关准备。

(2) 按要求选择合适的线圈。

(3) 体位:头颅弥散选用多通道头部阵列线圈,受检者仰卧位,头先进,双手置于身体两侧,身体正中矢状面对准床面正中,头部置于线圈正中。定位线对准线圈中线,移床至磁体中心。胸、腹部及盆腔弥散成像选用多通道体部阵列线圈,受检者仰卧位,足先进,双手置于身体两侧或两臂上举抱头,身体正中矢状面对准床面正中,检查部位中心对准线圈正中,在肋缘下方安放呼吸门控。定位线对准线圈中线,移床至磁体中心。

2. 登记 认真阅读受检者申请单,仔细核对受检者与申请单信息是否符合,然后在操作界面输入受检者信息(包括姓名、性别、检查号、检查部位等),登记检查。

3. 检查方法

(1) 三平面定位,磁共振弥散的扫描方式、序列、参数和范围的合理选择,多 b 值 DWI 序列(或多次不同 b 值的单 b 值 DWI 序列)行头部 DWI 扫描或体部 DWI 扫描。

(2) 图像后处理及 ADC 值的测量。

4. 结束检查 所有序列完成后,检查 MR 图像符合诊断要求后,结束当前检查。然后去磁体间将受检者移出,引导至室外休息,关上磁体间屏蔽门。

5. 图像后处理 弥散图像需要进行后处理以测定病灶区和正常对照区的表观弥散系数,以利于判断病变的性质。

6. 图像打印 调节窗宽窗位,适当放大或缩小图像,使图像位于窗格中间位置,根据图像总数计算窗格(行×列)。

【实验总结】

1. 磁共振弥散成像技术图像的特点反映的是水分子的运动状态,区别于传统磁共振影像。

2. b 值的合理选择对于图像的信噪比及病变显示尤为重要。

【实验思考】

1. 磁共振弥散成像扫描的注意事项?

2. 低 b 值弥散成像(b 值低于 200)与高 b 值弥散成像各有何特点?

(二)灌注成像

【临床概述】

灌注加权成像(perfusion weighted imaging,PWI)是建立在流动效应基础上的成像方法。它可以描述血流通过组织血管网的情况,通过测量一些血流动力学参数,来无创地评价组织的血流灌注状态,常用于对病变的随访和疗效的监测。目前临床上在全身多数脏器都有 PWI 的研究,但最常用的是脑部 PWI。

按不同的原理 PWI 的检查方法分为:

1. 对比剂首过法　利用团注顺磁性对比剂,当血-脑屏障完整时,首过的对比剂仅位于血管内,不向血管外间隙扩散,符合单室模型。位于血管内的对比剂产生强大的、微观上的磁敏感梯度,引起周围组织局部磁场的短暂变化,这种局部磁场的变化可以通过 MR 图像上信号强度的变化测得。快速的成像技术如 EPI 和螺旋成像技术,有足够高的时间分辨力,可以准确测量这种团注对比剂造成的组织信号的快速变化。在一定范围内,组织对比剂浓度与 T_2(或 T_2*)弛豫率的改变大致呈线性关系,应用梯度回波 EPI (GRE-EPI)序列,信号强度与横向弛豫率呈指数关系,通过公式可将信号强度-时间曲线转化为组织对比剂浓度-时间曲线。

团注对比剂经过脑组织的时间很短,通常 18s 左右,为了监测团注对比剂在脑组织的首过效应,PWI 序列必须足够快速。临床上脑部 PWI 通常采用 EPI 的 T_2(T_2*)加权序列。SE-EPI 序列获得的是 T_2 加权对比,GRE-EPI 序列获得的则是 T_2* 加权对比。能减少脑组织-骨和脑组织-气交界面的伪影,对小血管(如毛细血管)中的顺磁性对比剂引起的信号变化较敏感但对大血管(如皮质静脉)不敏感,而且 SE-EPI 序列需要更大量的对比剂,通常是标准剂量的 1.5~2 倍;GRE-EPI 序列几乎对所有管径血管中的对比剂引起的信号变化均敏感,因此,GRE-EPI T_2*WI 是目前脑部首过法 PWI 最常用的序列。

脑部 PWI 常用的参数为脑血容量(CBV)、脑血流量(CBF)和平均通过时间(MTT)。

2. 动脉自旋标记法　动脉自旋标记(arterial spin labeling,ASL)技术无需引入外源性对比剂,是一种利用血液作为内源性示踪剂(动脉自旋标记技术)的磁共振 PWI 方法。在这种技术中,流入动脉内的自旋被射频脉冲扰乱,这些被扰乱的自旋流入层内引起的图像强度改变可被检测到。ASL 技术中把感兴趣的层面称为扫描层面,而扫描层面的血流上游需要进行流入血液标记的层面称为标记层面,流入的动脉血可被连续或间断标记,ASL 根据标记方法不同分为两类,连续性 ASL(continuous ASL,CASL)和脉冲式 ASL (pulsed ASL,PASL)。由于需要进行多次采集、信号平均,成像时间较长,而且图像信噪比较差,临床应用较少。

磁共振灌注成像已广泛应用于中枢神经系统、心脏、乳腺、肺、肾脏及前列腺。PWI 技术在中枢神经系统灌注成像研究较成熟,已广泛应用于脑缺血、脑肿瘤及其他脑内和脑外病变的血流动力学研究。用于评价急性卒中后仍有缺血危险的脑组织、肿瘤、变性疾病。

心肌灌注研究可发现梗塞心肌，区别梗塞和梗塞后再灌注。在肿瘤鉴别方面可根据病灶的信号增加程度诊断和鉴别良恶性肿瘤；可根据时间—信号强度曲线以及 PWI 的定量参数诊断和鉴别良恶性肿瘤；还可评价肿瘤放、化疗的效果等。还可用于评价这些疾病的疗效。

【实验目的】

1. 掌握 PWI 的适应证。

2. 熟悉 PWI 扫描前准备。

3. 掌握 PWI 扫描技术。

【实验要求】

1. 头颅或腹部 PWI 扫描体位摆法。

2. PWI 扫描方式、序列、参数和范围。

3. PWI 扫描的步骤及注意事项。

4. PWI 参数测量。

【实验器材】

1. MRI 扫描仪及后处理工作站。

2. 多通道头部阵列线圈、多通道体部阵列线圈。

3. 15ml 钆对比剂一瓶。

4. 12～20ml 注射器一副及相应消毒物品。

5. 干式激光胶片打印机。

6. 激光胶片。

7. MR 专用抢救车一台。

【实验注意事项】

1. 严格遵守设备的操作流程。

2. 确认进入磁体间人员无磁共振检查禁忌证。

3. 受检者做好检查前准备并与其充分沟通取得配合。

4. 增强检查则要进行钆对比剂使用的安全性评估。

【实验方法与步骤】

1. 扫描前准备

(1) 严格按照设备的要求进行开机并按 MRI 检查禁忌证做相关准备。

(2) 按要求选择线圈并放置好。

(3) 体位：头颅 PWI 选用多通道头部阵列线圈，受检者仰卧位，头先进，双手置于身体两侧，身体正中矢状面对准床面正中，头部置于线圈正中。定位线对准线圈中线，移床至磁体中心。胸、腹部及盆腔 PWI 成像选用多通道体部阵列线圈，受检者仰卧位，足先进，双手置于身体两侧或两臂上举抱头，身体正中矢状面对准床面正中，检查部位中心对准线圈正中，定位线对准线圈中线，移床至磁体中心。

2. 登记 认真阅读受检者申请单，仔细核对受检者与申请单信息是否符合，然后在操作界面输入受检者信息（包括姓名、性别、检查号、检查部位等），登记检查。

3. 检查方法

(1) 三平面定位，T_1WI PWI 序列（40 个时相）扫描。

(2) 对比剂注射方式：对比剂采用含钆磁共振对比剂，剂量通常是标准剂量的 1.5～2

倍,采用肘静脉团注,3~5ml/s。对比剂于 PWI 启动后约 10s 开始注射。

4. 结束检查　所有序列完成后,检查 MR 图像符合诊断要求后,结束当前检查。然后去磁体间将受检者移出,引导至室外休息,关上磁体间屏蔽门。

5. 图像后处理　PWI 图像需要进行后处理以获得不同对比的参数:相对血容量、相对血流量、平均通过时间和达峰时间,用来对比病灶区和正常对照区参数变化,以利于判断病变的性质。

6. 图像打印　调节窗宽窗位,适当放大或缩小图像,使图像位于窗格中间位置,根据图像总数计算窗格(行×列),伪彩图使用彩色打印。

【实验总结】

1. PWI 扫描方式、序列、参数、范围及对比剂使用方式对图像产生的影响。

2. PWI 后处理方法,测量的各参数意义。

【实验思考】

1. PWI 的原理?

2. PWI 的扫描方式?

3. PWI 的后处理方法及定量参数的意义?

(三)脑功能成像

【临床概述】

从广义上讲,脑功能磁共振成像包含很多技术,主要的是基于血氧合水平依赖(blood oxygenating level dependent effect,BOLD)效应的脑功能磁共振成像(functional MRI,fMRI)技术,是利用与脑活动生理过程中,脑血流、脑血流容积、血液氧含量等微弱的能量代谢过程来成像。

人体各种生理活动都有相应的大脑皮层控制,脑活动是快速的神经元生理和生化变化,是大量消耗能量的过程,脑组织不能储存能量,几乎只能从葡萄糖中获取,通过脑灌注到达毛细血管床供给活动的神经元。因此,区域脑活动的增加将伴随脑局部灌注和代谢的增加,脑组织血流、血流容积以及血氧消耗均增加,血流量增加超出了氧耗量的增加。这种差异导致脑活动区域静脉血氧合血红蛋白增加,脱氧血红蛋白相对少。脱氧血红蛋白主要缩短 T_2 弛豫时间,引起 T_2 加权像信号减低。当浓度减低时则导致 T_2^* 或 T_2 时间延长,在 T_2^* 或 T_2 加权像上信号增强,使脑功能成像时启动区表现为高信号。

fMRI 能准确定位功能区皮层,指导神经外科手术方式及病灶的切除范围。

fMRI 可用于评价脑卒中受检者的中枢损害及功能重组情况,在指导康复治疗中起重要作用。fMRI 在精神病学领域的应用开展的较少,对疾病的早期诊断和鉴别诊断、皮层功能重组的观察、治疗和预后研究可能有重要作用。

【实验目的】

1. 掌握 fMRI 成像技术的原理。

2. 掌握 fMRI 成像特点和临床应用。

3. 了解 fMRI 成像技术的后处理。

【实验要求】

1. 进行 fMRI 序列成像。

2. 掌握 fMRI 成像方法。

3. 使用 fMRI 后处理软件对 fMRI 图像进行图像后处理。

【实验器材】

1. MRI 成像仪及后处理工作站。

2. 头部线圈及辅助刺激设备。

3. 彩色打印机及胶片。

【实验注意事项】

1. 确保即将进行 fMRI 成像的受检者没有磁共振检查禁忌证。

2. 调节、检查功能刺激设备,使设备能完成此次实验。

【实验方法及步骤】

1. 检查前常规准备

(1)确认受检者没有 MRI 禁忌证。进入扫描室前嘱受检者除去随身携带的所有金属物品。

(2)给受检者讲述检查过程,消除恐惧心理,争取检查时的合作。

2. 登记 认真阅读受检者申请单,仔细核对受检者与申请单信息是否符合,然后在操作界面输入受检者信息(包括姓名、性别、检查号、检查部位等),登记检查。

3. 检查方法 用 fMRI 序列进行扫描,确定实验系统、优化扫描序列、制定刺激方案、定位像扫描、功能像采集和数据的获取、数据处理和受激发区可视性显示。通过外在有规律的刺激或内在执行某种认知任务与对照状态交互进行。

4. 结束检查 所有序列完成后,检查 MR 图像符合诊断要求后,结束当前检查。然后去磁体间将受检者移出,引导至室外休息,关上磁体间屏蔽门。

5. 图像后处理 fMRI 图像需要进行后处理以获得激活功能区的位置。

6. 图像打印 调节窗宽窗位,适当放大或缩小图像,使图像位于窗格中间位置,根据图像总数计算窗格(行×列),伪彩图使用彩色打印。

【实验总结】

1. fMRI 扫描前准备,与受检者充分沟通有利于检查的顺利完成。

2. 设定合适的扫描及刺激方案以得到准确数据。

3. 数据的合理分析。

【实验思考】

1. fMRI 在脑功能皮层定位中的应用?

2. fMRI 在神经外科手术中的应用?

实验四　磁共振波谱成像

【临床概述】

　　磁共振波谱(magnetic resonance spectroscop, MRS)成像是利用质子在化合物中共振频率的化学位移现象,测定化合物组成成分及其含量的检测技术。随着高场强 MR 设备的应用及相关技术的快速发展,MRS 在活体应用日渐广泛,成为目前唯一无创性检测活体器官和组织代谢、生化、化合物定量分析的技术。

MRS 与常规磁共振成像（MRI）的基本原理大致相同，都遵循 Larmor 定律，即不同的具有奇数核子的原子核具有不同的旋磁比，在外加静磁场中，其进动频率是不同的，如 ^{1}H、^{31}P、^{23}Na、^{13}C、^{7}Li、^{19}F 等均可以产生 MRS 信号。由于氢质子（^{1}H）的旋磁比最大（42.58MHz/T），在生物体内最丰富，因此产生的 MRS 信号最强，且与常规 MRI 所有的激发及接收频率一致，因此临床应用技术最成熟，最方便、最广泛。

MRS 需要良好的磁场均匀性，要求短的射频脉冲激励原子核，再将收集到的自由感应衰减信号（FID）通过傅立叶变换变成波谱。由于化学位移，不同化合物中相同原子的进动频率不同，在 MRS 频率编码不同位置形成不同的峰。不同的化合物可以根据在 MRS 频率编码上共振峰的不同加以区别。

目前最常应用于临床的是 ^{1}H-MRS。准确的空间定位技术，是 MRS 成功的关键前提，空间定位技术是将产生 MR 信号的组织控制在一定容积的兴趣体内，将 MRS 信号限定在一个理想的体积内被称为定位（localization）。在体磁共振波谱的空间定位技术一般分为单体素技术和多体素技术。

在正常组织中，代谢物在物质中以特定的浓度存在，当组织发生病变时，代谢物浓度会发生改变。磁共振波谱成像主要是对水和脂肪中的氢质子共振峰进行测量和脂肪中的氢质子共振峰进行测量，在 1.5T 场强下水和脂肪共振频率相差 220Hz（化学位移），但是在这两个峰之间还有多种浓度较低的代谢物所形成的共振峰，如 NAA、Cr、Cho 等，这些代谢物的浓度与水和脂肪相比非常低。MRS 需要通过匀场抑制水和脂肪的共振峰，才能使这些微弱的共振峰群得以显示。

MRS 谱线时常用到的参数：

1. 共振峰的共振频率的中心—峰的位置　化学位移决定磁共振波谱中共振峰的位置。

2. 共振峰的分裂。

3. 共振峰下的面积和共振峰的高度　在磁共振波谱中，吸收峰占有的面积与产生信号的质子数目成正比。在研究波谱时，共振峰下的面积比峰的高度更有价值，因为它不受磁场均匀度的影响，对噪声相对不敏感。

4. 半高宽　半高宽是指吸收峰高度一半时吸收峰的宽度，它代表了波谱的分辨率。

我们需要获得的是一个组织器官特定部位的正常或异常组织的波谱信息。这一特定的部位可以是一个层面、层面中的条块、或是一个立方体。根据选择这一区域的方式不同，磁共振波谱的采集方式可以分为三种：第一种是利用表面线圈的射频场非均匀的获得局域波谱，这种技术简单，但它局限于采集靠近体表的解剖区域的波谱，也不能灵活的控制区域形状和大小；第二种方法是通过 MR 图像确定感兴趣区，然后利用磁场梯度和射频脉冲结合进行选择激励；第三种是化学位移成像，也是一种需要利用磁场梯度的定位技术。

MRS 目前多应用于神经系统、前列腺和乳腺疾病的诊断，在其他系统器官如肝脏、肾脏、心脏、肌肉等也正在开展和研发。

【实验目的】

1. 掌握磁共振波谱成像技术的原理。

2. 掌握磁共振波谱成像技术序列特点和临床应用。

3. 了解磁共振波谱成像技术的后处理。

【实验要求】

1. 进行磁共振波谱序列成像。

2. 根据病变部位进行准确定位。

3. 对 MRS 图像进行图像后处理。

【实验器材】

1. MRI 成像仪及后处理工作站。

2. 头部相控线圈。

3. 干式激光胶片打印机。

4. 激光胶片。

【实验注意事项】

1. 确保即将进行 MRS 成像的受检者没有磁共振检查禁忌证。

2. 准确的空间定位技术，是 MRS 成功的关键前提。

【实验方法及步骤】

1. 检查前常规准备

(1) 确认受检者没有 MRI 禁忌证。进入扫描室前嘱受检者除去随身携带的所有金属物品。

(2) 给受检者讲述检查过程，消除恐惧心理，争取检查时的合作。

(3) 选择线圈：头部相控线圈。

(4) 体位：和相应部位一致。

2. 选择合适的序列，参数及扫描范围。

3. 检查中，熟悉磁共振波谱成像技术的参数设置，及 MRS 后处理软件的应用。

【实验总结】

1. 单体素 MRS 的序列类型及各自的特点。

2. 多体素 MRS 的序列类型及各自的特点。

3. 影响 MRS 技术的因素。

【实验思考】

1. 频率之差表示的化学位移的大小与磁场强度高低的关系？

2. 匀场技术（shimming）在 MRS 技术中的作用？

实验五　磁共振组织抑制技术

【临床概述】

在 MR 成像中，为了更好地显示感兴趣区，经常采用一些特殊的方法使某一局部组织的信号减小或消失，最常使用的方法就是饱和技术。饱和技术包括局部饱和技术、磁化传递饱和技术、幅度选择饱和技术、化学位移频率选择饱和技术、频率选择反转脉冲脂肪抑制技术、选择性水或脂肪激发技术、化学位移水 - 脂反相位饱和成像技术、Dixon 技术。

1. 局部饱和技术　局部饱和技术是最常用的饱和技术，其原理是，在成像脉冲施加前，在梯度场的配合下，利用 90° 脉冲对某一个或多个选定的区域进行选择性激发，使该选定区域的组织在成像脉冲施加时已经不能产生 MR 信号。

这种技术常用于垂直于层面的流动信号的饱和。如腹部横断面成像时，需在成像区上下加预饱和而不产生流动伪影。在 MRA 中，常在静脉流入端加预饱和来显示动脉造影像，显示静脉时则在动脉流入端加预饱和带。还可以减少运动伪影和卷褶伪影。

2 磁化传递饱和技术　磁化传递（magnetization transfer, MT）是一种选择性的组织信号抑制技术，又称磁化传递抑制（MTS），由 MT 技术产生的图像对比称为磁化传递对比（MTC）。在 MRI 成像过程中通过 MT 技术可以有目的地增加图像对比，也可以通过磁化对比图像来获得更多的组织结构信息。

人体组织中存在着两种不同状态的水分子，磁共振成像技术中称其为自由池（free pool）和结合池（bound pool）。自由池质子的磁共振波谱频带窄，幅度高（T_2 弛豫时间长），所以只有自由池质子才能直接产生 MR 信号。而结合池质子的磁共振波谱频带宽（非常短的 T_2 弛豫时间），幅度低，通常不能直接产生 MR 信号。但是，在两个池的组织中，两个池的质子通过"偶极 - 偶极交换作用"，可产生一个稳定速率的磁化交换作用，使两个池间的磁化保持在一个平衡状态。如果一个池间的磁化被饱和，则平衡态被打破，通过磁化交换作用使另一个池出现部分饱和，从而形成一种新的对比，使小分子与大分子的对比更大。这个过程就像将后者的磁化传递给了前者，所以称为磁化传递。

MT 效应对脑脊液、脂肪组织、骨髓及流动的血液无明显饱和效应。目前 MT 技术主要应用于脑部 3D TOF MRA 及对比增强扫描中，通过 MT 技术使血管和增强组织与脑组织产生更大的对比。

3. 幅度选择饱和技术　幅度饱和技术是一种选择性饱和技术，它是针对不同组织具有不同的纵向弛豫时间，在 180° 磁化反转脉冲作用下，所有组织的纵向磁化都被转移至 Z 轴负向，脉冲停止后，各种组织的纵向磁化开始弛豫，负向磁化逐渐缩短，并向 0 值接近，通过 0 值后进一步向 Z 轴正向增长。

4. 化学位移频率选择饱和技术　同一元素的原子由于化学结构的差异，在相同强度的磁场中其拉莫频率不同，这种频率的差异称为化学位移。如水分子中的氢原子与脂肪分子中的氢原子其化学位移为 3.5ppm，在不同场强的磁场中其频率相差不同。

化学位移饱和技术就是利用这种频率的差异，在信号激发前，预先发射具有高度频率选择性的预饱和脉冲，使一种或几种单一频率的信号被饱和，而只留下感兴趣组织的纵向磁化，这是化学位移成像技术的基本原理。

5. 频率选择反转脉冲脂肪抑制技术　频率选择脂肪抑制技术需要利用连续的脉冲对脂肪组织进行预饱和，脉冲在 TR 间期占据的时间约需要 12～20ms。STIR 技术需要在 TR 间期占据的时间更长（1.5T 时需要 150ms 左右）。因此大大减少能够采集的层数，或需要延长 TR 从而增加 TA。而且在超快速梯度回波序列时，由于 TR 很短（往往小于 10ms），利用上述两种技术进行脂肪抑制显然是不现实的。

近年来在三维超快速梯度回波成像序列（如体部三维屏气扰相 GRE T_1WI 或 CE-MRA）中，推出一种新的脂肪抑制技术，即频率选择反转脉冲脂肪抑制技术。该技术既考虑了脂肪的进动频率，又考虑了脂肪组织的短 T_1 值特性。其方法是在真正射频脉冲激发前，先对三维成像容积进行预脉冲激发，这种预脉冲的带宽很窄，中心频率为脂肪中质子的进动频率，因此仅脂肪组织被激发。同时这一脉冲略大于 90°，这样脂肪组织将出现一个较小的反方向纵向磁化向量，预脉冲结束后，脂肪组织发生纵向弛豫，其纵向磁化向量将发生从反向到零，然后到正向并逐渐增大，直至最大值（平衡状态）。由于预脉冲仅略大于 90°，因此从反向到零需要的时间很短，如果选择很短的 TI（10～20ms），则仅需要一次预脉冲激发就能对三维扫描容积内的脂肪组织进行很好的抑制，因此采集时间仅略有延长。

该技术的优点在于：

（1）仅少量增加扫描时间。

（2）一次预脉冲激发即完成三维容积内的脂肪抑制。

（3）几乎不增加人体射频的能量吸收。

缺点在于：

（1）对场强的要求较高，在低场扫描机上不能进行。

（2）对磁场均匀度要求较高。

频率选择反转脉冲脂肪抑制技术一般用于三维快速 GRE 序列。但如果在 STIR 技术中采用的 180° 反转脉冲是针对脂肪中质子的进动频率，则该技术也可用于 T_2WI，这种技术可以增加 STIR 技术的脂肪组织抑制的特异性。

6. 选择性水或脂肪激发技术　选择性水或脂肪激发技术可以选用水激发或脂肪激发，水激励属于选择性水或脂肪激发技术的一方面。选择性激发技术通常采用频率和空间选择的二项脉冲，这种脉冲实际上是偏转角和偏转方向不同的多个脉冲的组合。如一个 90° 的二项脉冲可以由一个 22.5°、一个 45° 和一个 22.5° 脉冲组合而成。

下面就以这种组合模式的二项脉冲来介绍水激发技术的原理。第一个 22.5° 脉冲激发后水和脂肪的宏观磁化向量 M 处于同相位，由于这两种成分中的氢质子进动频率存在差别，两者相位差逐渐增大；当两者处于反相位（相差 180°）时，施加 45° 脉冲，这样这两种宏观磁化向量 M 又在同一平面且处于同相位，但它们与主磁场的交角不同，脂肪的 M 为 22.5°，水的 M 为 67.5°；过了一段时间后，这两种宏观磁化向量又处于反相位，这时给予第二个 22.5° 脉冲，这个脉冲把脂肪的 M 打回到主磁场方向，因为没有信号，而把水的 M 打到 XY 平面，因此只有水的信号可以采集到，这样就完成了脂肪抑制的水激发。

这种选择性激发技术可以用于 SE、FSE 及梯度回波序列中，既可以用于 2D 采集模式，也可用于 3D 采集模式，要求磁场均匀度很高，所以需要匀场。

7. 化学位移水-脂反相位成像技术　由于化学位移效应，水质子较脂肪质子的进动频率稍快，若干时间水质子与脂肪质子进动相位就会出现在相反的方向上，这种状态称为水-脂反相位。水-脂反相位时采集的 MR 信号，水信号与脂信号相互抵消，因此含有水和脂的组织信号被饱和，表现为低信号。这种技术常被用于诊断肝脏的脂肪浸润。

8. Dixon 技术　Dixon 技术是一种水脂分离成像技术，通过对自旋回波序列 TE 的调整，获得水脂相位一致（同相位）图像和水脂相位相反（反相位）的图像。通过两组图像信息相加或相减可得到水质子图像和脂肪质子图像。把同相位图像加上反相位图像后再除以 2，即得到水质子图像；把同相位图像减去反相位图像后再除以 2，将得到脂肪质子图像，近年来又在 Dixon 的基础上推出最小二乘估算法不对称回波水脂分离迭代 Dixon 技术，称为 Ideal（iterative Dixon water-fat separation with echo asymmetry and least-squares estimation，Ideal）技术，并广泛应用于临床。

【实验目的】

1．掌握各种组织抑制技术的原理。

2．掌握各种组织抑制技术的序列特点和临床应用。

3．影响各种组织抑制效果的因素。

【实验要求】

1．应用各种组织抑制技术成像。

2．对不同组织抑制效果的图像进行评价。

【实验器材】

1．MRI 成像仪及后处理工作站。

2．各部位 MR 专用线圈。

【实验注意事项】

1．确保受检者没有磁共振检查禁忌证。

2．调节、检查设备，使设备能完成此次实验。

【实验方法及步骤】

1．检查前常规准备

（1）确认受检者没有 MRI 禁忌证。进入扫描室前嘱受检者除去随身携带的所有金属物品。

（2）给受检者讲述检查过程，消除恐惧心理，争取检查时的合作。

（3）选择线圈：体线圈、矩阵线圈。

（4）体位：和相应部位一致。

2．使用各种组织抑制技术对相应部位进行扫描、参数设定及定位。

【实验总结】

1．各种组织抑制技术的使用对图像效果的影响。

2．参数的设置对图像产生的影响。

3．不同脂肪抑制技术的区别。

【实验思考】

1．如何更好使用组织抑制技术？

2．各种脂肪抑制技术在颈部 T_2 加权像上应用的优缺点？

实验六　磁共振辅助成像技术

【临床概述】

在 MR 成像中，为了达到理想的成像效果，经常使用一些特殊的技术在特定部位辅助成像，获得优良的图像效果。

1. 磁共振电影成像技术　磁共振电影（MR cine）成像技术是利用磁共振快速成像序列对运动的脏器实施快速成像，从而达到"冻结"运动的目的，并产生一系列运动过程的不同时段（时相）的"静止"图像。并将这些"静止"图像对应用于脏器的运动过程依次连续显示，即产生了运动脏器的电影图像。

运用梯度回波序列，可在一个运动周期内的每个时相采集多行 K 空间数据（一个 K 空间段），从而提高成像速度，这种方法又称节段电影技术。这种方法的心脏电影成像在心功能评价、心瓣膜病变、先天性心脏病诊断中具有重要价值。

对于无固定周期运动的脏器，如膝关节、颞颌关节等，其电影成像的方法是将其运动的最大范围分成若干相等的空间等份，然后按照一定的顺序，每次运动一个等份，在每一个等份点采集一幅图像，直至所有图像采集完毕。然后将每个空间位置的图像放在一个序列内连续显示，即成为关节运动功能的电影图像，这种方法的成像时间很长。随着超快速序列的发展，磁共振实时成像技术将使运动功能的显示成为常规。

2. 磁共振生理同步采集技术

（1）心电门控技术（ECG gating）：心电门控技术包括回顾性心电门控和前瞻性心电门控。前者在整个心动周期 MR 射频激发和信号采集都在进行，同时把心电信息融入 MRI 系统中，用每个心动周期中相似时相的 MRI 信号重建一幅图像，明显减少了运动伪影；后者又称心电触发技术，其在 R 波波峰被探测后，经过一个延时，相当于进入心室舒张中期时刻，MR 序列被触发启动，直到下一次心室收缩前被暂停。心电电极放置有多种方式，基本原则是最大程度获取心电信号和减少干扰，局部皮肤清洁，避免将电极放置在阻抗较高的组织如肋骨和乳腺体，避免将白色电极放置在主动脉走行区域以降低水磁效应带来的高 T 波干扰，各电极之间不要大于 15cm 以减少磁场切变带来的噪声干扰等。4 个电极分别放置左锁骨中线第 5 肋间隙（red）和第 2 肋间隙（black），胸骨左缘第 5 肋间隙（green）和第 2 肋间隙（white）。序列参数与心动周期或频率必须协调，否则将影响成像质量及成像时间。心电门控应用在心脏大血管的 MR 成像，肺及纵隔 MR 成像，PC-MRA，流量分析技术。

（2）脉搏门控技术（pules trigger）：脉搏门控与心电门控相似，所不同的是，前者一般利用指脉探测夹或指套来探测脉搏随心动周期的变化波，作为门控信息来取代心电门控。

（3）呼吸门控技术：呼吸门控技术包括呼吸补偿技术（respiratory compensation）和呼吸触发技术（respiratory triggering）。前者在整个呼吸周期中，MR 信号采集一直在进行，对呼吸周期中相似时间点的 MR 信号采用相似的相位编码。从而原来呼吸运动引起的随机相位偏移，并与呼吸信号整合并进行相位重新编排后变成规律性变化；后者属于前瞻性呼吸门控技术。其一般以呼气末为触发点开始采集，至下一次吸气前停止采集，从而信号采集发生于呼吸运动相对停止的平台期，呼吸运动伪影明显减少。

呼吸感应器的安放：呼吸感应器用于感应呼吸状态产生的呼吸运动幅度的波。由于男女的呼吸方式不同，男性应将呼吸感应器安放于上腹部，感应器两端围绕受检者腹部的系带的松紧度要适中，过紧、过松都会导致感应信号变形。女性受检者则应安放在下胸部。

（4）导航回波技术（navigator echo）：导航回波技术可采用一维、二维或三维采集，目前临床上应用较多的是二维导航回波技术。导航回波是膈面位置随呼吸运动变化产生的信息，其波形正好与呼吸门控得到的曲线相反，最高点为呼气末，最低点为吸气末。信号采集则同呼吸门控一样，在呼气末以后的相对平台期进行。

导航条的放置：使用导航回波技术时，导航条的放置非常重要。其长轴方向垂直于膈面，上下径的中点放置在膈面水平，这样导航条上半截位于右肺，下半截位于肝脏。

导航回波技术目前在临床上主要有两个用途，一是自由呼吸的心脏成像特别是冠脉成像；二是自由呼吸的上腹部成像，作用相当于呼吸触发。

【实验目的】

1. 掌握磁共振电影成像技术及各种门控技术的原理。

2. 掌握正常门控设备的安放和注意事项。

3. 了解生理窗内各个门控的显示及其参数的设置。

4. 了解各门控技术的应用和限制。

【实验要求】

1. 掌握各个门控技术的安放和设置。

2. 掌握心电电极安放的方式和注意事项。

3. 两种及两种以上门控技术组合的同时利用。

4. 门控技术和特定序列的配合。

【实验器材】

1. MRI 成像仪及后处理工作站。

2. 体线圈、矩阵线圈。

3. 各门控设备和 MRI 专用电极片。

【实验注意事项】

1. 确保即将进行门控安放的受检者没有磁共振检查禁忌证。

2. 调节、检查连接设备，确保门控附属设备准备就绪，使设备能完成此次实验。

3. 门控技术检查前的准备，与受试者充分沟通。

【实验方法与步骤】

1. 检查前常规准备

（1）确认受检者没有 MRI 禁忌证。进入扫描室前嘱受检者除去随身携带的所有金属物品。

（2）给受检者讲述检查过程，消除恐惧心理，争取检查时的充分合作。

（3）选择线圈：体线圈、矩阵线圈。

（4）体位：受检者仰卧位，头先进，双手置于身体两侧；安放呼吸带，贴上 MRI 专用电极，连接好心电门控和 PP 传感器，把线圈按设备要求放置在检查床上，使盆腔置于线圈中心，定位坐标线对准线圈中心；移床至磁体中心。

2. 门控传感器的安放

（1）呼吸门控传感器的安放

1）将传感器放到受检者上腹或下胸部（呼吸幅度最大的地方最适合）。

2）使用呼吸绷带固定传感器。

（2）心电门控传感器的安放

1）严格按照各厂家的要求安放电极（必须用 MRI 专用电极）。

2）通过光纤连接将 ECG 电极连接到 MRI 系统上。

（3）周围脉冲控传感器的安放

1）安放于指尖，可安装于任一手指。

2）扫描期间不应移动手指。

3）使用相应的序列配合门控技术扫描。

【实验总结】

1. 受检者的配合直接影响门控触发的图像质量。

2. 呼吸门控的用途、应用和限制。

3. 周围脉冲传感器的用途、应用和限制。

4. 生理信号的显示和设置。

【实验思考】

1. 各种门控信号能不能用于生命体征的监控和诊断？

2. PP 信号太弱怎么调整？

3. 受检者在磁体外的心电信号非常好，进入磁体中心后信号很差，如何解决？

实验七　磁共振介入与分子影像学

【临床概述】

（一）MRI 介入

介入 MRI（interventional MRI）是应用 MRI 引导器械，以达到诊断或治疗作用的新技术。

1. 介入 MRI 系统磁体设计　目前 MRI 系统磁体设计有各种各样的开放式系统，如"马蹄"形、"面包圈"样等设计，以满足临床介入 MRI 的需要。一般使用超短或较超短的磁体，标准磁体最大缺陷是与受检者接触差，优势在于其磁体磁场强度较高，有利于实时成像。

2. 介入器械的可视化　介入器械的可视化（instrument visualization）是介入 MRI 的关键问题之一。常规介入工具和外科器件是由塑料制成的，在 MRI 中观察不到；如果是由金属制作的，会导致严重的甚至是无法接受的金属伪影。MRI 介入器械要求：

（1）被动可视化：使用较微弱的顺磁性穿刺针或附带有稀有金属的工具，介入器械通过由磁化率效应所产生的微小金属伪影来识别。

（2）仿真内镜显示（virtual reality visualization）：涉及光学三角系统，通过识别固定在支架上的发光二极管实施。

（3）MR 示踪技术：在介入器械顶部或其周缘安装一个或多个微小的 MR 接收线圈，由于它能对线圈附近的自旋质子成像，从而明确介入器械的位置。

（4）天线示综技术：是一种优良的示踪方法，又称"MR profiling"，它采用直环天线作为信号接收装置，对诸如导丝这样很薄的结构也能清晰显示。

（5）外科辅助设备：除了介入操作时在成像观察野内所运用的工具外，还有许多辅助设备需在此种环境下顺利工作。首先是受检者麻醉和监测设备，其他工具（如射频切除装置、激光加热源、内镜设备等）均需在磁场下正常工作。

3. 介入 MRI 的临床应用　介入 MRI 的临床应用主要表现在以下几个方面：

（1）应用 MRI 的良好软组织对比和在线（online）多层成像优势，对一些复杂活检操作提供引导。

（2）对热消融外科手术进行控制，因为 MRI 是唯一对程度较轻组织温度变化敏感的影像学显示技术，在此程度的温度变化下，蛋白质变性和组织破坏尚未发生。

（3）引导内镜操作，直接观察所进入管腔的周围区域。

（4）引导经腔道或经皮腔介入治疗，优势是综合运用形态学和流动灌注信息，可与血管内线圈结合使用，使介入治疗取得最佳效果，可对治疗进行实时随访。

【实验目的】

1. 了解磁共振介入原理及临床应用。

2. 了解磁共振介入的实验器械组成。

【实验要求】

1. 熟悉磁共振介入器械。

2. 了解磁共振介入步骤。

【实验器材】

1. MRI 扫描仪（磁共振介入使用开放式磁体）及后处理工作站。

2. 合适线圈。

3. 合适的介入器械及辅助设备。

【实验注意事项】

1. 确保受检者无磁共振禁忌证。

2. 术前与受检者及家属充分沟通，签署手术同意书。

3. 术前准备的完善。

【实验方法及步骤】

1. 检查前准备

（1）检查前严格进行 MRI 禁忌证的筛查。

（2）术前谈话及准备。

（3）选择合适的磁共振扫描仪。

（4）选择合适的介入器械。

（5）根据介入术部位摆放体位。

2. 检查方法　各部门联合协作，完成穿刺及目标部位显影等。

3. 实时图像显示

【实验总结】

1. 磁共振介入术使用器材的特点。

2. 磁共振介入术流程。

【实验思考】

1. 磁共振介入器械该如何选择？

2. 磁共振介入术注意事项有哪些？

3. 磁共振介入应用局限及应用前景？

（二）分子影像学

分子影像学（molecular imaging）是分子生物学和医学影像学高速发展并高度融合的产物，是分子生物学和医学影像学两者各取所长并相互渗透的结晶。

1. 分子影像学的概念 分子影像学就是活体状态下在细胞和分子水平应用影像学对生物过程进行定性和定量研究。它从生理生化水平认识疾病，阐明病变组织生物过程的变化、病变细胞基因的表达、代谢活性的高低、病变细胞是否存活以及细胞内生物活动的状态等，为临床早期诊断、治疗疾病提供分子水平信息。

2. 分子影像学的技术方法 显示分子信息的关键在于运用高特异性的成像专用探针、相应的放大技术和敏感高效的图像检出系统。分子显像的过程如下：分子探针用核素、顺磁性物质或荧光素标记后与靶目标结合，经合适的扩增方法将信息放大，然后由成像系统(如 PET、MRI)或光学成像技术发现信息。

(1)分子显像探针：要检测某一种样品或基因组中特定的 DNA 序列或基因片段，首先必须有相应的探针。探针通常要用核素或非核素物质进行示踪标记。在显示分子信息的几个关键因素中，分子显像探针的研究最为重要，它是进行分子影像学研究的先决条件。

(2)分子影像学成像技术：

1)核医学成像：主要由 SPECT 和 PET 把有明确生物学效应的示踪剂送入体内，让它参加体内生物活动，再用 SPECT 或 PET 加以探测和显示，由此反映体内的特定的生物活动。

2)MR 成像：目前用 MRI 技术进行的基因表达显像主要包括两个方面，即传统的 MRI 技术和 MRS 分析技术。传统的 MRI 技术中目的基因的扩增方法是采用多种标记基因，并利用不同的对比剂增加其信号来完成。MRS 通过评价特异标记底物代谢水平的改变来发现基因的表达。

利用 MRI 进行基因表达显像与 PET 相比有如下优点：①MRI 的空间分辨力高，可达到或接近显微镜的分辨率(几十微米范围)；②能同时获得生理和解剖信息，能够进行小动物的生理和分子标记物的分析。相对于 PET 来说，MRI 基因表达显像的扩增信号要弱得多，需要有强大的扩增系统。MR 分子成像目前主要用于基因表达传递成像、肿瘤血管生成以及细胞分子水平的功能成像等。

【实验目的】

1. 了解分子影像学概念及临床应用。

2. 了解分子影像学成像过程。

【实验要求】

1. 熟悉分子影像学成像步骤。

2. 了解分子影像学探针。

【实验器材】

1. MRI 扫描仪及后处理工作。

2. 合适线圈。

3. 分子显像探针。

【实验注意事项】

1. 确保受检者无磁共振检查禁忌证。

2. 选用合适的分子探针。

【实验方法及步骤】

1. 检查前准备

(1)检查前严格进行 MRI 禁忌证的筛查。

（2）选择好相应的多通道阵列线圈。

（3）根据检查部位摆放体位。

2．检查方法　注射用核素、顺磁性物质或荧光素标记后的分子探针使其与靶目标结合；经合适的扩增方法将信息放大后，然后由 MRI 成像技术发现信息。

3．对采集的信息进行后处理与图像显示。

【实验总结】

合适的分子探针和扩增方法是分子影像学成像的关键。

【实验思考】

1．磁共振分子影像学优缺点？

2．分子影像学是如何实现信号扩增的？

第二节　颅脑 MRI 检查技术

实验一　颅脑 MRI 检查技术

【临床概述】

磁共振成像（MRI）的临床应用，进一步提高了颅脑疾病的诊断水平，并促进了神经影像学向着更高层次的发展。MRI 对于颅脑疾病的检查具有独特优势，对先天性脑发育异常、脑白质病变、血管性病变、颅内感染及其他炎性病变、小的原发性或转移性肿瘤检查明显优于 CT。MRI 的软组织对比度高，能准确的分辨脑灰白质、神经核团等。MRI 无骨性及气体伪影的干扰，是诊断垂体、脑神经、脑干、小脑等部位病变的首选影像检查方法。MRI 无需变动体位，能进行任意方位断层扫描，能准确进行病灶的定位。应用对比剂可鉴别肿瘤和水肿。无辐射性损伤及碘剂过敏之虞。

【实验目的】

1．掌握颅脑 MRI 线圈选择、定位方法、扫描方法及步骤。

2．掌握颅脑 MRI 检查的适应证和禁忌证。

3．熟悉颅脑 MRI 扫描前准备。

4．熟悉颅脑的大致解剖。

【实验要求】

1．熟悉颅脑 MRI 工作状态及操作界面。

2．能做好颅脑 MRI 扫描前准备（包括临床病史采集、去除金属物品、对比剂准备、注射方式等）。

3．能根据受检者申请单信息和要求，选择合理的扫描方案。

4．能获得达到诊断目的的高质量 MR 图像。

【实验器材】

1．磁共振扫描仪。

2．头部多通道相列阵控线圈。

3．15ml 钆对比剂 1 瓶。

4．10～20ml 注射器一副及相应消毒物品。

5. 干式激光胶片打印机。

6. 激光胶片。

7. 磁共振专用抢救车。

【实验注意事项】

1. 严格遵守设备的操作流程。

2. 确认进入磁体间人员无磁共振检查禁忌证。

3. 受检者做好检查前准备并与其充分沟通取得配合。

4. 增强检查则要进行钆对比剂使用的安全性评估。

【实验方法及步骤】

1. 适应证和禁忌证

（1）适应证：适用于颅脑外伤、脑血管性疾病、颅内占位性病变、颅内感染与炎症、脑部退行性病变、脑白质病变、颅脑先天性发育异常、脑积水、脑萎缩和颅骨骨源性疾病等。

（2）禁忌证

1）绝对禁忌证：装有心脏起搏器、心脏磁性金属瓣膜、冠脉磁性金属支架、电子耳蜗者；

2）相对禁忌证：检查部位有金属置入物、带有呼吸机及心电监护设备的危重受检者、体内有胰岛素泵等神经刺激器的受检者和妊娠三个月以内的早孕受检者。

2. 扫描前准备

（1）认真审阅检查申请单，了解检查的目的和要求，对检查目的要求不清的申请单，应与临床申请医生核准确认。

（2）确认受检者没有 MRI 禁忌证。并嘱受检者认真阅读检查注意事项，按要求准备。凡体内装有金属置入物（如心脏起搏器、金属关节、固定钢板、钢针、人工角膜、人工耳蜗等）的受检者及妊娠 3 个月以内的孕妇应严禁做此检查。嘱受检者除去随身携带的所有金属物品（如胰岛素泵、磁卡、手机、手表、刀具、硬币、钥匙、发卡、别针、推床、轮椅、助听器、活动义齿等）并妥善保管，严禁将其带入检查室。让受检者脱掉有金属扣子和挂钩的衣裤。纹身（纹眉）、化妆品、染发等应事先去掉，因其可能会引起灼伤。高热的受检者不适合行 MRI 检查。若受检者行动不便，可应用磁共振专用的转运床。

（3）进入扫描室前向受检者讲清楚扫描的目的、意义及全过程，消除受检者疑虑和恐惧，取得受检者的信任；告知受检者所需检查时间、扫描时机器会发出较大的噪声，并给受检者带耳机或耳塞；嘱受检者在扫描过程中不得随意运动，不得睁眼、乱瞟；告知受检者若有不适，可通过配备的通讯工具与工作人员联系。

3. 登记　认真阅读受检者申请单，仔细核对受检者与申请单信息是否符合，然后在操作界面输入受检者信息（包括姓名、性别、检查号、检查部位等），登记检查。

4. 线圈选择及体位选择　选择头部多通道相列阵控线圈。受检者仰卧标准解剖正位，头先进，头置于线圈头架中，下颌内收，头颅和身体正中矢状面与台面中线垂直，两外耳孔与台面等距，定位十字线对准眉间线、正中矢状面和准线圈横轴中心，特殊受检者的扫描体位需矫正；如为婴幼儿应将肩部置于线圈内；颈短者将背部垫高，头部上伸；驼背者双腿蜷曲，臀部垫高，以尽量使头部位于线圈内。

5. 检查方法

（1）平扫：三平面定位，采用快速成像描序列，做 T_1WI 横断位、T_2WI 横断位、T_2-FLAIR

横断位的扫描。以前后联合（AC-PC）线为基线，扫描范围从听眦线到颅顶，层厚5～8mm，间距为不超过1～2mm（图5-1）。

（2）增强扫描：T_1WI横断位、冠状位、矢状位。必要时根据具体病变性质及部位加用脂肪抑制技术，以抑制脂肪高信号。增强前后所有横断位序列均应保持层面一致。

（3）对比剂注射方式：对比剂采用含钆磁共振对比剂，剂量为0.1～0.2mmol/kg，采用快速手推法静脉注入，注药时均应遵循无菌操作的原则。

6. 结束检查　所有序列完成后，检查MR图像符合诊断要求后，结束当前检查。然后去磁体间将受检者移出，引导至室外休息，关上磁体间屏蔽门。

7. 图像打印　扫描结束后，练习调节图像窗宽窗位后、调节合适窗宽窗位，适当放大或缩小图像，使图像位于窗格中间位置，根据图像总数计算窗格（行×列），先将定位像输入打印窗格，然后依次输入平扫图像、增强图像，传送至激光打印机打印。

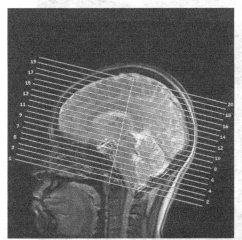
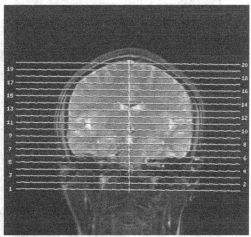
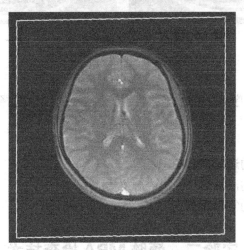

图5-1　头颅MRI扫描定位相显示

【实验总结】

1. 颅脑MRI扫描适用于颅脑肿瘤、脑梗死、脑血管病变、颅脑外伤、颅内感染、脑退行性变、颅脑先天性发育畸形受检者等（图5-2）。

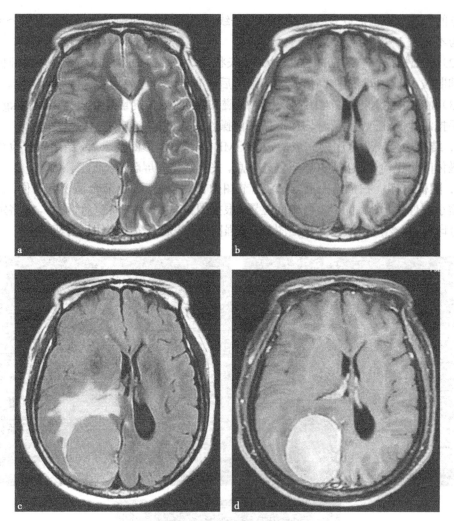

图 5-2　脑膜瘤 MRI 图
a. T₁WI; b. T₂WI; c. T₂flair; d. 增强 C+

2. MRI 扫描方式、序列、参数、范围及特殊扫描的正确选择，能提高病变组织的检出率。

【实验思考】

1. 颅脑 MRI 扫描的适应证和禁忌证？

2. 颅脑 MRI 扫描的注意事项？

3. 颅脑 MRI 扫描的常用序列？

实验二　颅脑 MRA 检查技术

【临床概述】

颅脑 MRA 是指对颅脑进行磁共振血管造影。临床常用的 MRA 方法有三种：时间飞越法（time of flight，TOF）、相位对比法（phase contrast，PC）及对比增强 MRA（contrast enhanced MRA，CE-MRA），颅脑 MRA 主要选用前两种方法。基于 MRA 的无创伤性和安全性，其临床应用适应证包括：①老年、幼儿和脑血管造影非适应证受检者；②寻找不明原因颅内出血的病因；③脑血管疾病的普查与筛选；④评价脑血管病治疗后血管再通、开放或狭窄情况；⑤脑血管解剖、变异和功能性研究。颅脑 MRA 方法具有较多优点：①方便快捷、无创伤，可以清晰的显示绝大部分脑血管疾病；②适应证广泛；③可以多次重复检查；④可兼顾血管壁本身、管壁内外情况，以及脑实质病变，对伴有血栓的诊断明显优于 DSA；⑤可以双侧同时显影。当然它也存在局限性：① MIP 重建过程中丢失部分信号，细小血管结构及病变不能充分显示；②可以放大血管狭窄程度；③对于低流速血管不能显示，涡流血管显示失真伪影。

【实验目的】

1．掌握颅脑 MRA 检查的适应证。

2．掌握颅脑 MRA 图像的后处理。

3．掌握颅脑 MRA 检查的扫描方法及步骤。

4．熟悉颅底动脉环的组成及分支。

【实验要求】

1．熟悉颅底动脉环的组成及分支。

2．能运用颅脑 MRA 常见成像方法进行 MRA 扫描。

3．掌握 MRA 图像后处理及胶片打印。

【实验器材】

1．磁共振扫描仪及后处理工作站。

2．头部多通道相列阵控线圈。

3．15ml 钆对比剂 1 瓶。

4．双筒高压注射器及相应消毒物品。

5．干式激光胶片打印机。

6．激光胶片。

7．磁共振专用抢救车。

【实验注意事项】

1．严格遵守设备的操作流程。

2．确认进入磁体间人员无磁共振检查禁忌证。

3．受检者做好检查前准备并与其充分沟通取得配合。

4．增强检查则要进行钆对比剂使用的安全性评估。

【实验方法及步骤】

1．适应证和禁忌证

（1）适应证：可用于脑动脉瘤、脑血管狭窄和闭塞、脑动—静脉畸形及其供血动脉和引流静脉显示。

（2）禁忌证

1）绝对禁忌证：装有心脏起搏器、心脏磁性金属瓣膜、冠脉磁性金属支架、电子耳蜗者；

2）相对禁忌证：检查部位有金属置入物、带有呼吸机及心电监护设备的危重受检者、体内有胰岛素泵等神经刺激器的受检者和妊娠三个月以内的早孕受检者。

2. 检查前准备

（1）认真核对 MRI 检查申请单，了解病情，明确检查目的和要求。对检查目的、要求不清的申请单，应与临床申请医师核准确认。

（2）确认受检者没有 MRI 禁忌证，并嘱受检者认真阅读检查注意事项，按要求准备。凡体内装有磁性金属置入物者，应严禁 MRI 检查。

（3）进入扫描室前，嘱受检者及陪同家属除去随身携带的金属物品（如手机、手表、刀具、硬币、钥匙、发卡、别针、磁卡、推床、轮椅等）并妥善保管，严禁带入检查室。

（4）给受检者讲述检查过程，消除恐惧心理，争取检查时的合作。告知受检者所需检查时间、扫描时机器会发出较大噪声；嘱受检者在扫描过程中闭眼、不要随意运动；告知受检者若有不适，可通过配备的通讯工具与扫描室外工作人员联系。

（5）CE-MRA 检查则要进行钆对比剂使用的安全性评估，包括不良反应的观察、肾功能的评估等，并预埋留置针。

3. 登记　认真阅读受检者申请单，仔细核对受检者与申请单信息是否符合，然后在操作界面输入受检者信息（包括姓名、性别、检查号、检查部位等），登记检查。

4. 线圈选择及体位选择　选择头部多通道相列阵控线圈。受检者仰卧标准解剖正位，头先进，头置于线圈头架中，下颌内收，头颅和身体正中矢状面与台面中线垂直，两外耳孔与台面等距，定位十字线对准眉间线、正中矢状面和准线圈横轴中心，特殊受检者的扫描体位需矫正。

5. 检查方法（可采用 3D/2D-TOF-MRA、3D/2D-PC-MRA 及 3D-CE-MRA 技术成像）

（1）3D-TOF-MRA：选择 3D-TOF-FLASH 快速梯度回波序列。在矢状面定位像图像上设置 3D-TOF-MRA 横断面扫描块，注意扫描层面尽量与大多数动脉血管走向垂直或成角（图 5-3）。

（2）2D-TOF-MRA：2D-TOF-FLASH- 快速梯度回波序列。成像方位取颅脑斜矢状位成像，使成像层面最大限度地与尽量多的颅内静脉成角。

（3）3D-PC-MRA：采用 3D-PC 相位对比梯度回波序列。成像方位取颅脑矢状面。

（4）2D-PC-MRA：采用 2D-PC 相位对比梯度回波序列。成像方位取冠状面扫描。

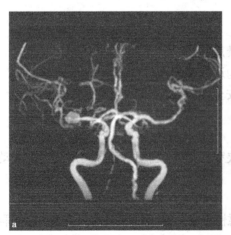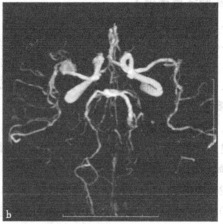

图 5-3　脑动脉瘤 3D-TOF-MRA 图
a. 正位；b. 头足位

（5）3D-CE-MRA：采用快速动态采集 3D-FLASH 梯度回波序列。成像方位取矢状面或冠状面扫描均可，定位方法同颅脑 MRI，扫描范围包含全颅外缘。先行矢状面 3D 快速扫描（蒙片），然后用高压注射器静脉团注 Gd-DTPA，取 0.2mmol/kg 体重，并进行连续 2 次以上的动态多期扫描（动脉期和静脉期）。扫描开始时间是 CE-MRA 成败的关键。

6. 结束检查　所有序列完成后，检查 MR 图像符合诊断要求后，结束当前检查。然后去磁体间将受检者移出，引导至室外休息，关上磁体间屏蔽门。

7. 图像后处理　将所得原始图像进行最大强度投影（MIP）重建产生三维血管解剖图，2D-PC-MRA 直接获得血管造影像，无需特殊处理。

8. 图像打印　调节合适窗宽窗位，适当放大或缩小图像，使图像位于窗格中间位置，根据图像总数计算窗格（行×列），先将定位像输入打印窗格，传送至激光打印机打印。

【实验总结】

1. 颅脑 MRA 足以清晰的显示临床上常见的脑血管疾病，而且快速、无创、无辐射，尤其对幼儿、育龄人群、身体衰弱不能做 CTA 或 DSA 的受检者，是很好的筛查手段。

2. 影响 MRA 的成像质量因素很多，如 TR、激励角、流速、成像体素的厚度及感兴趣血管走行方向，对某些细微的病变仍不能像 DSA 那样成为金标准。

3. MIP 重建图像是重叠图像，会遮盖或丢失部分信息，故诊断时需结合原始图像进行分析。

【实验思考】

颅脑 MRA 扫描的常用成像方法及优缺点？

实验三　鞍区 MRI 检查技术

【临床概述】

鞍区，即蝶鞍区，前界为前床突、交叉沟前缘，后界为后床突、鞍背，两侧界为颈动脉沟。垂体是内分泌器官，分腺垂体和神经垂体两部分，其位于颅底蝶鞍垂体窝内，呈椭圆形，与周围的脑脊液形成良好对比。MRI 能清晰显示出垂体解剖结构和垂体分叶，尤其在冠状位能更好地反映垂体大小、高度和对称情况，有无垂体柄偏移和鞍底骨质改变等。鞍区 MRI 适应证包括垂体微腺瘤和垂体腺瘤，鞍区肿瘤及感染性疾病、血管性病变、骨源性疾病，外伤等。如疑有垂体微腺瘤需作动态增强。

【实验目的】

1. 掌握垂体的解剖及构成。

2. 掌握鞍区 MRI 的扫描方法。

3. 熟悉鞍区的解剖及常见疾病。

4. 熟悉鞍区及鞍旁病变的鉴别诊断。

【实验要求】

1. 掌握鞍区 MRI 的扫描方法。

2. 熟悉鞍区的解剖、垂体的解剖及构成。

3. 能根据申请单的信息及临床要求制定合适的检查方案。

4. 能进行鞍区动态增强 MRI。

【实验器材】

1. 磁共振扫描仪。
2. 头部多通道相列阵控线圈。
3. 15ml 扎对比剂 1 瓶。
4. 双筒高压注射器及相应消毒物品。
5. 干式激光胶片打印机。
6. 激光胶片。
7. 磁共振专用抢救车。

【实验注意事项】

1. 严格遵守设备的操作流程。
2. 确认进入磁体间人员无磁共振检查禁忌证。
3. 受检者做好检查前准备并与其充分沟通取得配合。
4. 增强检查则要进行钆对比剂使用的安全性评估。

【实验方法及步骤】

1. 适应证和禁忌证

（1）适应证：垂体微腺瘤和垂体腺瘤，鞍区肿瘤及感染性疾病、血管性病变、骨源性疾病，外伤等。

（2）禁忌证

1）绝对禁忌证：装有心脏起搏器、心脏磁性金属瓣膜、冠脉磁性金属支架、电子耳蜗者；

2）相对禁忌证：检查部位有金属置入物、带有呼吸机及心电监护设备的危重受检者、体内有胰岛素泵等神经刺激器的受检者和妊娠三个月以内的早孕受检者。

2. 检查前准备

（1）认真核对 MRI 检查申请单，了解病情，明确检查目的和要求。对检查目的、要求不清的申请单，应与临床申请医师核准确认。

（2）确认受检者没有 MRI 禁忌证，并嘱受检者认真阅读检查注意事项，按要求准备。凡体内装有磁性金属置入物者，应严禁 MRI 检查。

（3）进入扫描室前，嘱受检者及陪同家属除去随身携带的金属物品（如手机、手表、刀具、硬币、钥匙、发卡、别针、磁卡、推床、轮椅等）并妥善保管，严禁带入检查室。

（4）给受检者讲述检查过程，消除恐惧心理，争取检查时的合作。告知受检者所需检查时间、扫描时机器会发出较大噪声；嘱受检者在扫描过程中闭眼、不要随意运动；告知受检者若有不适，可通过配备的通讯工具与扫描室外工作人员联系。

（5）增强检查则要进行扎对比剂使用的安全性评估，包括不良反应的观察、肾功能的评估等，并预埋留置针。

3. 登记　认真阅读受检者申请单，仔细核对受检者与申请单信息是否符合，然后在操作界面输入受检者信息（包括姓名、性别、检查号、检查部位等），登记检查。

4. 线圈选择及体位选择　选择头部多通道相列阵控线圈。受检者取仰卧标准解剖正位，头先进，头置于线圈头架中，下颌内收，头颅和身体正中矢状面与台面中线垂直，两外耳孔与台面等距，定位十字线对准眉间线，正中矢状面和准线圈横轴中心，特殊受检者的扫描体位需矫正。

5. 检查方法　小视野及薄层扫描,以矢状面 T_1WI、冠状面 T_1WI 及 T_2WI 为主,矢状位与冠状位均垂直于鞍底。垂体大于 1cm 以上的病变或鞍区病变可做普通增强扫描,与平扫同层面,必要时作横断面扫描。垂体微腺瘤以及小于 1cm 的垂体瘤常需作动态增强扫描,即多时相采集,冠状面或矢状面 T_1WI-fs 序列快速动态连续成像 6～10 次时相不等,单次采集时间 30s 以内,因设备性能不同而异,在保证图像信噪比前提下时间越短,时间分辨力越高,动态效应越好,第一时相采集后,立即静脉快速团注 GD-DTPA 对比剂,剂量为 0.5mmol/kg,注射速率 2～3ml/s,连续采集全部时相。

6. 结束检查　所有序列完成后,检查 MR 图像符合诊断要求后,结束当前检查。然后去磁体间将受检者移出,引导至室外休息,关上磁体间屏蔽门。

7. 图像打印　调节合适窗宽窗位,适当放大或缩小图像,使图像位于窗格中间位置,根据图像总数计算窗格(行×列),先将定位像输入打印窗格,然后依次输入平扫图像、增强图像。

【实验总结】

1. 鞍区 MRI 扫描适用于鞍区占位病变的扫描(图 5-4)。

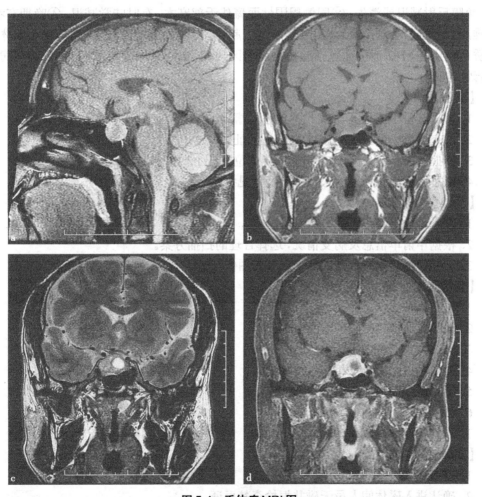

图 5-4　垂体瘤 MRI 图
a. 矢状面 T_1WI; b. 冠状面 T_1WI; c. 冠状面 T_2WI; d. 增强冠状面 T_1WI

2. 正确体位和正确基线选择有利于病变的最佳显示。

3. 动态增强 MRI 能提高微腺瘤的检出率。

【实验思考】

1. 鞍区 MRI 扫描的常用序列？

2. MRI 动态增强扫描在垂体微腺瘤检查中的意义？

实验四　脑桥小脑角区 MRI 检查技术

【临床概述】

　　脑桥小脑角区实际上是一锥形立体三角，它在后颅窝的前外侧。由前内侧的脑桥外缘、前外侧的岩骨内缘及后下方的小脑半球前外侧缘构成一个锥形狭小的空间，此区的重要性在于集中了听神经、面神经、三叉神经及岩静脉、小脑前上动脉等。此区若出现听神经瘤或脑膜瘤等，便会逐渐损害上列组织而产生桥小脑角区综合征。桥小脑角综合征表现为：①患侧耳鸣，听力减退呈神经性感音性耳聋；②同侧三叉神经分布区内感觉减退、角膜反射减退或消失；③同侧周围性面瘫伴舌部麻木，有时味觉减退；④晚期有吞咽困难，饮食呛咳，由于Ⅸ、Ⅹ、Ⅺ神经麻痹引起；⑤有颅内压增高表现；⑥同侧小脑体征。脑桥小脑角区 MRI 适应证包括脑桥小脑角区病变、面听神经颅内段病变、内听道病变、颞岩骨病变等。

【实验目的】

1. 掌握脑桥小脑角区 MRI 扫描的注意事项。

2. 掌握脑桥小脑角区 MRI 扫描的适应证。

3. 掌握脑桥小脑角区 MRI 扫描成像方位、序列选择及成像参数。

4. 熟悉脑桥小脑角区的大致解剖及常见疾病。

【实验要求】

1. 熟悉脑桥小脑角区的大致解剖。

2. 根据申请单信息及病变情况，选择合理的扫描方案。

3. 能获得达到诊断目的的高质量 MR 图像。

【实验器材】

1. 磁共振扫描仪。

2. 头部多通道相列阵控线圈。

3. 15ml 扎对比剂 1 瓶。

4. 双筒高压注射器及相应消毒物品。

5. 干式激光胶片打印机。

6. 激光胶片。

7. 磁共振专用抢救车。

【实验注意事项】

1. 严格遵守设备的操作流程。

2. 确认进入磁体间人员无磁共振检查禁忌证。

3. 受检者做好检查前准备并与其充分沟通取得配合。

4. 增强检查则要进行扎对比剂使用的安全性评估。

【实验方法及步骤】

1. 适应证和禁忌证

（1）适应证：适用于脑桥小脑角区病变、面听神经颅内段病变、内听道病变、颞岩骨病变等。

（2）禁忌证

1）绝对禁忌证：装有心脏起搏器、心脏磁性金属瓣膜、冠脉磁性金属支架、电子耳蜗者；

2）相对禁忌证：检查部位有金属置入物、带有呼吸机及心电监护设备的危重受检者、体内有胰岛素泵等神经刺激器的受检者和妊娠三个月以内的早孕受检者。

2. 检查前准备

（1）认真核对 MRI 检查申请单，了解病情，明确检查目的和要求。对检查目的、要求不清的申请单，应与临床申请医师核准确认。

（2）确认受检者没有 MRI 禁忌证，并嘱受检者认真阅读检查注意事项，按要求准备。凡体内装有磁性金属置入物者，应严禁 MRI 检查。

（3）进入扫描室前，嘱受检者及陪同家属除去随身携带的金属物品（如手机、手表、刀具、硬币、钥匙、发卡、别针、磁卡、推床、轮椅等）并妥善保管，严禁带入检查室。

（4）给受检者讲述检查过程，消除恐惧心理，争取检查时的合作。告知受检者所需检查时间、扫描时机器会发出较大噪声；嘱受检者在扫描过程中闭眼、不要随意运动；告知受检者若有不适，可通过配备的通讯工具与扫描室外工作人员联系。

（5）增强检查则要进行扎对比剂使用的安全性评估，包括不良反应的观察、肾功能的评估等，并预埋留置针。

3. 登记　认真阅读受检者申请单，仔细核对受检者与申请单信息是否符合，然后在操作界面输入受检者信息（包括姓名、性别、检查号、检查部位等），登记检查。

4. 线圈选择及体位选择　选择头部多通道相列阵控线圈。受检者仰卧标准解剖正位，头先进，头置于线圈头架中，下颌内收，头颅和身体正中矢状面与台面中线垂直，两外耳孔与台面等距，定位十字线对准眉间线、正中矢状面对准线圈横轴中心，特殊受检者的扫描体位需矫正。

5. 检查方法

（1）常规平扫可行薄层横轴面 T_2WI、T_1WI、T_2-FLAIR 序列及矢状面、冠状面 T_1WI/T_2WI 序列扫描。必要时（如胆脂瘤）加脂肪抑制技术。需观察神经与血管比邻关系者，可进行横断面 3D-T_1WI-MRA、3D-T_2WI- 水成像序列成像。观察内听道病变，可进行 3D-T_2WI 水成像序列成像。

（2）增强扫描按常规剂量静脉注射 Gd-DTPA 对比剂后，进行 T_1WI-FS 序列轴、矢、冠状面扫描，与平扫尽量保持同层同方位。

6. 结束检查　所有序列完成后，检查 MR 图像符合诊断要求后，结束当前检查。然后去磁体间将受检者移出，引导至室外休息，关上磁体间屏蔽门。

7. 图像后处理　3D-T_1WI-MRA 序列原始图像可进行血管与神经的重建，观察血管与神经的关系；3D-T_2WI 水成像序列原始图像可进行内耳膜迷路水成像 MIP 重建，观察半规管及耳蜗形态。

8. 图像打印 调节合适窗宽窗位，适当放大或缩小图像，使图像位于窗格中间位置，根据图像总数计算窗格（行 × 列），先将定位像输入打印窗格，然后依次输入平扫图像、增强图像和（或）后处理图像。

【实验总结】

1. MRI 能显示出脑桥小脑角区肿瘤本身特征和邻近结构的关系，在该区肿瘤的诊断和鉴别诊断中有较高的实用价值，术前定性诊断率较高，是脑桥小脑角区肿瘤诊断的首选方法（图 5-5）。

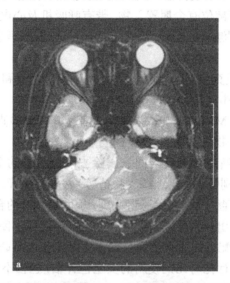

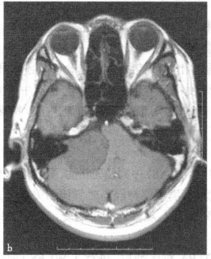 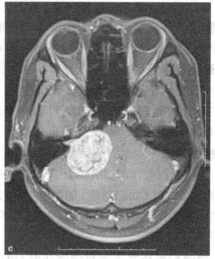

图 5-5 听神经瘤 MRI 图
a. 轴位脂肪抑制 T_2WI；b. 轴位 T_1WI；c. 轴位 T_1WI 增强

2. 脑桥小脑角区 MR 薄层扫描有助于观察脑桥小脑角区脑神经与周围的关系。

3. MRI 在耳部疾病的诊断中也具有重要的价值。

【实验思考】

1. 脑桥小脑角区 MR 扫描的常用序列有哪些？

2. 如何根据病变选择合适成像序列？

实验五 MR脑扩散加权成像检查技术

【临床概述】

扩散加权成像通过两个以上不同扩散敏感梯度值（b 值）的扩散加权像，分子扩散敏感梯度方向上水分子布朗运动状况。根据不同的成像技术获取不同的参数指标。磁共振扩散加权成像（diffusion-weighted imaging, DWI）为 MR 脑扩散加权成像的初级形式，只在 X、Y、Z 轴三个方向上施加扩散敏感梯度脉冲，通过 DWI 计算出扩散敏感梯度方向上水分子的表观扩散系数（ADC 值）。扩散张量成像（diffusion-tensor imaging, DTI）是扩散成像的高级形式，通过至少在 6 个不同方向上施加弥散敏感梯度及采集 1 个不施加弥散敏感梯度（即 b 值为 0）的图像，可以定量地评价脑白质的各向异性。DWI 对早期、超早期脑梗死的诊断、脑肿瘤恶性级别的评估、脑转移瘤的鉴别诊断等具有非常重要的临床意义。DTI 对判断大脑发育不良及衰老、脑肿瘤、脑梗死、脑白质变性疾病等受检者的纤维束损伤情况有较大优势，对评估精神分裂症、慢性酒精中毒、弥漫性轴索损伤等受检者的纤维束改变情况也有一定价值。

【实验目的】

1. 掌握脑 MR 扩散加权成像的适应证和禁忌证。

2. 掌握脑 MR 扩散加权的扫描方法，两种成像方式的异同。

【实验要求】

1. 掌握 DWI 的适应证，扫描方法。

2. 掌握 DTI 的适应证，扫描方法和后处理方法。

3. 能获得达到诊断目的的高质量 MR 图像。

【实验器材】

1. 磁共振扫描仪及后处理工作站。

2. 头部多通道相列阵控线圈。

3. 干式激光胶片打印机。

4. 激光胶片。

5. 彩色打印机及相应彩打胶片。

【实验注意事项】

1. 严格遵守设备的操作流程。

2. 确认进入磁体间人员无磁共振检查禁忌证。

3. 受检者做好检查前准备并与其充分沟通取得配合。

4. DWI 扫描时，相位编码方向取前 - 方后向以便最大限度减少磁敏感伪影。

5. DTI 扫描时，施加的弥散敏感梯度方向越多，扫描时间越长。

【实验方法及步骤】

1. 适应证和禁忌证

（1）适应证：脑 DWI 对早期、超早期脑梗死的诊断，脑肿瘤恶性级别的评估，脑转移瘤的鉴别诊断等具有非常重要的临床意义。

（2）禁忌证

1）绝对禁忌证：装有心脏起搏器、心脏磁性金属瓣膜、冠脉磁性金属支架、电子耳蜗者；

2）相对禁忌证：检查部位有金属置入物、带有呼吸机及心电监护设备的危重受检者、体内有胰岛素泵等神经刺激器的受检者和妊娠三个月以内的早孕受检者。

2. 检查前准备

（1）认真核对 MRI 检查申请单，了解病情，明确检查目的和要求。对检查目的、要求不清的申请单，应与临床申请医师核准确认。

（2）确认受检者没有禁忌证，并嘱受检者认真阅读检查注意事项，按要求准备。凡体内装有磁性金属置入物者，应严禁 MRI 检查。

（3）进入扫描室前，嘱受检者及陪同家属除去随身携带的金属物品（如手机、手表、刀具、硬币、钥匙、发卡、别针、磁卡、推床、轮椅等）并妥善保管，严禁带入检查室。

（4）给受检者讲述检查过程，消除恐惧心理，争取检查时的合作。告知受检者所需检查时间，扫描时机器会发出较大噪声；嘱受检者在扫描过程中闭眼，不要随意运动；告知受检者若有不适，可通过配备的通讯工具与扫描室外工作人员联系。

3. 登记 认真阅读受检者申请单，仔细核对受检者与申请单信息是否符合，然后在操作界面输入受检者信息（包括姓名、性别、检查号、检查部位等），登记检查。

4. 线圈选择及体位选择 选择头部多通道相列阵控线圈。受检者仰卧标准解剖正位，头先进，头置于线圈头架中，下颌内收，头颅和身体正中矢状面与台面中线垂直，两外耳孔与台面等距，定位十字线对准眉间线，正中矢状面对准线圈横轴中心，特殊受检者的扫描体位需矫正。

5. 检查方法

（1）DWI：选用 EPI-DWI 序列，选择 2 个以上扩散加权系数，即 b 值，通常为 0 和 $1000s/mm^2$，亦可进行多个 b 值及高 b 值成像。

（2）DTI：选用 EPI-DTI、$3D-T_1WI$ 序列，$3D-T_1WI$ 主要用于后处理与 DTI 图作解剖影像融合。2 个 b 值 =0 和 1000～1500，选择 6 个以上弥散加权梯度方向，最多可达 128 个方向。

6. 结束检查 所有序列完成，检查 MR 图像符合诊断要求后，结束当前检查。然后去磁体间将受检者移出，引导至室外休息，关上磁体间屏蔽门。

7. 图像后处理

（1）DWI：2 组 b 值的原始图像经 DWI 后处理软件处理，可生成 ADC 图像（图 5-6）。

（2）DTI：利用 DTI 后处理软件，将 $3D-T_1WI$ 图像与 DTI 图融合。在 DTI 图像上获取多个量化指标，如平均扩散系数（average diffusion coefficient，ADC）、部分各向异性系数（fractional anisotropy，FA）、相对各向异性（relative anisotropy，RA）和容积比（volume ratio，VR）等，亦可获得 DTI 的彩色弥散张量图、白质纤维束示踪像。

8. 图像打印 调节合适窗宽窗位，适当放大或缩小图像，使图像位于窗格中间位置，根据图像总数计算窗格（行×列），然后依次输入 DWI 加权图像与 ADC 图，DTI 的彩色弥散张量图、白质纤维束示踪像适用彩色打印。

【实验总结】

1. 扩散加权成像是显示组织微观物理特性真正的定量方法。DWI 和 DTI 在中枢神经系统中有广泛的应用。

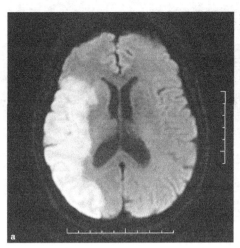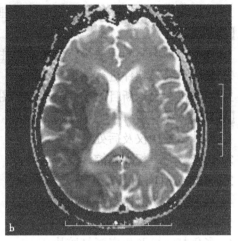

图 5-6　急性脑梗死
a. DWI 图；b. ADC 图

2. 在缺血性疾病的早期诊断中，DWI 有非常大的价值。DWI 能在脑梗死发生的 0.5～4 个小时内发现病灶，远远早于 T_2WI 等常规序列。

3. DWI 可用于判断临床预后，明显的弥散下降预示着缺血发展为不可逆梗死的危险性增加。

4. DTI 是目前唯一的一种可以无创的跟踪脑内白质纤维并反映其解剖连通性的有效方法。

【实验思考】

1. b 值的概念及其意义。

2. DWI 的适应证及优势。

3. DTI 的临床意义。

实验六　MR 脑灌注检查技术

【临床概述】

MR 脑灌注成像（perfusion weighted imaging, PWI）可以描述血流通过组织血管网的情况，通过测量一些血流动力学参数，来无创地评价组织的血流灌注情况。目前临床上最常用于脑部。PWI 分两大类，一类是依赖于外源性示踪剂的动态磁敏感对比成像（dynamic susceptibility contrast, DSC），一类是内源性示踪剂即动脉自旋标记（arterial spin labeling, ASL）灌注成像。DSC 适用于观察颅脑血管微循环的血流灌注情况，如脑梗死、脑出血、脑肿瘤等。3D-ASL 已被广泛应用于临床，如脑血管疾病（脑缺血、脑梗死、脑出血、脑血管畸形、儿童甚至胎儿的脑血管疾病），脑肿瘤及肿瘤恶性分级，感染或炎症性疾病、癫痫等的研究。

【实验目的】

1. 掌握颅脑 MR 灌注成像的适应证。

2. 掌握颅脑 MR 灌注成像的扫描方法。

3. 掌握颅脑 MR 灌注成像图像的后处理。

【实验要求】

1. 能用两种不同的方法进行 MR 脑灌注扫描。

2. 能用后处理软件进行图像后处理。

3. 能获得达到诊断目的的高质量 MR 图像。

【实验器材】

1. 磁共振扫描仪及后处理工作站。

2. 头部多通道相列阵控线圈。

3. 15ml 钆对比剂 2 瓶。

4. 双筒高压注射器及消毒物品。

5. 磁共振专用抢救车。

6. 彩色打印机及相应彩打胶片。

【实验注意事项】

1. 严格遵守设备的操作流程。

2. 确认进入磁体间人员无磁共振检查禁忌证。

3. 受检者做好检查前准备并与其充分沟通取得配合。

4. 增强检查则要进行钆对比剂使用的安全性评估。

【实验方法及步骤】

1. 适应证和禁忌证

（1）适应证：DSC 利用外源性示踪剂钆对比剂的动态磁敏感效应进行成像。脑灌注成像适用于观察颅脑血管微循环的血流灌注情况，如脑梗死、脑出血、脑肿瘤等。

（2）禁忌证

1）绝对禁忌证：装有心脏起搏器、心脏磁性金属瓣膜、冠脉磁性金属支架、电子耳蜗者；

2）相对禁忌证：检查部位有金属置入物、带有呼吸机及心电监护设备的危重受检者、体内有胰岛素泵等神经刺激器的受检者和妊娠三个月以内的早孕受检者。

2. 检查前准备

（1）认真核对 MRI 检查申请单，了解病情，明确检查目的和要求。对检查目的、要求不清的申请单，应与临床申请医师核准确认。

（2）确认受检者没有禁忌证，并嘱受检者认真阅读检查注意事项，按要求准备。凡体内装有磁性金属置入物者，应严禁 MRI 检查。

（3）进入扫描室前，嘱受检者及陪同家属除去随身携带的金属物品（如手机、手表、刀具、硬币、钥匙、发卡、别针、磁卡、推床、轮椅等）并妥善保管，严禁带入检查室。

（4）给受检者讲述检查过程，消除恐惧心理，争取检查时的合作。告知受检者所需检查时间，扫描时机器会发出较大噪声；嘱受检者在扫描过程中闭眼，不要随意运动；告知受检者若有不适，可通过配备的通讯工具与扫描室外工作人员联系。

（5）进行钆对比剂使用的安全性评估，包括不良反应的观察、肾功能的评估等，并预埋留置针。

3. 登记 认真阅读受检者申请单，仔细核对受检者与申请单信息是否符合，然后在操作界面输入受检者信息（包括姓名、性别、检查号、检查部位等），登记检查。

4. 线圈选择及体位选择　选择头部多通道相列阵控线圈。受检者仰卧标准解剖正位，头先进，头置于线圈头架中，下颌内收，头颅和身体正中矢状面与台面中线垂直，两外耳孔与台面等距，定位十字线对准眉间，正中矢状面对准线圈横轴中心，特殊受检者的扫描体位需矫正。

5. 检查方法

（1）DSC：可选用 EPI- 自旋回波序列（EPI-SE），EPI- 梯度回波序列（EPI-GRE），EPI-自由衰减序列（EPI-FID），即 GRE-EPI-T_2*WI 快速成像序列。对比剂在启动扫描 1～2 期后开始快速静脉团注，注射速度 3～5ml/s，注药与扫描同时进行。

（2）ASL：3D-ASL 或 2D-ASL 序列。可在 GRE 或 FSE 序列上进行采集。

6. 结束检查　所有序列完成，检查 MR 图像符合诊断要求后，结束当前检查。然后去磁体间将受检者移出，引导至室外休息，关上磁体间屏蔽门。

7. 图像后处理

（1）DSC：在工作站用信号强度 - 时间变化曲线分析软件，分析血流灌注过程，并计算 T_2* 图像信号变化率，根据 T_2* 变化率计算出局部相对脑血容量（regional cerebral blood volume，rCBV）、局部血流平均通过时间（regional mean transit time，MTT）、局部脑血流量（regional cerebral blood flow，rCBF）和峰值时间（time to peak，TTP）等参数。选取合适的感兴趣区以获取相应的数据（见文末彩图 5-7）。

（2）ASL：用 ASL 后处理软件获取脑血流量 CBF 参数。

8. 图像打印　适当放大或缩小图像，使图像位于窗格中间位置，根据图像总数计算窗格（行 × 列），然后依次输入后处理图像，传送至彩色打印机打印。

【实验总结】

1. PWI 能早期快速、准确显示脑血管病脑微循环情况，能明确梗死区域微循环情况及责任血管，指导临床治疗、检测疗效。

2. PWI 与 DWI 的不匹配区域在某种程度上可作为诊断缺血半暗带存在的"金标准"。

3. PWI 在神经系统的肿瘤及肿瘤性疾病的诊断中提供重要信息，如囊肿、脓肿及囊性转移瘤等病灶的鉴别诊断。淋巴瘤在 PWI 上呈低灌注改变，具有一定的特异性。

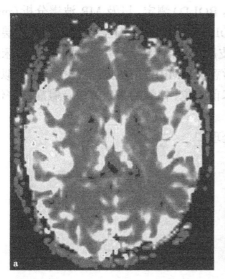
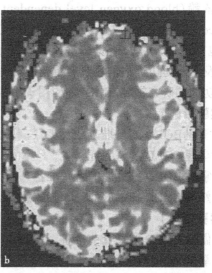

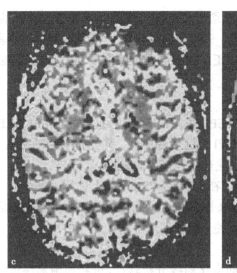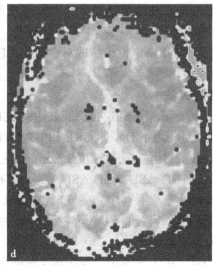

图 5-7　头颅 MRI 血流灌注成像（DSC）
a. rCBF；b. rCBV；c. MTT；d. TTP

4．PWI 获取的参数值不仅与团注对比剂的量、速度和对比剂的顺磁性有关，而且还与个体的其他血流动力学参数有关。因此，血流动力学参数不能用于不同个体比较，同一个体不同次检查参数也不能比较。

【实验思考】

1．PWI 分为哪两大类？

2．简述 PWI 的临床意义。

实验七　MR 脑活动功能扫描技术

【临床概述】

脑功能 MR 成像（function MRI，fMRI），广义上包括脑扩散加权成像、灌注成像、血氧水平依赖（blood oxygen level dependent，BOLD）测定，以及 MR 波谱分析（magnetic resonance spectroscopy，MRS），狭义上指 BOLD。BOLD-fMRI 主要用于功能皮层中枢的定位，包括视觉、运动、听觉、感觉、语言等皮层中枢的定位研究，这对于指导临床外科手术定位及术后随访评估预后具有重要的参考意义，fMRI 的应用目前已扩展至类似于记忆等认知功能的研究领域，fMRI 还应用于手术前定位、化学刺激研究以及癫痫的评价等。

【实验目的】

1．掌握 BOLD 的扫描方法及步骤、后处理。

2．掌握 BOLD 的适应证。

3．掌握 BOLD 扫描前的特殊准备。

4．熟悉 BOLD 扫描的原理和临床意义。

【实验要求】

1．做好 BOLD 的检查前准备。

2．掌握 BOLD 的检查流程。

3. 能进行 BOLD 图像的后处理。

4. 能获得达到诊断目的的高质量 MR 图像。

【实验器材】

1. 磁共振扫描仪。

2. 头部多通道相列阵控线圈。

3. 刺激物。

4. 彩色打印机及相应彩打胶片。

【实验注意事项】

1. 严格遵守设备的操作流程。

2. 确认进入磁体间人员无磁共振检查禁忌证。

3. 受检者做好检查前准备并与其充分沟通取得配合，使受检者熟悉刺激或任务过程，能正确完成设计的任务。

【实验方法及步骤】

1. 适应证和禁忌证

（1）适应证：BOLD-fMRI 主要用于功能皮层中枢的定位，包括视觉、运动、听觉、感觉、语言等皮层中枢的定位研究，这对于指导临床外科手术定位及术后随访评估预后具有重要的参考意义；fMRI 的应用目前已扩展至类似于记忆等认知功能的研究领域；fMRI 还应用于手术前定位、化学刺激研究以及癫痫的评价等。

（2）禁忌证

1）绝对禁忌证：装有心脏起搏器、心脏磁性金属瓣膜、冠脉磁性金属支架、电子耳蜗者；

2）相对禁忌证：检查部位有金属置入物、带有呼吸机及心电监护设备的危重受检者、体内有胰岛素泵等神经刺激器的受检者和妊娠三个月以内的早孕受检者。

2. 检查前准备

（1）认真核对 MRI 检查申请单，了解病情，明确检查目的和要求。对检查目的、要求不清的申请单，应与临床申请医师核准确认。

（2）确认受检者没有禁忌证，并嘱受检者认真阅读检查注意事项，按要求准备。凡体内装有磁性金属置入物者，应严禁 MRI 检查。

（3）进入扫描室前，嘱受检者及陪同家属除去随身携带的金属物品（如手机、手表、刀具、硬币、钥匙、发卡、别针、磁卡、推床、轮椅等）并妥善保管，严禁带入检查室。

（4）给受检者讲述检查过程，消除恐惧心理，争取检查时的合作。告知受检者所需检查时间、扫描时机器会发出较大噪声；嘱受检者在扫描过程中闭眼、放松、不要随意运动；告知受检者若有不适，可通过配备的通讯工具与扫描室外工作人员联系。

（5）与受检者充分沟通，使其熟悉刺激或任务过程，能正确完成设计的任务。

3. 登记 认真阅读受检者申请单，仔细核对受检者与申请单信息是否符合，然后在操作界面输入受检者信息（包括姓名、性别、检查号、检查部位等），登记检查。

4. 线圈选择及体位选择 选择头部多通道相列阵控线圈。受检者仰卧标准解剖正位，头先进，头置于线圈头架中，下颌内收，头颅和身体正中矢状面与台面中线垂直，两外耳孔与台面等距，定位十字线对准眉间线、正中矢状面对准线圈横轴中心，特殊受检者的扫描体位需矫正。

5. 检查方法

（1）确定扫描序列：BOLD-FID-EPI-T_2*WI 序列；SE-T_1WI 序列作为基础解剖图像，用于后处理时与功能图像叠加融合。两个扫描序列扫描层面与基础解剖像一致，如层面位置、FOV、层厚、间隔、激发顺序、相位编码方向等。

（2）制定刺激方案：刺激如声、光、电、针刺；任务如运动、阅读、计算、记忆、判断。

（3）解剖像采集。

（4）BOLD 加权像扫描、数据获取：刺激/任务与成像同步进行。

（5）数据处理和激活区显示。

6. 结束检查 所有序列完成，检查 MR 图像符合诊断要求后，结束当前检查。然后去磁体间将受检者移出，引导至室外休息，关上磁体间屏蔽门。

7. 图像后处理 采用 BOLD 后处理软件进行后处理（见文末彩图 5-8）。

8. 图像打印 适当放大或缩小图像，使图像位于窗格中间位置，根据图像总数计算窗格（行×列），然后依次输入后处理图像，传送至彩色打印机打印。

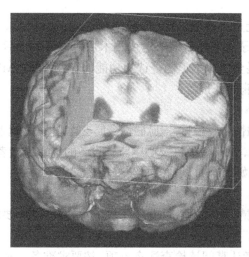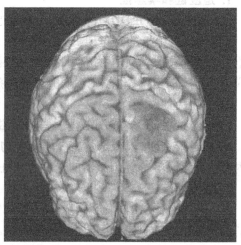

图 5-8 脑运动皮质脑功能图

【实验总结】

1. BOLD 可以对脑功能激活区进行准确的定位，对于指导临床外科手术定位及术后随访评估预后具有重要的参考意义。

2. BOLD 扫描前与受检者的良好沟通，取得配合是获得高质量图像重要保证。

【实验思考】

1. BOLD 成像扫描前需要做什么准备？

2. 简述 BOLD 扫描的大致步骤。

实验八 MR 脑波谱扫描技术

【临床概述】

磁共振波谱（magnetic resonance spectroscopy，MRS）是目前唯一能无创性观察活体

组织代谢及生化变化的技术。目前应用于临床的 MRS 主要是 ^1H、^{31}P 的波谱，一般用于：①脑肿瘤的诊断和鉴别诊断；②代谢性疾病的脑改变；③脑肿瘤治疗后复发与肉芽组织的鉴别；④脑缺血疾病的诊断和鉴别诊断；⑤前列腺癌的诊断和鉴别诊断等；⑥弥漫性肝病；⑦肾脏功能分析和肾移植排斥反应等。脑 ^1H-MRS 分析的主要代谢产物有：①NAA（N- 乙酰门冬氨酸），主要位于 2.02ppm（化学位移位置），主要存在于神经元及其轴突，可作为神经元的内标物，其含量可反映神经元的功能状态，含量降低表示神经元受损；②肌酸（Cr），主要位于 3.05ppm，是能量代谢产物，在脑组织中其浓度相对稳定，一般作为脑组织 ^1H-MRS 的内参物，常用其他代谢产物与 Cr 的比值反映其他代谢产物的变化；③胆碱（CHo），主要位于 3.20ppm，主要存在于细胞膜，其含量变化反映细胞膜代谢变化，在细胞膜降解或合成旺盛时其含量增加。在脑肿瘤时，常有 Cho 升高和 NAA 降低，因此 Cho/NAA 升高，尤以恶性肿瘤更为明显。多发硬化等脱髓鞘病变如果 Cho 升高，往往提示病变活动；④乳酸（Lac），位于 1.33～1.35ppm，为糖酵解的终产物，一般情况下 ^1H-MRS 无明显的 Lac 峰，但在脑缺血或恶性肿瘤时，糖无氧酵解过程加强，Lac 含量增高；⑤脂质（Lip），位于 0.9～1.3ppm，正常脑组织中不可见，细胞膜崩解时脂滴形成，其出现可能早于组织学所能观察到的坏死，升高见于高级别的肿瘤、脓肿、急性炎症和急性卒中等。

【实验目的】

1. 掌握脑 MRS 检查的适应证。

2. 掌握 MRS 的定位方法及后处理。

3. 熟悉脑 MRS 的谱线各波峰的意义。

【实验要求】

1. 熟悉脑正常组织的 MRS 波谱形态。

2. 能根据受检者情况，合理选择感兴趣区的位置。

3. 能获得达到诊断目的波谱图像。

【实验器材】

1. 磁共振扫描仪。

2. 头部多通道相列阵控线圈。

3. 干式激光胶片打印机。

4. 激光胶片。

【实验注意事项】

1. 严格遵守设备的操作流程。

2. 确认进入磁体间人员无磁共振检查禁忌证。

3. 受检者做好检查前准备并与其充分沟通取得配合。

【实验方法及步骤】

1. 适应证和禁忌证

（1）适应证：主要用于评价脑发育成熟程度、脑肿瘤代谢、感染性病变、脱髓鞘病变、缺血性病变等。

（2）禁忌证

1）绝对禁忌证：装有心脏起搏器、心脏磁性金属瓣膜、冠脉磁性金属支架、电子耳蜗者；

2）相对禁忌证：检查部位有金属置入物、带有呼吸机及心电监护设备的危重受检者、体内有胰岛素泵等神经刺激器的受检者和妊娠三个月以内的早孕受检者。

2. 检查前准备

（1）认真核对 MRI 检查申请单，了解病情，明确检查目的和要求。对检查目的、要求不清的申请单，应与临床申请医师核准确认。

（2）确认受检者没有禁忌证，并嘱受检者认真阅读检查注意事项，按要求准备。凡体内装有磁性金属置入物者，应严禁 MRI 检查。

（3）进入扫描室前，嘱受检者及陪同家属除去随身携带的金属物品（如手机、手表、刀具、硬币、钥匙、发卡、别针、磁卡、推床、轮椅等）并妥善保管，严禁带入检查室。

（4）给受检者讲述检查过程，消除恐惧心理，争取检查时的合作。告知受检者所需检查时间、扫描时机器会发出较大噪声；嘱受检者在扫描过程中闭眼、放松、不要随意运动；告知受检者若有不适，可通过配备的通讯工具与扫描室外工作人员联系。

3. 登记　认真阅读受检者申请单，仔细核对受检者与申请单信息是否符合，然后在操作界面输入受检者信息（包括姓名、性别、检查号、检查部位等），登记检查。

4. 线圈选择及体位选择　选择头部多通道相列阵控线圈。受检者仰卧标准解剖正位，头先进，头置于线圈头架中，下颌内收，头颅和身体正中矢状面与台面中线垂直，两外耳孔与台面等距，定位十字线对准眉间线，正中矢状面对准线圈横轴中心，特殊受检者的扫描体位需矫正。

5. 检查方法

（1）选择序列：可根据需要选择点解析波谱技术（point-resolved spectroscopy，PRESS）或激励回波技术（stimulated-echo acquisition mode，STEAM）成像。

（2）感兴趣区选择：感兴趣区大小直接影响波谱曲线的准确性，过小信号相对较低，过大容易受周围组织干扰，产生部分容积效应。感兴趣区大小应依据病灶的大小决定，一般单体素大小约 $15\sim20$mm。若 MRS 定位前只做平扫，则一般先做横轴位、矢状面及冠状面 T_2WI 平扫。若需要增强，则在注药后做横轴位、矢状面及冠状面 T_1WI，再进行感兴趣区的选择。

（3）匀场和水、脂抑制：匀场和水、脂抑制后，线宽（颅脑）小于 10Hz，水抑制大于 95%。

（4）资料采集和后处理：原始资料采集后，所有资料用工作站的 MRS 专用软件处理。

6. 技术要点

（1）由于磁共振波谱技术是场强依赖性技术，磁共振设备最好选用 1.5T 及以上场强的磁共振仪。

（2）国外研究表明 Gd-DTPA 不会影响 ^{1}H-MRS 的结果，因此在增强后进行 ^{1}H-MRS 检查，有助于感兴趣区位置的合理选择。

（3）感兴趣区定位应注意避开血管、脑脊液、空气、脂肪、坏死区、金属、钙化区和骨骼。当受检者病变为囊性病变时：若考虑为囊性肿瘤，感兴趣区需选择在肿瘤边缘区域；而对于怀疑是脑脓肿的囊性病变，则感兴趣区要放在液性区域。

（4）病灶区和对侧非病变区需对称采集，便于对比。

（5）因为乳酸峰与脂质峰化学位移区域接近，当 TE 35ms/288ms 时，若 1.3ppm 显示正向双峰，则需加做 TE 144ms（此时乳酸峰倒置），鉴别乳酸峰和脂质峰。

7. 结束检查 所有序列完成，检查波谱图像符合诊断要求后，结束当前检查。然后去磁体间将受检者移出，引导至室外休息，关上磁体间屏蔽门。

8. 波谱后处理 获得波谱信息后主要进行：①选择感兴趣波段；②过滤杂波；③基线、相位校正；④测量各代谢物的峰下面积，进行分析评价（图5-9）。

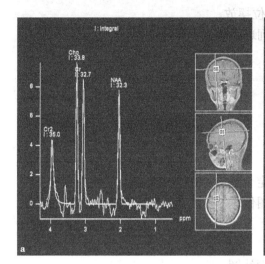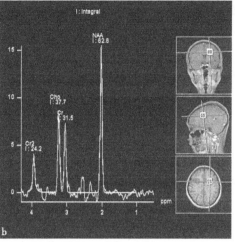

图5-9　脑肿瘤MRS

a. 病灶区MRS定位图及波谱图；b. 正常区域MRS定位图及波谱图

9. 图像打印 依次输入后处理图像，使图像位于窗格中间位置，根据图像总数计算窗格（行×列），传送至激光打印机打印。

【实验总结】

1. 必要的硬件和软件是获得好的MRS的基础：静磁场的均匀性，射频脉冲的稳定性及后处理软件。

2. 序列、方法、参数和感兴趣区位置的合理选择，是波谱检查成功的保证。

【实验思考】

1. 脑MRS的谱线各波峰代表何种物质，分别又代表什么意义？

2. MRS感兴趣区的选择有什么注意事项？

3. 乳酸峰与脂质峰化学位移位置接近，如何鉴别？

第三节　五官及颈部MRI检查技术

实验一　眼部MRI检查技术

【临床概述】

眼部包括眼眶及其内容物，内容物为视觉器，视觉器由眼球及眼副器两部分组成。眼球位于眼眶的前部，借筋膜与眶壁相连，并有眶脂体垫衬。眼球前面有眼睑保护，后面有视神经连于间脑，周围附有内腺、眼球外肌等副器。MRI具有软组织分辨率高、无电离辐射、无骨性伪影、某些病变具有特征性表现等优势，是比较理想眼部疾病的检查方法，适用于眼眶壁及其周围组织、包括眼球、视神经、视网膜等在内的眶内组织的检查,检查病变主要包括占位性病变、外伤、炎症等。

【实验目的】

1. 熟悉眼部 MRI 检查的适应证。

2. 掌握眼部 MRI 检查的线圈选择及体位摆放。

3. 掌握眼部 MRI 检查的成像方位、序列选择和成像参数。

4. 掌握眼部 MRI 检查的技术要点。

【实验要求】

1. 熟悉磁共振设备的工作界面。

2. 熟悉眼部的大体解剖。

3. 做好眼部 MRI 检查前准备。

4. 掌握眼部 MRI 检查流程。

5. 能根据申请单的信息及临床要求制定合适的 MRI 检查方案。

6. 能获得达到诊断目的的高质量 MR 图像。

【实验器材】

1. 磁共振扫描仪。

2. 头颅多通道相列阵控线圈或环型表面线圈。

3. 15ml 钆对比剂 1 瓶。

4. 10～20ml 注射器一副及相应消毒物品。

5. 干式激光胶片打印机。

6. 激光胶片。

7. MR 专用抢救车。

【实验注意事项】

1. 严格遵守设备的操作流程。

2. 确认进入磁体间人员无磁共振检查禁忌证。

3. 受检者做好检查前准备并与其充分沟通取得配合。

4. 增强检查则要进行钆对比剂使用的安全性评估。

【实验方法及步骤】

1. 适应证和禁忌证

(1)适应证:适用于眼眶壁及其周围组织、包括眼球、视神经、视网膜等在内的眶内组织的检查,检查病变主要包括占位性病变、外伤、炎症等。

(2)禁忌证

1)绝对禁忌证:装有心脏起搏器、心脏磁性金属瓣膜、冠脉磁性金属支架、电子耳蜗者;

2)相对禁忌证:检查部位有金属置入物、带有呼吸机及心电监护设备的危重受检者、体内有胰岛素泵等神经刺激器的受检者和妊娠三个月以内的早孕受检者。

2. 检查前准备

(1)认真核对 MRI 检查申请单,了解病情,明确检查目的和要求。对检查目的、要求不清的申请单,应与临床申请医师核准确认。

(2)确认受检者没有禁忌证,并嘱受检者认真阅读检查注意事项,按要求准备。凡体内装有磁性金属置入物者,应严禁 MRI 检查。

（3）进入扫描室前,嘱受检者及陪同家属除去随身携带的金属物品（如手机、手表、刀具、硬币、钥匙、发卡、别针、磁卡、推床、轮椅等）并妥善保管,严禁带入检查室。

（4）给受检者讲述检查过程,消除恐惧心理,争取检查时的合作。告知受检者所需检查时间、扫描时机器会发出较大噪声;嘱受检者在扫描过程中闭眼、不要随意运动;告知受检者若有不适,可通过配备的通讯工具与扫描室外工作人员联系。

（5）增强检查则要进行钆对比剂使用的安全性评估,包括不良反应的观察、肾功能的评估等,并预埋留置针。

3. 登记　认真阅读受检者申请单,仔细核对受检者与申请单信息是否符合,然后在操作界面输入受检者信息（包括姓名、性别、检查号、检查部位等）,登记检查。

4. 线圈选择及体位选择　头颅多通道相列阵控线圈或环型表面线圈,使用环形线圈时应尽量将线圈贴近眼部,但不能使线圈和受检者皮肤直接接触。受检者取头先进、仰卧位平躺于扫描床,双手自然放置于身体两侧,双眼自然闭合,眼球保持平视前方。线圈中心及定位中心对准鼻根部。

5. 成像方位、序列选择及技术要点

6. 增强成像

（1）根据病变具体情况在注射对比剂前先行至少一个方位的抑脂 T_1WI,注射对比剂之后分别进行横断位、矢状位和冠状位的脂肪抑制 T_1WI 增强扫描。

（2）钆对比剂使用按受检者具体体重计算,用量为 0.2ml/kg,经肘静脉团注。

7. 检查结束　所有序列完成,检查 MR 图像符合诊断要求后,结束当前检查。然后去磁体间将受检者移出,引导至室外休息,关上磁体间屏蔽门。

8. 图像打印　调节合适窗宽窗位,适当放大或缩小图像,使图像位于窗格中间位置,根据图像总数计算窗格（行 × 列）,先将定位像输入打印窗格,然后依次输入平扫图像、增强图像。

【实验总结】

1. 磁共振成像对眼眶壁及其周围组织,包括眼球、视神经、视网膜等在内的眶内组织的病变的检出具有优越性。

2. 由于磁共振成像的特殊性,检查前要做好充分准备,包括禁忌证筛查、铁磁性物品禁入、充分沟通、钆对比剂使用安全的评估等。

3. 眼部磁共振成像需行横轴位、斜矢状位、冠状位三个方位成像（图 5-10）。

4. 成像序列平扫以 T_2WI 加脂肪抑脂技术、T_1WI 为主,增强做三方位 T_1WI 加脂肪抑脂技术。

5. 疑为脉络膜黑色素瘤的受检者则在平扫时加扫 T_1WI 压脂序列,而 T_2WI 可以不加脂肪抑制。

【实验思考】

1. 磁共振检查为什么需严格做好检查前准备?

2. 眼部磁共振成像定位原则及技术要点?

3. 眼部磁共振成像 T_2WI 常规加脂肪抑脂技术,而脉络膜黑色素瘤 T_2WI 可以不加脂肪抑制,T_1WI 加脂肪抑制技术,为什么?

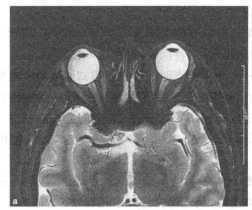
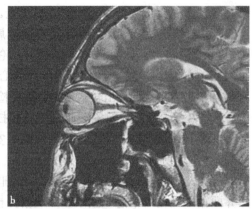
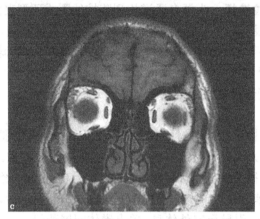

图 5-10　眼眶 MRI 图

a. 横轴位压脂肪 T_2WI；b. 斜矢状位 T_2WI；c. 冠状位 T_1WI

实验二　鼻及鼻窦、鼻咽部、颌面部 MRI 检查技术

【临床概述】

　　鼻由外鼻、鼻腔和鼻窦组成。鼻窦是鼻腔周围骨内的含气空腔，有黏膜覆盖，共有四对，即上颌窦、额窦、蝶窦和筛窦。由于鼻腔黏膜与鼻窦黏膜连续，故鼻腔炎症常伴发鼻窦炎症。鼻咽部是鼻腔向后方的直接延续，上达颅底，下至软腭平面，前经鼻后孔与鼻腔相通，其后部黏膜有丰富的淋巴组织聚集，称为咽扁桃体，它在婴幼儿较为发达，6、7 岁后开始萎缩，10 岁后完全退化。鼻咽侧壁上有咽鼓管咽口，位于下鼻甲后方约 1cm 处，其前、上、后方的明显隆起称为咽鼓管圆枕，后方与咽后壁之间有纵行凹陷，称咽隐窝，是鼻咽癌的好发部位之一，其底部恰在破裂孔下方，鼻咽癌癌细胞可经此孔转移至颅腔。颌面部由脂肪、肌肉、血管、淋巴组织、腺体、神经及骨组织等组成，根据其解剖特点和临床应用的需要可分为眶部、颧部、耳部、鼻部、眶下部、唇部、颊部、咬肌部、腮腺部、颏部、颏下部和颌下部。由于 MRI 具有高软组织分别率及多方位成像等优势，对鼻及鼻窦、鼻咽部、颌面部的正常解剖和病理解剖的显示较 CT 清晰全面，现已广泛应用于鼻及鼻窦、鼻咽部、颌面部病变的检测。

【实验目的】

1. 掌握鼻及鼻窦、鼻咽部、颌面部 MRI 检查的线圈选择及体位摆放。

2. 掌握鼻及鼻窦、鼻咽部、颌面部 MRI 检查的成像方位、序列选择和成像参数。

3. 掌握鼻及鼻窦、鼻咽部、颌面部 MRI 检查的技术要点。

4. 熟悉鼻及鼻窦、鼻咽部、颌面部 MRI 检查的适应证。

【实验要求】

1. 熟悉磁共振设备的工作界面。

2. 熟悉鼻及鼻窦、鼻咽部、颌面部的大体解剖。

3. 做好鼻及鼻窦、鼻咽部、颌面部 MRI 检查前准备。

4. 掌握鼻及鼻窦、鼻咽部、颌面部 MRI 检查流程。

5. 能根据申请单的信息及临床要求制定合适的 MRI 检查方案。

6. 能获得达到诊断目的的高质量 MR 图像。

【实验器材】

1. 磁共振扫描仪。

2. 头颅或头颈多通道相列阵控线圈。

3. 15ml 钆对比剂 1 瓶。

4. 10～20ml 注射器一副及相应消毒物品。

5. 干式激光胶片打印机。

6. 激光胶片。

7. MR 专用抢救车。

【实验注意事项】

1. 严格遵守设备的操作流程。

2. 确认进入磁体间人员无磁共振检查禁忌证。

3. 受检者做好检查前准备并与其充分沟通取得配合。

4. 增强检查则要进行钆对比剂使用的安全性评估。

【实验方法及步骤】

1. 适应证和禁忌证

（1）适应证：适用于鼻腔、鼻甲、上颌窦、筛窦、额窦、蝶窦、鼻咽及颌面等部位的病变的检查，包括鼻窦炎、鼻息肉、鼻窦囊肿、鼻咽癌、腮腺肿瘤等。

（2）禁忌证

1）绝对禁忌证：装有心脏起搏器、心脏磁性金属瓣膜、冠脉磁性金属支架、电子耳蜗者；

2）相对禁忌证：检查部位有金属置入物、带有呼吸机及心电监护设备的危重受检者、体内有胰岛素泵等神经刺激器的受检者和妊娠三个月以内的早孕受检者。

2. 检查前准备

（1）认真核对 MRI 检查申请单，了解病情，明确检查目的和要求。对检查目的、要求不清的申请单，应与临床申请医师核准确认。

（2）确认受检者没有禁忌证，并嘱受检者认真阅读检查注意事项，按要求准备。凡体内装有磁性金属置入物者，应严禁 MRI 检查。

（3）进入扫描室前，嘱受检者及陪同家属除去随身携带的金属物品（如手机、手表、刀具、硬币、钥匙、发卡、别针、磁卡、推床、轮椅等）并妥善保管，严禁带入检查室。

（4）给受检者讲述检查过程，消除恐惧心理，争取检查时的合作。告知受检者所需检查时间、扫描时机器会发出较大噪声；嘱受检者在检查过程保持静止勿动；告知受检者若有不适，可通过配备的通讯工具与扫描室外工作人员联系。

（5）增强检查则要进行钆对比剂使用的安全性评估，包括不良反应的观察、肾功能的评估等，并预埋留置针。

3. 登记 认真阅读受检者申请单，仔细核对受检者与申请单信息是否符合，然后在操作界面输入受检者信息（包括姓名、性别、检查号、检查部位等），登记检查。

4. 线圈选择及体位选择 选择头颅或头颈多通道相列阵控线圈。受检者取头先进、仰卧位平躺于扫描床，双手自然放置于身体两侧，双眼自然闭合。线圈中心及定位中心对准鼻尖。

5. 成像方位、序列选择及技术要点（表5-1）

表5-1 成像方位、序列选择及技术要点

成像方位	序列选择	定位及成像范围	技术要点
横轴位	T_2WI, T_1WI, DWI	在矢状位和冠状位定位图像上定位，基线基本平行于硬腭，成像范围上自额窦、下至软腭下缘，或根据受检者实际病变情况进行调整	①T_2WI常规使用脂肪抑制技术；②层厚5mm，间距1～2mm，FOV = 200～240，采集矩阵 = 256×224；③在频率抑脂时需附加局部容积匀场技术，或者采用反转抑脂（STIR）的方法才能获得理想的抑制图像；④鼻咽部特别是疑鼻咽癌受检者，冠状位扫描范围应覆盖整个颈部
矢状位	T_2WI	在横轴位和冠状位图像上定位，基线在横轴位定位像上平行于大脑中线结构，冠状位上则与硬腭平面垂直，扫描范围从一侧颞骨到另一侧颞骨或根据实际病变调整	
冠状位	T_2WI, T_1WI	在横轴位和矢状位图像上定位，基线在矢状位定位像上垂直于硬腭平面，并在横轴位进行调节以保证左右对称，常规扫描范围从鼻尖到枕骨大孔前缘	

6. 增强成像

（1）根据病变具体情况在注射对比剂前先行至少一个方位的抑脂T_1WI，注射对比剂之后分别进行横断位、矢状位和冠状位的脂肪抑制T_1WI增强扫描。

（2）钆对比剂以受检者体重计算，用量为0.2ml/kg，经肘静脉团注。

7. 结束检查 所有序列完成后，检查MR图像符合诊断要求后，结束当前检查。然后去磁体间将受检者移出，引导至室外休息，关上磁体间屏蔽门。

8. 图像后处理 弥散图像需要进行后处理以测定病灶区和正常对照区的表观弥散系数，以利于判断病变的性质。

9. 图像打印 调节合适窗宽窗位，适当放大或缩小图像，使图像位于窗格中间位置，根据图像总数计算窗格（行×列），先将定位像输入打印窗格，然后依次输入平扫图像、增强图像和（或）后处理图像。

【实验总结】

1．磁共振成像适合于鼻腔、鼻甲、上颌窦、筛窦、额窦、蝶窦、鼻咽及颌面等部位的病变的检查，包括鼻窦炎、鼻息肉、鼻窦囊肿、鼻咽癌、腮腺肿瘤等。

2．由于磁共振成像的特殊性，检查前要做好充分准备，包括禁忌证筛查、铁磁性物品禁入、医患充分沟通、钆对比剂使用安全的评估等。

3．鼻及鼻窦、鼻咽部、颌面部磁共振成像需行横轴位、斜矢状位、冠状位三个方位成像。

4．成像序列平扫以 T_2WI 加脂肪抑脂技术、T_1WI 为主，增强做三方位 T_1WI 加脂肪抑脂技术并加局部匀场技术。

5．T_2WI 频率抑脂时需附加局部容积匀场技术，或者采用反转抑脂（STIR）的方法获得理想的图像。

6．鼻咽癌受检者冠状面范围应覆盖整个颈部，以观察淋巴结情况（图 5-11）。

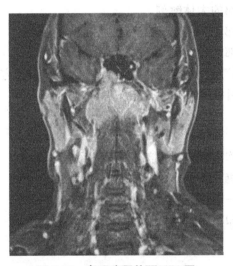

图 5-11　鼻咽癌冠状面 MRI 图

【实验思考】

1．鼻及鼻窦、鼻咽部、颌面部 MRI 检查的适应证？

2．试述脂肪抑制技术的种类、原理及应用，对于鼻及鼻窦、鼻咽部、颌面部的磁共振抑脂采用哪几种方法才能获得抑脂均匀的图像？

3．鼻及鼻窦、鼻咽部、颌面部 MRI 检查的成像方位、序列选择及技术要点？

4．鼻咽癌受检者鼻咽部冠状面为什么需覆盖整个颈部？

5．什么是表观弥散系数，有什么意义？

实验三　咽喉部及颈部 MRI 检查技术

【临床概述】

喉咽及咽腔喉部，位于喉口和喉的后方是咽腔最下部分，较为狭窄。上起会厌上缘平面，下至第六颈椎体下缘平面与食管相连，向前经喉腔与喉腔连通，在喉口两侧各有一个深窝，叫梨状隐窝，是异物易滞留的部位。颈部的上界为头部的下界，下界即胸骨上缘、锁骨、肩峰和第七颈椎棘突间的连线。该局部以斜方肌前缘为界，分为前方的固有颈部和后方的项部；固有颈部以胸锁乳突肌为界，区分为颈前区，颈外侧区及胸锁乳突肌区。磁共振适用于口咽、喉咽、气管、甲状腺、甲状旁腺、颈部肌肉、软组织以及颈部淋巴结的检查，包括喉癌、淋巴瘤等肿瘤性病变以及相关组织的炎症性病变等。

【实验目的】

1. 掌握咽喉部及颈部 MRI 检查的技术要点。
2. 掌握咽喉部及颈部 MRI 检查的线圈选择及体位摆放。
3. 掌握咽喉部及颈部 MRI 检查的成像方位、序列选择和成像参数。
4. 熟悉咽喉部及颈部 MRI 检查的适应证。

【实验要求】

1. 熟悉磁共振设备的工作界面。
2. 熟悉咽喉部及颈部的大体解剖。
3. 做好咽喉部及颈部 MRI 检查前准备。
4. 掌握咽喉部及颈部 MRI 检查流程。
5. 能根据申请单的信息及临床要求制定合适的 MRI 检查方案。
6. 能获得达到诊断目的的高质量 MR 图像。

【实验器材】

1. 磁共振扫描仪。
2. 头颈多通道相列阵控线圈或颈部专用表面线圈。
3. 15ml 钆对比剂 1 瓶。
4. 10～20ml 注射器一副及相应消毒物品。
5. 干式激光胶片打印机。
6. 激光胶片。
7. MR 专用抢救车。

【实验注意事项】

1. 严格遵守设备的操作流程。
2. 确认进入磁体间人员无磁共振检查禁忌证。
3. 受检者做好检查前准备并与其充分沟通取得配合。
4. 增强检查则要进行钆对比剂使用的安全性评估。

【实验方法及步骤】

1. 适应证和禁忌证

（1）适应证：适用于口咽、喉咽、气管、甲状腺、甲状旁腺、颈部肌肉、软组织以及颈部淋巴结的检查，包括喉癌、淋巴瘤等肿瘤性病变以及相关组织的炎症性病变等。

（2）禁忌证

1）绝对禁忌证：装有心脏起搏器、心脏磁性金属瓣膜、冠脉磁性金属支架、电子耳蜗者；

2）相对禁忌证：检查部位有金属置入物、带有呼吸机及心电监护设备的危重受检者、体内有胰岛素泵等神经刺激器的受检者和妊娠三个月以内的早孕受检者。

2. 检查前准备

（1）认真核对 MRI 检查申请单，了解病情，明确检查目的和要求。对检查目的、要求不清的申请单，应与临床申请医师核准确认。

（2）确认受检者没有 MRI 禁忌证，并嘱受检者认真阅读检查注意事项，按要求准备。凡体内装有磁性金属置入物者，应严禁 MRI 检查。

（3）进入扫描室前，嘱受检者及陪同家属除去随身携带的金属物品（如手机、手表、刀具、硬币、钥匙、发卡、别针、磁卡、推床、轮椅等）并妥善保管，严禁带入检查室。

（4）给受检者讲述检查过程，消除恐惧心理，争取检查时的合作。告知受检者所需检查时间、扫描时机器会发出较大噪声；嘱受检者在检查过程保持静止勿动；告知受检者若有不适，可通过配备的通讯工具与扫描室外工作人员联系。

（5）增强检查则要进行钆对比剂使用的安全性评估，包括不良反应的观察、肾功能的评估等，并预埋留置针。

3. 登记　认真阅读受检者申请单，仔细核对受检者与申请单信息是否符合，然后在操作界面输入受检者信息（包括姓名、性别、检查号、检查部位等），登记检查。

4. 线圈选择及体位选择　选择头颈多通道相列阵控线圈或颈部专用表面线圈。受检者取头先进、仰卧位平躺于扫描床，双手自然放置于身体两侧，双眼自然闭合。线圈中心及定位中心对准喉结或者颈部中点，嘱受检者在检查过程中保持平静呼吸，自然闭口，避免吞咽或咳嗽动作。

5. 成像方位、序列选择及技术要点（表 5-2）

表 5-2　成像方位、序列选择及技术要点

成像方位	序列选择	定位及成像范围	技术要点
横轴位	T_2WI, T_1WI, DWI	在矢状位和冠状位定位图像上定位，基线在矢状位定位像上垂直于喉及气管长轴，扫描范围根据检查要求及实际病变情况具体确定，如覆盖口咽、喉咽、甲状腺、或整段颈部等，保持图像左右对称	①横断 T_2WI 常规使用脂肪抑制技术；②喉咽部层厚≤3mm，颈部淋巴结或者颈部肌肉、软组织层厚≤3mm，间距 1mm，FOV＝200×180，采集矩阵＝256×224；③在频率抑脂时需附加局部容积匀场技术，或者采用反转抑脂（STIR）的方法才能获得理想的抑脂图像
矢状位	T_2WI, T_1WI	在横轴位和冠状位图像上定位，基线在横轴位图像上位于气管中心，并在冠状位图像上平行于咽喉、气管的长轴，扫描范围根据要求可为覆盖整个咽喉或整个颈部	
冠状位	T_2WI, T_1WI	在横轴位和矢状位图像上定位，基线在矢状位定位像上平行于咽喉、气管的长轴，并在横轴位图像上进行调节以保证左右对称，颈部冠状位扫描时，范围应覆盖全部颈部，以利于观察颈部淋巴结的情况	

6. 增强成像

（1）根据病变具体情况在注射对比剂前先行至少一个方位的抑脂 T_1WI，注射对比剂之后分别进行横断位、矢状位和冠状位的脂肪抑制 T_1WI 增强扫描。

（2）钆对比剂以受检者体重计算，用量为 0.2ml/kg，经肘静脉团注。

7. 结束检查 所有序列完成后，检查 MR 图像符合诊断要求后，结束当前检查。然后去磁体间将受检者移出，引导至室外休息，关上磁体间屏蔽门。

8. 图像后处理 弥散图像需要进行后处理以测定病灶区和正常对照区的表观弥散系数，以利于判断病变的性质。

9. 图像打印 调节合适窗宽窗位，适当放大或缩小图像，使图像位于窗格中间位置，根据图像总数计算窗格（行×列），先将定位像输入打印窗格，然后依次输入平扫图像、增强图像和（或）后处理图像。

【实验总结】

1. 磁共振适用于口咽、喉咽、气管、甲状腺、甲状旁腺、颈部肌肉、软组织以及颈部淋巴结的检查，包括喉癌、淋巴瘤等肿瘤性病变以及相关组织的炎症性病变等。

2. 由于磁共振成像的特殊性，检查前要做好充分准备，包括禁忌证筛查、铁磁性物品禁入、医患充分沟通、钆对比剂使用安全的评估等。

3. 咽喉部及颈部磁共振成像需行横轴位、矢状位、冠状位三个方位成像。

4. 成像序列平扫以 T_2WI 加脂肪抑脂技术，T_1WI 为主，增强做三方位 T_1WI 加脂肪抑脂技术并加局部匀场技术。

5. T_2WI 频率抑脂时需附加局部容积匀场技术，或者采用反转抑脂（STIR）的方法获得理想的图像。

6. 颈部磁共振检查范围应覆盖整个颈部，以观察淋巴结情况。

【实验思考】

1. 咽喉及颈部 MRI 适应证？

2. 为什么要求受检者在行咽喉及颈部 MRI 检查时保持平静呼吸，自然闭口，避免吞咽或咳嗽动作？

3. 咽喉及颈部 MRI 成像方位、序列选择及技术要点？

实验四 耳部及内耳膜迷路 MR 造影检查技术

【临床概述】

内耳由一系列构造复杂的管腔组成，亦称迷路。迷路有骨迷路和膜迷路之分。骨迷路是颞骨岩部内的骨性隧道，膜迷路是包含于骨迷路内的膜性小管和囊，由上皮和结缔组织构成，与骨迷路的形态基本一致，可分为椭圆囊、球囊、膜半规管和窝管。膜迷路为封闭的囊，管内含内淋巴，膜迷路与骨迷路之间的间隙内有外淋巴。内外淋巴互不交通。淋巴液在 MR 图像上表现为长 T_2 短 T_1 信号，我们可以通过水成像技术使膜迷路内淋巴液与周围的骨质形成极强的对比而显影，称之为内耳膜迷路 MR 造影。

【实验目的】

1. 掌握耳部及内耳膜迷路 MR 造影检查的技术要点。

2. 掌握耳部及内耳膜迷路 MR 造影检查的线圈选择及体位摆放。

3. 掌握耳部及内耳膜迷路 MR 造影检查的成像方位、序列选择和成像参数。

4. 熟悉耳部及内耳膜迷路 MR 造影检查的适应证。

【实验要求】

1．掌握耳部及内耳膜迷路 MRI 检查流程。

2．熟悉耳部及内耳膜迷路的大体解剖。

3．做好耳部及内耳膜迷路 MRI 检查前准备。

4．能根据申请单的信息及临床要求制定合适的 MRI 检查方案。

5．能获得达到诊断目的的高质量 MR 图像。

【实验器材】

1．磁共振扫描仪。

2．头颈多通道相列阵控线圈或颈部专用表面线圈。

3．15ml 钆对比剂 1 瓶。

4．10～20ml 注射器一副及相应消毒物品。

5．干式激光胶片打印机。

6．激光胶片。

7．MR 专用抢救车。

【实验注意事项】

1．严格遵守设备的操作流程。

2．确认进入磁体间人员无磁共振检查禁忌证。

3．受检者做好检查前准备并与其充分沟通取得配合。

4．增强检查则要进行钆对比剂使用的安全性评估。

【实验方法及步骤】

1．适应证和禁忌证

（1）适应证：适用于耳部各种炎症性、肿瘤性病变及先天发育异常，包括中耳炎、迷路炎、听神经瘤、耳蜗先天发育异常以及人工耳蜗植入术前检查。

（2）禁忌证

1）绝对禁忌证：装有心脏起搏器、心脏磁性金属瓣膜、冠脉磁性金属支架、电子耳蜗者；

2）相对禁忌证：检查部位有金属置入物、带有呼吸机及心电监护设备的危重受检者、体内有胰岛素泵等神经刺激器的受检者和妊娠三个月以内的早孕受检者。

2．检查前准备

（1）认真核对 MRI 检查申请单，了解病情，明确检查目的和要求。对检查目的、要求不清的申请单，应与临床申请医师核准确认。

（2）确认受检者没有禁忌证，并嘱受检者认真阅读检查注意事项，按要求准备。凡体内装有磁性金属置入物者，应严禁 MRI 检查。

（3）进入扫描室前，嘱受检者及陪同家属除去随身携带的金属物品（如手机、手表、刀具、硬币、钥匙、发卡、别针、磁卡、推床、轮椅等）并妥善保管，严禁带入检查室。

（4）给受检者讲述检查过程，消除恐惧心理，争取检查时的合作。告知受检者所需检查时间、扫描时机器会发出较大噪声；嘱受检者在检查过程保持静止勿动；告知受检者若有不适，可通过配备的通讯工具与扫描室外工作人员联系。

（5）增强检查则要进行钆对比剂使用的安全性评估，包括不良反应的观察、肾功能的评估等，并预埋留置针。

3. 登记　认真阅读受检者申请单，仔细核对受检者与申请单信息是否符合，然后在操作界面输入受检者信息（包括姓名、性别、检查号、检查部位等），登记检查。

4. 线圈选择及体位选择　选择多通道头颅线圈、多通道头颈联合线圈。受检者取头先进、仰卧位平躺于扫描床，双手自然放置于身体两侧，双眼闭合。线圈中心及定位中心对准眉间。

5. 成像方位、序列选择及技术要点（表 5-3）

表 5-3　成像方位、序列选择及技术要点

成像方位	序列选择	定位及成像范围	技术要点
横轴位	T_2WI，T_1WI	以矢状位和冠状位作为定位参考像。扫描基线在矢状位定位像上平行于头颅前后联合连线，冠状位上平行于两侧颞叶底部连线，保持两侧对称。扫描范围包括蝶窦和双侧乳突结构	①对于炎症性、占位性病变，T_2WI 常规脂肪抑制；②常规序列层厚≤3mm，间距 1mm，横轴位 3D 重 T_2WI 则层厚为 0.5～1mm，零间隔，FOV＝200×180，采集矩阵＝256×224；③3D 重 T_2WI 序列为稳态梯度回波，对局部磁场均匀性的要求极高，因此在扫描中一般常规加容积匀场技术。若采用 3D-SPACE 序列，则成像效果大为改善
冠状位	T_2WI，T_1WI	以横轴位和矢状位作为定位参考像。扫描基线在矢状位定位像上平行于大脑脑干，在横轴位上定位线与大脑中线结构垂直并平行于两侧面听神经干连线，保持两侧对称，扫描范围包括蝶窦和双侧乳突结构	
横轴位	3D 重 T_2WI	根据机型不同可以为 Fiesta 序列、CISS 序列或者 b-FFE 序列，亦可采用 3D-SPACE 序列，主要用于内耳迷路的成像。常规取横断位扫描，在矢状位和冠状位图像上进行定位。在矢状位图像上扫描基线设于内耳水平，冠状位像上则平行于两侧面听神经干的连线，保证左右两侧的绝对对称	

6. 增强成像

（1）对于耳蜗先天发育异常及人工耳蜗植入术前检查，一般不需增强扫描。其他病变根据具体情况在注射对比剂前先行至少一个方位的抑脂 T_1WI，注射对比剂之后分别进行横断位和冠状位的脂肪抑制 T_1WI 增强扫描。

（2）钆对比剂以受检者体重计算，用量为 0.2ml/kg，经肘静脉团注。

7. 结束检查　所有序列完成后，检查 MR 图像符合诊断要求后，结束当前检查。然后去磁体间将受检者移出，引导至室外休息，关上磁体间屏蔽门。

8. 图像后处理　3D 重 T_2WI 序列的原始图像需要进行最大密度投影（MIP）、多角度重建（MPR）的后处理，以多角度显示耳蜗三维立体的解剖结构。

9. 图像打印　调节合适窗宽窗位，适当放大或缩小图像，使图像位于窗格中间位置，根据图像总数计算窗格（行×列），先将定位像输入打印窗格，然后依次输入平扫图像、增强图像和（或）后处理图像。

【实验总结】

1. 耳部各种炎症性、肿瘤性病变及先天发育异常，包括中耳炎、迷路炎、听神经瘤、

耳蜗先天发育异常以及人工耳蜗植入术是耳部及膜迷路 MR 造影检查的适应证。

2. 对于耳部炎症性、肿瘤性病变常规做横轴位 T_2 压脂，T_1WI、冠状位 T_2 压脂，T_1WI 后，然后增强做横轴位和冠状位 T_1WI。

3. 膜迷路 MR 造影采用 3D 重 T_2 序列（3D-fiesta、3D-SPACE、3D-CISS 等）并进行 MIP，MPR 后处理，以多角度显示耳蜗三维立体的解剖结构（图 5-12）。

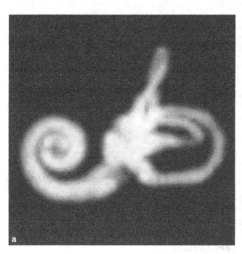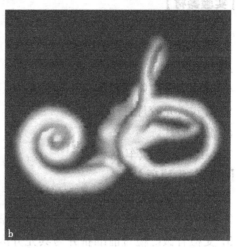

图 5-12　内耳 3D-fiesta 重建图
a. MIP 图；b. VR 图

【实验思考】

1. 耳部及膜迷路 MR 造影检查的成像方位、序列选择和技术要点？

2. 内耳膜迷路 MR 造影成像机理？

实验五　颈部 MRA 检查技术

【临床概述】

颈部动脉由主动脉弓发出，由右向左依次为头臂干、左颈总动脉和左锁骨下动脉。头臂干发出右颈总动脉，右侧锁骨下动脉。颈总动脉在平对甲状软骨上缘处分为颈内动脉和颈外动脉，锁骨下动脉发出椎动脉。颈部动脉病变以颈动脉斑块导致血管狭窄为最常见，以往主要通过彩色多普勒超声诊断。颈部 MRA 成像能直观显示血管形态、走行，甚至可以评价斑块性质，在对颈动脉病变诊断中发挥越来越重要的作用。

【实验目的】

1. 掌握颈部 MRA 检查技术要点。

2. 掌握颈部 MRA 检查的线圈选择及体位摆放。

3. 掌握颈部 MRA 检查成像方位、序列选择和成像参数。

4. 熟悉颈部 MRA 检查的适应证。

【实验要求】

1. 熟悉磁共振设备的工作界面。

2. 熟悉颈部动脉的大体解剖。

3. 做好颈部 MRA 检查前准备。

4. 掌握颈部 MRA 检查流程。

5. 能根据申请单的信息及临床要求制定合适的 MRI 检查方案。

6. 能获得达到诊断目的的高质量 MR 图像。

【实验器材】

1. 磁共振扫描仪。

2. 头颈多通道相列阵控线圈。

3. 15ml 钆对比剂 1 瓶。

4. 双筒高压注射器及相应消毒物品。

5. 干式激光胶片打印机。

6. 激光胶片。

7. MR 专用抢救车。

【实验注意事项】

1. 严格遵守设备的操作流程。

2. 确认进入磁体间人员无磁共振检查禁忌证。

3. 受检者做好检查前准备并与其充分沟通取得配合。

4. 增强对比 MRA 要进行钆对比剂使用的安全性评估。

【实验方法及步骤】

1. 适应证和禁忌证

(1)适应证:适用于动脉狭窄、闭塞等动脉病变的检查。

(2)禁忌证

1)绝对禁忌证:装有心脏起搏器、心脏磁性金属瓣膜、冠脉磁性金属支架、电子耳蜗者;

2)相对禁忌证:检查部位有金属置入物、带有呼吸机及心电监护设备的危重受检者、体内有胰岛素泵等神经刺激器的受检者和妊娠三个月以内的早孕受检者。

2. 检查前准备

(1)认真核对 MRI 检查申请单,了解病情,明确检查目的和要求。对检查目的、要求不清的申请单,应与临床申请医师核准确认。

(2)确认受检者没有禁忌证,并嘱受检者认真阅读检查注意事项,按要求准备。凡体内装有磁性金属置入物者,应严禁 MRI 检查。

(3)进入扫描室前,嘱受检者及陪同家属除去随身携带的金属物品(如手机、手表、刀具、硬币、钥匙、发卡、别针、磁卡、推床、轮椅等)并妥善保管,严禁带入检查室。

(4)给受检者讲述检查过程,消除恐惧心理,争取检查时的合作。告知受检者所需检查时间、扫描时机器会发出较大噪声;嘱受检者在检查过程保持静止勿动;告知受检者若有不适,可通过配备的通讯工具与扫描室外工作人员联系。

(5)3D CE-MRA 要进行钆对比剂使用的安全性评估,包括不良反应的观察、肾功能的评估等,并预埋留置针。

3. 登记 认真阅读受检者申请单，仔细核对受检者与申请单信息是否符合，然后在操作界面输入受检者信息（包括姓名、性别、检查号、检查部位等），登记检查。

4. 线圈选择及体位选择 选择多通道头颈联合线圈。受检者取头先进、仰卧位平躺于扫描床，双手放置于身体两侧，双眼自然闭合。线圈中心及定位中心对准颈部中点。

5. 成像方位、序列选择及技术要点

（1）TOF法：有2D TOF和3D TOF两种，均采用横断位、自上而下逆血流方向薄层扫描。2D TOF层厚小于2mm，零间隔。3D TOF层厚小于2mm，分段间需有足够层面的重叠，2D TOF的图像具有很好的背景抑制，与之带来的缺点是与扫描平行的血流同样会受到抑制，如椎动脉横向走行的血管段。3D TOF图像的信噪比高，适用于流速快的血流，但背景抑制效果不如2D TOF。

（2）PC法：亦有2D PC和3D PC两种。2D PC一般取矢状位扫描，所获图像作为3D颈动脉冠状位成像的定位参考像。3D PC采用冠状位成像，在矢状位2D PC图像上进行定位，与血管平行并保证覆盖全部颈部血管。3D PC的血管成像需要预先设定血流速度，流速100cm/s动脉显示得更好，20cm/s显示静脉。

（3）3D CE-MRA：扫描定位的方法和3D PC相同，以2D PC矢状位图像作为定位像，保证冠状位成像范围覆盖颈部血管。

1）使用双筒高压注射器，0.1～0.2mmol/kg的剂量注射钆类对比剂，注射速度≥3.0ml/s，对比剂注射完毕后以同样流速注入等量的生理盐水。

2）扫描时间的控制：为了避免图像受到静脉显影的污染，扫描时间的控制是成功的关键。通常采用透视触发的方式，即在注射对比剂的同时以冠状位的方式连续采集类似于透视的图像，实时观察注射对比剂后血管的信号增强变化，在对比剂到达颈部动脉时即刻启动3D CE-MRA序列。

6. 结束检查 所有序列完成后，检查MR图像符合诊断要求后，结束当前检查。然后去磁体间将受检者移出，引导至室外休息，关上磁体间屏蔽门。

7. 图像后处理 所有方法获得的原始图像均需进行MIP、MPR重建，以便从不同视角观察颈部动脉的显示状况。

8. 图像打印 调节合适窗宽窗位，适当放大或缩小图像，使图像位于窗格中间位置，根据图像总数计算窗格（行×列），以打印后处理图像为主。

【实验总结】

1. 颈部MRA可以直观的显示颈部动脉的狭窄、闭塞。

2. 颈部MRA的成像方法有TOF法、PC法和3D CE-MRA法等。

3. TOF法、PC法和3D CE-MRA法各有特点。

4. 3D CE-MRA法成功的关键是扫描时间的控制，通常采用透视触发法。

5. 所有方法获得的原始图像均需进行MIP、MPR重建，以便从不同视角观察颈部动脉的显示状况（图5-13）。

【实验思考】

1. 颈部MRA的成像方法及各自特点？

2. TOF法为什么需用横断位、自上而下逆血流方向薄层扫描？

3. 3D CE-MRA法的技术要点？

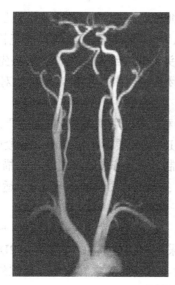
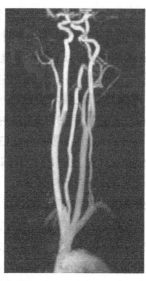

图 5-13　颈部 MRA 图（3D TOF 法）

第四节　胸部 MRI 检查技术

实验一　纵隔 MRI 检查技术

【临床概述】

以胸骨角与第 4 胸椎下缘的水平连线为界,把纵隔分为上、下两部。近年来将含有很多重要器官的纵隔间隙,称为"内脏器官纵隔"(以往称中纵隔);在气管、心包前面的间隙为前纵隔;在气管、心包后方的(包括食管和脊柱旁纵隔)称后纵隔,临床上常将两种分区综合来定病变部位。MRI 无辐射性,软组织对比度好。在纵隔发生肿瘤病变时,既可观察纵隔肿瘤及其与周围血管解剖关系,也可清楚显示肿瘤对腋下、臂丛、椎管的侵犯和胸膜病变。不需要注射对比剂就能显示血管,能更好地表达病理特征。

【实验目的】

1. 掌握纵隔 MRI 检查的技术要点。

2. 掌握纵隔 MRI 检查的线圈选择及体位摆放。

3. 掌握纵隔 MRI 检查的成像方位、序列选择和成像参数。

4. 熟悉纵隔 MRI 检查的适应证。

【实验要求】

1. 熟悉磁共振设备的工作界面。

2. 熟悉纵隔的大体解剖。

3. 做好纵隔 MRI 检查前准备。

4. 掌握纵隔 MRI 检查流程。

5. 能根据申请单的信息及临床要求制定合适的 MRI 检查方案。

6. 能获得达到诊断目的的高质量 MR 图像。

【实验器材】

1. 磁共振扫描仪。

2. 腹部多通道相列阵控线圈或心脏专用线圈。

3. 15ml 钆对比剂 1 瓶。

4. 10～20ml 注射器一副及相应消毒物品。

5. 干式激光胶片打印机。

6. 激光胶片。

7. MR 专用抢救车。

【实验注意事项】

1. 严格遵守设备的操作流程。

2. 确认进入磁体间人员无磁共振检查禁忌证。

3. 受检者做好检查前准备并与其充分沟通取得配合。

4. 增强检查则要进行钆对比剂使用的安全性评估。

【实验方法及步骤】

1. 适应证和禁忌证

(1) 适应证

1) CT 扫描难以确定病变的性质,或受检者对碘过敏而无法进行 CT 增强;

2) 确定病变的范围,如是否累及血管、椎体、骨髓等;

3) 纵隔淋巴瘤治疗后残存 / 复发与放疗后纤维化的鉴别;

4) 纤维性纵隔炎与纵隔肿块的鉴别;

5) 胸腺瘤及胸腺增生的鉴别;

6) 纵隔囊性病变的诊断。

(2) 禁忌证

1) 绝对禁忌证:装有心脏起搏器、心脏磁性金属瓣膜、冠脉磁性金属支架、电子耳蜗者;

2) 相对禁忌证:检查部位有金属置入物、带有呼吸机及心电监护设备的危重受检者、体内有胰岛素泵等神经刺激器的受检者和妊娠三个月以内的早孕受检者。

2. 检查前准备

(1) 认真核对 MRI 检查申请单,了解病情,明确检查目的和要求。对检查目的、要求不清的申请单,应与临床申请医师核准确认。

(2) 确认受检者没有禁忌证,并嘱受检者认真阅读检查注意事项,按要求准备。凡体内装有磁性金属置入物者,应严禁 MRI 检查。

(3) 进入扫描室前,嘱受检者及陪同家属除去随身携带的金属物品(如手机、手表、刀具、硬币、钥匙、发卡、别针、磁卡、推床、轮椅等)并妥善保管,严禁带入检查室。

(4) 给受检者讲述检查过程,消除恐惧心理,争取检查时的合作。告知受检者所需检查时间、扫描时机器会发出较大噪声;嘱受检者在扫描过程中不要随意运动;告知受检者若有不适,可通过配备的通讯工具与扫描室外工作人员联系。

(5) 训练受检者呼吸(呼气末屏气),连接呼吸门控。

(6) 增强检查则要进行钆对比剂使用的安全性评估,包括不良反应的观察、肾功能的评估等,并预埋留置针。

3. 登记 认真阅读受检者申请单,仔细核对受检者与申请单信息是否符合,然后在操作界面输入受检者信息(包括姓名、性别、检查号、检查部位等),登记检查。

4. 线圈选择及体位选择 腹部多通道相列阵控线圈或心脏线圈。受检者取头先进或足先进、仰卧位平躺于扫描床,双手自然放置于身体两侧,双眼自然闭合。线圈中心及定位中心对准乳头水平胸骨中心。

5. 成像方位、序列选择及技术要点 检查序列:三平面定位,常规使用轴位、冠状位,根据需要加扫矢状位及斜位。纵隔 MRI 成像一般需要获得 T_1WI、T_2WI 及脂肪抑制序列。可以采取 SE 类序列、GRE 类序列和具有翻转恢复(IR)预脉冲的 MRI 序列。对于不能屏气受检者可以相位导航技术或者单次激发快速序列扫描。平扫的层厚 5~8mm,间距为 20%~30%,扫描范围从主动脉弓以上至膈肌。T_1-3D 动态增强扫描以病变为中心,若没有发现病变,以肺门为中心扫描。因场强、机型等而有所不同。基本参数:FOV 300~350mm,层厚 5~8mm,间距 1~2mm,矩阵 128×256。序列参数:根据各扫描序列及检查要求而定。相位编码方向:横断面成像取前后方向,矢状面成像取前后方向,冠状面成像取左右方向。

6. 增强成像

(1)根据病变具体情况在注射对比剂前先行至少一个方位的抑脂 T_1WI,注射对比剂之后分别进行横断位、矢状位和冠状位的脂肪抑制 T_1WI 增强扫描。

(2)钆对比剂以受检者体重计算,用量为 0.2ml/kg,经肘静脉团注。

7. 结束检查 所有序列完成后,检查 MR 图像符合诊断要求后,结束当前检查。然后去磁体间将受检者移出,引导至室外休息,关上磁体间屏蔽门。

8. 图像打印 调节合适窗宽窗位,适当放大或缩小图像,使图像位于窗格中间位置,根据图像总数计算窗格(行×列),先将定位像输入打印窗格,然后依次输入平扫图像、增强图像和后处理图像。

【实验总结】

1. 磁共振成像对纵隔及血管性病变的检出具有优越性。

2. 由于磁共振成像的特殊性,检查前要做好充分准备,包括禁忌证筛查、铁磁性物品禁入、充分沟通、钆对比剂使用安全的评估等。

3. 纵隔磁共振成像需行横轴位、矢状位、冠状位三个方位成像。

4. 成像序列平扫以 T_2WI 加脂肪抑脂技术为主,增强做三个方位 T_1WI 加脂肪抑脂技术。

【实验思考】

1. 磁共振检查为什么需严格做好检查前准备?

2. 纵隔磁共振成像定位原则及技术要点?

3. 纵隔磁共振成像屏气和呼吸导航的优缺点?

实验二 肺部 MRI 扫描技术

【临床概述】

肺位于胸腔内,左、右两肺分别位于纵隔两侧、膈以上。左右主支气管在肺门附近分出肺叶支气管,肺叶支气管入肺后在分为肺段支气管,并在肺内反复分支成支气管树。肺具有两套血管系统。一是组成小循环的肺动脉和肺静脉,属于肺的功能血管;一是属于大循环的支气管动、静脉,属于肺的营养性血管。肺部 MRI 虽然有呼吸运动及心脏血管搏动的影像,但通过选择合适的扫描序列及伪影抑制技术,对于大部分肺部疾病,无需造影剂也可获得满意的肺部 MRI 图像。

【实验目的】

1. 掌握肺部 MRI 检查的成像方位、序列选择和成像参数。

2. 能初步对正常人肺部进行常规 MRI 检查。

3. 了解肺部 MRI 检查的适应证和检查前的准备。

4. 了解各种伪影产生的原因和解决办法。

【实验要求】

1. 熟悉磁共振设备的工作界面。

2. 熟悉肺部的大体解剖。

3. 做好肺部 MRI 检查前准备。

4. 掌握肺部 MRI 检查流程。

5. 能根据申请单的信息及临床要求制定合适的 MRI 检查方案。

6. 能获得达到诊断目的的高质量 MR 图像。

【实验器材】

1. 磁共振扫描仪。

2. 腹部多通道相列阵控线圈或心脏线圈。

3. 15ml 钆对比剂 1 瓶。

4. 双筒高压注射器及相应消毒物品。

5. 干式激光胶片打印机。

6. 激光胶片。

7. MR 专用抢救车。

【实验注意事项】

1. 严格遵守设备的操作流程。

2. 确认进入磁体间人员无磁共振检查禁忌证。

3. 受检者做好检查前准备并与其充分沟通取得配合。

4. 增强检查则要进行钆对比剂使用的安全性评估。

【实验方法及步骤】

1. 适应证和禁忌证

(1)适应证:适用于肺部占位性病变的定性及肿瘤的分期。

(2)禁忌证

1)绝对禁忌证:装有心脏起搏器、心脏磁性金属瓣膜、冠脉磁性金属支架、电子耳蜗者;

2)相对禁忌证:检查部位有金属置入物、带有呼吸机及心电监护设备的危重受检者、体内有胰岛素泵等神经刺激器的受检者和妊娠三个月以内的早孕受检者。

2. 检查前准备

(1)认真核对 MRI 检查申请单,了解病情,明确检查目的和要求。对检查目的、要求不清的申请单,应与临床申请医师核准确认。

(2)确认受检者没有禁忌证,并嘱受检者认真阅读检查注意事项,按要求准备。凡体内装有磁性金属置入物者,应严禁 MRI 检查。

(3)进入扫描室前,嘱受检者及陪同家属除去随身携带的金属物品(如手机、手表、刀具、硬币、钥匙、发卡、别针、磁卡、推床、轮椅等)并妥善保管,严禁带入检查室。

(4)给受检者讲述检查过程,消除恐惧心理,争取检查时的合作。告知受检者所需检查时间、扫描时机器会发出较大噪声;嘱受检者在扫描过程中闭眼、不要随意运动;告知受检者若有不适,可通过配备的通讯工具与扫描室外工作人员联系。

(5)训练受检者呼吸(呼气末屏气),连接呼吸门控。

(6)增强检查则要进行钆对比剂使用的安全性评估,包括不良反应的观察、肾功能的评估等,并预埋留置针。

3. 登记 认真阅读受检者申请单,仔细核对受检者与申请单信息是否符合,然后在操作界面输入受检者信息(包括姓名、性别、检查号、检查部位等),登记检查。

4. 线圈选择及体位选择 腹部多通道相列阵控线圈或心脏线圈,受检者取头先进或足先进、仰卧位平躺于扫描床,双手自然放置于身体两侧,线圈中心及定位中心对准胸骨角。

5. 成像方位、序列选择及技术要点 肺部 MRI 成像序列选择同纵隔 MRI 检查类似,扫描方位以横断位为主。T_1WI 序列应该尽量缩短 TE 时间。DWI 序列在鉴别肺部肿块性质方面具有一定价值,一般 b 值设为 600 或 $800s/mm^2$。

6. 增强成像

(1)根据病变具体情况在注射对比剂前先行至少一个方位的抑脂 T_1WI,注射对比剂之后分别进行横断位、矢状位和冠状位的脂肪抑制 T_1WI 增强扫描。

(2)钆对比剂以受检者体重计算,用量为 0.2ml/kg,经肘静脉团注。

7. 结束检查 所有序列完成,检查 MR 图像符合诊断要求后,结束当前检查。然后去磁体间将受检者移出,引导至室外休息,关上磁体间屏蔽门。

8. 图像打印 调节合适窗宽窗位,适当放大或缩小图像,使图像位于窗格中间位置,根据图像总数计算窗格(行×列),先将定位像输入打印窗格,然后依次输入平扫图像、增强图像和(或)后处理图像。

【实验总结】

1. 受检者的呼吸配合直接影响图像质量。

2. 被检查者的准备和体位的保持是不可忽视的因素。

3. 不能屏气配合的受检者需加呼吸门控扫描。

4. 扫描时应注意临床医嘱,若怀疑胸骨转移,应包全整个胸廓。

【实验思考】

1. 磁共振检查为什么需严格做好检查前准备?

2. 肺部磁共振成像定位原则及技术要点?

3. 呼吸门控摆放位置与受检者体型的关系?

4. 各种脂肪抑制技术在肺部扫描中的优缺点?

实验三 乳腺 MRI 检查技术

【临床概述】

乳房位于胸前部,胸大肌和胸筋膜的表面。乳房由皮肤、乳腺和脂肪组成。在乳腺内有不同走向的结缔组织纤维素,连接皮肤和胸筋膜之间,称乳房悬韧带,当乳腺癌侵及乳房悬韧带时,结缔组织纤维缩短,牵引皮肤向内凹陷,致使皮肤表面橘皮样变,此为乳腺癌的一种特殊体征。乳腺 MRI 检查使用乳腺专业线圈,无需对乳腺进行压迫,减轻受检者痛苦,能够对乳腺进行多方位的断面成像,获得很高的软组织分辨率的图像,能发现较小的病灶,应用不同的序列及组织抑制技术,特别是动态增强 MRI 及弥散加权成像技术的应用,使乳腺 MRI 检查已成为乳腺病变不可或缺的检查手段之一。

【实验目的】

1. 掌握乳腺 MRI 检查的成像方位、序列选择和成像参数。
2. 能初步对正常人乳腺进行常规 MRI 检查。
3. 了解乳腺 MRI 检查的适应证和检查前的准备。
4. 了解各种伪影产生的原因和解决办法。

【实验要求】

1. 熟悉磁共振设备的工作界面。
2. 熟悉肺部的大体解剖。
3. 做好乳腺 MRI 检查前准备。
4. 掌握乳腺 MRI 检查流程。
5. 能根据申请单的信息及临床要求制定合适的 MRI 检查方案。
6. 能获得达到诊断目的的高质量 MR 图像。

【实验器材】

1. 磁共振扫描仪。
2. 乳腺专用线圈。
3. 15ml 钆对比剂 1 瓶。
4. 双筒高压注射器及相应消毒物品。
5. 干式激光胶片打印机。
6. 激光胶片。
7. MR 专用抢救车。

【实验注意事项】

1. 严格遵守设备的操作流程。
2. 确认进入磁体间人员无磁共振检查禁忌证。
3. 受检者做好检查前准备并与其充分沟通取得配合。
4. 增强检查者要进行钆对比剂使用的安全性评估。

【实验方法及步骤】

1. 适应证和禁忌证

(1)适应证:为乳腺良、恶性肿瘤的诊断和鉴别诊断,对乳腺癌分期、肿瘤血管生成评估及术后随访。

（2）禁忌证

1）绝对禁忌证：装有心脏起搏器、心脏磁性金属瓣膜、冠脉磁性金属支架、电子耳蜗者；

2）相对禁忌证：检查部位有金属置入物、带有呼吸机及心电监护设备的危重受检者、体内有胰岛素泵等神经刺激器的受检者和妊娠三个月以内的早孕受检者。

2. 检查前准备

（1）认真核对 MRI 检查申请单，了解病情，明确检查目的和要求。对检查目的、要求不清的申请单，应与临床申请医师核准确认。

（2）确认受检者没有禁忌证，并嘱受检者认真阅读检查注意事项，按要求准备。凡体内装有磁性金属置入物者，应严禁 MRI 检查。

（3）进入扫描室前，嘱受检者及陪同家属除去随身携带的金属物品（如手机、手表、刀具、硬币、钥匙、发卡、别针、磁卡、推床、轮椅等）并妥善保管，严禁带入检查室。

（4）给受检者讲述检查过程，消除恐惧心理，争取检查时的合作。告知受检者所需检查时间、扫描时机器会发出较大噪声；嘱受检者在扫描过程中闭眼、不要随意运动；告知受检者若有不适，可通过配备的通讯工具与扫描室外工作人员联系。

（5）增强检查则要进行钆对比剂使用的安全性评估，包括不良反应的观察、肾功能的评估等，并预埋留置针。

3. 登记 认真阅读受检者申请单，仔细核对受检者与申请单信息是否符合，然后在操作界面输入受检者信息（包括姓名、性别、检查号、检查部位等），登记检查。

4. 线圈选择及体位选择 乳腺专用线圈，受检者取足先进、俯卧位于扫描床，双手自然放置于身体两侧，线圈中心及定位中心对准乳腺中心。

5. 成像方位、序列选择及技术要点

（1）平扫序列：三平面定位，T_1WI 横轴位，T_2WI 采用 STIR 抑脂技术横轴位及矢状位，DWI 横轴位。扫描范围尽量包括腋窝。基本参数：FOV 300～350mm，层厚 4～6mm，间隔 1～2mm，矩阵 128×256。

（2）乳腺 MRS：MRS 检查对乳腺肿瘤良恶性的鉴别具有重要价值，用 ^{1}H-MRS 观察乳腺癌的特征性代谢物为胆碱。其谱线的位置在 3.2ppm 处。因为乳腺腺体内含有大量的脂肪组织，可以在 MRS 谱在线见到宽大的脂峰。在扫描技术上注意，现在多以乳腺相列阵控线圈进行数据采集，行单体素 MRS 扫描。为保证足够的信噪比，体素不宜过小，通常不小于 2cm×2cm×2cm。相位编码方向：横断面成像取前后方向，矢状面成像取前后方向。

6. 增强成像

（1）采用 3D 动态增强技术，蒙片结束后立即注射造影剂并启动扫描。

（2）多期相增强扫描可以利用特定软件得到病变增强的时间 - 信号强度曲线。

（3）钆对比剂以受检者体重计算，用量为 0.2ml/kg，经肘静脉团注。速度为 3ml/s，并用 20ml 生理盐水以同样的速度冲管。

7. 结束检查 所有序列完成，检查 MR 图像符合诊断要求后，结束当前检查。然后去磁体间将受检者移出，引导至室外休息，关上磁体间屏蔽门。

8. 图像后处理　常规成像一般不需要特殊后处理,多期相增强扫描可以利用特定软件得到病变增强的时间信号强度曲线。

9. 图像打印　调节合适窗宽窗位,适当放大或缩小图像,使图像位于窗格中间位置,根据图像总数计算窗格(行×列),先将定位像输入打印窗格,然后依次输入平扫图像、增强图像和(或)后处理图像。

【实验总结】

1. 乳腺专用线圈的使用图像质量的保证。

2. 被检查者的准备和体位的保持是不可忽视的因素。

3. 乳腺 MRI 平扫做 T_1WI 横轴位、T_2WI 采用 STIR 抑脂技术的横轴位和矢状位、DWI横轴位和 MRS(图 5-14)。

4. 乳腺 MRI 增强做 3D 动态 T_1WI。

5. 有腋窝淋巴结转移者应尽量包全腋窝。

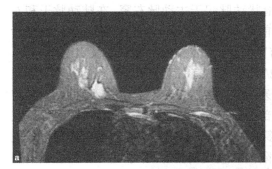
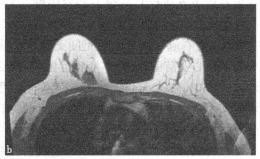
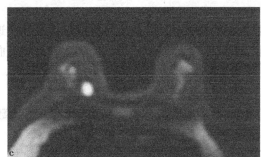

图 5-14　乳腺癌 MRI 图

a. 横轴位 T_2WI 压脂;b. 横轴位 T_1WI;c. DWI 横轴位

【实验思考】

1. 乳腺磁共振成像定位原则及技术要点?

2. 各种脂肪抑制技术在乳腺扫描中的优缺点?

3. 病变的时间 - 密度曲线分型及意义?

4. 弥散成像后处理中阈值的设置和影响?

第五节　心脏大血管MRI检查技术

实验一　心脏大血管形态学MRI检查技术

【临床概述】

心位于胸腔的中纵隔内，外面裹以心包。前方平对胸骨体和第2~6肋软骨，后方平对第5~8胸椎，约2/3位于正中线的左侧，1/3位于正中线的右侧，由心纤维骨骼、心壁、房间隔和室间隔构成，有右心房、右心室、左心房和左心室四个心腔。心的动脉有右冠状动脉和左冠状动脉。右冠状动脉起于主动脉右窦，在右心耳与肺动脉干根部之间进入冠状沟，绕行至房室交点处形成一倒U形弯曲并分为两支：后室间支较粗，是主干的延续，沿后室间沟走行，分支分布于后室间沟两侧的心室壁和室间隔后1/3部；左室后支，向左行，分支至左心室隔壁，右冠状动脉分布于右心房、右心室、室间隔后1/3部（其中有房室束左后下支通行）、部分左心室隔壁。左冠状动脉起于主动脉左窦，在肺动脉干和左心耳之间左行，随即分为前室间支和旋支。前室间支沿前室间沟走行，绕心尖切迹至后室间沟，与右冠状动脉的后室间支吻合。前室间支向左侧、右侧和深面发出三组分支，分布于左心室前壁、部分右心室前壁、间隔2/3部（其中有右束支和左束支的左前上支通过）。因50%以上的心肌梗死系前室间支闭塞所致，故常将该支称为"猝死动脉"。当前室间支闭塞时，可发生左室前壁和室间隔前部心肌梗死，并可发生束支传导阻滞。旋支沿冠状沟左行，绕过心左缘至左心室隔面，多在心左缘与后室间沟之间的中点附近分支而终。旋支分布于左心房、左心室左侧面和隔面。旋支闭塞时，常引起左室侧壁或隔壁心肌梗死。

磁共振无辐射，无需注射造影剂，采用自旋回波或单次激发快速自旋回波序列，利用选择性和非选择性双翻转流动血液抑制技术，可消除心脏大血管血液流动信号的影响，能更好地显示心脏大血管的形态。

【实验目的】

1. 掌握心脏大血管MRI检查的成像方位、序列选择和成像参数。
2. 能初步对正常人心脏大血管进行常规MRI检查。
3. 了解心脏大血管MRI检查的适应证和检查前的准备。
4. 了解各种伪影产生的原因和解决办法。

【实验要求】

1. 熟悉磁共振设备的工作界面。
2. 熟悉大体解剖。
3. 做好MRI检查前准备。
4. 掌握心脏大血管MRI检查流程。
5. 能根据申请单的信息及临床要求制定合适的MRI检查方案。
6. 能获得达到诊断目的的高质量MR图像。

【实验器材】

1. 磁共振扫描仪。

2．心脏专用线圈。

3．MRI 专用电极片。

4．干式激光胶片打印机。

5．激光胶片。

6．MR 专用抢救车。

【实验注意事项】

1．严格遵守设备的操作流程。

2．确认进入磁体间人员无磁共振检查禁忌证。

3．受检者做好检查前准备并与其充分沟通取得配合。

4．增强检查则要进行钆对比剂使用的安全性评估。

【实验方法及步骤】

1．适应证和禁忌证

（1）适应证：了解心肌及其周围血管的解剖及组织特征，如缺血性心肌病，非缺血性心肌病，心肌炎，心脏占位，先天性心脏病等。

（2）禁忌证

1）绝对禁忌证：装有心脏起搏器、心脏磁性金属瓣膜、冠脉磁性金属支架、电子耳蜗者；

2）相对禁忌证：检查部位有金属置入物、带有呼吸机及心电监护设备的危重受检者、体内有胰岛素泵等神经刺激器的受检者和妊娠三个月以内的早孕受检者。

2．检查前准备

（1）认真核对 MRI 检查申请单，了解病情，明确检查目的和要求。对检查目的、要求不清的申请单，应与临床申请医师核准确认。

（2）确认受检者没有禁忌证，并嘱受检者认真阅读检查注意事项，按要求准备。凡体内装有磁性金属置入物者，应严禁 MRI 检查。

（3）进入扫描室前，嘱受检者及陪同家属除去随身携带的金属物品（如手机、手表、刀具、硬币、钥匙、发卡、别针、磁卡、推床、轮椅等）并妥善保管，严禁带入检查室。

（4）给受检者讲述检查过程，消除恐惧心理，争取检查时的合作。告知受检者所需检查时间、扫描时机器会发出较大噪声；嘱受检者在扫描过程中闭眼、不要随意运动；告知受检者若有不适，可通过配备的通讯工具与扫描室外工作人员联系。

（5）训练受检者呼吸（呼气末屏气），连接呼吸门控和心电门控。

3．登记　认真阅读受检者申请单，仔细核对受检者与申请单信息是否符合，然后在操作界面输入受检者信息（包括姓名、性别、检查号、检查部位等），登记检查。

4．线圈选择及体位选择　心脏专用线圈，体部相列阵控线圈或柔性线圈。受检者取头先进或足先进、仰卧位于扫描床，双手自然放置于身体两侧，线圈中心及定位中心对准两侧锁骨中线与第五肋间水平连线。心电门控或心电向量门控电极粘贴于胸前导联相应位置，脉搏门控感应器夹于手指或脚趾。呼吸门控感应器，将其绑于或用腹带加压于受检者腹部或胸部随呼吸动作起伏最明显的地方。

5．序列选择及技术要点

（1）成像方位：包括常规磁共振成像方位和心脏专用成像方位。常规成像方位：横断位、冠状位及矢状位（图 5-15）。心脏专用成像方位：两腔心、三腔心、四腔心、短轴、左室流出道、右室两腔心、右室流出道、主动脉瓣、肺动脉瓣、二尖瓣、三尖瓣。

（2）心脏大血管 MRI 形态学成像序列：包括黑血成像和亮血成像。基础序列包括自旋回波和梯度回波；配合心电（或脉搏）触发；K 空间填充采用节段填充或单次激发填充。黑血成像的重复时间（TR）根据心电图 R-R 间期实时进行调整，T_1WI 常为每 1 个 R-R 间期触发采集；T_2WI 常为每两个 R-R 间期触发采集。在进行采集时须实时探测心电 R-R 间期。

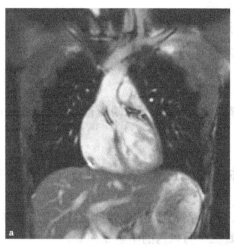
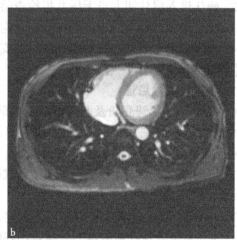
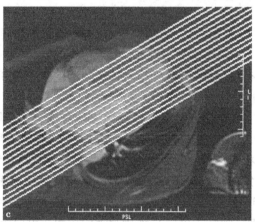

图 5-15 心脏 MRI 图
a. 冠状位；b. 心脏横断位；c. 平行室间隔心脏长轴定位相

6. 结束检查 所有序列完成，检查 MR 图像符合诊断要求后，结束当前检查。然后去磁体间将受检者移出，引导至室外休息，关上磁体间屏蔽门。

7. 图像打印 调节合适窗宽窗位，适当放大或缩小图像，使图像位于窗格中间位置，根据图像总数计算窗格（行×列），先将定位像输入打印窗格，然后依次输入扫描图像。

【实验总结】
1. 心脏专用线圈、门控技术和呼吸控制是心脏大血管形态学 MRI 质量的保证。
2. 心脏成像方位包括常规磁共振成像方位和心脏专用成像方位。常规成像方位包括横断位、冠状位及矢状位。心脏专用成像方位包括两腔心、三腔心、四腔心、短轴、左室流出道、右室两腔心、右室流出道、主动脉瓣、肺动脉瓣、二尖瓣、三尖瓣。

3. 心脏大血管 MRI 形态学成像序列包括黑血成像和亮血成像。

4. 黑血成像的重复时间（TR）根据心电图 R-R 间期实时进行调整，T_1WI 常为每 1 个 R-R 间期触发采集；T_2WI 常为每两个 R-R 间期触发采集。在进行采集时须实时探测心电 R-R 间期。

【实验思考】

1. 心脏大血管 MRI 成像定位原则及技术要点？

2. 不能屏气受检者怎样调节扫描参数？

3. 黑血成像时 TR 是由什么决定的，为什么？

实验二　磁共振成像心功能分析技术

【临床概述】

磁共振由于无辐射，心肌与血池对比极佳，时间分辨力高，任意方位成像，无成像盲区，在心功能分析领域应用越来越广泛。

【实验目的】

1. 掌握 MRI 心功能分析检查的成像方位、序列选择和成像参数。

2. 能初步对心功能进行分析。

3. 掌握各种伪影产生的原因和解决办法。

【实验要求】

1. 熟悉磁共振设备的工作界面。

2. 熟悉大体解剖。

3. 做好 MRI 检查前准备。

4. 掌握 MRI 心功能分析检查流程。

5. 能根据申请单的信息及临床要求制定合适的 MRI 检查方案。

6. 能获得达到诊断目的的高质量 MR 图像。

【实验器材】

1. 磁共振扫描仪。

2. 心脏专用线圈。

3. MRI 专用电极片。

4. 干式激光胶片打印机。

5. 激光胶片。

6. MR 专用抢救车。

【实验注意事项】

1. 严格遵守设备的操作流程。

2. 确认进入磁体间人员无磁共振检查禁忌证。

3. 受检者做好检查前准备并与其充分沟通取得配合。

4. 增强检查则要进行钆对比剂使用的安全性评估。

【实验方法及步骤】

1. 适应证和禁忌证

（1）适应证：各种心脏疾病的心功能评估。

（2）禁忌证

1）绝对禁忌证：装有心脏起搏器、心脏磁性金属瓣膜、冠脉磁性金属支架、电子耳蜗者；

2）相对禁忌证：检查部位有金属置入物、带有呼吸机及心电监护设备的危重受检者、体内有胰岛素泵等神经刺激器的受检者和妊娠三个月以内的早孕受检者。

2. 检查前准备

（1）认真核对 MRI 检查申请单，了解病情，明确检查目的和要求。对检查目的、要求不清的申请单，应与临床申请医师核准确认。

（2）确认受检者没有禁忌证，并嘱受检者认真阅读检查注意事项，按要求准备。凡体内装有磁性金属置入物者，应严禁 MRI 检查。

（3）进入扫描室前，嘱受检者及陪同家属除去随身携带的金属物品（如手机、手表、刀具、硬币、钥匙、发卡、别针、磁卡、推床、轮椅等）并妥善保管，严禁带入检查室。

（4）给受检者讲述检查过程，消除恐惧心理，争取检查时的合作。告知受检者所需检查时间、扫描时机器会发出较大噪声；嘱受检者在扫描过程中闭眼、不要随意运动；告知受检者若有不适，可通过配备的通讯工具与扫描室外工作人员联系。

（5）训练受检者呼吸（呼气末屏气），连接呼吸门控和心电门控。

3. 登记 认真阅读受检者申请单，仔细核对受检者与申请单信息是否符合，然后在操作界面输入受检者信息（包括姓名、性别、检查号、检查部位等），登记检查。

4. 线圈选择及体位选择 心脏专用线圈，体部相列阵控线圈或柔性线圈。受检者取头先进或足先进、仰卧位于扫描床，双手自然放置于身体两侧，线圈中心及定位中心对准两侧锁骨中线与第五肋间水平连线。心电门控或心电向量门控电极粘贴于胸前导联相应位置，脉搏门控感应器夹于手指或脚趾。呼吸门控感应器，将其绑于或用腹带加压于受检者腹部或胸部随呼吸动作起伏最明显的地方。

5. 成像方位、序列选择及技术要点

（1）成像方位、序列选择：通常为短轴位，范围从心底到心尖，扫描基线在四腔心垂直于室间隔，在左室两腔心垂直于二尖瓣中点和心尖的连线，包全左右室在舒张期的最大容积。加扫长轴位（二、三、四腔心位）。采用亮血技术，配合回顾性心电门控（或脉搏门控）采集。K 空间填充采用节段 K 空间填充。基础序列为梯度回波，包括真实稳态自由进动和毁损梯度回波。扫描层厚 6～8mm，0 间距。扫描视野根据受检者的体型，一般为 300～400mm。范围从心底即二尖瓣口至心尖包全左右室。如需进行心房功能评估，层厚采用 5～6mm，等层厚等间距成像。功能成像采用节段性 K 空间填充时，需根据受检者的心率调整 K 空间的节段数，要求时间分辨力不大于 45ms。呼吸的控制包括屏气和自由呼吸。通过后处理软件勾勒心肌内外膜行心功能分析，最后得出心功能分析结果。

（2）技术要点

1）训练受检者吸气—呼气后屏气。嘱受检者在检查过程中保持不动。

2）伪影的处理

①心律不齐产生伪影的对策：a. 采用放射状 K 空间填充的 Radial 采集；b. 实时成像

Real time 采集；c. 压缩感知成像 CV Sparse 采集；d. 对于较为规整的室早，可以采用前瞻性心电门控。采用前瞻性门控不能对舒张功能进行较准确的评估。

②呼吸运动伪影的对策：a. 采用放射状 K 空间填充的 Radial 采集；b. 实时成像 Real time 采集；c. 压缩感知成像 CV Sparse 采集；d. 对于镇静后的婴幼儿，可以采用增加激励次数来减少呼吸运动伪影。

③偏共振中心伪影的对策：a. 更均匀的磁场，如高阶容积匀场；b. 调整中心频率，使偏共振中心频率移出兴趣区；c. 缩短 TR；d. 真实稳态自由进动序列伪影较重时，采用毁损梯度回波序列进行心功能成像。

3）短轴功能扫描基线在四腔心平行于二尖瓣和三尖瓣口的连线，在左室两腔心尽量垂直于二尖瓣中点和心尖的连线，包全左右室在舒张期的最大容积。

6. 结束检查 所有序列完成，检查 MR 图像符合心功能分析要求后，结束当前检查。然后去磁体间将受检者移出，引导至室外休息，关上磁体间屏蔽门。

7. 图像后处理 心脏磁共振的功能分析包括左心功能和右心功能。因心房较心室形态不规则且心肌血池不易分辨，所以在临床工作中多对心室功能进行定量分析。将电影序列调入处理软件后软件会自动识别收缩末期和舒张末期，有时需要手动确认期相的选择。在收缩末期和舒张末期两个期相的不同层面图像上，手动勾画左心室的内膜 - 血池边界、外膜 - 周围组织边界和右心室的内膜 - 血池边界，最后通过软件计算得到功能参数。

8. 图像打印 调节合适窗宽窗位，适当放大或缩小图像，使图像位于窗格中间位置，根据图像总数计算窗格（行 × 列），先将定位像输入打印窗格，然后依次输入扫描图像，包括后处理获得的心功能各项指标。

【实验总结】

1. 磁共振成像心功能分析技术可以对心功能进行评估。

2. 受检者呼气末屏气，需连接呼吸门控和心电门控。

3. 磁共振成像心功能分析技术使用亮血技术，短轴位，范围从心底到心尖，扫描基线在四腔心垂直于室间隔，在左室两腔心垂直于二尖瓣中点和心尖的连线，包全左右室在舒张期的最大容积。

4. 各种伪影的解决对策。

【实验思考】

1. MRI 心功能分析检查成像定位原则及技术要点？

2. 常见伪影的处理？

3. 心律不齐对心功能分析检查结果的影响？

实验三　磁共振成像心肌活性评价

（一）MRI 心肌灌注成像

【临床概述】

心脏发生冠脉狭窄时，可以在出现临床症状或功能异常之前出现心肌灌注下降。灌注成像检查利用顺磁性造影剂首次通过心肌血管床导致的弛豫增强效应形成的信号变化判断心肌的血流灌注状态,通常包括:静息灌注(首过灌注)和负荷灌注。灌注是毛细血管床水平微观运动过程,反映毛细血管床的血流状况,如心肌梗死区域心肌已经死亡,则无灌注;而低灌注区在冠状动脉搭桥或者介入治疗之后功能可以恢复。灌注成像识别局部可诱发缺血的区域,此区域通常只在应力条件下发生,故灌注扫描应该包括负荷灌注和静息灌注。静息灌注在正常生理状态下进行,负荷灌注在药物或运动负荷下扫描。

【实验目的】

1. 掌握 MRI 心肌灌注成像检查的成像方位、序列选择和成像参数。

2. 能初步进行 MRI 心肌灌注成像检查。

3. 了解 MRI 心肌灌注成像检查的适应证和检查前的准备。

4. 了解各种伪影产生的原因和解决办法。

【实验要求】

1. 熟悉磁共振设备的工作界面。

2. 熟悉心脏大体解剖。

3. 做好 MRI 检查前准备。

4. 掌握 MRI 心肌灌注成像检查流程。

5. 能根据申请单的信息及临床要求制定合适的 MRI 检查方案。

6. 能获得达到诊断目的的高质量 MR 图像。

【实验器材】

1. 磁共振扫描仪。

2. 心脏专用线圈。

3. MRI 专用电极片。

4. 15ml 钆对比剂及生理盐水各 1 瓶。

5. 双筒高压注射器及相应消毒物品。

6. 干式激光胶片打印机。

7. 激光胶片。

8. MR 专用抢救车。

【实验注意事项】

1. 严格遵守设备的操作流程。

2. 确认进入磁体间人员无磁共振检查禁忌证。

3. 受检者做好检查前准备并与其充分沟通取得配合。

4. 增强检查则要进行钆对比剂使用的安全性评估。

【实验方法及步骤】

1. 适应证和禁忌证

(1)适应证:心肌血供及心肌活性的评估。

(2)禁忌证

1)绝对禁忌证:装有心脏起搏器、心脏磁性金属瓣膜、冠脉磁性金属支架、电子耳蜗者;

2)相对禁忌证:检查部位有金属置入物、带有呼吸机及心电监护设备的危重受检者、体内有胰岛素泵等神经刺激器的受检者和妊娠三个月以内的早孕受检者。

2. 检查前准备

（1）认真核对MRI检查申请单，了解病情，明确检查目的和要求。对检查目的、要求不清的申请单，应与临床申请医师核准确认。

（2）确认受检者没有禁忌证，并嘱受检者认真阅读检查注意事项，按要求准备。凡体内装有磁性金属置入物者，应严禁MRI检查。

（3）进入扫描室前，嘱受检者及陪同家属除去随身携带的金属物品（如手机、手表、刀具、硬币、钥匙、发卡、别针、磁卡、推床、轮椅等）并妥善保管，严禁带入检查室。

（4）给受检者讲述检查过程，消除恐惧心理，争取检查时的合作。告知受检者所需检查时间、扫描时机器会发出较大噪声；嘱受检者在扫描过程中闭眼、不要随意运动；告知受检者若有不适，可通过配备的通讯工具与扫描室外工作人员联系。

（5）训练受检者呼吸（呼气末屏气），连接呼吸门控和心电门控。

（6）进行钆对比剂使用的安全性评估，包括不良反应的观察、肾功能的评估等，并预埋留置针。

3. 登记　认真阅读受检者申请单，仔细核对受检者与申请单信息是否符合，然后在操作界面输入受检者信息（包括姓名、性别、检查号、检查部位等），登记检查。

4. 线圈选择及体位选择　心脏专用线圈，体部相列阵控线圈。受检者取头先进或足先进、仰卧位于扫描床，双手自然放置于身体两侧，线圈中心及定位中心对准两侧锁骨中线与第五肋间水平连线。心电门控或心电向量门控电极粘贴于胸前导联相应位置，脉搏门控感应器夹于手指或脚趾。呼吸门控感应器，将其绑于或用腹带加压于受检者腹部或胸部随呼吸动作起伏最明显的地方。

5. 序列选择及技术要点

（1）序列选择：灌注成像一般扫描短轴位3～4层，即基底、心尖及左室中间。部分机器可以同时灌注短轴和长轴，一般四腔心一层，短轴三层。采用磁化准备梯度回波T_1WI灌注序列，一般在两个R-R间期完成4～6个层面采集，通过并行采集技术提高时间和空间分辨力，扫描60个心动周期。一般按0.1mmol/kg给药，速率为3～7ml/s，然后以20ml生理盐水冲管，成像层厚8～10mm，扫描视野根据受检者的体型，一般为300～400mm。当造影剂到达心室时，嘱受检者屏气。

（2）技术要点

1）训练受检者吸气呼气后屏气，灌注成像扫描时间较长，可以告知受检者在最重要的前十几秒屏住气，在无法闭住气的情况下呼吸幅度尽量小一些。嘱受检者在检查过程中保持不动。

2）常见伪影的处理

①卷褶伪影的对策：注药灌注前预扫描2～3时相，观察是否发生卷褶，如果发生卷褶：a.增大视野（FOV）；b.相位过采样。

②黑环伪影的对策：a.提高空间分辨力；b.降低造影剂浓度。

③根据受检者的收缩舒张功能情况调整采集时相，60～120时相，保证造影剂在心肌的灌注。

6. 结束检查　所有序列完成，检查MR图像符合诊断要求后，结束当前检查。然后去磁体间将受检者移出，引导至室外休息，关上磁体间屏蔽门。

7. 图像打印　调节合适窗宽窗位，适当放大或缩小图像，使图像位于窗格中间位置，根据图像总数计算窗格（行×列），先将定位像输入打印窗格，然后依次输入扫描图像。

【实验总结】

1. MRI心肌灌注成像可进行心肌血供及心肌活性的评估。

2. 受检者呼气末屏气，需连接呼吸门控和心电门控。

3. MRI心肌灌注成像采用磁化准备梯度回波T_1WI灌注序列，短轴位3～4层，即基底、心尖及左室中间。

4. 各种伪影解决对策。

【实验思考】

1. MRI心肌灌注成像定位原则及技术要点？

2. 常见伪影的处理？

3. 判断心肌灌注缺损的影像指标？

（二）MRI心肌延迟强化成像

【临床概述】

心肌延迟增强成像利用受损的细胞吸收造影剂；存活心肌中，造影剂停留在细胞外。受损细胞的造影剂冲洗释出过程慢很多，在注入造影剂一定时间后应用一次翻转脉冲，并选择翻转时间，这样可使正常心肌显示为黑色，使正常心肌（黑色）与受损心肌（白色）之间的对比度最大化。

【实验目的】

1. 掌握MRI心肌延迟强化的成像方位、序列选择和成像参数。

2. 能初步进行MRI心肌延迟强化成像检查采用磁化准备梯度回波T_1WI灌注序列。

3. 了解MRI心肌延迟强化成像的适应证和检查前的准备。

4. 了解各种伪影产生的原因和解决办法。

【实验要求】

1. 熟悉磁共振设备的工作界面。

2. 熟悉心脏大体解剖。

3. 做好MR心肌延迟强化检查前准备。

4. 掌握MRI心肌延迟强化成像检查流程。

5. 能根据申请单的信息及临床要求制定合适的MRI检查方案。

6. 能获得达到诊断目的的高质量MR图像。

【实验器材】

1. 磁共振扫描仪。

2. 心脏专用线圈。

3. MRI专用电极片。

4. 15ml钆对比剂及50ml生理盐水各1瓶。

5. 双筒高压注射器及相应消毒物品。

6. 干式激光胶片打印机。

7. 激光胶片。

8. MR 专用抢救车。

【实验注意事项】

1. 严格遵守设备的操作流程。

2. 确认进入磁体间人员无磁共振检查禁忌证。

3. 受检者做好检查前准备并与其充分沟通取得配合。

4. 增强检查则要进行钆对比剂使用的安全性评估。

【实验方法及步骤】

1. 适应证和禁忌证

(1)适应证：心肌血供及心肌活性的评估。

(2)禁忌证

1)绝对禁忌证：装有心脏起搏器、心脏磁性金属瓣膜、冠脉磁性金属支架、电子耳蜗者；

2)相对禁忌证：检查部位有金属置入物、带有呼吸机及心电监护设备的危重受检者、体内有胰岛素泵等神经刺激器的受检者和妊娠三个月以内的早孕受检者。

2. 检查前准备

(1)认真核对 MRI 检查申请单，了解病情，明确检查目的和要求。对检查目的、要求不清的申请单，应与临床申请医师核准确认。

(2)确认受检者没有禁忌证，并嘱受检者认真阅读检查注意事项，按要求准备。凡体内装有磁性金属置入物者，应严禁 MRI 检查。

(3)进入扫描室前，嘱受检者及陪同家属除去随身携带的金属物品(如手机、手表、刀具、硬币、钥匙、发卡、别针、磁卡、推床、轮椅等)并妥善保管，严禁带入检查室。

(4)给受检者讲述检查过程，消除恐惧心理，争取检查时的合作。告知受检者所需检查时间、扫描时机器会发出较大噪声；嘱受检者在扫描过程中闭眼、不要随意运动；告知受检者若有不适，可通过配备的通讯工具与扫描室外工作人员联系。

(5)训练受检者呼吸(呼气末屏气)，连接呼吸门控和心电门控。

(6)进行钆对比剂使用的安全性评估，包括不良反应的观察、肾功能的评估等，并预埋留置针。

3. 登记

认真阅读受检者申请单，仔细核对受检者与申请单信息是否符合，然后在操作界面输入受检者信息(包括姓名、性别、检查号、检查部位等)，登记检查。

4. 线圈选择及体位选择

心脏专用线圈，体部相列阵控线圈。受检者取头先进或足先进、仰卧位于扫描床，双手自然放置于身体两侧，线圈中心及定位中心对准两侧锁骨中线与第五肋间水平连线。心电门控或心电向量门控电极粘贴于胸前导联相应位置，脉搏门控感应器夹于手指或脚趾。呼吸门控感应器，将其绑于或用腹带加压于受检者腹部或胸部随呼吸动作起伏最明显的地方。

5. 序列选择及技术要点

(1)序列选择：延迟强化基础序列包括毁损梯度回波和真实稳态自由进动序列，K 空间填充方式包括节段性 K 空间填充或单次激发 K 空间填充，采用相位敏感反转恢复，纠正反转时间误差导致的图像伪影。扫描层厚、间距及视野等与功能成像对应，扫描层厚 6～8mm，间距 2～4mm 或 0 间距。一般按 0.1mmol/kg 给药，速率为 1ml/s，并以 20ml 生理盐水冲管。扫描视野根据受检者的体型，一般为 300～400mm。采用心电门控或外周门控，呼吸的控制包括屏气和自由呼吸。范围从心底即二尖瓣口至心尖包全左右室。采用心电门控或外周门控进行前瞻性心电门控，需实时调整采集时相。呼吸的控制包括屏气和自由呼吸。执行延迟扫描之前，需要等待造影剂从（非受损）心肌中清除出来。此过程通常大于 10min。特殊疾病，如心肌淀粉样变，等待时间一般为 5min。

（2）技术要点

1）训练受检者吸气—呼气后屏气。嘱受检者在检查过程中保持不动。

2）对心率不齐、屏气较差的受检者可以采用单次激发的延迟强化序列来减少伪影及提高图像质量；或者采用运动校正的延迟强化序列（MOCO LGE）。

3）反转时间（time of inversion，TI）的选择很重要。延迟强化前，采用 TI 测试的序列找出适当的 TI。如果没有 TI 测试序列，可以采用实验的方法，1.5T 一般 200～300ms；3.0T 250～350ms，如果不合适，每次调整 20～40ms。

4）一般受检者延迟扫描的时间在注入造影剂后 10～15min，心肌淀粉样变的受检者延迟扫描的时间需要在 5min 内。

5）基于毁损梯度回波的延迟强化序列具有更好的 T_1 对比，且假阳性较基于真实稳态自由进动的延迟强化序列，而基于真实稳态自由进动的延迟强化序列具有更高的信噪比。

6. 结束检查　所有序列完成，检查 MR 图像符合诊断要求后，结束当前检查。然后去磁体间将受检者移出，引导至室外休息，关上磁体间屏蔽门。

7. 图像后处理　可以用平面几何法，"N"-SD 技术，半峰全宽技术等来定量分析心肌活性。

8. 图像打印　调节合适窗宽窗位，适当放大或缩小图像，使图像位于窗格中间位置，根据图像总数计算窗格（行×列），依次输入扫描图像。

【实验总结】

1. MR 心肌延迟强化检查可对心肌血供及心肌活性的进行评估。

2. 受检者呼气末屏气，需连接呼吸门控和心电门控。

3. 延迟强化检查基础序列包括毁损梯度回波和真实稳态自由进动序列，K 空间填充方式包括节段性 K 空间填充或单次激发 K 空间填充，采用相位敏感反转恢复，纠正反转时间误差导致的图像伪影。

4. 反转时间的选择很重要。延迟强化前，采用 TI 测试的序列找出适当的 TI。如果没有 TI 测试序列，可以采用实验的方法，1.5T 一般 200～300ms；3.0T 250～350ms，如果不合适，每次调整 20～40ms。

【实验思考】

1. MR 心肌延迟强化检查定位原则及技术要点？

2. 常见伪影的识别及处理？

3. 延迟强化检查序列 TI 如何确定，怎么调整？

实验四　心血管 MRA 成像技术

（一）心脏大血管 MRA 成像技术

【临床概述】

血管成像可以采用非造影增强及造影增强血管成像技术。

非造影增强血管成像包括亮血技术和黑血技术，造影增强血管成像采用超短 TR，超短 TE 的三维梯度回波序列，静脉注射对比剂 Gd-DTPA 后，血液 T_1 值明显缩短，而血管周围背景组织的质子由于短 TR 而明显饱和，加上脂肪抑制技术或者剪影技术，二者形成鲜明的对比。它克服了血液的饱和效应及相位效应引起的信号丢失，不受血流方向的影响。超短 TR 采用屏气技术，去除运动伪影，三维成像提高了空间分辨力，可进行多期扫描。

【实验目的】

1. 掌握心脏大血管 MRA 成像的成像方位、序列选择和成像参数。
2. 能初步进行对心脏大血管 MRA 成像检查。
3. 了解心脏大血管 MRA 成像的适应证和检查前的准备。
4. 了解各种伪影产生的原因和解决办法。

【实验要求】

1. 熟悉磁共振设备的工作界面。
2. 熟悉心脏大血管的大体解剖。
3. 做好心脏大血管 MRA 成像检查前准备。
4. 掌握心脏大血管 MRA 成像检查流程。
5. 能根据申请单的信息及临床要求制定合适的 MRI 检查方案。
6. 能获得达到诊断目的的高质量 MR 图像。

【实验器材】

1. 磁共振扫描仪。
2. 心脏专用线圈。
3. MRI 专用电极片。
4. 20ml 钆对比剂及 50ml 生理盐水各 1 瓶。
5. 双高压注射器及相应消毒物品。
6. 干式激光胶片打印机。
7. 激光胶片。
8. MR 专用抢救车。

【实验注意事项】

1. 严格遵守设备的操作流程。
2. 确认进入磁体间人员无磁共振检查禁忌证。
3. 受检者做好检查前准备并与其充分沟通取得配合。
4. 增强检查则要进行钆对比剂使用的安全性评估。

【实验方法及步骤】

1. 适应证和禁忌证

（1）适应证：心脏大血管的的各种病变，如夹层、动脉瘤、狭窄等。

（2）禁忌证

1）绝对禁忌证：装有心脏起搏器、心脏磁性金属瓣膜、冠脉磁性金属支架、电子耳蜗者；

2）相对禁忌证：检查部位有金属置入物、带有呼吸机及心电监护设备的危重受检者、体内有胰岛素泵等神经刺激器的受检者和妊娠三个月以内的早孕受检者。

2. 检查前准备

（1）认真核对 MRI 检查申请单，了解病情，明确检查目的和要求。对检查目的、要求不清的申请单，应与临床申请医师核准确认。

（2）确认受检者没有禁忌证，并嘱受检者认真阅读检查注意事项，按要求准备。凡体内装有磁性金属置入物者，应严禁 MRI 检查。

（3）进入扫描室前，嘱受检者及陪同家属除去随身携带的金属物品（如手机、手表、刀具、硬币、钥匙、发卡、别针、磁卡、推床、轮椅等）并妥善保管，严禁带入检查室。

（4）给受检者讲述检查过程，消除恐惧心理，争取检查时的合作。告知受检者所需检查时间、扫描时机器会发出较大噪声；嘱受检者在扫描过程中闭眼、不要随意运动；告知受检者若有不适，可通过配备的通讯工具与扫描室外工作人员联系。

（5）训练受检者呼吸（呼气末屏气），连接呼吸门控和心电门控。

（6）进行钆对比剂使用的安全性评估，包括不良反应的观察、肾功能的评估等，并预埋留置针。

3. 登记　认真阅读受检者申请单，仔细核对受检者与申请单信息是否符合，然后在操作界面输入受检者信息（包括姓名、性别、检查号、检查部位等），登记检查。

4. 线圈选择及体位选择　心脏专用线圈，体部相列阵控线圈。受检者取头先进或足先进、仰卧位于扫描床，双手自然放置于身体两侧，线圈中心及定位中心对准两侧锁骨中线与第五肋间水平连线。心电门控或心电向量门控电极粘贴于胸前导联相应位置，脉搏门控感应器夹于手指或脚趾。呼吸门控感应器，将其绑于或用腹带加压于受检者腹部或胸部随呼吸动作起伏最明显的地方。

5. 序列选择及技术要点　常规胸部轴位，冠状位及矢状位扫描。非造影增强血管成像采用斜冠状位或斜矢状位；亮血技术常采用真实稳态自由进动序列，对于升主动脉及其附近的大血管病变，建议加扫心电门控的电影序列。黑血技术采用快速自旋回波，采用双反转黑血技术，层厚 3～5mm。造影增强血管成像采用冠状位。根据血管走行及范围适当调整成像方位及层厚。一般采用透视触发来确定成像时间，血管成像序列 K 空间填充采用 K 空间优先填充。

6. 结束检查　所有序列完成，检查 MR 图像符合诊断要求后，结束当前检查。然后去磁体间将受检者移出，引导至室外休息，关上磁体间屏蔽门。

7. 图像后处理　根据兴趣区血管的不同情况采用 MIP、MPR 及 SSD 等进行后处理。

8. 图像打印　调节合适窗宽窗位，适当放大或缩小图像，使图像位于窗格中间位置，根据图像总数计算窗格（行×列），然后依次输入扫描图像和后处理图像。

【实验总结】

1. 心脏大血管 MRA 检查适应证心脏大血管的各种病变，如夹层、动脉瘤、狭窄等。

2. 非造影增强血管成像采用斜冠状位或斜矢状位；亮血技术常采用真实稳态自由进动序列。

3. 造影增强血管成像采用冠状位，一般采用透视触发来确定成像时间，血管成像序列 K 空间填充采用 K 空间优先填充。

【实验思考】

1. 心脏大血管 MRA 定位原则及技术要点？

2. 常见伪影的识别及处理？

3. 非造影增强血管成像和造影增强血管成像的优缺点？

（二）冠状动脉 MRA 成像技术

【临床概述】

根据是否使用造影剂可以采用非造影增强及造影增强血管成像技术；根据血管内血液的信号强度，分为亮血冠脉成像和冠脉血管壁成像。亮血技术能够很好显示冠脉的起源、走行及是否存在狭窄。冠脉血管壁成像采用黑血序列，显示冠脉管壁情况，是否有冠脉斑块，斑块的大小、形态位置以及冠脉斑块的易损性评估。

【实验目的】

1. 掌握冠状动脉 MRA 成像的成像方位、序列选择和成像参数。

2. 能初步进行冠状动脉 MRA 成像检查。

3. 了解冠状动脉 MRA 成像的适应证和检查前的准备。

4. 了解各种伪影产生的原因和解决办法。

【实验要求】

1. 熟悉磁共振设备的工作界面。

2. 熟悉冠状动脉的大体解剖。

3. 做好冠状动脉成像检查前准备。

4. 掌握冠状动脉成像检查流程。

5. 能根据申请单的信息及临床要求制定合适的 MRI 检查方案。

6. 能获得达到诊断目的的高质量 MR 图像。

【实验器材】

1. 磁共振扫描仪。

2. 心脏专用线圈。

3. MRI 专用电极片。

4. 20ml 钆对比剂及 50ml 生理盐水各一瓶。

5. 双筒高压注射器及相应消毒物品。

6. 干式激光胶片打印机。

7. 激光胶片。

8. MR 专用抢救车。

【实验注意事项】

1. 严格遵守设备的操作流程。

2. 确认进入磁体间人员无磁共振检查禁忌证。

3. 受检者做好检查前准备并与其充分沟通取得配合。

4. 增强检查则要进行钆对比剂使用的安全性评估。

【实验方法及步骤】

1. 适应证和禁忌证

(1) 适应证：临床怀疑冠状动脉起源异常，或不适宜行 CT 冠状动脉成像者。

(2) 禁忌证

1) 绝对禁忌证：装有心脏起搏器、心脏磁性金属瓣膜、冠脉磁性金属支架、电子耳蜗者；

2) 相对禁忌证：检查部位有金属置入物、带有呼吸机及心电监护设备的危重受检者、体内有胰岛素泵等神经刺激器的受检者和妊娠三个月以内的早孕受检者。

2. 检查前准备

(1) 认真核对 MRI 检查申请单，了解病情，明确检查目的和要求。对检查目的、要求不清的申请单，应与临床申请医师核准确认。

(2) 确认受检者没有禁忌证，并嘱受检者认真阅读检查注意事项，按要求准备。凡体内装有磁性金属置入物者，应严禁 MRI 检查。

(3) 进入扫描室前，嘱受检者及陪同家属除去随身携带的金属物品(如手机、手表、刀具、硬币、钥匙、发卡、别针、磁卡、推床、轮椅等)并妥善保管，严禁带入检查室。

(4) 给受检者讲述检查过程，消除恐惧心理，争取检查时的合作。告知受检者所需检查时间、扫描时机器会发出较大噪声；嘱受检者在扫描过程中闭眼、不要随意运动；告知受检者若有不适，可通过配备的通讯工具与扫描室外工作人员联系。

(5) 三维冠脉成像前与受检者充分交流，训练其规整及稍快的呼吸，以加快采集速度。

(6) 增强检查则要进行钆对比剂使用的安全性评估，包括不良反应的观察、肾功能的评估等。

3. 登记　认真阅读受检者申请单，仔细核对受检者与申请单信息是否符合，然后在操作界面输入受检者信息(包括姓名、性别、检查号、检查部位等)，登记检查。

4. 线圈选择及体位选择　心脏专用线圈，体部相列阵控线圈。受检者取头先进或足先进、仰卧位于扫描床，双手自然放置于身体两侧，线圈中心及定位中心对准两侧锁骨中线与第五肋间水平连线。心电门控或心电向量门控电极粘贴于胸前导联相应位置，脉搏门控感应器夹于手指或脚趾。呼吸门控感应器，将其绑于或用腹带加压于受检者腹部或胸部随呼吸动作起伏最明显的地方。

5. 序列选择及技术要点　三维冠脉成像，包括非造影增强和造影增强冠脉成像，非造影增强采用 3D 轴位，覆盖全心，首先在自由呼吸状态下扫描四腔心，时相 50，以寻找受检者右冠相对静止的心动间期，调节相关参数使图像采集位于该间期。训练其规整及稍快的呼吸，以加快采集速度。造影增强冠脉成像采用横轴位，加自由呼吸导航 3D 扰相梯度回波技术，造影剂总量：0.3ml/kg，注入速度一般为 0.3～0.6ml/s，加注生理盐水 20～30ml，速度 0.3～0.6ml/s。

6. 结束检查 所有序列完成,检查 MR 图像符合诊断要求后,结束当前检查。然后去磁体间将受检者移出,引导至室外休息,关上磁体间屏蔽门。

7. 图像后处理 冠脉后处理包括最大密度投影(MIP)、多平面重建(MPR)、容积再现(VR)与表面遮盖显示(SSD)等,其中最常用的是处理方法是 MIP 和 MPR(图 5-16)。

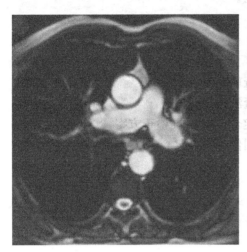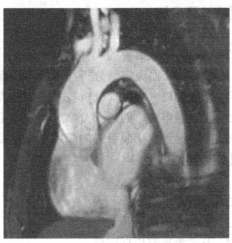

图 5-16 心脏大血管 MRA

8. 图像打印 调节合适窗宽窗位,适当放大或缩小图像,使图像位于窗格中间位置,根据图像总数计算窗格(行×列),然后依次输入扫描图像和后处理图像。

【实验总结】

1. 冠状动脉 MRA 是临床怀疑冠状动脉起源异常,或不适宜行 CT 冠状动脉成像者的适应证。

2. 冠状动脉 MRA 检查根据是否使用造影剂可以采用非造影增强及造影增强血管成像技术;根据血管内血液的信号强度,分为亮血冠脉成像和冠脉血管壁成像。

3. 受检者的准备和体位的保持是不可忽视的因素。

4. 三维冠脉成像前与受检者充分交流,训练其规整及稍快的呼吸,以加快采集速度。

5. 目标血管法成像采用三点可更好地对血管完整的显示。

【实验思考】

1. 心脏大血管 MRA 定位原则及技术要点?

2. 常见伪影的识别及处理?

3. 非造影增强血管成像和造影增强血管成像的优缺点?

实验五 心血管系统 MR 血流定量分析技术

【临床概述】

MR 血流测量不但可以无创评价瓣膜的狭窄和反流,估算先天性心脏病的异常分流,还可以无创评价冠脉的血流储备、总流量及桥血管的血流情况。

【实验目的】

1．掌握 MR 血流定量分析技术成像的成像方位、序列选择和成像参数。

2．能初步进行 MR 血流定量分析技术成像检查。

3．了解 MR 血流定量分析技术的适应证和检查前的准备。

4．了解各种伪影产生的原因和解决办法。

【实验要求】

1．熟悉磁共振设备的工作界面。

2．熟悉心脏大血管的大体解剖。

3．做好 MR 血流定量分析技术成像检查前准备。

4．掌握 MR 血流定量分析技术成像检查流程。

5．能根据申请单的信息及临床要求制定合适的 MRI 检查方案。

6．能获得达到诊断目的的高质量 MR 图像。

【实验器材】

1．磁共振扫描仪。

2．心脏专用线圈。

3．MRI 专用电极片。

4．干式激光胶片打印机。

5．激光胶片。

6．MR 专用抢救车。

【实验注意事项】

1．严格遵守设备的操作流程。

2．确认进入磁体间人员无磁共振检查禁忌证。

3．受检者做好检查前准备并与其充分沟通取得配合。

4．增强检查则要进行钆对比剂使用的安全性评估。

【实验方法及步骤】

1．适应证和禁忌证

（1）适应证：瓣膜狭窄或关闭不全导致的射流或反流，以及大血管的流速异常。

（2）禁忌证

1）绝对禁忌证：装有心脏起搏器、心脏磁性金属瓣膜、冠脉磁性金属支架、电子耳蜗者；

2）相对禁忌证：检查部位有金属置入物，如血管止血夹、人工关节，固定钢板等、带有呼吸机及心电监护设备的危重受检者、体内有胰岛素泵等神经刺激器的受检者和妊娠三个月以内的早孕受检者。

2．检查前准备

（1）认真核对 MRI 检查申请单，了解病情，明确检查目的和要求。对检查目的、要求不清的申请单，应与临床申请医师核准确认。

（2）确认受检者没有禁忌证，并嘱受检者认真阅读检查注意事项，按要求准备。凡体内装有磁性金属置入物者，应严禁 MRI 检查。

（3）进入扫描室前，嘱受检者及陪同家属除去随身携带的金属物品（如手机、手表、刀具、硬币、钥匙、发卡、别针、磁卡、推床、轮椅等）并妥善保管，严禁带入检查室。

（4）给受检者讲述检查过程，消除恐惧心理，争取检查时的合作。告知受检者所需检查时间、扫描时机器会发出较大噪声；嘱受检者在扫描过程中闭眼、不要随意运动；告知受检者若有不适，可通过配备的通讯工具与扫描室外工作人员联系。

3. 登记 认真阅读受检者申请单，仔细核对受检者与申请单信息是否符合，然后在操作界面输入受检者信息（包括姓名、性别、检查号、检查部位等），登记检查。

4. 线圈选择及体位选择 心脏专用线圈，体部相列阵控线圈。受检者取头先进或足先进、仰卧位于扫描床，双手自然放置于身体两侧，线圈中心及定位中心对准两侧锁骨中线与第五肋间水平连线。心电门控或心电向量门控电极粘贴于胸前导联相应位置，脉搏门控感应器夹于手指或脚趾。呼吸门控感应器，将其绑于或用腹带加压于受检者腹部或胸部随呼吸动作起伏最明显的地方。

5. 序列选择及技术要点

（1）序列选择：血流速度测定采用相位对比成像技术，常用扫描层厚5～6mm。流速编码大小一般设定为大于兴趣区血管流速的10%的流速。血流定量分析方位包括在兴趣血管内和穿过兴趣血管两个方位，即平行于血管长轴与垂直于血管长轴。在对瓣膜病变导致的血流异常进行分析时，首先做该瓣膜的正中矢状位和冠状位，用PC法在瓣膜以上及以下5mm处同时垂直于该瓣膜冠状位和矢状位分别划线定位扫描，一次扫描可获得一个心动周期20～25帧不同时相的相位图。用血流分析专用软件进行描记分析，计算每分钟前向心搏量和反流量，计算反流指数，评估反流程度。

（2）技术要点

1）血流速度测量的成像方位很重要。在血管内流速测量的成像层面要平行于该兴趣区血管的长径且位于血管中心。通过血管的流速测量的定位一定要在该兴趣区血管（或瓣膜）的矢状和冠状位两个方向定位，使成像层面尽量同时垂直于这两个方向。

2）最重要的参数就是流速编码大小的确定。可以采用流速大小的测试序列对该兴趣区流速较为准确的测定；也可以根据经验进行设定。

6. 结束检查 所有序列完成，检查MR图像符合诊断要求后，结束当前检查。然后去磁体间将受检者移出，引导至室外休息，关上磁体间屏蔽门。

7. 图像后处理 选择相应的序列及分析软件，在需分析血管的相应部位画上感兴趣区。则相应的血流参数将显示出来。

8. 图像打印 调节合适窗宽窗位，适当放大或缩小图像，使图像位于窗格中间位置，根据图像总数计算窗格（行×列），然后依次输入后处理图像。

【实验总结】

1. MR血流定量分析可以分析瓣膜狭窄或关闭不全导致的射流或反流，以及大血管的流速异常。

2. MR血流定量分析技术血流速度测定采用相位对比成像技术，常用扫描层厚5～6mm。流速编码大小一般设定为大于兴趣区血管流速的10%的流速。

3. 血管内流速测量的成像层面要平行于该兴趣区血管的长径且位于血管中心。

4. 最重要的参数就是流速编码大小的确定。

【实验思考】

1. MR血流定量分析技术定位原则及技术要点？

2. 常见伪影的识别及处理？

3. 流速编码速度怎样合理估算？

第六节 腹部 MRI 检查技术

实验一 肝胆脾 MRI 检查技术

【临床概述】

　　肝脏大部分位于右季肋区和腹上区，小部分达左季肋区。肝略呈楔形，分为上下两面（膈面、脏面），前后左右四缘，左右方及尾状叶四叶。肝脏内有两个不同管道系统：肝静脉系统和 Glisson 系统。肝静脉系统肝脏由肝左、中、右静脉在腔静脉沟的上端出肝，分别注入下腔静脉；Glisson 系统由肝门静脉、肝固有动脉、肝胆管及其分支构成。Couinaud 根据 Glisson 系统的分布规律和肝静脉的走行，将肝脏分为左右半肝及其五个叶（尾状叶、左外叶、左内叶、右前叶、右后叶）、八个段（即 S1 为尾状叶、S2 左外叶上段、S3 左外叶下段、S4 为左内叶、S5 为右前叶下段、S6 为右后叶下段、S7 为右后叶上段、S8 为右前叶上段）。肝脏是人体内最大的腺体，也是最大消化腺，具有分泌胆汁、参与物质代谢、排泄解毒和吞噬功能以及造血和再生的生理功能。胆囊位于胆囊窝内，分为胆囊底、体、颈、管 4 部分。脾脏位于腹腔左上方，与第 9～11 肋相对，长轴与第 10 肋一致。MRI 具有良好的组织分辨力，能直接进行多平面成像，故 MRI 能清晰地显示肝胆脾解剖学结构和病理改变。腹部动态 MRI 检查可用于明确病变性质、病变范围及其分期，对疾病的诊断及鉴别诊断有重要意义。

【实验目的】

1. 掌握肝脏 MRI 扫描方法及步骤。

2. 掌握肝脏 MRI 增强各期相的时间、强化特征及图像后处理。

3. 熟悉肝脏 MRI 扫描前准备。

4. 熟悉肝脏的相关解剖及功能。

5. 熟悉肝胆脾检查的适应证及禁忌证。

6. 了解肝脏静脉团注方法。

【实验要求】

1. 熟悉磁共振操作界面及高压注射器使用方法。

2. 掌握肝脏 MR 扫描前准备（包括临床病史采集、对比剂准备、注射方式、呼吸训练等）。

3. 根据受检者申请单信息和要求，选择合理的扫描方案。

4. 如何做到图像质量达到影像诊断标准。

【实验器材】

1. 磁共振扫描仪及后处理工作站。

2. 体线圈、多通道体部阵列线圈。

3. 钆对比剂、生理盐水及双筒 MR 专用高压注射器。

4. 激光打印机。

5. 激光胶片。

【实验注意事项】

1．至少禁食禁水 4h。

2．检查时必须配合医生的呼吸指令（吸气、呼气、屏气及自由呼吸）。

3．腹部 MRI 成像多采用单次激发快速自旋回波技术或半傅立叶采集单次激发快速自旋回波的技术，实现屏气扫描，有效去除呼吸伪影，受检者呼吸均匀并时间充分情况下可配合呼吸触发行不屏气扫描成像方法。

4．肝脏血管瘤与囊肿可采用重 T_2 加权像加以鉴别。

【实验方法及步骤】

1．适应证、禁忌证

（1）适应证

1）肝脏占位性病变，如肝癌、肝血管瘤等。

2）肝脏弥漫性病变如肝硬化、肝脂肪变性等。

3）胰胆管病变如胆管结石，胆总管囊肿以及胆道肿瘤所引起的胆道梗阻等。

4）脾脏病变如血管瘤，淋巴瘤等。

（2）禁忌证

1）绝对禁忌证：装有心脏起搏器、心脏磁性金属瓣膜、冠脉磁性金属支架、电子耳蜗者；

2）相对禁忌证：检查部位有金属置入物、带有呼吸机及心电监护设备的危重受检者、体内有胰岛素泵等神经刺激器的受检者和妊娠三个月以内的早孕受检者。

2．扫描前的准备

（1）认真核对 MRI 检查申请单，了解病情，明确检查目的和要求，对检查目的、要求不清的申请单，应与临床医师核准确认。

（2）至少禁食禁饮 4h。

（3）确认受检者没有禁忌证，并嘱受检者认真阅读检查注意事项，按要求准备。凡体内装有磁性金属置入物者，应严禁 MRI 检查。

（4）进入扫描室前，嘱受检者及陪同家属除去随身携带的金属物品（如手机、手表、刀具、硬币、钥匙、发卡、别针、磁卡、推床、轮椅等）并妥善保管，严禁带入检查室。

（5）给受检者讲述检查过程，消除恐惧心理，争取检查时的合作。告知受检者所需检查时间、扫描时机器会发出较大噪声；嘱受检者在扫描过程中闭眼、不要随意运动；告知受检者若有不适，可通过配备的通讯工具与扫描室外工作人员联系。

（6）增强检查则要进行钆对比剂使用的安全性评估，包括不良反应的观察、肾功能的评估等。

3．登记　认真阅读受检者申请单，仔细核对受检者与申请单信息是否符合，然后在操作界面输入受检者信息（包括姓名、性别、检查号、检查部位等），登记检查。

4．线圈选择及体位选择　腹部线圈摆放时前后两片应对齐，常规取仰卧位，头先进或足先进，身体位于床面正中间，两臂上举抱头或放于身体两侧。于腹部呼吸最明显处加呼吸门控，呼吸门控感应器上下放置软垫，防止线圈直接压迫影响呼吸触发效率。定位中心对胸骨剑突，在三平面定位图像上观察确保肝脏位于线圈中心，扫描范围覆盖肝胆脾所在区域。

5. 成像方位、序列选择及技术要点

（1）成像方位：以横轴位为主，辅以冠状位，必要时可增加矢状位扫描。

（2）成像序列

1）MR 平扫序列：①横轴位呼吸触发快速自旋回波（FSE）T_2WI 脂肪抑制序列、屏气快速梯度回波水-脂同反相位（双回波）T_1WI 序列；低场 MR 设备由于性能受限可采用自旋回波 T_1WI 序列（图 5-17）；②冠状位呼吸触发快速自旋回波 T_2WI 脂肪抑制序列、屏气平衡式自由稳态进动（FIESTA）序列。

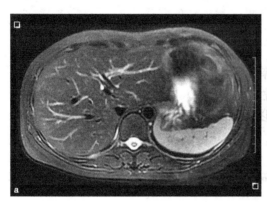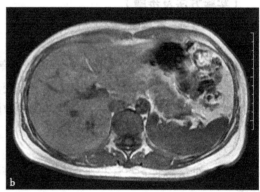

图 5-17　肝脏 MRI 图
a. 肝脏 T_2WI 脂肪抑制序列；b. 屏气快速梯度回波 T_1WI 序列

2）附加序列：①占位性病变时，增加横轴位呼吸触发弥散加权序列（$b=600\sim800s/mm^2$）；②对呼吸不规则受检者，增加横轴位屏气单激发快速自旋回波或快速自旋回波 T_2WI 序列；③胆道扩张或有胆囊、胆道结石时，增加水成像序列。

3）MR 增强序列：横轴位快速梯度回波三维容积屏气 T_1WI 序列（3D-Vibe/3D-LAVA/3D-THRIVE）。

（3）技术要点

1）受检者准备及呼吸训练：①检查前需禁食禁水四小时；②训练受检者平静规律呼吸（呼吸节律 14～24 次/分）以及呼气末屏气。

2）定位：①线圈摆放时前后两片应对齐，于腹部呼吸最明显处加呼吸门控，呼吸门控感应器上下放置软垫，防止线圈直接压迫影响呼吸触发效率；②定位中心对胸骨剑突，在三平面定位图像上观察确保肝脏位于线圈中心，扫描范围覆盖肝胆脾所在区域。

3）对比剂注射及扫描时相：采用高压注射器或手推静脉团注钆对比剂，剂量 0.2ml/kg 体重（0.1mmol/kg 体重），注射速率 2～3ml/s，续以等量生理盐水。增强扫描关键在于扫描时相的掌握，在正常循环状态下，肝脏动脉期为注射对比剂后 23～25 秒，因此扫描的原则要把 K 空间中心数据（决定图像的对比度）置于注射对比剂后 23～25 秒。门脉期扫描时间为注射对比剂后 50～70 秒，平衡期为 3～5min。

4）辅助优化技术：呼吸触发技术（婴幼儿呼吸频率过快及幅度小时可不选）、并行采集技术、预饱和技术、血液流动补偿技术、呼吸补偿技术、局部匀场技术等为辅助优化图像质量可选项。横轴位层面上下放置饱和带，相位编码方向一般横轴位取前-后方向，冠状位取左-右方向。

6. 结束检查 所有序列完成,检查 MR 图像符合诊断要求后,结束当前检查。然后去磁体间将受检者移出,引导至室外休息,关上磁体间屏蔽门。

7. 图像后处理 2D 序列一般不需后处理。增强 3D-T$_1$WI 序列要行 MPR、MIP 和曲面重建,以观察血管与周围组织或病灶的关系和受侵情况。

8. 图像打印 调节合适窗宽窗位,适当放大或缩小图像,使图像位于窗格中间位置,根据图像总数计算窗格(行 × 列),先将定位像输入打印窗格,然后依次输入平扫图像、增强图像和(或)后处理图像。

【实验总结】

1. 肝胆脾 MRI 检查的适应范围及扫描前准备。

2. 腹部 MRI 成像方式、增强多期扫描时相的正确选择以及注意事项。

3. 对于不同年龄不同呼吸的受检者采取不同的扫描方式。

【实验思考】

1. 肝胆脾 MRI 扫描前有何准备工作?

2. 肝胆脾多期增强扫描时,如何把握扫描时间?

3. 对于呼吸不配合的小孩或老人,应该采取什么样的扫描方式?

4. 对于常见肝癌及肝血管受检者进行 MRI 检查时要注意些什么?

实验二 胰腺、胃肠和腹膜后 MRI 检查技术

(一)胰腺 MRI 成像技术

【临床概述】

胰腺位于腹后壁的一个狭长腺体,置于腹上区和左季肋区,平对第 1~2 腰椎椎体。胰腺的前面隔网膜囊与胃相邻,后方有下腔静脉、胆总管、肝门静脉和腹主动脉等重要结构。其右端被十二指肠环绕,左端抵达脾门。胰的上缘约平脐上 10cm,下缘约相当于脐上 5cm 处。MRI 具有良好的组织分辨力,能直接进行多平面成像,故 MRI 能清晰地显示胰腺解剖学结构和病理改变。胰腺 MRI 检查可用于明确病变性质、病变范围及其分期,对疾病的诊断及鉴别诊断有重要意义。胃肠道 MRI 检查由于呼吸运动、肠道蠕动及肠内容物的影响均易形成伪影。这些伪影导致空间分辨力和解剖分辨力下降,从而影响胃肠道本身和周围组织、器官的观察和研究。目前由于 MRI 设备软、硬件技术的快速发展,超快序列的不断涌现,各种脂肪抑制技术和钆对比剂的使用,使得 MRI 的时间和空间分辨力日益提高。它既可以显示胃肠道内外的病变,也能对病变的性质、范围和分期作出全面的评价。特别是对于那些碘造影剂过敏不适宜做 CT 增强扫描的受检者来说,MR 胃肠道检查尤为重要。MRI 检查亦能明确诊断腹膜后原发或继发性肿瘤,腹膜后淋巴结病变等。

【实验目的】

1. 掌握胰腺、胃肠道及腹膜后 MRI 检查的线圈选择及体位摆放。

2. 掌握胰腺、胃肠道及腹膜后 MRI 检查的成像方位、序列选择和成像参数。

3. 掌握胰腺、胃肠道及腹膜后 MRI 检查的技术要点。

4. 掌握胰腺、胃肠道及腹膜后 MRI 检查前的特需准备，特别是胃肠道。

5. 熟悉胰腺、胃肠道及腹膜后 MRI 检查的适应证及图像所显示的解剖结构。

6. 了解扫描过程中各种伪影产生的原因和解决办法。

7. 了解胃肠道检查特需准备，以及目前部分临床所用胃肠道对比剂，比如阳性对比剂（钆剂和铁剂）、阴性对比剂（SPIOs 或 USPIOs）及双向对比剂（水、甘露醇、硫酸钡）。

【实验要求】

1. 熟悉磁共振设备的工作界面。

2. 熟悉胰腺、胃肠道及腹膜后结构的大体解剖。

3. 做好胰腺、胃肠道及腹膜后 MRI 检查前准备。

4. 掌握胰腺、胃肠道及腹膜后 MRI 检查流程。

5. 能根据申请单的信息及临床要求制定合适的 MRI 检查方案。

6. 能获得达到诊断目的的高质量 MR 图像。

7. 如何尽量避免胃肠道生理运动伪影，选择合适的扫描方案。

【实验器材】

1. 磁共振扫描仪及后处理工作站。

2. 腹部相列阵控线圈／心脏专用相列阵控线圈。

3. 10/12/15ml 钆对比剂一瓶。

4. 12～20ml 注射器一副及相应消毒物品或双管 MR 专用高压注射器。

5. 干式激光胶片打印机。

6. 激光胶片。

7. MR 专用抢救车。

【实验注意事项】

1. 严格遵守设备的操作流程。

2. 确认进入磁体间人员无磁共振检查禁忌证。

3. 受检者做好检查前准备并与其充分沟通取得配合。

4. 增强检查则要进行钆对比剂使用的安全性评估。

【实验方法及步骤】

1. 适应证和禁忌证

（1）适应证：适用于胰腺及胃肠道肿瘤；腹膜后病变，如腹膜后原发或继发性肿瘤，腹膜后淋巴结病变等；碘造影剂过敏不适宜做 CT 增强扫描者。

（2）禁忌证

1）绝对禁忌证：装有心脏起搏器、心脏磁性金属瓣膜、冠脉磁性金属支架、电子耳蜗者；

2）相对禁忌证：检查部位有金属置入物、带有呼吸机及心电监护设备的危重受检者、体内有胰岛素泵等神经刺激器的受检者和妊娠三个月以内的早孕受检者。

2. 检查前准备

（1）认真核对 MRI 检查申请单，了解病情，明确检查目的和要求。对检查目的、要求不清的申请单，应与临床申请医师核准确认。

（2）确认受检者没有禁忌证，并嘱受检者认真阅读检查注意事项，按要求准备。凡体内装有磁性金属置入物者，应严禁 MRI 检查。

（3）进入扫描室前，嘱受检者及陪同家属除去随身携带的金属物品（如手机、手表、刀具、硬币、钥匙、发卡、别针、磁卡、推床、轮椅等）并妥善保管，严禁带入检查室。

（4）给受检者讲述检查过程，消除恐惧心理，争取检查时的合作。告知受检者所需检查时间、扫描时机器会发出较大噪声；嘱受检者在扫描过程中闭眼、不要随意运动；告知受检者若有不适，可通过配备的通讯工具与扫描室外工作人员联系。

（5）增强检查则要进行钆对比剂使用的安全性评估，包括不良反应的观察、肾功能的评估等。

3. 登记　认真阅读受检者申请单，仔细核对受检者与申请单信息是否符合，然后在操作界面输入受检者信息（包括姓名、性别、检查号、检查部位等），登记检查。

4. 线圈选择及体位选择　选用腹部相列阵控线圈或心脏专用相列阵控线圈，体位同肝胆脾 MRI。胰腺定位中心对胸骨剑突与脐连线中点。

5. 成像方位、序列选择及技术要点

（1）成像方位：胰腺 MR 扫描以横轴位为主，观察胰腺钩突及显示全长时加扫斜冠位。

（2）成像序列及参数

1）MR 平扫序列：①横轴位呼吸触发快速自旋回波 T_2WI 序列（不压脂），屏气快速梯度回波水 - 脂同反相位（双回波）T_1WI 序列；低场 MR 设备由于性能受限可采用自旋回波 T_1WI 序列；②冠状位采用呼吸触发快速自旋回波脂肪抑制 T_2WI 序列及屏气脂肪抑制 T_1WI 序列。

2）附加序列：①怀疑占位性病变时，需增加 DWI 序列及横轴位呼吸触发快速自旋回波 T_2WI 脂肪抑制序列；②对呼吸不规律受检者，增加横轴位单激发快速自旋回波屏气 T_2WI 序列；③怀疑胰腺导管扩张时，增加 MR 胰胆管成像（MRCP）序列。

3）MR 增强序列：同肝胆脾 MRI。

4）扫描参数：同肝胆脾 MRI。

（3）技术要点

1）受检者准备及呼吸训练：同肝胆脾 MRI。

2）定位中心对胸骨剑突与脐连线中点，在三平面定位图像上观察确保胰腺位于线圈中心（图 5-18）。

3）序列特点：①采用不压脂呼吸触发快速自旋回波 T_2WI 序列，是由于脂肪呈高信号，此时可以更好地衬托胰腺的低信号或肿瘤突破包膜向外侵犯；在胰腺占位或炎症时，可考虑采用压脂 T_2WI 序列，以突出肿瘤或炎性水肿的高信号；②由于胰腺富含蛋白和糖原，两者均能缩短组织 T_1 值，因此在三维容积屏气 T_1 加权序列上呈现为较高信号，略高于正常肝实质，多数病变与高信号胰腺组织有良好的对比；③双回波 T_1WI 序列有利于观察胰腺肿瘤是否突破包膜。

4）对比剂注射及扫描时相：同肝胆脾 MRI。

5）辅助优化技术：同肝胆脾 MRI。

6）质量控制：①扫描范围覆盖胰腺走行区域（胃底到肾下极），以横轴位为主，冠状位、斜冠状位为辅；②呼吸触发快速自旋回波 T_2WI 序列、双回波 T_1WI 序列及快速梯度回波三维容积屏气 T_1 加权序列扫描为必选项；③胰腺 DWI 图像易受胃肠道空气及食物影响，常会有磁敏感伪影，因此胃肠道准备非常重要；④在设备性能支持的条件下，应尽量减小层厚、间隔，提高分辨力进行扫描；⑤胰头、胰体、胰尾、胰腺导管、十二指肠壶腹部等结构清晰显示；⑥无严重的呼吸运动伪影、血管搏动伪影及并行采集技术伪影影响诊断。

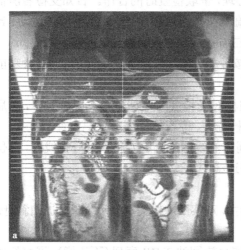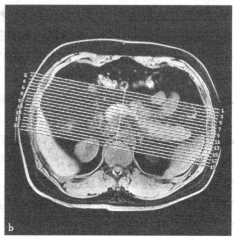

图 5-18　胰腺 MR 扫描定位相
a. 轴位定位示意图；b. 斜冠状面定位示意图

6. 结束检查　所有序列完成后，检查 MR 图像符合诊断要求后，结束当前检查。然后去磁体间将受检者移出，引导至室外休息，关上磁体间屏蔽门。

7. 图像后处理　2D 序列一般不需后处理。3D 容积 T_1WI 序列（3D-Vibe/3D-LAVA/3D-THRIVE）可作 MPR 重建获取适宜层厚的 MPR 图像。也可根据需要对各期原始图像分别进行 MIP 重建，获取 MRA 像，观察血管与周围组织或病灶的关系。

（二）胃肠 MRI 成像技术

1. MR 平扫序列

（1）冠状位：平衡式自由稳态进动序列、单次激发快速自旋回波 T_2WI 序列（SSFSE）及呼吸触发快速自旋回波重 T_2 水成像序列。

（2）矢状位：平衡式自由稳态进动序列、单次激发快速自旋回波 T_2WI 序列。

（3）横轴位：常规 T_2WI 采用呼吸触发快速自旋回波序列（不压脂），若受检者呼吸不均匀时可采用单激发 T_2WI 序列及平衡式自由稳态进动序列。考虑肝脏病变时可补充压脂呼吸触发快速自旋回波 T_2WI 序列。T_1WI 采用屏气快速梯度回波水 - 脂同反相位（双回波）序列及三维容积快速梯度回波序列（如 3D-Vibe/3D-LAVA/3D-THRIVE）。

2. 附加序列　①疑似占位性病变，可局部加扫 DWI 序列（b 值选取 $600\sim800s/mm^2$）；②观察胃肠道功能性病变时采用电影 -T_2WI 序列（如 FIESTA-Cine），压脂。

3. MR 增强序列　快速梯度回波三维容积屏气 T_1 加权序列（3D-Vibe/3D-LAVA/3D-THRIVE）。

4. 扫描参数

（1）几何参数：2D 序列层厚 $4\sim6mm$，间隔 $1\sim2mm$，FOV $380\sim400mm$，矩阵≤320×256。三维容积扫描层厚 $2\sim4mm$，间隔 $0mm$，FOV $380\sim450mm$，矩阵≥448×256，具体视其他

参数及 MR 机型而适当调整。

(2)成像参数:单激发快速自旋回波 T_2WI 序列,TR≥2000ms,TE 80~300ms;其余序列同肝胆脾 MRI。

5. 技术要点

(1)受检者准备及呼吸训练:检查前需禁食 8~12 小时;扫描前 5~10min 肌注山莨菪碱 20mg(严重心脏病、青光眼、前列腺肥大、肠梗阻受检者禁用),以减轻胃肠道蠕动。适度的胃充盈有利于病变的检出,胃 MR 检查前需根据受检者实际情况饮水 800~1000ml,饮水时嘱受检者小口饮水,并让家属轻拍后背以尽量减少空气摄入;观察肠道病变时检查前 1 小时饮水 1000ml,摆位前再饮水 1000ml 以充盈胃;呼吸训练同肝胆脾 MRI。

(2)观察胃定位中心对剑突,观察胃肠道定位中心对准脐,在三平面定位图像上观察确保胃肠道充盈良好及位于线圈中心。

(3)序列特点

1)冠状位主要用于观察小肠全景图像,平衡式自由稳态进动序列运动伪影少,小肠浆膜面和腹腔脂肪之间可见连续线状无信号带,通常可判断浆膜面的完整性,肠道内高信号液体可与肠壁产生清晰对比。不足之处在于经常受磁敏感伪影干扰。

2)单次激发快速自旋回波 T_2WI 序列成像速度快,磁敏感及运动伪影少,显示肠黏膜较平衡式自由稳态进动序列清晰。缺点是由于 K 空间滤过效应的影响,对肠系膜血管和小淋巴结显示模糊,通常两序列要结合应用。

3)呼吸触发 FSE T_2WI 用于胃成像时一般不采用压脂技术,低信号胃壁在胃腔高信号水和胃周高信号脂肪的衬托下常可清晰显示。

4)屏气快速梯度回波水 - 脂同反相位序列主要用于观察解剖结构,在 T_1WI 反相位成像时,胃浆膜面和腹腔脂肪界面交界区由于化学位移伪影可产生一条宽度恒定的低信号带,对其连续性的观察有助于判断胃癌浆膜外浸润和 T 分期。

5)胃 MRI 以横轴位动态增强扫描为主,全腹部胃肠道以冠状位动态增强扫描为主。至少采集三期(动脉期、静脉期及延迟期)动态增强影像,辅以冠状位及矢状位扫描。高场 MRI 具备快速成像功能的设备,动态序列需行多期扫描,一定程度上可以反映癌肿的病理学特征,同时根据需要对动脉期影像数据进行 MIP 重建,层厚≥20mm,获取 MRA 像,观察肿瘤血管与周围组织或病灶的关系。低场 MRI 及不具备快速成像及三维成像功能的设备,可行普通增强扫描,但因周期采集时间较长,腹部呼吸运动及胃肠道蠕动伪影明显,图像质量较差。

(4)对比剂注射及扫描时相:同肝胆脾 MRI。

(5)辅助优化技术:同肝胆脾 MRI。

6. 质量控制

(1)检查前胃肠道清洁准备、适度水充盈、注射低张药物减少胃肠蠕动及耐心细致的呼吸训练是获得高质量胃肠道 MRI 图像的前提,胃肠道应适度充盈,可清晰显示胃肠道黏膜皱襞、轮廓;

(2)根据检查要求扫描范围覆盖胃或全腹胃肠道,胃检查范围贲门至胃窦,胃肠道检查范围上至胃底,下至盆底,分三段 / 三次扫完全腹;

(3)序列以不压脂 T_2WI 序列、快速梯度回波水 - 脂同反相位(双回波)T_1WI 序列及动态增强序列为重点，重视冠状位成像的质量。呼吸触发快速自旋回波序列 T_2WI 序列常会产生较为严重的呼吸运动伪影，应以单次激发 T_2WI 序列作为重要的补充序列；

（4）无明显呼吸运动伪影及胃肠道蠕动伪影，无明显并行采集技术伪影影响诊断。

7. 结束检查　所有序列完成后，检查 MR 图像符合诊断要求后，结束当前检查。然后去磁体间将受检者移出，引导至室外休息，关上磁体间屏蔽门。

8. 图像后处理　2D 扫描：不需后处理。重 T_2WI 水成像序列可作靶区域任意层厚 MPR 重建图像、MIP 重建胃肠道造影像。扫描后的 3D 容积 -T_1WI 序列，选中每一期图像，用 REFORMAT 厚层重建拍片；动脉期图像，层厚设置成 20mm 以上时，采用 MIP 重建，辅助显示胃供血动脉血管与癌肿的关系。

（三）腹膜后 MRI 成像技术

1. MR 平扫序列

（1）横轴位呼吸触发快速自旋回波 T_2WI 脂肪抑制序列、屏气快速梯度回波水 - 脂同反相位（双回波）T_1WI 序列，低场 MR 设备性能受限可用自旋回波 T_1WI 序列。

（2）冠状位呼吸触发快速自旋回波 T_2WI 脂肪抑制序列。

2. 附加序列

（1）T_1WI 有高信号病灶时，增加 T_1WI 脂肪抑制序列。

（2）发现有占位性病变时，需增加 DWI 序列（b 值选取 $600\sim800s/mm^2$）。

（3）由于腹膜后病变常累及输尿管和血管，可在常规扫描基础上增加 MRU 和（或）CE-MRA 以了解病变与这些结构的关系。

（4）对呼吸不规则受检者，可增加横轴位单激发快速自旋回波屏气采集 T_2WI 序列。

3. MR 增强序列　快速梯度回波三维容积屏气 T_1 加权序列（3D-Vibe/3D-LAVA/3D-THRIVE）。

4. 扫描参数　同肝胆脾 MRI。

5. 技术要点

（1）受检者准备及呼吸训练：同肝胆脾 MRI。

（2）定位中心对准脐，扫描范围上至胸 12 水平下至主动脉分叉。

（3）序列特点：①腹膜后病变往往体积较大，因此扫描范围常较大。MR 具有较高的软组织分辨率，可清晰显示腹膜后解剖结构，为了解病变与相邻脏器及血管的关系，常需做局部高分辨力及多方位扫描；②横轴位动态增强扫描需扫描三期，即动脉期、静脉期及延迟期（3～5min），辅以冠状位扫描；低场 MRI 不具备快速成像及三维成像功能的，可行普通增强扫描。

（4）对比剂注射及扫描时相：同肝胆脾 MRI。

（5）辅助优化技术：同肝胆脾 MRI。

6. 质量控制

（1）检查前需禁食禁水 4 小时；

（2）扫描范围应覆盖靶兴趣区或整个腹膜后区域；

（3）应扫描 T_2WI 脂肪抑制序列及 T_1WI 序列，必要时加扫 DWI 序列；

（4）显示腹膜后脏器组织的解剖结构、显示腹主动脉、下腔静脉血管结构；

（5）无明显呼吸运动伪影、血管搏动伪影及并行采集技术伪影影响诊断。

7. 结束检查 所有序列完成,检查 MR 图像符合诊断要求后,结束当前检查。然后去磁体间将受检者移出,引导至室外休息,关上磁体间屏蔽门。

8. 图像后处理 2D 序列不需后处理。增强 3D-T_1WI 序列(3D-Vibe/3D-LAVA/3D-THRIVE)可作 MPR/MIP 处理。

9. 图像打印 调节合适窗宽窗位,适当放大或缩小图像,使图像位于窗格中间位置,根据图像总数计算窗格(行×列),先将定位像输入打印窗格,然后依次输入平扫图像、增强图像和(或)后处理图像。

【实验总结】

1. 磁共振成像不仅能清楚显示胰腺解剖结构及邻近组织关系,而且能明确检查出胰腺占位性病变及胰腺炎。

2. 胃肠道检查前准备的好坏直接影响图像质量,特别注意胃肠道准备(禁食禁水 8～12 小时及肌注山莨菪碱等)。

3. 仔细阅读申请单,明确检查目的,选择合适的线圈及扫描定位。

4. 成像序列以增强动态横断位扫描为主,至少三期扫描,必要时需要延迟扫描时间。

5. 腹膜后由于解剖结构比较复杂,脂肪组织较多,在常规 T_1WI 和 T_2WI 上脂肪的高信号往往影响对腹膜后病变的观察。因此,应加脂肪抑制技术,以消除脂肪高信号的影响。

【实验思考】

1. 胰腺 MR 扫描前的准备?

2. 怎样对各种受检者进行胃肠道检查前准备?

3. 怎样增加胃肠道与周围组织间的对比?

4. 呼吸触发 FSE 序列与屏气 SSFSE 在胃肠道成像中的各自特点?

5. 在胰腺磁共振扫描压脂及不压脂 T_2WI 序列各自的优势?

实验三 MR 胰胆管造影(MRCP)检查技术

【临床概述】

胰胆管系统主要由胆道系统、胰管系统及胰胆管汇合组成。胆道系统包括肝内胆道和肝外胆道两部分,起自于肝内的毛细血管,其末端与胰管汇合后开口于十二指肠乳头。肝内胆道系统包括肝段胆管、肝叶胆管和肝内左、右胆管;肝外胆道系统是指走出肝门之外的胆道系统,包括左肝管、右肝管、肝总管、胆囊、胆囊管和胆总管。胰胆管汇合部在解剖结构上是指 Oddi 括约肌所在的区域,包括胰胆管下端汇合处及 Vater 壶腹部。磁共振胰胆管成像(MRCP)是一种非侵袭性,且可以多方位显示胰胆管树的影像学检查方法,目前已广泛用于临床评价胰胆管系统疾病。

【实验目的】

1. 掌握胰胆管成像检查的线圈选择及体位摆放。

2. 掌握胰胆管成像检查的成像方位、序列选择和成像参数。

3. 掌握胰胆管成像检查的技术要点。

4. 熟悉胰胆管成像检查的适应证及检查前准备事项。

【实验要求】

1. 熟悉磁共振设备的工作界面。

2. 熟悉胰胆管系统的大体解剖。

3. 做好胰胆管成像检查前准备。

4. 掌握胰胆管成像检查流程。

5. 能获得达到诊断目的的高质量 MRCP 图像。

【实验器材】

1. 磁共振扫描仪及后处理工作站。

2. 腹部相列阵控线圈 / 心脏专用相列阵控线圈,婴幼儿可用头颈联合线圈 / 小矩形软线圈。

3. 干式激光胶片打印机。

4. 激光胶片。

5. MR 专用抢救车一台。

【实验注意事项】

1. 严格遵守设备的操作流程。

2. 确认进入磁体间人员无磁共振检查禁忌。

3. 受检者做好检查前准备并与其充分沟通取得配合。

【实验方法及步骤】

1. 适应证和禁忌证

(1)适应证:胆道系统病变,如肿瘤、结石、炎症等;明确肝脏、胰腺等占位性病变与胆道的关系;上消化道手术改建者;不适宜行 ERCP 检查或 ERCP 检查失败者。

(2)禁忌证

1)绝对禁忌证:装有心脏起搏器、心脏磁性金属瓣膜、冠脉磁性金属支架、电子耳蜗者;

2)相对禁忌证:检查部位有金属置入物、带有呼吸机及心电监护设备的危重受检者、体内有胰岛素泵等神经刺激器的受检者和妊娠三个月以内的早孕受检者。

2. 检查前准备

(1)认真核对 MRI 检查申请单,了解病情,明确检查目的和要求。对检查目的、要求不清的申请单,应与临床申请医师核准确认。

(2)确认受检者没有禁忌证,并嘱受检者认真阅读检查注意事项,按要求准备。凡体内装有磁性金属置入物者,应严禁 MRI 检查。

(3)进入扫描室前,嘱受检者及陪同家属除去随身携带的金属物品(如手机、手表、刀具、硬币、钥匙、发卡、别针、磁卡、推床、轮椅等)并妥善保管,严禁带入检查室。

(4)给受检者讲述检查过程,消除恐惧心理,争取检查时的合作。告知受检者所需检查时间、扫描时机器会发出较大噪声;嘱受检者在扫描过程中闭眼、不要随意运动;告知受检者若有不适,可通过配备的通讯工具与扫描室外工作人员联系。

3. 登记 认真阅读受检者申请单,仔细核对受检者与申请单信息是否符合,然后在操作界面输入受检者信息(包括姓名、性别、检查号、检查部位等),登记检查。

4. 线圈选择及体位选择 腹部相列阵控线圈 / 心脏专用相列阵控线圈,体位同肝脾检查。

5. 成像方位、序列选择及技术要点

（1）MR 平扫序列

1）横轴位呼吸触发快速自旋回波 T_2WI 脂肪抑制序列，扫描范围覆盖整个胆道系统所在区域，并包括胰头及十二指肠。

2）冠状位屏气平衡式自由稳态进动 FIESTA 压脂序列、单激发快速自旋回波屏气采集 T_2WI 序列，扫描范围覆盖整个胆道系统所在区域。

（2）水成像序列

1）3D- 重 T_2WI-MRCP：呼吸触发三维薄层快速自旋回波 - 重 T_2WI 序列，与横轴位胰腺的走行大致平行的斜冠状位扫描，覆盖胆囊、胆总管、肝内胆管及胰管。

2）2D- 单激发厚块 MRCP：单次激发快速自旋回波 - 重 T_2WI 序列，以胆总管末端为中心呈放射状定位，覆盖胆囊、胆总管、肝内胆管及胰管。

（3）扫描参数

1）几何参数：①呼吸触发快速自旋回波 T_2WI 脂肪抑制序列：层厚 3～5mm，间隔 0mm，FOV 350～400mm，矩阵 ≥320×224；具体视其他参数及 MR 机型而适当调整；② 3D- 重 T_2WI-MRCP 序列：层厚 1～2mm，间隔 0，FOV 300～350mm，矩阵 ≥384×224，平行于胰管定位，扫描范围包括胆囊、胆总管、肝内胆管和胰管等；③ 2D- 单激发厚块 MRCP 序列：块厚 50～60mm，FOV 300～350mm，矩阵 ≥384×224。定位中心点位于胆总管末端，间隔 10°～15° 放射状定位，扫描 8～12 幅图像，具体视其他参数及 MR 机型而适当调整。

2）成像参数：①呼吸触发快速自旋回波 T_2WI 序列：TR 2000～6000ms（1～2 个呼吸间期），TE 80～120ms，ETL 8～32，激励次数 2～4；平衡式自由稳态进动（FIESTA）序列，TR 3.5ms，TE 选"minimum"，激励角 45°，压脂，屏气扫描；具体视其他参数及 MR 机型而适当调整；② 3D- 重 T_2WI-MRCP 序列：TR 2000～6000ms（1～2 个呼吸间期），TE 200～600ms，加脂肪抑制，激励次数 2～4；③ 2D- 单激发厚块 MRCP 序列：TR≥6000，TE≥500ms，ETL 24～32，加脂肪抑制，激励次数 1。

（4）技术要点

1）受检者准备及呼吸训练：①检查前需禁食禁水 6h 以上，必要时可口服胃肠道阴性对比剂（枸橼酸铁铵）以突出胰胆管信号，良好的胃肠道准备可获得高质量的胰胆管图像；②呼吸训练同肝胆脾 MRI。

2）定位同肝胆脾 MRI。

3）序列特点：① 2D 单激发厚块 MRCP 有利于观察胰胆管全貌，但细微结构难以显示，小病灶常被高信号液体掩盖，因此必要时可减薄层厚（5～8mm）行 2D 连续薄层 MRCP 扫描；②重视 3D- 呼吸触发重 T_2WI-MRCP 序列，并做 MIP 重建多方位、多角度旋转图像，并结合 3D 序列原始图像观察病变细节；③ FIESTA 序列中，血液及胆汁等液体成分 T_2 值较长，其 T_2/T_1 的比值较大，因此在图像上呈现明显高信号，液体与软组织之间常可形成良好的对比，有助于胆道梗阻及胆囊病变的显示。

6. 结束检查　所有序列完成，检查 MR 图像符合诊断要求后，结束当前检查。然后去磁体间将受检者移出，引导至室外休息，关上磁体间屏蔽门。

7. 图像后处理　平扫及 2D 单激发厚块 MRCP 序列不需后处理。3D- 重 T_2WI-MRCP 序列图像需 MIP 重建，剪切与胆道重叠的组织，如胃肠、椎管及肾盂等，并绕头足轴多角度旋转，充分暴露显示胰胆管；MPR 重建，任意厚度、任意方位重建靶区域。

8. 图像打印 对 MRCP 图像调节合适窗宽窗位，适当放大或缩小图像，使图像位于窗格中间位置，根据图像总数计算窗格（行×列），先将定位像输入打印窗格，然后依次输入平扫图像、增强图像和（或）后处理图像。

【实验总结】

1. 磁共振成像对胰胆道疾病解剖结构的显示以及胆道疾病的检出具有优越性（图 5-19）。

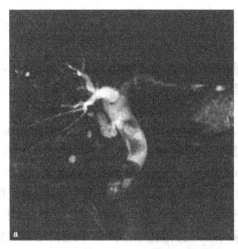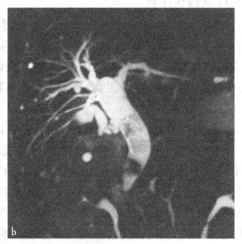

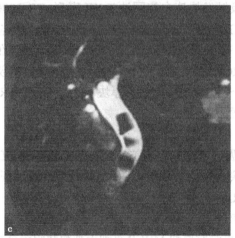

图 5-19　胆总管下段结石 MRCP 图
a. 2DMRCP；b. 3DMRCP MIP 图；c. 3DMRCP MPR 图

2. 由于 MRCP 检查的特殊性，检查前要做好充分准备，禁食禁水 6 小时以上，必要时口服胃肠道阴性对比剂。

3. 2D 单激发厚块 MRCP 有利于观察胰胆管全貌，但细微结构难以显示，小病灶常被高信号液体掩盖，因此必要时可减薄层厚（5～8mm）行 2D 连续薄层 MRCP 扫描。

【实验思考】

1. MRCP 扫描前的准备？

2. 2D-MRCP 与 3D MRCP 的区别？

实验四　肾脏及肾上腺 MRI 检查技术

【临床概述】

肾位于脊柱两侧，腹膜后间隙内，属腹膜外位器官。左肾在第 11 胸椎椎体下缘至第 2～3 腰椎椎间盘之间；右肾则在第 12 胸椎椎体上缘至第 3 腰椎椎体上缘之前。肾上腺位于两肾上方，二者虽共为肾筋膜包绕，但其间被疏松的结缔组织所分隔。MRI 具有软组织分辨率高、无电离辐射、某些病变具有特征性表现等优势，是比较理想肾脏疾病的检查方法，适用于肾实质、肾上腺占位性病变；肾脏血管性病变，如肾癌侵犯周围血管、血管内癌栓形成。

【实验目的】

1. 掌握肾脏及肾上腺 MRI 检查的线圈选择及体位摆放。
2. 掌握肾脏及肾上腺 MRI 检查的成像方位、序列选择和成像参数。
3. 掌握肾脏及肾上腺 MRI 检查的技术要点。
4. 熟悉肾脏及肾上腺 MRI 检查的适应证。

【实验要求】

1. 熟悉磁共振设备的工作界面。
2. 熟悉肾脏及肾上腺的大体解剖。
3. 做好肾脏及肾上腺 MRI 检查前准备。
4. 掌握肾脏及肾上腺 MRI 检查流程。
5. 能根据申请单的信息及临床要求制定合适的 MRI 检查方案。
6. 能获得达到诊断目的的高质量 MR 图像。

【实验器材】

1. 磁共振扫描仪及后处理工作站。
2. 腹部相列阵控线圈 / 心脏专用相列阵控线圈。
3. 15ml 钆对比剂、生理盐水及双管高压注射器。
4. 干式激光胶片打印机。
5. 激光胶片。
6. MR 专用抢救车一台。

【实验注意事项】

1. 严格遵守设备的操作流程。
2. 确认进入磁体间人员无磁共振检查禁忌证。
3. 受检者做好检查前准备并与其充分沟通取得配合。
4. 增强检查则要进行钆对比剂使用的安全性评估。

【实验方法及步骤】

1. 适应证和禁忌证

（1）适应证：肾实质、肾上腺占位性病变；肾脏血管性病变，如肾癌侵犯周围血管、血管内癌栓形成；碘造影剂过敏不适宜做 CT 增强扫描者。

（2）禁忌证

1）绝对禁忌证：装有心脏起搏器、心脏磁性金属瓣膜、冠脉磁性金属支架、电子耳蜗者；

2）相对禁忌证：检查部位有金属置入物、带有呼吸机及心电监护设备的危重受检者、体内有胰岛素泵等神经刺激器的受检者和妊娠三个月以内的早孕受检者。

2. 检查前准备

（1）认真核对 MRI 检查申请单，了解病情，明确检查目的和要求。对检查目的、要求不清的申请单，应与临床申请医师核准确认。

（2）确认受检者没有禁忌证，并嘱受检者认真阅读检查注意事项，按要求准备。凡体内装有磁性金属置入物者，应严禁 MRI 检查。

（3）进入扫描室前，嘱受检者及陪同家属除去随身携带的金属物品（如手机、手表、刀具、硬币、钥匙、发卡、别针、磁卡、推床、轮椅等）并妥善保管，严禁带入检查室。

（4）给受检者讲述检查过程，消除恐惧心理，争取检查时的合作。告知受检者所需检查时间、扫描时机器会发出较大噪声；嘱受检者在扫描过程中闭眼、不要随意运动；告知受检者若有不适，可通过配备的通讯工具与扫描室外工作人员联系。

（5）增强检查则要进行钆对比剂使用的安全性评估，包括不良反应的观察、肾功能的评估等。

3. 登记 认真阅读受检者申请单，仔细核对受检者与申请单信息是否符合，然后在操作界面输入受检者信息（包括姓名、性别、检查号、检查部位等），登记检查。

4. 肾脏 MR 成像扫描技术

（1）线圈选择及体位选择：腹部相列阵控线圈 / 心脏专用相列阵控线圈。与肝胆脾 MRI 体位相同，定位线对剑突下 3～5cm 及线圈中心。

（2）成像方位、序列选择及技术要点

1）MR 平扫序列：①横轴位呼吸触发快速自旋回波 T_2WI 脂肪抑制序列、屏气快速梯度回波水 - 脂同反相位（双回波）T_1WI 序列，低场 MR 设备性能受限可用自旋回波 T_1WI 序列，扫描范围覆盖双侧肾脏上下极；②冠状位呼吸触发快速自旋回波 T_2WI 序列（压脂）和单激发快速自旋回波屏气 T_2WI 序列，扫描范围覆盖双侧肾脏及肾盂前后范围。

2）附加序列：怀疑占位性病变时，增加 DWI 序列（b 值选取 600～800s/mm^2）。

3）MR 增强序列：快速扰相梯度回波三维容积屏气 T_1 加权序列（3D-Vibe/3D-LAVA/3D-THRIVE）。横轴位动态增强三期（皮质期、髓质期及肾盂期）扫描，辅以冠状位扫描。高场 MRI 具备快速成像功能的，动态序列可行多期扫描，获取高时间分辨力增强影像。低场 MRI 不具备快速成像及三维成像功能的，可行普通增强扫描。

（3）扫描参数

1）几何参数：2D 序列层厚 4～5mm，间隔 0.4～1mm，FOV 350～400mm，矩阵≥320×192。3D 序列扫描层厚 2～4mm，间隔 0mm，FOV 350～400mm，矩阵≥320×192。具体视其他参数及机型适当调整。

2）成像参数：单激发快速自旋回波 T_2WI 序列，TR≥2000ms，TE 80～300ms；其余序列同肝胆脾 MRI。

（4）技术要点

1）受检者准备及呼吸训练：同肝胆脾 MRI。

2）定位中心对剑突与脐连线中点，在三平面定位图像上观察确保肾脏位于线圈中心。

3）序列特点：肾脏占位病变怀疑有脂肪成分时，需加扫脂肪抑制 T_1WI 序列；在鉴别脂肪组织、出血或含蛋白较多的囊肿时，结合快速梯度回波水 - 脂反相位 T_1WI 图像，有利于鉴别诊断。

4）对比剂及扫描时间：同肝胆脾 MRI。

5）辅助优化技术：同肝胆脾 MRI。

6）质量控制：①扫描范围覆盖两侧肾上极至肾下极和肾脏前后缘；②在设备性能支持的情况下尽量薄层、高空间分辨力扫描；③显示肾脏解剖结构（肾皮质、髓质、肾盂、肾盏结构能清晰显示），显示肾脏与周围组织器官的关系；④无明显呼吸运动伪影、血管搏动伪影及并行采集技术伪影影响诊断。

（5）图像后处理：2D 序列一般不需后处理。扫描后的 3D 容积图像，选中每一期图像，用 REFORMAT 厚层重建拍片；动脉期图像，层厚设置成 20 毫米以上时，采用 MIP 重建，辅助显示肾脏动脉血管与周围组织的关系。

5. 肾上腺 MRI 成像技术

（1）线圈及体位

1）线圈腹部相列阵控线圈 / 心脏专用相列阵控线圈。

2）体位同肝胆脾 MRI。

（2）成像方位成像序列及参数

1）MR 平扫序列：①横轴位薄层呼吸触发快速自旋回波 T_2WI 序列（不压脂）、屏气快速梯度回波水 - 脂同反相位（双回波）T_1WI 序列；②冠状位单激发快速自旋回波屏气采集 T_2WI 序列、屏气冠状位 T_1WI 脂肪抑制序列。

2）附加序列：怀疑占位性病变时，增加 T_2WI 脂肪抑制序列及 DWI 序列（b 值选取 $600 \sim 800s/mm^2$）。

3）MR 增强序列：同肾脏增强 MRI。

4）扫描参数：①几何参数：2D 序列层厚 $3 \sim 4mm$，间隔 $0.3 \sim 1mm$，FOV $320 \sim 380mm$，矩阵 $\geq 320 \times 192$。3D 容积扫描层厚 $2 \sim 4mm$，间隔 0mm，FOV $320 \sim 380mm$，矩阵 $\geq 320 \times 192$，激励次数为 1，翻转角 20°；②成像参数：呼吸触发快速自旋回波 T_2WI 序列：TR $2000 \sim 6000ms$（$1 \sim 2$ 个呼吸间期）；TE $80 \sim 120ms$；ETL $8 \sim 32$。单激发快速自旋回波 T_2WI 序列：TR 2000ms 以上，TE 80ms。屏气快速梯度回波水 - 脂同反相位（双回波）T_1WI 序列：TR $100 \sim 300ms$，TE_1 2.1ms，TE_2 4.2ms。自旋回波 T_1WI 序列：TR $400 \sim 600ms$，TE Minimun full。3D 容积屏气采集快速梯度回波 T_1WI 序列（动态增强）：TR 4.0ms，TE 1.4ms，激励角 90°，激励次数 1。具体视其他参数及机型适当调整。

（3）技术要点

1）受检者准备及呼吸训练：同肝胆脾 MRI。

2）定位中心对剑突与脐连线中点，在三平面定位图像上观察确保肾上腺位于线圈中心。横轴位扫描范围从胃底上缘至肾门水平，冠状位扫描范围从胰头至肾脏。

3）序列特点：①肾上腺体积较小且位于肾周脂肪囊内，因此 T_2WI 不加脂肪抑制技术有利于显示肾上腺解剖，怀疑占位病变时可加扫脂肪抑制 T_2WI 序列；②快速梯度回波水 - 脂反相位 T_1WI 图像上，含有脂肪的病变信号会有明显下降，因此对于鉴别肾上腺腺瘤、髓样脂肪瘤等含有脂肪组织的病变非常有帮助，而肾上腺恶性病变如转移瘤或原发性肾上腺皮质癌不含或含有极少量脂肪，因此反相位图像上信号无异常改变；③肾上腺在脂肪抑制 T_1 图像上呈稍高信号，压脂后与周围组织对比更好。

4）辅助优化技术：同肝胆脾 MRI。

5）质量控制：①扫描范围包括肾上腺和肾上极，怀疑异位嗜铬细胞瘤或肾上腺的恶性肿瘤，扫描范围需加大，以便发现肾上腺以外的病变；②在设备性能支持的情况下，尽量进行薄层、高分辨力扫描，需要多个激励次数（NEX）提高信噪比；③由于周围脂肪的衬托可使肾上腺显示更加清晰，因此 T_2WI 不加脂肪抑制，如怀疑占位性病变时，需加脂肪抑制，注意显示肾上腺解剖结构及其与周围组织的关系；④动态增强序列各期成像时间准确，动脉期影像不应有静脉血管显影；⑤无明显呼吸运动伪影、血管搏动伪影及并行采集技术伪影影响诊断。

（4）图像后处理：同肾脏 MRI。

6. 图像打印　调节合适窗宽窗位，适当放大或缩小图像，使图像位于窗格中间位置，根据图像总数计算窗格（行×列），先将定位像输入打印窗格，然后依次输入平扫图像、增强图像和（或）后处理图像。

【实验总结】

1. 磁共振成像对肾脏及肾上腺的病变的检出具有优越性（图5-20）。

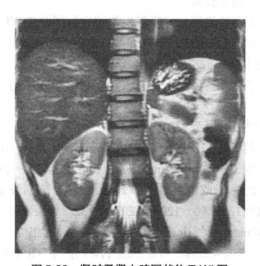

图 5-20　肾脏及肾上腺冠状位 T_2WI 图

2. 由于磁共振成像的特殊性，检查前要做好充分准备，包括禁忌证筛查、铁磁性物品禁入、充分沟通、钆对比剂使用安全的评估等。

3. 肾脏及肾上腺磁共振成像需行横轴位、斜矢状位、冠状位三个方位成像。

4. 怀疑异位嗜铬细胞瘤或肾上腺的恶性肿瘤，扫描范围需加大，以便发现肾上腺以外的病变。

【实验思考】

1. 肾脏及肾上腺在 MRI 图像中的解剖结构及位置？

2. 肾脏及肾上腺磁共振成像定位原则及技术要点？

3. 压脂与非压脂 FSE 序列对肾上腺疾病显示的区别？

4. 常见肾细胞癌的影像学特点？

实验五　腹部 MRA 检查技术

【临床概述】

目前腹主动脉、腹腔动脉、肾动脉及门脉系统等血管性病变的检查主要由 DSA、CTA 及 MRA 检查。随着磁共振扫描技术的发展，与 CTA 相比较，MRA 有较多的优点：MRA 使用顺磁性对比剂，用量少，无 X 线辐射。可以重复多次检查；MRA 较 CTA 易于后处理，因为 MRA 成像只有靶血管结构显示，其他的背景组织则无信号，因此无须进行手工切割处理等步骤，避免了血管成像过程中人为因素的影响。由于 3D CE-MRA 具有简便、安全、无创、无辐射的优点，对可疑血管病变进行筛查，以便早期发现病变，给临床诊断和治疗提供更多信息，在很大范围可替代创伤性的血管造影。

【实验目的】

1. 掌握腹部 MRA 扫描检查的技术要点。

2. 掌握腹部 MRA 扫描检查的线圈选择及体位摆放。

3. 掌握腹部 MRA 扫描检查的成像方位、序列选择和成像参数。

4. 熟悉腹部 MRA 扫描检查的适应证。

【实验要求】

1. 熟悉磁共振设备的工作界面。

2. 熟悉腹部血管的分支走行及正常变异。

3. 了解腹部 MRA 检查前准备。

4. 掌握腹部 MRA 检查流程。

5. 能根据申请单的信息及临床要求制定合适的 MRA 扫描检查方案。

6. 能获得达到诊断目的的高质量 MR 图像。

【实验器材】

1. 磁共振扫描仪。

2. 腹部相列阵控线圈 / 心脏专用相列阵控线圈。

3. 造影剂及生理盐水。

4. 双管高压注射器。

5. 干式激光胶片打印机。

6. 激光胶片。

7. MR 专用抢救车一台。

【实验注意事项】

1. 严格遵守设备的操作流程。

2. 确认进入磁体间人员无磁共振检查禁忌证。

3. 受检者做好检查前准备并与其充分沟通取得配合。

4. 增强检查则要进行钆对比剂使用的安全性评估。

【实验方法及步骤】

1. 适应证和禁忌证

（1）适应证：腹主动脉、腹腔动脉、肾动脉及门脉系统等血管性病变的检查。

（2）禁忌证

1）绝对禁忌证：装有心脏起搏器、心脏磁性金属瓣膜、冠脉磁性金属支架、电子耳蜗者；

2）相对禁忌证：检查部位有金属置入物、带有呼吸机及心电监护设备的危重受检者、体内有胰岛素泵等神经刺激器的受检者和妊娠三个月以内的早孕受检者。

2. 检查前准备

（1）认真核对 MRI 检查申请单，了解病情，明确检查目的和要求。对检查目的、要求不清的申请单，应与临床申请医师核准确认。

（2）确认受检者没有禁忌证，并嘱受检者认真阅读检查注意事项，按要求准备。凡体内装有磁性金属置入物者，应严禁 MRI 检查。

（3）进入扫描室前，嘱受检者及陪同家属除去随身携带的金属物品（如手机、手表、刀具、硬币、钥匙、发卡、别针、磁卡、推床、轮椅等）并妥善保管，严禁带入检查室。

（4）给受检者讲述检查过程，消除恐惧心理，争取检查时的合作。告知受检者所需检查时间、扫描时机器会发出较大噪声；嘱受检者在扫描过程中闭眼、不要随意运动；告知受检者若有不适，可通过配备的通讯工具与扫描室外工作人员联系。

（5）增强检查则要进行钆对比剂使用的安全性评估，包括不良反应的观察、肾功能的评估等。

3. 登记　认真阅读受检者申请单，仔细核对受检者与申请单信息是否符合，然后在操作界面输入受检者信息（包括姓名、性别、检查号、检查部位等），登记检查。

4. 线圈选择及体位选择　腹部相列阵控线圈 / 心脏专用相列阵控线圈体位同肝胆脾 MRI。

5. 成像方位、序列选择及技术要点（表 5-4）

6. 增强成像

（1）横轴位 TOF 定位序列扫描：在三平面矢状面定位，大范围覆盖，冠状面定位像调整定位线左右位置，不使用上下饱和带，部分相位编码 FOV，可以缩短扫描时间。使用较大翻转角和接收带宽，最短 TR 时间，可以增加血管亮度。此序列扫描完成之后自动旋转重建 20 幅血管三维 MIP 图像，血管增强序列需要用重建的矢状面三维图像来定位。

（2）3D-CE-MRA 序列：冠状位扫描，在自动重建的 2D-TOF-Loc 序列图像中，利用自动重建的纯矢状面图像，来定位增强血管冠状面。定位线略向后倾斜平行于胸腹部大血管，前面扫描范围包括门静脉，后面包括肾动脉。采用 3D-CE-MRA 超快速三维梯度回波序列，获得动脉期、门脉期及静脉期的血管像。要求注药前扫蒙片，根据病情在注药后扫描 2~3 个周期，获得动脉期、门脉期及静脉期的血管像。各期图像作减影 MIP 重建，并绕头 - 足轴作左右向旋转显示。适合于大血管病变的检查及肾动脉造影检查。

（3）扫描时机的选择：①时间计算法：a. 经验估计法，一般成人从肘静脉注射对比剂到达腹主动脉的平均时间为 15 秒，可结合受检者的实际情况估计启动扫描时间；b. 团注测试法，可试注射少量对比剂（一般为 2ml 对比剂，同时辅以 20ml 生理盐水同速度注射）

表 5-4　成像方位、序列选择及技术要点

成像方位	序列选择	定位及成像范围	技术要点
横轴位	SSFSE T$_2$WI	扫描范围覆盖腹主动脉区域	（1）受检者准备及呼吸训练：①检查前需禁食禁水四小时，良好的胃肠道准备使背景更干净，有利于增强血管成像，血管对比度更好；②仰卧位，脚先进，身体左右居中，双臂上举于头两侧，手不交叉，行对比剂增强血管造影时尽量选择右上肢静脉穿刺注射；③行非对比剂增强 MRA 检查时要求受检者平静规律呼吸，行对比剂增强 MRA 检查时，由于造影剂通过靶血管速度很快，因此训练受检者要集中注意力，时刻准备立即屏气
矢状位	SSFSE T$_2$WI	扫描范围覆盖腹主动脉区域	
横轴位	呼吸触发 FSE T$_2$WI 压脂 / 快速梯度回波屏气采集水 - 脂双相位 T$_1$WI/ 自旋回波 T$_1$WI	扫描范围覆盖肝胆脾所在区域	
冠状位	主动脉 IFIR-MRA	扫描块厚约 40～50mm，包含腹主动脉后缘及前缘分支血管。饱和带两个：一个放在腹主动脉所在范围全部饱和，另一个放在腹主动脉的上方饱和腹主动脉上方的血流。呼吸触发	（2）定位：定位中心对胸骨或根据扫描靶血管中心决定 （3）序列特点：①主要观察腹部大血管病变时，首选对比剂增强 3D-CE-MRA 序列；②着重观察血管外病变组织增强与血流灌注的关系时，首选对比剂增强三维容积 -T$_1$WI 序列（Vibe/LAVA/THRIVE 序列）
轴位扫描	脏器（如肝脏、肾脏等）动脉 IFIR-MRA	扫描块厚约 40～60mm，包含腹主动脉后缘、前缘分支血管及相应脏器的动脉血管。饱和带两个：一个放在脏器（如肝脏、肾脏等）所在范围全部饱和，另一个放在脏器的上方饱和脏器（如肝脏、肾脏等）的血流	
轴位扫描	脏器（如肝脏、肾脏等）静脉 IFIR-MRA	扫描块厚 40～60mm，包含脏器（如肝脏、肾脏等）的静脉。饱和带一个：放在脏器的上方饱和脏器（如肝脏、肾脏等）的流入血流。呼吸触发	

记录其到达靶血管的时间从而确定其启动扫描时间；②透视触发法：该技术必须配合 K 空间优先采集技术。在注射对比剂后同时开启监视序列对靶血管进行监测，当观察到对比剂到达靶血管时立即嘱受检者屏气并同时启动扫描序列；③自动触发法：在靶血管位置设置感兴趣区及触发阈值，注射对比剂后启动监测序列，当兴趣区内的信号强度达到触发阈值时，系统自动启动扫描序列。

（4）K 空间填充方式：一般需要将造影剂的峰值持续时间放在决定图像对比度的 K 空间中心区域，才能保证图像具有非常好的动脉显影效果。①K 空间顺序式填充：操作较为烦琐，只适用于多段血管成像（因为顺序式 K 空间填充延迟时间最短）。扫描前必须进行团注测试计算延迟时间，常用公式：T 延迟时间 =T 峰值时间 - 1/2T 扫描时间 + 3/8T 注射时间；②K 空间中心填充：扫描最先采集 K 空间的中心区域，随后一正一负向两端填充。整个图像的对比度由中心 1/3 决定，即前 1/3 扫描时间决定图像的对比度，可以与透视触发或自动触发等自动探测造影剂的技术合用，无需计算延迟时间。

（5）三维容积 -T$_1$WI 序列：动态增强扫描 Vibe/LAVA/THRIVE 序列，注药后冠状位或横断位三期动态增强扫描。图像作 MIP 重建，并多角度旋转显示。适合于观察大血管外病变及同时观察病变增强与血管灌注关系、肾动脉造影。

7. 结束检查　所有序列完成后，检查 MR 图像符合诊断要求后，结束当前检查。然后去磁体间将受检者移出，引导至室外休息，关上磁体间屏蔽门。

8. 图像处理　2D 序列：一般不需后处理。3D 血管成像（包括 IFIR 序列）：采用 MIP 技术重建出血管矢、冠、轴三个方位的血管图像，并绕头 - 足轴作左 - 右向旋转显示。

9. 图像打印　调节合适窗宽窗位，适当放大或缩小图像，使图像位于窗格中间位置，根据图像总数计算窗格（行 × 列），先将定位像输入打印窗格，然后依次输入平扫图像、增强图像和（或）后处理图像。

【实验总结】

1. 磁共振成像对腹部血管性病变比如腹主动脉瘤、门脉系统血栓或瘤栓、狭窄等疾病检出具有优越性。

2. 由于磁共振成像的特殊性，检查前要做好充分准备，包括禁忌证筛查、铁磁性物品禁入、充分沟通、钆对比剂使用安全的评估等。

3. 腹部血管磁共振成像需根据机器型号、受检者情况选择合适的扫描方案。

4. 目前腹部血管磁共振检查主要是 3D-CE MRA 检查。3D-CE MRA 应清晰显示腹部大血管及其分支血管，包括腹主动脉、腹腔动脉、肝动脉、肾动脉、门脉系统，以及腹部静脉系统血管，血管外背景组织信号抑制应良好。三维容积 T_1WI 序列增强扫描，应清晰显示靶区域组织（如肝脏）增强灌注与相应血管血流的情况，无背景组织信号抑制（图 5-21）。

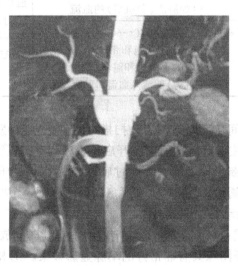

图 5-21　腹部 MRA

5. 扫描范围覆盖腹主动脉后缘、前缘分支血管及靶脏器血管所在整个腹腔。

【实验思考】

1. 磁共振检查为什么需严格做好检查前准备？

2. 腹部 MRA 磁共振扫描技术有哪些？

3. 腹部 MRA 磁共振扫描与 DSA、CT 腹部血管检查的区别，有哪些优越性？

4. 腹部 3D-CE MRA 检查注意事项？

实验六 MR尿路造影(MRU)检查技术

【临床概述】

MR尿道造影(MRU)是诊断尿道梗阻性病变的一种无创的影像方法。利用水分子在T_2WI呈高信号的原理,收集尿路内水分子信号,成为水成像(MRU),以往临床通过超声、静脉尿路造影、CT等手段来查找梗阻部位、病因及检查血清肌酐水平评判有否肾功能不全,都存在其局限性。CT检查还存在对比剂肾毒性而加重病情的问题,血清肌酐水平对早期及单侧肾脏的功能则无法评判,而MR检查无辐射,无需注射对比剂,相对安全,无疑为尿路梗阻受检者的解剖、病因诊断提供更多资料。

【实验目的】

1. 掌握MR尿道造影(MRU)的线圈选择及体位摆放。
2. 掌握MR尿道造影(MRU)检查的成像方位、序列选择和成像参数。
3. 掌握MR尿道造影(MRU)检查的技术要点。
4. 熟悉MR尿道造影(MRU)检查的适应证。

【实验要求】

1. 熟悉磁共振设备的工作界面。
2. 熟悉尿道的大体解剖。
3. 掌握MR尿道造影(MRU)检查前准备。
4. 掌握MR尿道造影(MRU)检查流程。
5. 能根据申请单的信息及临床要求制定合适的MRI检查方案。
6. 能获得达到诊断目的的高质量MR图像。

【实验器材】

1. 磁共振扫描仪。
2. 腹部相列阵控线圈/心脏专用相列阵控线圈。
3. 干式激光胶片打印机。
4. 激光胶片。
5. MR专用抢救车一台。

【实验注意事项】

1. 严格遵守设备的操作流程。
2. 确认进入磁体间人员无磁共振检查禁忌证。
3. 受检者做好检查前准备并与其充分沟通取得配合。

【实验方法及步骤】

1. 适应证和禁忌证

(1)适应证:凡是静脉肾盂造影(IVP)或逆行肾盂造影的适应证均是MRU的适应证。尤其是肾功能损害的受检者,MRU效果明显优于IVP。

(2)禁忌证

1)绝对禁忌证:装有心脏起搏器、心脏磁性金属瓣膜、冠脉磁性金属支架、电子耳蜗者;

2）相对禁忌证：检查部位有金属置入物、带有呼吸机及心电监护设备的危重受检者、体内有胰岛素泵等神经刺激器的受检者和妊娠三个月以内的早孕受检者。

2. 检查前准备

（1）认真核对 MRI 检查申请单，了解病情，明确检查目的和要求。对检查目的、要求不清的申请单，应与临床申请医师核准确认。

（2）确认受检者没有禁忌证，并嘱受检者认真阅读检查注意事项，按要求准备。凡体内装有磁性金属置入物者，应严禁 MRI 检查。

（3）进入扫描室前，嘱受检者及陪同家属除去随身携带的金属物品（如手机、手表、刀具、硬币、钥匙、发卡、别针、磁卡、推床、轮椅等）并妥善保管，严禁带入检查室。

（4）给受检者讲述检查过程，消除恐惧心理，争取检查时的合作。告知受检者所需检查时间、扫描时机器会发出较大噪声；嘱受检者在扫描过程中闭眼、不要随意运动；告知受检者若有不适，可通过配备的通讯工具与扫描室外工作人员联系。

3. 登记　认真阅读受检者申请单，仔细核对受检者与申请单信息是否符合，然后在操作界面输入受检者信息（包括姓名、性别、检查号、检查部位等），登记检查。

4. 线圈选择及体位选择　腹部相列阵控线圈 / 心脏专用相列阵控线圈。体位同肝胆脾 MRI。

5. 成像方位、序列选择及技术要点（表 5-5）

表 5-5　成像方位、序列选择及技术要点

成像方位	序列选择	定位及成像范围	技术要点
平扫冠状位	SSFSE T$_2$WI	扫描范围覆盖双肾、输尿管及膀胱所在区域	（1）受检者准备及呼吸训练：①检查前需禁食禁水六小时以上，必要时可口服阴性对比剂（枸橼酸铁铵）或于检查前 15min 口服红茶（内含锰）使胃肠道内液体呈低信号，防止胃肠内液体影响病变显示和观察。扫描前尽量不要排尿，确保膀胱内中度有尿；②其余准备及呼吸训练同肝胆脾 MRI （2）定位中心对剑突与脐连线中点，线圈下缘要包括膀胱。在三平面定位图像上观察扫描范围上缘要包括肾脏，下缘要包括膀胱
横轴位	呼吸触发 FSE T$_2$WI 脂肪 / 屏气快速梯度回波水 - 脂同反相位（双回波）T$_1$WI 序列 / SE T$_1$WI	扫描范围依病情而定，如有梗阻，应包括梗阻部位以下，疑先天性畸形或异位输尿管开口，应包括整个膀胱及尿道	
（水成像）冠状位斜冠状位及矢状位	屏气 2D- 单激发厚层块 MRU	冠状位扫描显示双侧尿路，斜冠状位及矢状位显示单侧尿路影像	
冠状位	3D- 呼吸触发重 T$_2$WI-MRU	范围覆盖肾盂、肾盏、输尿管及膀胱	

6. 结束检查　所有序列完成后，检查 MR 图像符合诊断要求后，结束当前检查。然后去磁体间将受检者移出，引导至室外休息，关上磁体间屏蔽门。

7. 图像处理　2D 扫描不需后处理。3D 序列：可作 MPR 重建，获取任意方向图像替代 2D 扫描序列。3D- 重 T$_2$WI 水成像序列图像作 MIP 重建，剪切与尿路重叠的背景组织影像，并绕头 - 足轴旋转多角度，充分暴露显示肾盂、肾盏、输尿管及膀胱造影像（图 5-22）。

8. 图像打印　调节合适窗宽窗位，适当放大或缩小图像，使图像位于窗格中间位置，根据图像总数计算窗格（行 × 列），先将定位像输入打印窗格，然后依次输入平扫图像、增强图像和（或）后处理图像。

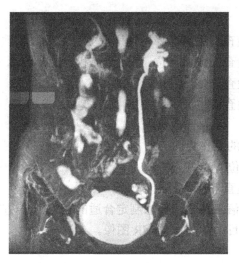

图 5-22　泌尿系统 MRU

【实验总结】

1. 由于磁共振成像的特殊性，检查前要做好充分准备，包括禁忌证筛查、铁磁性物品禁入、充分沟通呼吸控制及使用安全的评估等。

2. T_1WI 像有高信号病灶时，增加 T_1WI 脂肪抑制序列；对怀疑占位性病变时，增加 DWI 序列（b 值选取 $600\sim800s/mm^2$）。

3. 对呼吸不规则受检者，增加横轴位单激发快速自旋回波屏气 T_2WI 序列。

4. 2D 序列有利于观察泌尿系全貌，但细微结构难以显示，小病灶易被高信号液体掩盖，需结合 3D 序列原始图像观察细节。

【实验思考】

1. 磁共振尿道造影技术检查前注意事项？

2. 2D 序列及 3D 序列观察尿道造影有何区别？

3. 磁共振尿道造影技术扫描范围覆盖哪些？对于梗阻及肿瘤性病症扫描过程中应注意哪些方面？

第七节　盆腔 MRI 检查技术

实验一　膀胱 MRI 检查技术

【临床概述】

膀胱位于骨盆内，其后端开口与尿道相通，前方为耻骨联合，后方在男性与精囊、输精管壶腹和直肠相毗邻，在女性后方与子宫和阴道相邻接。膀胱是储存尿液的肌性囊状器官，其形态、大小位置和壁的厚度随尿液充盈程度而异。膀胱壁分为三层：即浆膜层、肌肉层和黏膜层。随着 MRI 技术的不断发展，MRI 软组织分辨率高、无电离辐射等优势成为膀胱及膀胱周围占位性病变的常规检查。

【实验目的】

1. 掌握膀胱 MRI 检查的线圈选择及体位摆放。

2. 掌握膀胱 MRI 检查的成像方位、序列选择和成像参数。

3. 掌握膀胱 MRI 检查的技术要点。

4. 熟悉膀胱 MRI 检查的适应证。

【实验要求】

1. 熟悉磁共振设备的工作界面。

2. 掌握膀胱的解剖位置。

3. 掌握膀胱 MRI 检查前准备及检查流程。

4. 能根据申请单的信息及临床要求制定合适的 MRI 检查方案。

5. 能获得达到诊断目的的高质量 MR 图像。

【实验器材】

1. 磁共振扫描仪。

2. 体部矩形相列阵控线圈或心脏专用相列阵控线圈。

3. 15ml 钆对比剂一瓶。

4. 12～20ml 注射器一副及相应消毒物品。

5. 干式激光胶片打印机。

6. 激光胶片。

7. MR 专用抢救车一台。

【实验注意事项】

1. 严格遵守设备的操作流程。

2. 确认进入磁体间人员无磁共振检查禁忌证。

3. 受检者做好检查前准备并与其充分沟通取得配合。

4. 增强检查则要进行钆对比剂使用的安全性评估。

【实验方法及步骤】

1. 适应证和禁忌证

(1)适应证:膀胱及膀胱周围占位性病变。

(2)禁忌证

1)绝对禁忌证:装有心脏起搏器、心脏磁性金属瓣膜、冠脉磁性金属支架、电子耳蜗者;

2)相对禁忌证:检查部位有金属置入物、带有呼吸机及心电监护设备的危重受检者、体内有胰岛素泵等神经刺激器的受检者和妊娠三个月以内的早孕受检者。

2. 检查前准备

(1)认真核对 MRI 检查申请单,了解病情,明确检查目的和要求。对检查目的、要求不清的申请单,应与临床申请医师核准确认。

(2)确认受检者没有禁忌证,并嘱受检者认真阅读检查注意事项,按要求准备。凡体内装有磁性金属置入物者,应严禁 MRI 检查。

(3)进入扫描室前,嘱受检者及陪同家属除去随身携带的金属物品(如手机、手表、刀具、硬币、钥匙、发卡、别针、磁卡、推床、轮椅等)并妥善保管,严禁带入检查室。

(4)给受检者讲述检查过程,消除恐惧心理,争取检查时的合作。告知受检者所需检查时间、扫描时机器会发出较大噪声；嘱受检者在扫描过程中闭眼、不要随意运动；告知受检者若有不适，可通过配备的通讯工具与扫描室外工作人员联系。

（5）增强检查则要进行钆对比剂使用的安全性评估，包括不良反应的观察、肾功能的评估等。

3. 登记 认真阅读受检者申请单，仔细核对受检者与申请单信息是否符合，然后在操作界面输入受检者信息（包括姓名、性别、检查号、检查部位等），登记检查。

4. 线圈选择及体位选择 体部矩形相列阵控线圈或心脏专用相列阵控线圈。仰卧，足先进/头先进。定位中心对耻骨联合上缘上2cm。

5. 成像方位、序列选择及技术要点

（1）常用成像方位包括：矢状位，斜横轴位，斜冠状位。

1）矢状位：扫描范围覆盖膀胱与前列腺走行区域。

2）斜横轴位：扫描基线在矢状位像上与前列腺上下长轴线垂直。扫描范围覆盖膀胱与前列腺。

3）斜冠状位：扫描基线在矢状位像上与前列腺上下长轴线平行。扫描范围覆盖膀胱与前列腺所在区域。

（2）成像序列

1）快速自旋回波 T_2WI 序列不压脂：a. 矢状位，b. 斜横轴位，c. 斜冠状位。

2）快速自旋回波 T_2WI 序列压脂：a. 斜横轴位，b. 斜冠状位。

3）快速自旋回波 T_1WI 序列：a. 斜横轴位，b. 斜冠状位，c. 矢状位。

4）快速梯度回波三维容积 T_1WI 序列：斜横轴位。

5）弥散加权序列：斜横轴位。

6）疑占位性病变时，可加扫波谱分析（MRS）。

（3）成像参数

1）几何参数：2D 序列层厚 3～4mm，间隔 0.5mm，FOV 160～200mm，矩阵≥256×224，层面内分辨率 0.3～0.5mm。3D 容积扫描序列层厚 2～3mm，间隔 0mm，FOV 240～300mm，矩阵≥320×256。具体视其他参数及机型适当调整。

2）序列参数：①快速自旋回波 T_2WI 序列：TR 2000～6000ms，TE 80～120ms，ETL 8～32；②快速自旋回波 T_1WI 序列：TR 300～600ms，TE full，激励次数 2～4；③快速梯度回波三维容积 T_1WI 序列（3D-Vibe/3D-LAVA/3D-THRIVE；动态增强）：TR 4.0ms，TE 1.4ms，具体视其他参数及机型适当调整；④弥散加权序列：TR 2000～6000ms，TE 80～120ms，b 值 = 0，1000s/mm²。

6. 技术要点

（1）动态增强扫描，至少采集三期（动脉期、静脉期、延迟期）动态增强影像，延迟期要求达 3～5min。

（2）预饱和技术、并行采集技术、血液流动补偿技术等为辅助可选项来提高图像质量或加快采集速度。

（3）相位编码方向一般为轴位及矢状位均取前-后向，冠状位取左-右向。应采用相位过采样。

（4）膀胱适度充盈。

7. 增强成像

（1）动态增强扫描，至少采集三期（动脉期、静脉期、延迟期）动态增强影像，延迟期要求达 3～5min。

（2）钆对比剂以受检者体重计算，用量为 0.2ml/kg，经肘静脉团注或高压注射器团注。

8. 结束检查　所有序列完成，检查 MR 图像符合诊断要求后，结束当前检查。然后去磁体间将受检者移出，引导至室外休息，关上磁体间屏蔽门。

9. 图像处理　2D 序列一般不作后处理，快速梯度回波三维容积 T_1WI 序列（3D-VIBE/3D-LAVA/3D-THRIVE）可作 MPR 处理。MRS 需做相应后处理。

10. 图像打印　原始图像及处理后图像调节合适窗宽窗位，适当放大或缩小图像，使图像位于窗格中间位置，根据图像总数计算窗格（行×列），先将定位像输入打印窗格，然后依次输入平扫图像、增强图像和（或）后处理图像。

【实验总结】

1. 磁共振成像对膀胱病变，特别是占位性病变与周围组织关系检出具有优越性（图 5-23）。

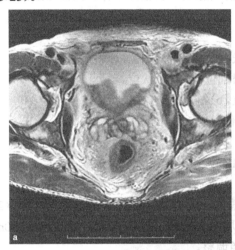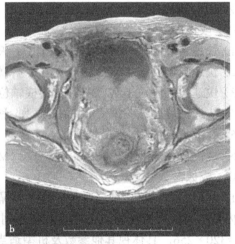
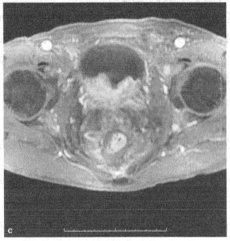

图 5-23　膀胱癌 MRI 图
a. 轴位 T_2WI；b. 轴位 T_1WI；c. 增强轴位脂肪抑制 T_1WI

2．由于磁共振成像的特殊性，检查前要做好充分准备，包括禁忌证筛查、铁磁性物品禁入、充分沟通、钆对比剂使用安全的评估等。

3．对于膀胱占位性病变可以加扫 MRS。

4．膀胱 MR 扫描时需注意，斜横轴位成像方位在矢状位上与前列腺上下长轴线垂直；斜冠状位在矢状位上与前列腺上下长轴线平行。

5．膀胱 MR 检查前，要适度充盈。

【实验思考】

1．磁共振膀胱检查为什么膀胱内尿液要适度充盈？

2．膀胱磁共振成像定位原则及技术要点？

3．膀胱动脉增强时期如何把握，为何需要延迟时间扫描？

实验二　前列腺 MRI 检查技术

【临床概述】

前列腺位于膀胱颈的下方，尿生殖膈的上方，其形态与栗子相似。前方为耻骨联合，两者之前有前列腺静脉丛和疏松结缔组织，两侧为肛提肌，前列腺后面正中有纵行浅沟，称前列腺沟，与直肠壶腹部相对。前列腺大小约 4cm×3cm×2cm。前列腺一般分为 5 叶（Lowsley 前列腺分叶）：前叶、中叶、后叶和两侧叶。中叶呈楔形，位于尿道前列腺部与射精管之间。左、右侧叶分别位于尿道前列腺部和中叶的两侧。老年人因激素平衡失调，前列腺结缔组织增生而引起的前列腺肥大常发生在中叶和侧叶，而压迫尿道，造成排尿困难甚至尿潴留。后叶位于中叶和侧叶后方是前列腺肿瘤的好发部位。近年来，临床上依据组织学将前列腺分为 4 区（McNeal 前列腺分区）：纤维肌肉基质区、外周区、移行区和中央区。前列腺增生主要是尿道周围的移行区，外周区是前列腺癌的好发部位。前列腺疾病种类较多，常见的包括前列腺癌、良性前列腺增生、前列腺囊肿等。前列腺癌是老年男性常见恶性肿瘤之一，随年龄增长，发病率稳定增加，其预后及治疗主要取决于早期诊断和准确的术前分期。MRI 成像以其多参数、多平面成像及良好的组织分辨能力，日益广泛应用于前列腺影像学检查。随着影像技术的发展，特别是各种功能 MRI 在前列腺疾病鉴别诊断中的深入研究，使各种前列腺疾病诊断的敏感性及特异性均明显提高。

【实验目的】

1．掌握前列腺 MRI 检查的线圈选择及体位摆放。

2．掌握前列腺 MRI 检查的成像方位、序列选择和成像参数。

3．掌握前列腺 MRI 检查的技术要点。

4．熟悉前列腺 MRI 检查的适应证。

【实验要求】

1．熟悉磁共振设备的工作界面。

2．熟悉前列腺的解剖结构。

3．掌握前列腺 MRI 检查流程。

4．能根据申请单的信息及临床要求制定合适的 MRI 检查方案。

5．能获得达到诊断目的的高质量 MR 图像。

【实验器材】

1. 磁共振扫描仪。

2. 体部矩形相列阵控线圈 / 心脏专用相列阵控线圈。

3. 15ml 钆对比剂一瓶。

4. 12～20ml 注射器一副及相应消毒物品。

5. 干式激光胶片打印机。

6. 激光胶片。

7. MR 专用抢救车一台。

【实验注意事项】

1. 严格遵守设备的操作流程。

2. 确认进入磁体间人员无磁共振检查禁忌证。

3. 受检者做好检查前准备并与其充分沟通取得配合。

4. 增强检查则要进行钆对比剂使用的安全性评估。

【实验方法及步骤】

1. 适应证和禁忌证

(1) 适应证:前列腺占位、增生等病变。

(2) 禁忌证

1) 绝对禁忌证:装有心脏起搏器、心脏磁性金属瓣膜、冠脉磁性金属支架、电子耳蜗者;

2) 相对禁忌证:检查部位有金属置入物、带有呼吸机及心电监护设备的危重受检者、体内有胰岛素泵等神经刺激器的受检者和妊娠三个月以内的早孕受检者。

2. 检查前准备

(1) 认真核对 MRI 检查申请单,了解病情,明确检查目的和要求。对检查目的、要求不清的申请单,应与临床申请医师核准确认。

(2) 确认受检者没有禁忌证,并嘱受检者认真阅读检查注意事项,按要求准备。凡体内装有磁性金属置入物者,应严禁 MRI 检查。

(3) 进入扫描室前,嘱受检者及陪同家属除去随身携带的金属物品(如手机、手表、刀具、硬币、钥匙、发卡、别针、磁卡、推床、轮椅等)并妥善保管,严禁带入检查室。

(4) 给受检者讲述检查过程,消除恐惧心理,争取检查时的合作。告知受检者所需检查时间、扫描时机器会发出较大噪声;嘱受检者在扫描过程中闭眼、不要随意运动;告知受检者若有不适,可通过配备的通讯工具与扫描室外工作人员联系。

(5) 增强检查则要进行钆对比剂使用的安全性评估,包括不良反应的观察、肾功能的评估等。

3. 登记 认真阅读受检者申请单,仔细核对受检者与申请单信息是否符合,然后在操作界面输入受检者信息(包括姓名、性别、检查号、检查部位等),登记检查。

4. 线圈选择及体位选择 体部矩形相列阵控线圈 / 心脏专用相列阵控线圈。受检者取头先进 / 足先进、仰卧位平躺于扫描床,双手自然放置于身体两侧或双臂上举(不能交叉)。线圈中心及定位中心对准耻骨联合上缘上 2cm。

5. 成像方位、序列选择及技术要点

(1) 成像方位:前列腺成像方位包括:矢状位,斜横轴位,斜冠状位。

1）矢状位：扫描基线平行于前列腺矢状面，范围覆盖前列腺走行区域。

2）斜横轴位：扫描基线在矢状位像和冠状像上与前列腺上下长轴线垂直，扫描范围覆盖前列腺。

3）斜冠状位：扫描基线在矢状位像上与前列腺上下长轴线平行，扫描范围覆盖膀胱与前列腺所在区域。

（2）成像序列

1）快速自旋回波 T_2WI 序列不压脂：a. 斜横轴位，b. 斜冠状位，c. 矢状位。

2）快速自旋回波 T_2WI 序列压脂：a. 斜横轴位，b. 斜冠状位，c. 矢状位。

3）快速自旋回波 T_1WI 序列：a. 斜横轴位，b. 斜冠状位，c. 矢状位。

4）快速梯度回波三维容积 T_1WI 序列（3D-VIBE/3D-LAVA/3D-THRIVE；动态增强）：斜横轴位。

5）弥散加权序列：斜横轴位。

6）疑占位性病变时，加扫波谱分析（MRS）。

6. 技术要点

（1）动态增强扫描，至少采集三期（动脉期、静脉期、延迟期）动态增强影像，延迟期要求达 3～5min。动态序列可行多期动态灌注增强扫描，周期时间控制在每期 10 秒以内，25 期以上，整个动态扫描时长达 5min 左右。多期动态扫描可获取组织血流灌注信息进行定量分析处理。

（2）采用预饱和技术、并行采集技术、血液流动补偿技术等为辅助技术提高图像质量，缩短采集时间。相位编码方向一般为轴位及矢状位均取前 - 后向，冠状位取左 - 右向，相位编码方向应用过采样。

（3）前列腺扫描层厚较薄，1.5T 及以下场强机器如信噪比比较差，应采取增加激励次数等措施提高信噪比。

（4）前列腺 T_2 加权成像对诊断价值很大，须保证足够的空间分辨力和信噪比（图 5-24）。

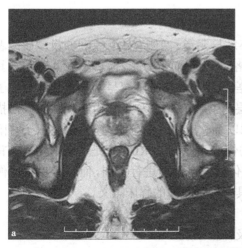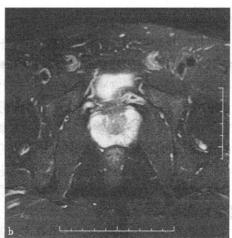

图 5-24　前列腺 MRI 图
a. 轴位 T_2WI；b. 轴位脂肪抑制 T_2WI

7. 增强成像

(1)动态增强扫描,至少采集三期(动脉期、静脉期、延迟期)动态增强影像,延迟期要求达 3～5min。动态序列可行多期动态灌注增强扫描,周期时间控制在每期 10 秒以内,25 期以上,整个动态扫描时长达 5min 左右。

(2)钆对比剂以受检者体重计算,用量为 0.2ml/kg,经肘静脉团注。

8. 结束检查　所有序列完成后,检查 MR 图像符合诊断要求后,结束当前检查。然后去磁体间将受检者移出,引导至室外休息,关上磁体间屏蔽门。

9. 图像后处理　2D 序列一般不作后处理。快速梯度回波三维容积 T_1WI 序列(3D-Vibe/3D-LAVA/3D-THRIVE)可作 MPR 处理以及 MRS 重建。

10. 图像打印　将处理的图像及原始图像调节合适窗宽窗位,适当放大或缩小图像,使图像位于窗格中间位置,根据图像总数计算窗格(行×列),先将定位像输入打印窗格,然后依次输入平扫图像、增强图像和(或)后处理图像。

【实验总结】

1. 磁共振成像对前列腺癌与前列腺增生的鉴别具有优越性。

2. 前列腺病变检查主要是 T_2 加权成像。

3. 前列腺体积较小,需采用薄层扫描,但是 1.5T 及以下场强机器如信噪比比较差,应采取增加激励次数等措施提高信噪比。

4. 前列腺扫描方位上需注意与前列腺本身解剖结构相平行或垂直。

5. 前列腺增强检查至少要行三期扫描,必要加扫 MRS。

【实验思考】

1. 前列腺磁共振成像定位原则及技术要点?

2. 前列腺影像学上的解剖结构如何划分?

3. 前列腺增生、前列腺癌好发部位?

实验三　子宫附件 MRI 检查技术

【临床概述】

子宫位于骨盆中央、膀胱与直肠之间,下端接阴道,两侧有输卵管和卵巢。后两者临床上统称子宫附件。子宫呈倒置梨形,前后略扁,由上而下为底、体、峡、颈 4 部分。其上端宽而圆凸的部分称子宫底,位于输卵管子宫口以上。下端较窄呈圆柱状的部分称子宫颈。子宫壁分三层:外层为浆膜,中层为肌层,内层为黏膜,称子宫内膜。磁共振扫描无电离辐射,无骨性伪影,多参数、多角度成像以及软组织的高分辨力,清楚显示子宫附件组织结构,对病变定位、定性具有无可比拟的优势。目前,MRI 检查是子宫附件病变首选影像学检查,而且动态增强可以通过曲线强化方式对肿瘤进行鉴别,而弥散加权成像信号及 ADC 值分析对肿瘤的诊断和鉴别诊断具有非常重要的临床意义。

【实验目的】

1. 掌握子宫附件 MRI 检查的线圈选择及体位摆放。

2. 掌握子宫附件 MRI 检查的成像方位、序列选择和成像参数。

3. 掌握子宫附件 MRI 检查的技术要点。

4. 熟悉子宫附件 MRI 检查的适应证。

【实验要求】

1. 熟悉磁共振设备的工作界面。

2. 熟悉子宫附件影像的大体解剖。

3. 掌握子宫附件 MRI 扫描前准备及检查流程。

4. 能根据申请单的信息及临床要求制定合适的 MRI 检查方案。

5. 能获得达到诊断目的的高质量 MR 图像。

【实验器材】

1. 磁共振扫描仪。

2. 体部矩形相列阵控线圈 / 心脏专用相列阵控线圈。

3. 15ml 钆对比剂一瓶、10~20ml 注射器一副及相应消毒物品。

4. 干式激光胶片打印机。

5. 激光胶片。

6. MR 专用抢救车一台。

【实验注意事项】

1. 严格遵守设备的操作流程。

2. 确认进入磁体间人员无磁共振检查禁忌证。

3. 受检者做好检查前准备并与其充分沟通取得配合。

4. 增强检查则要进行钆对比剂使用的安全性评估。

【实验方法及步骤】

1. 适应证和禁忌证

（1）适应证：子宫及附件占位性病变。

（2）禁忌证

1）绝对禁忌证：装有心脏起搏器、心脏磁性金属瓣膜、冠脉磁性金属支架、电子耳蜗者；

2）相对禁忌证：检查部位有金属置入物、带有呼吸机及心电监护设备的危重受检者、体内有胰岛素泵等神经刺激器的受检者和妊娠三个月以内的早孕受检者。

2. 检查前准备

（1）认真核对 MRI 检查申请单，了解病情，明确检查目的和要求。对检查目的、要求不清的申请单，应与临床申请医师核准确认。

（2）确认受检者没有禁忌证，并嘱受检者认真阅读检查注意事项，按要求准备。凡体内装有磁性金属置入物者，应严禁 MRI 检查。

（3）进入扫描室前，嘱受检者及陪同家属除去随身携带的金属物品（如手机、手表、刀具、硬币、钥匙、发卡、别针、磁卡、推床、轮椅等）并妥善保管，严禁带入检查室。

（4）给受检者讲述检查过程，消除恐惧心理，争取检查时的合作。告知受检者所需检查时间、扫描时机器会发出较大噪声；嘱受检者在扫描过程中闭眼、不要随意运动；告知受检者若有不适，可通过配备的通讯工具与扫描室外工作人员联系。

（5）增强检查则要进行钆对比剂使用的安全性评估，包括不良反应的观察、肾功能的评估等。

3. 登记 认真阅读受检者申请单,仔细核对受检者与申请单信息是否符合,然后在操作界面输入受检者信息(包括姓名、性别、检查号、检查部位等),登记检查。

4. 线圈选择及体位选择 选择体部矩形相列阵控线圈/心脏专用相列阵控线圈。仰卧,足先进/头先进。定位中心对耻骨联合中点上缘上2cm。

5. 成像方位、序列选择及技术要点

(1)成像方位

1)斜横轴位:扫描基线垂直于子宫长轴,扫描范围覆盖子宫及附件所在区域。

2)冠状位:扫描基线在矢状位像上与子宫上下长轴线平行,扫描范围覆盖子宫及附件所在区域。

3)矢状位:扫描基线与子宫矢状位面平行,扫描范围覆盖子宫及两侧附件所在区域。

(2)成像序列

1)快速自旋回波 T_2WI 序列不压脂:a. 横轴位,b. 冠状位。

2)快速自旋回波 T_2WI 序列压脂:a. 斜横轴位,b. 斜冠状位。

3)质子密度双回波采集 T_2WI/PD 序列:矢状位。

4)快速自旋回波 T_1WI 序列:a. 斜横轴位,b. 斜冠状位,c. 矢状位。

5)快速梯度回波三维容积 T_1WI 序列:a. 斜横轴位,b. 矢状位。

6)弥散加权序列:斜横轴位。

(3)成像参数

1)几何参数:2D序列层厚3~5mm,间隔0.5~1mm,FOV 160~200mm,矩阵≥256×224。3D容积扫描序列层厚2~4mm,间隔0mm,FOV 200~400mm,矩阵≥320×256,具体视其他参数及机型适当调整。

2)序列参数:①自旋回波 T_2WI 序列:TR 2000~6000ms,TE 80~120ms,ETL 8~32;②自旋回波 T_1WI 序列:TR 400~600ms,TE 最小,激励次数2~4;③ $T_2WI/PDWI$ 双回波序列:TR 3000~6000ms,102ms/TE 最小;④3D容积快速梯度 R 扰相回波 T_1WI 序列(动态增强):TR 4.0ms,TE 1.4ms。具体视机型而异;⑤弥散加权序列:TR 2000~6000ms,TE 80~120ms,b 值0,1000s/mm^2。

(4)动态增强三期(动脉期、静脉期、延迟期)扫描,延迟期达3~5min。动态扫描完成后,补充冠状位、横轴位/矢状位扫描。高场 MRI 功能支持的,动态序列可行多期动态灌注增强扫描,周期时间控制在每期10秒以内,25期以上,整个动态扫描时长达5min左右。多期动态扫描可获取组织血流灌注信息作灌注定量分析。低场 MRI 不具备快速成像及三维成像功能的,可行普通增强扫描。

(5)技术要点

1)可采用并行采集技术、血液流动补偿技术、防相位卷褶技术/过采样技术等来加快采集速度,提高图像质量。

2)对育龄期妇女行子宫成像时,可以询问其处于月经周期的阶段,以供诊断的需要。

6. 增强成像

(1)动态增强三期(动脉期、静脉期、延迟期)扫描,延迟期达3~5min。动态扫描完成后,补充冠状位、横轴位、矢状位扫描。

（2）钆对比剂以受检者体重计算，用量为 0.2ml/kg，经肘静脉团注。

7. 结束检查 所有序列完成后，检查 MR 图像符合诊断要求后，结束当前检查。然后去磁体间将受检者移出，引导至室外休息，关上磁体间屏蔽门。

8. 图像处理 2D 序列一般不作后处理。快速梯度回波三维容积 T_1WI 序列（3D-Vibe/3D-LAVA/3D-THRIVE）可作 MPR 处理。

9. 图像打印 后处理图像及原始图像调节合适窗宽窗位，适当放大或缩小图像，使图像位于窗格中间位置，根据图像总数计算窗格（行 × 列），先将定位像输入打印窗格，然后依次输入平扫图像、增强图像和（或）后处理图像。

【实验总结】

1. 磁共振成像对子宫附近及其周围组织的病变的检出具有优越性，能清楚的看清子宫组织学分层从而对占位性病变进行分期（图 5-25）。

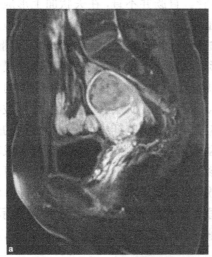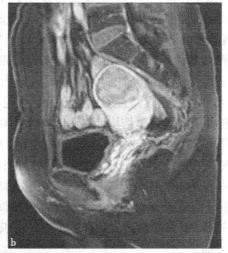
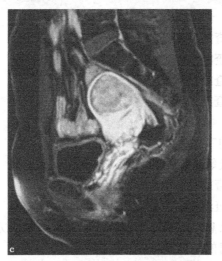

图 5-25　子宫肌瘤矢状位动态增强三期
a. 动脉期；b. 静脉期；c. 延迟期

2. 由于磁共振成像的特殊性，检查前要做好充分准备，适当充盈膀胱，询问有无节育环，对育龄妇女需询问月经情况。

3. 子宫磁共振横轴位扫描时要垂直于子宫，冠状位要与子宫上下长轴平行。

【实验思考】

1. 子宫附件磁共振检查为什么要询问月经周期的阶段？

2. 子宫附件磁共振扫描定位原则及技术要点？

3. 如何区分子宫肌层、内膜在磁共振上的表现？

实验四　直肠MRI检查技术

【临床概述】

直肠是消化管位于盆腔下部的一段，全长10～14cm，直肠在第3骶椎前方起自乙状结肠，沿骶尾骨前面下行，穿过盆膈移行于肛管。直肠并不直，在矢状面上形成两个明显的弯曲：直肠骶曲及直肠会阴曲。在冠状面直肠尚有左、右侧的弯曲，但不恒定。解剖学，直肠分为三部分：下1/3（7～10cm），中1/3（4～5cm），上1/3（4～5cm）。直肠上1/3前面和两侧有腹膜，中1/3的腹膜向前返折形成直肠膀胱或直肠子宫凹陷、腹膜返折距会阴部皮肤7～8cm，下1/3无腹膜。直肠上端与乙状结肠交接处管径较细，向下肠腔显著膨大称直肠壶腹。直肠壁可分为黏膜层、黏膜下层、肌层和浆膜层，其外被组织所环绕，形成了直肠系膜结构区域，其内含有淋巴血管和一些纤维间隔，脂肪层的外侧为系膜直肠筋膜。直肠被盆腔内脂肪固定，蠕动较弱，成为消化道MRI检查最成功的器官，与其他影像技术相比，MRI在直肠癌的诊断优势在于：①多发方位成像，可从多方位观察病变的发生部位及周围的侵犯扩散情况，对制定手术切除范围很有价值；②扫描野大，不仅能显示肠壁病灶、邻近器官的浸润及较大范围淋巴结转移，还能显示肝、骨等远处转移；③多参数成像；④良好的软组织分辨率，在辨别肛周肌肉、前列腺、阴道有无受侵方面。

【实验目的】

1. 掌握直肠MRI检查的线圈选择及体位摆放。

2. 掌握直肠MRI检查的成像方位、序列选择和成像参数。

3. 掌握直肠MRI检查的技术要点。

4. 熟悉直肠MRI检查的适应证。

【实验要求】

1. 熟悉磁共振设备的工作界面。

2. 熟悉直肠的位置及邻近组织的关系。

3. 做好直肠MRI检查前准备。

4. 掌握直肠MRI检查流程。

5. 能根据申请单的信息及临床要求制定合适的MRI检查方案。

6. 能获得达到诊断目的的高质量MR图像。

【实验器材】

1. 磁共振扫描仪。

2. 体部矩形相列阵控线圈 / 心脏专用相列阵控线圈。

3. 15ml 钆对比剂一瓶。

4. 10ml 或 20ml 注射器一副及相应消毒物品。

5. 干式激光胶片打印机。

6. 激光胶片。

7. MR 专用抢救车一台。

【实验注意事项】

1. 严格遵守设备的操作流程。

2. 确认进入磁体间人员无磁共振检查禁忌证。

3. 受检者做好检查前准备并与其充分沟通取得配合。

4. 增强检查则要进行钆对比剂使用的安全性评估。

【实验方法及步骤】

1. 适应证和禁忌证

（1）适应证：直肠占位性病变。

（2）禁忌证

1）绝对禁忌证：装有心脏起搏器、心脏磁性金属瓣膜、冠脉磁性金属支架、电子耳蜗者；

2）相对禁忌证：检查部位有金属置入物、带有呼吸机及心电监护设备的危重受检者、体内有胰岛素泵等神经刺激器的受检者和妊娠三个月以内的早孕受检者。

2. 检查前准备

（1）认真核对 MRI 检查申请单，了解病情，明确检查目的和要求。对检查目的、要求不清的申请单，应与临床申请医师核准确认。

（2）确认受检者没有禁忌证，并嘱受检者认真阅读检查注意事项，按要求准备。凡体内装有磁性金属置入物者，应严禁 MRI 检查。

（3）进入扫描室前，嘱受检者及陪同家属除去随身携带的金属物品（如手机、手表、刀具、硬币、钥匙、发卡、别针、磁卡、推床、轮椅等）并妥善保管，严禁带入检查室。

（4）给受检者讲述检查过程，消除恐惧心理，争取检查时的合作。告知受检者所需检查时间、扫描时机器会发出较大噪声；嘱受检者在扫描过程中闭眼、不要随意运动；告知受检者若有不适，可通过配备的通讯工具与扫描室外工作人员联系。

（5）增强检查则要进行钆对比剂使用的安全性评估，包括不良反应的观察、肾功能的评估等。

3. 登记　认真阅读受检者申请单，仔细核对受检者与申请单信息是否符合，然后在操作界面输入受检者信息（包括姓名、性别、检查号、检查部位等），登记检查。

4. 线圈选择及体位选择　选择体部矩形相列阵控线圈 / 心脏专用相列阵控线圈。仰卧，足先进 / 头先进。定位中心对耻骨联合中点。

5. 成像方位、序列选择及技术要点

（1）成像方位

1）矢状位：扫描层面在冠状位像上与直肠长轴平行，范围覆盖完整直肠两侧。

2）斜横轴位：扫描层面垂直直肠长轴，范围覆盖直肠段。

3）斜冠状位：扫描层面在矢状位像上与直肠长轴平行。

（2）成像序列及参数

1）快速自旋回波 T_2WI，小 FOV 高分辨力直肠扫描序列：a. 斜横轴位，b. 斜冠状位，c. 矢状位。

2）快速自旋回波 T_1WI，小 FOV 高分辨力直肠扫描序列：a. 斜横轴位，b. 斜冠状位，c. 矢状位。

3）弥散加权序列：斜横轴位。

4）成像参数：①几何参数：2D 序列层厚 3～5mm，间隔 0.5～1mm，FOV 160～200mm，矩阵≥256×224。3D 容积扫描序列层厚 2～4mm，间隔 0mm，FOV 200～400mm，矩阵≥320×256，具体视其他参数及机型适当调整；②序列参数：a. 自旋回波 T_2WI 序列：TR 2000～6000ms，TE 80～120ms，ETL 8～32，激励次数 2～4；b. 自旋回波 T_1WI 序列：TR 400～600ms，TE 最小，激励次数 2～4；c. 3D 容积快速梯度扰相回波 T_1WI 序列（动态增强）：TR 4.0ms，TE 1.4ms。具体视机型而异；d. 弥散加权序列：TR 2000～6000ms，TE 80～120ms，b 值 0，1000；③大范围盆腔扫描序列：层厚 5～7mm，间隔 1～2mm，FOV 320～380mm，矩阵≥320×224；④小 FOV 高分辨力直肠扫描序列：层厚 3mm，间隔 0.3mm，FOV 160mm，矩阵≥256×224。具体视 MR 机型而适当调整。

（3）技术要点

1）小 FOV 高分辨力直肠扫描所有序列不加脂肪抑制，T_2 及弥散加权序列包全盆腔。采用并行采集技术、防相位卷褶技术、血液流动补偿技术等来优化图像质量、缩短成像时间。

2）充分的肠道准备能够提高直肠成像的质量。检查前用 1～2 小时用开塞露排空粪便，检查前半小时左右肌内注射 654-2 抑制肠道蠕动。

3）直肠小视野高分辨成像一般不进行脂肪抑制，以更好显示直肠对周围局部的侵犯范围。

4）高清弥散能够更好的显示肠道淋巴结。

6. 增强扫描

（1）快速梯度回波三维容积 T_1 加权序列（3D-VIBE/3D-LAVA/3D-THRIVE）三期（动脉期、静脉期、延迟期）动态增强扫描，延迟期达 3～5min。设备性能支持的，动态序列可行多期动态灌注增强扫描，周期时间控制在每期 10 秒以内，25 期以上，整个动态扫描时长达 5min 左右。动态扫描完成后，补充直肠矢状位、冠状位扫描及平行大范围横轴位扫描。不具备快速成像及三维成像功能的低场 MRI 设备，可行普通增强扫描。

（2）双筒高压注射器静脉团注钆对比剂，剂量 0.2ml/kg 体重（0.1mmol/kg 体重），注射速率 2～3ml/s，续以等量生理盐水。

（3）钆对比剂以受检者体重计算，用量为 0.2ml/kg，经肘静脉团注。

7. 结束检查　所有序列完成，检查 MR 图像符合诊断要求后，结束当前检查。然后去磁体间将受检者移出，引导至室外休息，关上磁体间屏蔽门。

8. 图像后处理　2D 序列一般不需后处理。3D 容积采集快速梯度回波 T_1 加权序列（3D-Vibe/3D-LAVA/3D-THRIVE）可作 MPR、MIP 重建。

9. 图像打印　将原始图像及后处理图像调节合适窗宽窗位，适当放大或缩小图像，使图像位于窗格中间位置,根据图像总数计算窗格(行×列),先将定位像输入打印窗格,然后依次输入平扫图像、增强图像和(或)后处理图像。

【实验总结】

1. 磁共振成像可以对直肠癌进行术前分期,从而指导临床治疗。

2. 由于磁共振成像的特殊性,检查前要做好充分准备,包括禁忌证筛查、铁磁性物品禁入、充分沟通、钆对比剂使用安全的评估等。

3. 直肠壁分层主要是 T_2WI 图像上观察,需行横轴位、斜矢状位、冠状位三个方位成像(图5-26)。

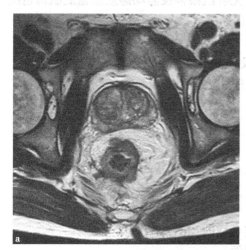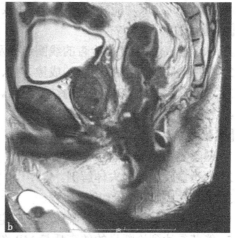
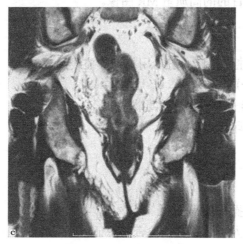

图 5-26 直肠 T_2WI 图像
a. 横轴位;b. 斜矢状位;c. 冠状位

【实验思考】

1. 直肠管壁的解剖结构及如何在影像图像上区分?

2. 直肠病变的影像学方法有哪些?磁共振检查有哪些优势?

3. 直肠磁共振检查前准备事项有哪些?

实验五　盆底肌肉 MRI 检查技术

【临床概述】

盆底肌肉,是指封闭骨盆底的肌肉群。这一肌肉群犹如一张"吊网",尿道、膀胱、阴道、子宫、直肠等脏器被这张"网"紧紧吊住,从而维持正常位置以便行使其功能。一旦这张"网"弹性变差,"吊力"不足,便会导致"网"内的器官无法维持在正常位置,从而出现相应功能障碍,如大小便失禁,盆底脏器脱垂等。磁共振成像对盆腔内的器官、肌肉及韧带具有很高的分辨率,而且 MRI 对受检者无射线损害及静动态观察盆底肌肉情况,故 MRI 可作为诊断盆底功能障碍性疾病的主要诊断手段。

【实验目的】

1. 掌握盆底肌肉 MRI 检查的线圈选择及体位摆放。
2. 掌握盆底肌肉 MRI 检查的成像方位、序列选择和成像参数。
3. 掌握盆底肌肉 MRI 检查的技术要点。
4. 熟悉盆底肌肉 MRI 检查的适应证。

【实验要求】

1. 熟悉磁共振设备的工作界面。
2. 熟悉盆底肌肉的大体解剖。
3. 掌握盆底肌肉 MRI 检查流程。
4. 能根据申请单的信息及临床要求制定合适的 MRI 检查方案。
5. 能获得达到诊断目的的高质量 MR 图像。

【实验器材】

1. 磁共振扫描仪。
2. 体部矩形相列阵控线圈 / 心脏专用相列阵控线圈。
3. 15ml 钆对比剂一瓶。
4. 10~20ml 注射器一副及相应消毒物品。
5. 干式激光胶片打印机。
6. 激光胶片。
7. MR 专用抢救车一台。

【实验注意事项】

1. 严格遵守设备的操作流程。
2. 确认进入磁体间人员无磁共振检查禁忌证。
3. 受检者做好检查前准备并与其充分沟通取得配合。
4. 增强检查则要进行钆对比剂使用的安全性评估。

【实验方法及步骤】

1. 适应证和禁忌证

(1) 适应证:盆底肌肉撕裂,盆底器官脱垂,排便功能障碍,肛瘘等。

(2) 禁忌证

1) 绝对禁忌证:装有心脏起搏器、心脏磁性金属瓣膜、冠脉磁性金属支架、电子耳蜗者;

2）相对禁忌证：检查部位有金属置入物、带有呼吸机及心电监护设备的危重受检者、体内有胰岛素泵等神经刺激器的受检者和妊娠三个月以内的早孕受检者。

2. 检查前准备

（1）认真核对 MRI 检查申请单，了解病情，明确检查目的和要求。对检查目的、要求不清的申请单，应与临床申请医师核准确认。

（2）确认受检者没有禁忌证，并嘱受检者认真阅读检查注意事项，按要求准备。凡体内装有磁性金属置入物者，应严禁 MRI 检查。

（3）进入扫描室前，嘱受检者及陪同家属除去随身携带的金属物品（如手机、手表、刀具、硬币、钥匙、发卡、别针、磁卡、推床、轮椅等）并妥善保管，严禁带入检查室。

（4）给受检者讲述检查过程，消除恐惧心理，争取检查时的合作。告知受检者所需检查时间、扫描时机器会发出较大噪声；嘱受检者在扫描过程中闭眼、不要随意运动；告知受检者若有不适，可通过配备的通讯工具与扫描室外工作人员联系。

（5）增强检查则要进行钆对比剂使用的安全性评估，包括不良反应的观察、肾功能的评估等。

3. 登记 认真阅读受检者申请单，仔细核对受检者与申请单信息是否符合，然后在操作界面输入受检者信息（包括姓名、性别、检查号、检查部位等），登记检查。

4. 线圈选择及体位选择 体部矩形相列阵控线圈 / 心脏专用相列阵控线圈。仰卧，足先进 / 头先进，双腿平行。定位中心对耻骨联合中点。

5. 成像方位、序列选择及技术要点

（1）成像方位

1）矢状位：扫描层面在冠状位像上与直肠长轴平行，范围覆盖完整直肠两侧。

2）斜横轴位：扫描层面垂直直肠长轴，范围覆盖直肠段。

3）斜冠状位：扫描层面在矢状位像上与直肠长轴平行。

（2）成像序列及参数

1）平扫：多次激励快速自旋回波 T_2WI，多次激励快速自旋回波 T_1WI 轴位对于盆底器官脱垂，排便功能障碍可以加扫动态成像。使用单次激励快速自旋回波在矢状面耻骨正中长轴面来获得。图像采集静息期，盆底肌肉最大收缩期，和最大拉紧期（使用吸气用力排便）。技师在每个分开的序列开始之前给出指令。受检者接到指令需要进行吸气用力排便至少 10 秒。重复这个过程来获得最理想的相关的收缩和拉紧的结果。

2）几何参数：①静态扫描：层厚 3mm～4mm，间隔 0.3～0.4mm，FOV 200～300mm，分辨率 $\leq 1 \times 1mm^2$。具体视 MR 机型而适当调整；②动态扫描：层厚 3mm，视野（300×300）mm^2，20 个动态，层面内分辨率 $\leq (1.6 \times 1.6)mm^2$。

3）序列参数：快速自旋回波 T_2WI 序列：TR 3000～6000ms；TE 80ms；ETL 8～32；激励次数 2～4。T_1WI 序列：TR 400～600ms，TE 最小，激励次数 2～4。3D 容积采集快速梯度扰相回波 T_1WI 序列（动态增强）：TR 4.0ms，TE 1.4ms。动态扫描：TR 2000～3000ms，TE 75ms 使用 2s 的时态分辨力。具体视机型而异。

（3）技术要点

1）双腿微微弯曲，检查前 1 小时排空膀胱。

2）盆底肌肉成像视野（FOV）一般较小，需防相位卷褶技术。同时层厚较薄，需注意图像的信噪比。

6. 增强成像

（1）快速梯度回波三维容积 T_1 加权序列（3D-Vibe/3D-LAVA/3D-THRIVE），高分辨快速小角度翻转毁损梯度回波序列。

（2）钆对比剂以受检者体重计算，用量为 0.2ml/kg，经肘静脉团注。

7. 结束检查 所有序列完成，检查 MR 图像符合诊断要求后，结束当前检查。然后去磁体间将受检者移出，引导至室外休息，关上磁体间屏蔽门。

8. 图像后处理 2D 序列一般不需后处理。3D 容积采集快速梯度回波 T1 加权序列（3D-VIBE/3D-LAVA/3D-THRIVE）可作 MPR、MIP 重建。

9. 图像打印 将后处理图像及 2D 图像调节合适窗宽窗位，适当放大或缩小图像，使图像位于窗格中间位置，根据图像总数计算窗格（行×列），先将定位像输入打印窗格，然后依次输入平扫图像、增强图像和（或）后处理图像。

【实验总结】

1. 磁共振检查通过不同角度扫描盆底结构而全面反映盆底病变。

2. 由于磁共振成像的特殊性，检查前要做好充分准备，包括禁忌证筛查、铁磁性物品禁入、充分沟通、钆对比剂使用安全的评估等。

3. 盆底肌肉磁共振成像需行横轴位、斜矢状位、冠状位三个方位成像。

【实验思考】

1. 盆底肌肉磁共振检查前注意事项？

2. 盆底肌肉静动态磁共振成像检查技术要点？

3. 骨盆肌肉磁共振检查的适应证？

第八节 脊柱与脊髓 MRI 检查技术

实验一 脊柱、脊髓 MRI 检查技术

【临床概述】

脊柱由 7 个颈椎、12 个胸椎、5 个腰椎、5 个骶椎、4 个尾椎及其附件和韧带构成，椎体之间有由纤维环及其髓核构成的椎间盘，椎体前方有前纵韧带，椎体后缘是后纵韧带，附件的椎弓及椎板靠椎弓根与椎体连接，上下椎弓之间是椎间孔，有神经通过，椎板之间靠黄韧带连接，椎体、椎弓根、椎弓、椎板、棘突形成的骨性管道是椎管，椎管内有硬脊膜和软脊膜构成蛛网膜下腔，腔内是缓慢流动的脑脊液，软脊膜下是与大脑相连的脊髓和神经，脊髓的最下端为脊髓圆锥，成年人约位于腰 1、2 椎体，圆锥以下是马尾神经。脊柱、脊髓 MRI 检查技术适用于脊柱和脊髓的炎症、肿瘤、外伤、退行性变、先天性异常和其他怀疑脊柱、脊髓及神经的病变，特别对椎管内病变的定位和定性诊断具有特殊价值。

【实验目的】

1. 掌握颈椎，胸椎，腰椎及骶尾椎 MRI 的检查方法。

2. 掌握脊柱与脊髓 MRI 扫描序列及扫描注意事项。

3. 熟悉 MRI 技术在脊柱脊髓疾病诊断中的临床应用价值。

【实验要求】

1. 认真核对磁共振成像（MRI）检查申请单，了解病情，明确检查目的和要求。对检查目的要求不清的申请单，应与临床申请医生核准确认。

2. 确认受检者没有禁忌证，心脏起搏器禁止该设备检查，使用带金属的各种抢救用具而不能去除者，术后体内留有金属物者，检查部位邻近体内有不能去除的金属置入物，早期妊娠（3 个月内）的妇女应避免磁共振扫描。并嘱受检者认真阅读检查注意事项，按要求做好检查前准备。

3. 进入检查室之前，应除去受检者身上携带的一切金属物品、磁性物质及电子器件。

4. 告诉受检者所需检查的时间，扫描过程中平静呼吸，不得随意运动，若有不适，可通过话筒或报警器与检查人员联系。

5. 婴幼儿、焦躁不安及幽闭恐惧症的受检者，根据情况给适量的镇静剂或麻醉药物。一旦发生幽闭恐惧症立即停止检查，让受检者脱离磁共振检查室。

6. 急症、危重症受检者，必须做磁共振检查时，应有临床医师陪同。

【实验器材】

1. 磁共振设备。

2. 脊柱线圈及体模或志愿者。

【实验注意事项】

1. 脊柱、脊髓应以矢状面、横轴面为基本扫描方位，冠状面为辅助扫描方位。一般选用 SE 序列 T_1 加权做矢状位扫描，颈、胸段以梯度回波（FLASH 或 FISP）做 T_2 加权，腰段用 SE 序列 T_2 加权。横轴方位选用 SE 序列 T_2 加权。梯度回波序列与梯度运动相位重聚（GRE）技术可同时使用，依据具体情况采用 T_1 加权、T_2 加权压脂技术。

2. 带金属避孕环妇女做胸腰骶尾椎段检查时需取环。

3. 磁共振扫描的适应证和禁忌证。

4. 做好磁共振检查前准备工作。

5. 检查中密切观察受检者反应，有异常及时处理。

【实验方法及步骤】

1. 受检者取仰卧位，人体中轴线与床面纵轴相一致。颈椎扫描要求将下颌骨下（甲状软骨隆突处）对准表面线圈中心。上胸椎扫描以胸骨柄和剑突连线的中点为中心，下胸椎扫描时中心可适当下移。腰骶椎扫描一般将髂嵴上 2cm 的连线对准表面线圈中心，根据病变部位可适当调整中心位置。胸椎扫描还须行椎体平面定位，做大范围含颈椎 2 的上胸椎定位或含骶椎 1 的下胸椎定位。

2. 颈椎扫描用颈椎表面线圈，胸腰骶脊柱用脊柱表面线圈。

3. 通常选择矢状面为基本扫描方位，根据病变特点，加做横断面或（和）冠状面的 T_2 加权像及 T_1 加权或压脂，了解神经根的压迫和病变的范围。

4. 扫描层厚矢状面 3～4mm，无间距，9～11 层全盖椎体，横断面及冠状面 3～6mm（图 5-27、图 5-28）。

5. SE 序列的扫描参数与颅脑检查相似。矢状及横断面扫描要在脊柱腹侧加饱和带，抑制主动脉搏动及呼吸伪影。多个椎间盘横断面扫描可使用多层面多角度 T_2 加权像序列。梯度回波序列的准 T_2 加权像能良好显示椎间盘病变,并可做椎管内脊髓成像,耗时短于 SE 序列的 T_2 加权像。

6. 增强扫描需做矢状、横断、冠状 3 个方位的 SE 序列 T_1 加权像并至少有一个方位压脂,层面位置及层厚与平扫一致。

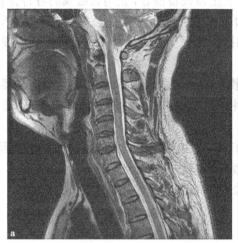
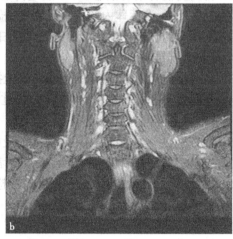

图 5-27 颈椎 MRI 图像
a. 矢状面 T_2WI;b. 冠状面 T_2WI

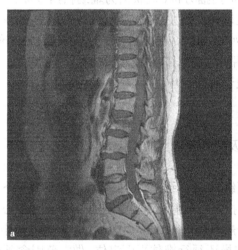
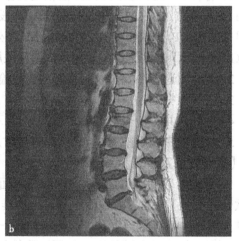

图 5-28 腰椎 MRI 图像
a. 矢状面 T_1WI;b. 矢状面 T_2WI

【实验总结】

脊髓应以矢状、横轴方位为基本扫描方位。一般选用 SE 序列 T_1 加权做矢状位扫描,颈、胸段以梯度回波(FLASH 或 FISP)做 T_2 加权,腰段用 SE 序列 T_2 加权。横轴方位选用 SE 序列 T_2 加权。梯度回波序列与梯度运动相位重聚(GRE)技术可同时使用。增强扫描需做矢状、横断、冠状 3 个方位的 SE 序列 T_1 加权像并至少有一个方位压脂,层面位置及层厚与平扫一致。

【实验思考】

1. 脊柱,脊髓 MRI 检查方法,扫描序列选择。

2. 正常脊柱 MRI 的解剖。

3. 正常脊柱脊髓的 MRI 信号表现。

4. 脑脊液在 T_1WI 和 T_2WI 分别呈什么信号?

5. 脊柱常见病变有哪些?

6. 正常椎间盘髓核在 T_2WI 为什么信号? 当其信号减低,常提示什么?

实验二　MR 椎管水成像(MRM)扫描技术

【临床概述】

磁共振椎管水成像技术(MRM)是磁共振水成像技术的一种。通过增加 TR、TE 时间的重 T_2 加权技术,使含水丰富而流动缓慢的蛛网膜下腔信号强度明显增高。并且使用压脂技术,脂肪信号得到抑制,使脊髓蛛网膜下腔中的脑脊液及向椎间孔延伸出去的神经根鞘清楚显示,从而达到与 X 线椎管造影相近的影像学效果。

【实验目的】

1. 掌握 MR 椎管水成像优点。

2. 掌握 MR 椎管水成像对椎管内疾病的诊断价值。

3. 掌握 MR 椎管水成像的扫描方法。

4. 了解 MR 椎管水成像扫描中应注意的问题。

【实验要求】

1. 认真核对磁共振成像(MRI)检查申请单,了解病情,明确检查目的和要求。对检查目的要求不清的申请单,应与临床申请医生核准确认。

2. 确认受检者没有禁忌证,心电起搏器者,使用带金属的各种抢救用具而不能去除者,术后体内留有金属夹子者,检查部位邻近体内有不能去除的金属置入物,早期妊娠(3 个月内)的妇女应避免磁共振扫描。并嘱受检者认真阅读检查注意事项,按要求准备。

3. 进入检查室之前,应除去受检者身上携带的一切金属物品、磁性物质及电子器件。

4. 告诉受检者所需检查的时间,扫描过程中平静呼吸,不得随意运动,若有不适,可通过话筒和检查人员联系。

5. 婴幼儿、焦躁不安及幽闭恐惧症的受检者,根据情况给适量的镇静剂或麻醉药物。一旦发生幽闭恐惧症立即停止检查,让受检者脱离磁共振检查室。

6. 急症、危重症受检者,必须做磁共振检查时,应有临床医师陪同。

【实验器材】

1. 磁共振设备。

2. 根据检查部位选用相应的专用线圈或特殊的线圈、体模及志愿者。

【实验注意事项】

脊柱内留有金属异物者不宜做此检查,该项检查不能动态观察脑脊液流动情况和获得蛛网膜下腔压力信息。另外,影像质量与 MR 扫描设备的性能有密切关系。适应证:

①碘过敏受检者;②不能接受蛛网膜下腔穿刺或穿刺失败受检者;③儿童和妊娠者(妊娠3个月以上),可避免X线辐射;④X线椎管造影完全梗阻,不能显示病变全貌者。

【实验方法及步骤】

一般在常规 MR 脊髓检查之后,采用 FSE 加脂肪抑制技术作冠状面重 T_2 加权椎管水成像。3T 磁共振技术参数如下:TR 8000～10 000ms,TE 200～250ms,采用冠状面,层厚 1～3mm 无间隔连续扫描。激励次数(NEX)3～4,回波链长度(ETL)16 个回波,矩阵 512/256(或 192),视野(FOV)24cm×28cm 或 20cm×15(或 20)cm。线圈根据部位用颈或胸或腰脊柱线圈。预饱和带为上、下、左、右,也可只加前、后。脂肪抑制用化学饱和法,附加技术用 ED(可延长动力学范围)、VB(可变带宽),有时用 FC(血流补偿)。将采集到的重 T_2 加权图像在工作站软件上进行三维(3D)最大信号强度投影(maximum intensity projection,MIP)重建,运用兴趣向量(VOI)技术对感兴趣区进行 3D 旋转观察,可 360 度旋转,观察各种不同角度的立体影像。对其他方法发现有椎管内占位性病变的病例均行常规 MR 脊髓成像和 MR 椎管水成像检查。如果受检者已有较全面的其他影像检查资料,可以省去常规 MR 脊髓成像序列,直接作 MR 椎管水成像。亦可采用 2D 成像技术采用多方位扫描观察。

【实验总结】

1. 椎间盘退变、骨质增生、椎体滑脱等各种原因所致的椎管狭窄,其狭窄的程度在 MRM 影像上能得到准确显示,还可同时显示 X 线脊髓造影所不能显示的神经根压迫情况。

2. MRM 是一种重 T_2 加权相,对蛛网膜囊肿及神经根囊肿的显示非常满意,可清楚地看到囊肿的大小、形状及有无神经根的压迫,其立体旋转的影像可从各个角度观察。

3. 由于 MRM 能从不同角度显示神经根,故对于各种神经根走行变异较常规 MRI 更具诊断价值,特别是对在椎管内走行较长的腰椎神经根显示更清楚。

【实验思考】

1. 磁共振椎管水成像注意事项?

2. MRM 临床应用价值?

3. 椎管正常的 MR 表现?

第九节 肌骨关节及软组织 MRI 检查技术

实验一 肩关节 MRI 检查技术

【临床概述】

肩关节由肩胛骨、肱骨、锁骨及其周围软组织构成,是一个关节盂较浅的球窝关节,是人体全身关节中活动度最大活动方位最多的关节。肩关节疼痛是困扰现代人,尤其是中老年人常见的关节之一,在磁共振应用于医学以前主要依靠临床医生体格检查诊断,随着肩关节磁共振成像(MRI)技术的不断发展,已经逐步成为很多肩关节病变的首选影像学检查方法。MRI 作为一种无创伤性检查手段,具有较高的软组织分辨力,能够多平面显示肩关节损伤情况,并能够反映其相关病理变化,尤其关节韧带及软骨病变的显示,优于其他影像学检查,对肩关节疾病诊断具有十分重要的价值,已被广泛应用于临床。

【实验目的】

1. 掌握肩关节 MRI 增强扫描特点及图像后处理。

2. 掌握肩关节 MRI 检查方法及步骤。

3. 熟悉肩关节的扫描前准备。

4. 熟悉肩关节的相关解剖及体表定位。

【实验要求】

1. 熟悉 MRI 工作状态及操作界面。

2. 掌握肩关节 MRI 扫描前准备（包括临床病史采集、注射方式等）。

3. 根据受检者申请单信息和要求，选择合理的扫描方案。

4. 图像质量达到影像诊断标准。

【实验器材】

1. 磁共振扫描仪及图像后处理工作站。

2. 包绕式表面线圈。

3. 干式激光胶片打印机及胶片。

4. 体模或志愿者。

5. 抢救器械如氧气瓶、血压计、呼吸气囊、心电监护仪、除颤仪和急救药品。

【实验注意事项】

1. 认真阅读检查要求及目的，确定检查范围和设计体位。

2. 检查前的准备情况：包括设备和受检者的准备。检查前嘱受检者去除检查部位的金属物品、腰围、腹带以及外敷药物等，避免伪影产生。

3. 对于婴幼儿、外伤、意识不清及躁动不安等躁动受检者，可依据情况给予药物镇静。

4. 肩关节 MRI 为偏中心扫描，使肩关节在成像磁场中心才能获得最大信号。

5. 扫描范围覆盖肩关节及其软组织。

【实验方法和步骤】

1. 认真阅读受检者申请单，在操作界面填写受检者信息（包括姓名、性别、检查号、检查部位等）。

2. 扫描体位

（1）受检者先坐于扫描床，线圈的中心对准肩峰，并将固定带绕过身体固定。

（2）仰卧位，头先进。

（3）身体向对侧移动，尽量将被扫描肩关节置于磁场中心。

（4）身体呈侧斜位，被扫描肩关节贴近床面，而另一侧身体抬高并在其下置放海绵垫，减轻呼吸运动伪影。

（5）上臂垫高与肩平，手掌向上，固定，减少运动伪影。

3. 定位像　打开定位灯，将受检者肩峰对准定位灯十字交叉处，扫描冠状面、矢状面及轴位定位像。

4. 普通平扫　扫描方位包括斜轴位，斜冠状位，斜矢状位。根据病变情况选择层厚。

（1）轴位扫描用冠状面定位像（T_2WI-fs、T_1WI），扫描层面与盂肱关节间隙垂直，上界包括肩锁关节，下至肱骨颈下。

（2）斜冠状位取轴位像定位（T_2WI-fs、T_1WI），扫描范围包括与冈上肌长轴平行，中心线对冈上肌肌腱中心,扫描范围为锁骨外侧至肩峰。

(3)斜矢状位取轴位像定位(T₂WI-fs),扫描层面垂直于冈上肌长轴,扫描范围包括肱骨头及关节盂。

5.增强扫描

(1)序列:SE序列T₁WI-fs。

(2)方位:横断面、斜冠状面、斜矢状位面,层位置,层厚及间隔均与平扫一致。

(3)注射方法:静脉注射MR钆对比剂后开始增强序列扫描,对比剂剂量0.2ml/kg体重或遵药品使用说明书。

6.扫描参数

(1)几何参数:2D序列层厚2~4mm,间隔0.2~0.4mm,FOV 160~180mm,矩阵≥256×192,激励次数≥1。3D梯度回波序列层厚0.5~2mm,间隔0.1~0.4mm,FOV 160mm,矩阵≥288×224,具体视其MR机型而适当调整。

(2)成像参数:T₂WI序列TR 2000~6000ms,TE 80~130ms;T₁WI序列TR 300~700ms,TE 10~30ms;PDWI序列TR 2000~6000ms,TE 10~30ms;3D梯度回波序列TR 7.3ms,TE 2.6~12ms,具体视其MR机型而适当调整。

7.图像后处理 3D梯度回波序列图像后处理采用最小采集层厚,重叠20%~30%的重建间隔对数据进行重建,2D序列一般无需后处理。

8.打印与图像传输

(1)调节窗宽窗位,适当放大或缩小图像,使图像位于窗格中间位置,根据图像总数计算,依次输入平扫图像、增强图像和后处理图像。平扫和增强测量信号值,原则上应在同一平面测量,以便分析对照。

(2)利用医学影像存储与传输系统(PACS)进行数字化存储和管理,实现影像信息本地及远程查询、浏览、打印等功能。

【实验总结】

1.扫描方位以斜冠状面为主。

2.序列以PDWI-fs、T₂WI-fs为主。

3.MRI扫描前的准备工作至关重要。

4.选择合适的肩关节扫描方式,有利于病变组织的检出及定性诊断。

5.图像后处理技术的应用,能很好地显示组织病变及血管。

6.能清晰显示关节盂、肱骨头、肩锁关节、冈上肌腱、冈下肌腱及肱二头肌长头肌腱等结构(图5-29)。

【实验思考】

1.肩关节MRI扫描前准备工作的内容是什么?目的和意义有哪些?

2.肩关节MRI扫描常用序列有哪些?

3.扫描常见伪影有哪些?

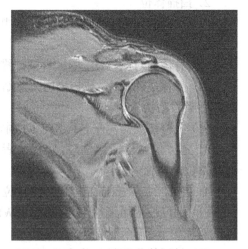

图5-29 肩关节冠状面T₂WI压脂

实验二　肘关节 MRI 检查技术

【临床概述】

肘关节由三个骨性结构构成,分别是肱骨、桡骨、尺骨。肱骨下端由肱骨小头和肱骨滑车构成,与桡骨头和尺骨构成关节,桡骨头与邻近尺骨切迹构成关节;肘关节关节囊前后壁薄弱,内外侧壁与内外侧副韧带加固。有关节积液或 MR 关节造影时,MRI 能清楚显示关节囊;MRI 能够区分肘关节五个主要滑膜隐窝,尤其在有关节积液或 MR 关节造影时易于识别。

【实验目的】

1. 掌握肘关节 MRI 检查方法及步骤。

2. 掌握肘关节 MRI 增强检查特点及图像后处理。

3. 熟悉肘关节的检查前准备。

4. 熟悉肘关节的相关解剖及体表定位范围。

【实验要求】

1. 熟悉 MRI 工作状态及操作界面。

2. 掌握肘关节 MRI 检查前准备(包括临床病史采集、注射方式等)。

3. 根据申请单信息和要求,选择合理的扫描方案。

4. 做到图像质量达到影像诊断标准。

【实验器材】

1. 磁共振扫描仪及图像后处理工作站。

2. 关节正交线圈、柔性线圈、体部或心脏矩形相列阵控线圈。

3. 干式激光胶片打印机及胶片。

4. 体模或志愿者。

5. 抢救器械如氧气瓶、血压计、呼吸气囊、心电监护仪、除颤仪和急救药品。

【实验注意事项】

1. 认真阅读申请单,明确检查要求及目的,确定检查范围和设计体位。

2. 检查前的准备情况:包括设备和受检者的准备。检查前嘱受检者去除全身的金属物品、腰围、腹带以及外敷药物等,避免伪影产生。

3. 对于婴幼儿、外伤、意识不清及躁动不安等受检者,可依据情况给予药物镇静。

4. 急危重受检者,必须做 MRI 检查时,应由临床医师陪同观察,所有抢救器械、药品必须齐备在扫描室外就近。

5. 给受检者讲述检查过程,消除恐惧心理,争取检查时合作。

【实验方法和步骤】

1. 操作界面填写受检者信息(包括姓名、性别、检查号、检查部位等)。

2. 扫描体位

(1)将肘关节置于线圈中心,并包绕固定。

(2)仰卧位,足先进或头先进、手放身体侧面,掌心向前。俯卧位、被检侧手举过头、掌心向下。

(3)将线圈卷成桶形,但不要重叠。内部空间用海绵垫填充。

（4）解剖正位，并记下偏中心的距离。上臂垫高与肩平，绑带固定，减少运动伪影。

3. 定位像及扫描基线　打开定位灯，将受检者肘关节对准定位灯十字交叉处。根据扫描基线和扫描范围获取正位定位像，可先取轴位或冠状位 SE 序列 T_1WI 作为定位像，再确定其他方位的扫描层面。

4. 普通平扫

（1）横轴面 T_2WI-fs，T_1WI，扫描基线在矢状面或冠状面上垂直于尺、桡骨长轴，范围上自肱骨干骺端，下达桡骨结节。

（2）斜冠状面 PDWI/T_2WI-fs、T_1WI，扫描基线在横轴面上平行于尺桡骨长轴，或平行于肱骨内，外上髁的连线，范围前缘达肱肌中份，后缘含肱三头肌腱。

（3）斜矢状面 T_2WI-fs，T_1WI，扫描基线在横轴面上垂直于尺、桡骨长轴，或垂直于肱骨内、外上髁的连线，范围内侧包括桡侧副韧带，外侧覆盖肱骨外上髁。

5. 增强扫描

（1）序列：T_1WI-fs。

（2）方位：横断面，斜矢状面及冠状面；层位置、层厚及间隔均与平扫一致。

（3）方法：静脉注射 MR 钆对比剂后开始增强序列扫描，剂量 0.2ml/kg，体重（0.1mmol/kg 体重）或遵药品使用说明书。

6. 扫描参数

（1）几何参数：层厚 2～4mm，间隔 0.2～0.4mm，FOV 120～160mm，矩阵 >256×192，激励次数≥1。具体视其 MR 机型而适当调整。

（2）成像参数：2D-T_2WI 序列：TR 2000～6000ms，TE 80～130ms；T_1WI 序列：TR 300～700ms，TE 10～30ms；PDWI 序列：TR 2000～6000ms，TE 10～30ms；3D 梯度回波序列：TR 7.3ms，TE 2.6～12ms。具体视其 MR 机型而适当调整。

（3）辅助优化技术：流动补偿、相位编码过采样、在长轴上下加预饱和带等为辅助可选项。

7. 图像后处理与图像显示　3D 梯度回波序列图像后处理采用最小采集层厚，20%～30% 的重建间隔原始图像作 MPR 多方位重建，2D 序列一般无需后处理。

8. 打印与图像传输

（1）调节窗宽窗位，适当放大或缩小图像，使图像位于窗格中间位置，根据图像总数计算窗格，依次输入平扫图像、增强图像和后处理图像。平扫和增强测量信号值，原则上应在同一平面测量，以便分析对照。

（2）利用医学影像存储与传输系统（PACS）进行数字化存储和管理，来实现影像信息本地及远程查询、浏览、打印等功能。

【实验总结】

1. MRI 能够明确肘关节和前臂骨骼、软组织解剖及其病变。

2. 临床症状及其肘关节屈、伸、旋前与旋后的关系等临床资料与拟诊病变对制定 MRI 检查计划非常重要。

3. 对某些特定的临床问题，受检者体位一定要恰当、舒适，应用最佳的扫描序列，才能最佳地显示病变及其特征，如肱二头肌附着处病变，肘关节屈曲摆放，显示最佳（图 5-30）。

【实验思考】

1. 肘关节的正常 MRI 及增强表现如何？

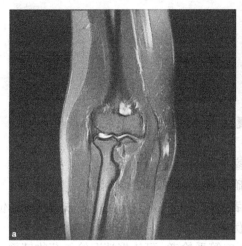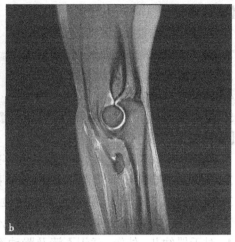

图 5-30　肘关节 MRI 图像

a. 冠状面；b. 矢状面

2. 肘关节的正常解剖和检查前准备有哪些？

3. 肘关节 MRI 扫描方案有哪些？

实验三　腕关节 MRI 检查技术

【临床概述】

　　腕关节又称桡腕关节，是典型的椭圆关节。腕关节由手的舟骨、月骨和三角骨的近侧关节面，桡骨的腕关节面和尺骨头下方的关节盘作为关节窝而构成。关节囊松弛，关节的前、后和两侧均有韧带加强，尺侧副韧带连于尺骨茎突与三角骨之间，桡侧副韧带连于桡骨茎突与舟骨之间，其中掌侧韧带最为坚韧，所以腕的后伸运动受限。腕关节是人体的重要关节，而这个关节很容易受伤，腕关节受伤后，对我们的日常生活会带来很大影响，所以了解腕关节的结构非常必要。

【实验目的】

　　1. 掌握腕关节 MRI 扫描步骤。

　　2. 掌握腕关节 MRI 增强扫描特点及图像后处理。

　　3. 熟悉腕关节的扫描前准备。

　　4. 熟悉腕关节 MRI 的检查方法。

　　5. 熟悉腕关节的相关解剖及体表定位。

【实验要求】

　　1. 熟悉 MRI 工作状态及操作界面。

　　2. 掌握腕关节 MRI 扫描前准备（包括临床病史采集、对比剂准备、注射方式、呼吸训练等）。

　　3. 根据受检者申请单信息和要求，选择合理的扫描方案。

　　4. 图像质量达到影像诊断标准。

【实验器材】

1. 磁共振扫描仪及图像后处理工作站。

2. 腕关节、膝关节表面线圈、柔性线圈。

3. 干式激光胶片打印机及胶片。

4. 体模或志愿者。

5. 抢救器械如氧气瓶、血压计、呼吸气囊、心电监护仪、除颤仪和急救药。

【实验注意事项】

1. 危重、老年体弱及婴幼儿受检者应有家属陪同。

2. 认真阅读申请明确检查要求及目的，确定检查范围和设计体位。

3. 检查前的准备情况：包括设备和受检者的准备。检查前嘱受检者去除检查部位的金属物品、腰围、腹带以及外敷药物等，避免伪影产生。

4. 对于婴幼儿、外伤、意识不清及躁动不安等受检者，可依据情况给予药物镇静。

5. 急危重受检者，必须做 MRI 检查时，应由临床医师陪同观察，所有抢救器械、药品必须齐备在扫描室外就近。

【实验方法和步骤】

1. 在操作界面填写受检者信息（包括姓名、性别、检查号、检查部位等）。

2. 扫描体位 四肢正交线圈、头线圈可取俯卧位，头先进，被检侧肢头上位伸直，掌心向下。其他线圈可取仰卧位，头先进，被检侧手自然放在身旁，掌心向上，身体外移使手腕部尽量置于床中心，线圈中心及定位中心对准腕关节。

3. 定位像 打开定位灯，将受检者腕关节对准定位灯十字交叉处，将检查部位送入磁体中心，获取冠状面、矢状面、横断面定位像。

4. 普通平扫

（1）横轴面 T_2WI-fs，T_1WI 扫描线在矢状面或冠状面定位像上垂直于尺、桡骨长轴，范围上至桡骨茎突、下达掌骨近端。

（2）冠状面 PDWI/T_2WI-fs、T_1WI 扫描线在横轴面定位像上平行于尺、桡骨茎突的连线，范围覆盖腕关节（含腕管）。

（3）矢状面 T_2WI-fs，T_1WI 扫描线在横轴面上定位像垂直于尺、桡骨茎突的连线，范围内含尺骨茎突、外含桡骨茎突。

（4）附加序列：可加扫 T_2^*WI，PDWI，重点观察三角纤维软骨复合体，无间隔薄层扫描，3D 梯度回波序列在腕关节有突出的优点，有利于观察盂唇和关节软骨病变，特别是 T_2^*WI 的 3D 序列对三角纤维软骨盘病变的定性有较大的帮助，但韧带的对比不如自选回波序列，诊断三角纤维软骨复合体撕裂困难时，可行腕关节 MRI 造影，但效果不明确，评价类似风湿关节炎或单侧尺桡关节半脱位的受检者，可俯卧位，双手头上位，用足够大的线圈，行双侧同层面对比检查。

5. 增强扫描

（1）序列：T_1WI-fs。

（2）方位：横断面，冠状面及矢状面；层位置、层厚、层间距与平扫一致。

（3）方法：手推静脉注射 MR 钆对比剂后开始增强序列扫描，剂量 0.2ml/kg 体重（0.1mmol/kg 体重）或遵药品使用说明书。

6. 扫描参数

（1）几何参数：2D 层厚 3mm，间隔 0.3mm，FOV 80～120mm，矩阵 >256×192，激励次数≥1。3D 序列层厚 0.5～2mm，间隔 0，FOV 100mm，矩阵 288×224，具体视其 MR 机型而适当调整。

（2）成像参数：T_2WI 序列：TR 2000～6000ms，TE 80～130ms；T_1WI 序列：TR 300～700ms，TE 10～30ms；PDWI 序列：TR 2000～6000ms，TE 10～30ms，具体视其 MR 机型而适当调整。

（3）辅助优化技术：流动补偿、相位编码过采样、在长轴上下加预饱和带等为辅助可选项。

7. 图像后处理与图像显示　3D 梯度扰相回波序列图像后处理采用最小采集层厚，重叠 30%～50% 的重建间隔对数据进行 MPR 重建。2D 序列一般无需后处理。

8. 打印与图像传输

（1）调节窗宽窗位，适当放大或缩小图像，使图像位于窗格中间位置，根据图像总数计算窗格，依次输入平扫图像、增强图像和后处理图像。平扫和增强测量信号值，原则上应在同一平面测量，以便分析对照。

（2）利用医学影像存储与传输系统（PACS）进行数字化存储和管理，实现影像信息本地及远程查询、浏览、打印等功能。

【实验总结】

1. 扫描方案以显示关节细微结构及病灶兴趣区为目的，设计小 FOV、薄层、高分辨力扫描方案。

2. 利用膝关节专用线圈行腕关节 MRI 检查双手及腕关节病变，提高小关节图像的信噪比和图像的空间分辨力，避免表面软线圈所产生的伪影。

3. 俯卧位冠状面及横断面能清晰显示双手及腕关节骨及软组织的解剖结构与异常病变，对小关节的病变能提供较客观的诊断，同时该体位又能在同一扫描序列中完成双手腕扫描，既有双手的对比，又能节省时间，为临床提供了很大的帮助，展示了乐观的前景（图 5-31）。

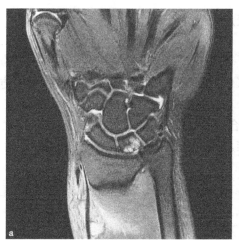 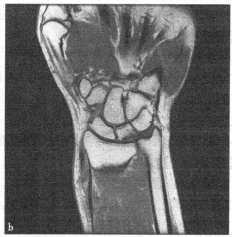

图 5-31　腕关节 MRI 图像
a. 冠状面 T_2WI；b. 冠状面 T_1WI

【实验思考】

1. 腕关节的正常 MRI 及增强表现如何？

2. 腕关节的正常解剖分析和检查前准备有哪些？

3. 腕关节 MRI 具体扫描方案有哪些？

4. 影响 MRI 图像质量的因素？

实验四　手与手指 MRI 检查技术

【临床概述】

双手部的骨骼约占人体全身 206 块骨的 1/4，手骨有 54 块（含腕部组成骨），有几十个关节，数条肌肉和韧带。

腕骨：属于短骨共八块、排成两列。近侧列由桡侧向尺侧依次为舟骨、月骨、三角骨、豌豆骨。远侧列依次为大多角骨、小多角骨、头状骨、钩骨。八块腕骨并未排在一个冠状平面上，而是构成一个掌面凹陷的纵行腕骨沟。各骨的相邻面都有关节面，彼此形成腕骨间关节。近侧列腕骨由于豌豆骨位于三角骨的掌侧面，故又由舟骨和三角骨共同构成一椭圆形的关节面，与桡骨形成桡腕关节。远侧列腕骨中，大多角骨与第一掌骨的关节面是鞍状关节面。掌骨，共五块，由桡侧向尺侧，分别称为第 1～5 掌骨，掌骨的近侧端为底接腕骨；远侧端为头接指骨；头底之间的部分为体。第一掌骨最短、最粗，第二掌骨最长。指骨，是长骨，共 14 块，拇指有 2 块指骨，其余各指都有 3 块，由近侧至远侧依次为近节指骨、中节指骨和远节指骨。每块指骨可分底、体、指节骨滑车（头）3 部分。远节指骨远侧端掌面膨大粗隆，称为远节指骨粗隆。

【实验目的】

1. 掌握手与手指关节 MRI 扫描方法及步骤。

2. 掌握手与手指关节 MRI 增强扫描特点及图像后处理。

3. 熟悉手与手指关节的扫描前准备。

4. 熟悉 MRI 的检查方法。

5. 熟悉手与手指关节的相关解剖及体表定位范围。

【实验要求】

1. 熟悉 MRI 工作状态及操作界面。

2. 掌握手与手指关节 MRI 扫描前准备（包括临床病史采集、对比剂准备、注射方式、呼吸训练等）。

3. 根据受检者申请单信息和要求，选择合理的扫描方案。

4. 如何做到图像质量达到影像诊断标准。

【实验器材】

1. 磁共振扫描仪及图像后处理工作站。

2. 腕关节表面线圈、柔线圈、头线圈等。

3. 干式激光胶片打印机及胶片。

4. 体模或志愿者。

5. 抢救器械如氧气瓶、血压计、呼吸囊、心电监护仪、除颤仪和急救药品。

【实验注意事项】

1. 危重、老年体弱及婴幼儿受检者应有家属陪同。

2. 了解检查的要求及目的。认真阅读检查要求及目的，确定检查范围和设计体位。

3. 检查前的准备情况：包括设备和受检者的准备。检查前嘱受检者去除全身金属物品、腰围、腹带以及外敷药物等，避免伪影产生。

4. 对于婴幼儿、外伤、意识不清及躁动不安等受检者，可依据情况给予药物镇静。

5. 急危重受检者，必须做 MRI 检查时，应由临床医师陪同观察，所有抢救器械、药品必须齐备在扫描室外就近。

【实验方法和步骤】

1. 认真阅读受检者申请单，在操作界面填写受检者信息（包括姓名、性别、检查号、检查部位等）。

2. 扫描体位　四肢正交线圈，头线圈可取俯卧位，头先进，被检侧肢头上位伸直，掌心向下。其他线圈可取仰卧位，头先进，被检侧手自然放在身旁，掌心向上，身体外移使手腕部尽量置于床中心，线圈中心及定位中心对准手中心。

3. 定位像及扫描基线　打开定位灯，将受检者第三掌指关节对准定位灯十字交叉处，送入磁体中心。获取冠状面、矢状面、横断面定位像。

4. 普通平扫

（1）横轴面 T_2WI-fs，T_1WI，扫描基线在矢状面或冠状面上垂直于尺、桡骨长轴，范围覆盖手（上至桡骨茎突，下达手指全部）。

（2）冠状面 PDWI、T_2WI-fs、T_1WI，扫描基线在横轴面上平行于尺、桡骨茎突的连线，范围覆盖手。

（3）矢状面 T_2WI-fs、T_1WI，扫描基线在横轴面上垂直于尺、桡骨茎突的连线，范围覆盖手。

5. 扫描参数

（1）几何参数：2D 层厚 1～2mm，间隔 0.3mm，FOV 80～120mm，矩阵≥256×192，激励次数≥1。3D 序列层厚 0.5～2mm，间隔 0，FOV 100mm，矩阵 288×224，具体视其 MR 机型而适当调整。

（2）成像参数：T_2WI 序列 TR 2000～6000ms，TE 80～130ms；T_1WI 序列：TR 300～700ms，TE 10～30ms；PDWI 序列：TR 2000～6000ms，TE 10～30ms，具体视其 MR 机型而适当调整。

（3）辅助优化技术：流动补偿、相位编码过采样、在长轴上下加预饱和带等为辅助可选项。

6. 图像后处理与图像显示　3D 序列图像后处理采用最小采集层厚，重叠 30%～50% 的重建间隔对数据进行重建。

7. 打印与图像传输

（1）调节窗宽窗位，适当放大或缩小图像，使图像位于窗格中间位置，根据图像总数计算窗格，依次输入平扫图像、增强图像和（或）后处理图像。平扫和增强测量信号值，原则上应在同一平面测量，以便分析对照。

（2）利用医学影像存储与传输系统（PACS）进行数字化存储和管理，来实现影像信息本地及远程查询、浏览、打印等功能。

【实验总结】

1. 扫描方案以显示关节细微结构及病灶兴趣区为目的，设计小FOV、薄层、高分辨力扫描。

2. 利用膝关节专用线圈进行双手及腕关节MRI检查，提高了小关节图像的信噪比和图像的空间分辨力，避免了表面软线圈易致的卷褶伪影。

3. 能清晰显示双手、腕关节骨及软组织的解剖结构与异常病变，对小关节的病变能提供较客观的诊断，同时该体位又能在同一扫描序列中完成双手腕扫描，既有双手的对比，又能节省时间，为临床提供了很大的帮助（图5-32）。

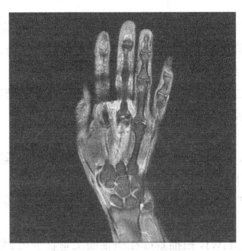

图5-32　手冠状面MRI图像

【实验思考】

1. MRI检查前需对被受者做哪些准备？

2. 手与手指MRI扫描的定位方法？

3. 手与手指关节MRI扫描时怎么选择线圈？

4. 影响MRI图像质量的因素？

实验五　髋关节与骨盆MRI检查技术

【临床概述】

髋关节由髋臼和股骨头组成，髋臼中央凹陷为髋臼窝，内被脂肪组织填充，在其下部有一宽而深的髋臼切迹，被髋臼横韧带封闭。股骨头呈半圆形，其关节面约为圆球的2/3，几乎全部纳入髋臼内，周围有韧带加强，是人体关节中最稳定的球窝关节。骨盆前面以耻骨联合上缘、耻骨结节、腹股沟与髂嵴前份的连线与腹部为界，后面以髂嵴后份和骶后上棘至尾骨尖的连线与腰区及骶尾区分界。骨盆的内腔为盆腔，向上续接腹腔，下方由会阴的软组织封闭。盆部与会阴含消化、泌尿和生殖系的末端及外生殖器。在断层解剖学中,男性盆部和会阴上界为第5腰椎间盘平面,下界为阴囊消失平面,女性盆部和会阴上界为第5腰椎间盘平面,下界为女阴消失平面。

【实验目的】

1. 掌握髋关节与骨盆MRI扫描方法及步骤。

2. 掌握髋关节与骨盆MRI增强扫描特点及图像后处理。

3. 熟悉髋关节与骨盆的相关解剖及体表定位。

4. 熟悉髋关节与骨盆的扫描前准备。

【实验要求】

1. 熟悉MRI工作状态及操作界面。

2. 掌握髋关节与骨盆MRI扫描前准备(包括临床病史采集、注射方式等)。

3. 根据受检者申请单信息和要求,选择合理的扫描方案。

4. 如何做到图像质量达到影像诊断标准。

【实验器材】

1. 磁共振扫描仪及图像后处理工作站。

2. 体部或心脏矩形相列阵控线圈。

3. 干式激光胶片打印机及胶片。

4. 体模或志愿者。

5. 抢救器械如氧气瓶、血压计、呼吸气囊、心电监护仪、除颤仪和急救药品。

【实验注意事项】

1. 认真阅读检查申请要求及目的,确定检查范围和设计体位。

2. 检查前的准备情况:包括设备和受检者的准备。检查前嘱受检者去除检查部位的金属物品、腰围、腹带以及外敷药物等,避免伪影产生。

3. 对于婴幼儿、外伤、意识不清及躁动不安等躁动受检者,可依据情况给予药物镇静。

4. 急危重受检者,必须做MRI检查时,应由临床医师陪同观察,所有抢救器械、药品必须齐备在扫描室外就近。

5. 确认没有检查禁忌证。

6. 给受检者讲述检查过程,消除恐惧心理,争取检查时合作。

【实验方法与步骤】

1. 在操作界面填写受检者信息(包括姓名、性别、检查号、检查部位等)。

2. 扫描体位

(1)髋关节:仰卧位,头先进,双手自然放于身体两侧,人体长轴与床面长轴一致,尽量保持髋关节对称。线圈中心及定位中心对准耻骨联合上1~2cm。

(2)骨盆:仰卧位,头先进,双手自然放于身体两侧。线圈中心及定位中心对准髂前上棘连线。

3. 普通平扫

髋关节:

(1)横断面PDWI/T$_2$WI-fs、T$_1$WI扫描基线在冠状面定位像上平行于两侧股骨头中心连线,范围上含髋臼,下达股骨大转子。

(2)冠状面PDWI/T$_2$WI-fs。扫描基线在横轴面定位像上平行于两侧股骨头中心连线,范围前至股骨头前缘,后到股骨大转子后缘(图5-33)。

(3)附加序列:矢状面T_2WI-fs,T_1WI常用于股骨头缺血坏死范围的测量;加扫PDWI、T_2WI、3D梯度回波序列对髋臼唇及髋关节软骨病变的显示有一定优势;斜矢状面(平行于股骨颈)可观察髋臼唇的垂直断面;斜冠状面(垂直于前后唇连线)可较好显示上下髋臼唇;对髋关节唇及关节软骨病变需要进一步诊断时,可行单侧髋关节MRI造影。

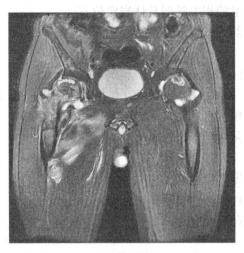

图5-33 髋关节冠状面MRI图

骨盆:

(1)横断面:T_2WI-fs,T_1WI扫描基线在冠状面定位像上平行于髂前上棘连线,范围上至髂嵴上缘,下达耻骨联合下缘。

(2)冠状面:PDWI/T_2WI-fs、T_1WI。扫描基线在横断面定位像上平行于髂前上棘连线,范围含髂骨翼前后缘,或病灶感兴趣区。

4.增强扫描

髋关节与骨盆:

(1)序列:T_1WI-fs。

(2)方位:横断面,冠状面,矢状面;层位置、层厚、间隔均与平扫一致。

(3)方法:手推静脉注射MR钆对比剂后开始增强序列扫描,剂量0.2ml/kg体重(0.1mmol/kg体重)或遵药品使用说明书。

5.扫描参数

髋关节:

(1)几何参数:层厚4~5mm,间隔0.6~1mm,FOV 300~340mm,矩阵约等于或大于256×192,激励次数≥1。具体视其他参数及MR机型而适当调整。

(2)成像参数:T_2WI序列:TR 2000~6000ms,TE 80~130ms;T_1WI序列:TR 300~700ms,TE 10~30ms;PDWI序列:TR 2000~6000ms,TE 10~30ms,具体视其他参数及MR机型而适当调整。

(3)辅助优化技术:流动补偿、相位编码过采样等。

骨盆:

(1)几何参数:层厚5~6mm,间隔1~1.5mm,FOV 320~380mm,矩阵≥256×192。

激励次数≥1。具体视其他参数及 MR 机型而适当调整。

（2）成像参数：T_2WI 序列 TR 2000～6000ms，TE 80～130ms；T_1WI 序列 TR 300～700ms，TE 10～30ms；PDWI 序列 TR 2000～6000ms，TE 10～30ms，具体视其他参数及 MR 机型而适当调整。

（3）辅助优化技术：流动补偿、相位编码过采样等、垂直于呼吸运动方向的预饱和带等技术。

6. 图像后处理与图像显示　图像显示一般采取软组织窗，图像后处理采用最小采集层厚，重叠 40%～50% 的重建间隔对数据进行重建。

7. 打印与图像传输

（1）调节窗宽窗位，适当放大或缩小图像，使图像位于窗格中间位置，根据图像总数计算窗格，依次输入平扫图像、增强图像和（或）后处理图像。平扫和增强测量信号值，原则上应在同一平面测量，以便分析对照。

（2）利用医学影像存储与传输系统（PACS）进行数字化存储和管理，来实现影像信息本地及远程查询、浏览、打印等功能。

【实验总结】

1. MR 扫描横断位图像，可作为斜矢状位和冠状位图像的补充。

2. 可适用于股骨头缺血性坏死，先天性髋关节脱位，股髋撞击综合征等病变。

3. MRI 扫描前的准备工作至关重要。

4. 扫描参数及时相的正确选择，是优质图像质量的保证，有利于病变组织的检出及定性诊断。

【实验思考】

1. 髋关节与骨盆的检查前准备与特殊注意事项有哪些？

2. 髋关节与骨盆的 MRI 扫描表现？

3. 如何对髋关节与骨盆进行扫描定位？

4. 影响扫描图像质量的因素？

实验六　骶髂关节 MRI 检查技术

【临床概述】

骶髂关节由骶骨与髂骨的耳状面相对而构成。骶骨的耳状面在上位 3 个骶骨的侧部，朝向后外，其前面较后面宽。髂骨的耳状面朝向前内。相对关节面粗糙不平，二者之间的靠结缔组织结合十分紧密。骶髂关节面上覆有关节软骨，两侧参差不齐的关节面相互交错，借以稳定关节。骶髂关节的前后有长短不等的韧带保护，在髂骨粗隆与骶骨粗隆之间有骶骨间韧带加强。

骶髂关节活动范围极小，是人体躯干向下肢传递重量与支撑身体的关节，双足或两侧坐骨结节所受的外力，通过骶髂关节传到躯干。具有承上启下的作用。骶髂关节是基座，由于骶髂关节解剖结构发生改变，上可导致脊柱内外平衡的失调而引起全身多种疾病，下可引起臀部与下肢的疼痛与活动异常，并可造成盆腔脏器的功能紊乱，而这些可通过整复骨盆而得到治愈。

【实验目的】

1. 掌握骶髂关节 MRI 扫描方法及步骤。

2. 掌握骶髂关节 MRI 增强扫描特点及图像后处理。

3. 熟悉骶髂关节的相关解剖及体表定位。

4. 熟悉骶髂关节的扫描前准备。

【实验要求】

1. 熟悉 MRI 工作状态及操作界面。

2. 掌握骶髂关节 MRI 扫描前准备（包括临床病史采集、注射方式等）。

3. 根据受检者申请单信息和要求，选择合理的扫描方案。

4. 如何做到图像质量达到影像诊断标准。

【实验器材】

1. 磁共振扫描仪及图像后处理工作站。

2. 体部或心脏矩形相列阵控线圈。

3. 干式激光胶片打印机及胶片。

4. 体模或志愿者。

5. 抢救器械如氧气瓶、血压计、呼吸气囊、心电监护仪、除颤仪和急救药品等。

【实验注意事项】

1. 认真阅读申请明确检查要求及目的，确定检查范围和设计体位。

2. 检查前的准备情况：包括设备和受检者的准备。检查前嘱受检者去除检查部位的金属物品、腰围、腹带以及外敷药物等，避免伪影产生。

3. 对于婴幼儿、外伤、意识不清及躁动不安等躁动受检者，可依据情况给予药物镇静。

4. 急危重受检者，必须做 MRI 检查时，应由临床医师陪同观察，所有抢救器械、药品必须齐备在扫描室外就近。

5. 给受检者讲述检查过程，消除恐惧心理，争取检查时合作。

【实验方法与步骤】

1. 在操作界面填写受检者信息（包括姓名、性别、检查号、检查部位等）。

2. 扫描体位　仰卧位，头先进，双手自然放于身体两侧，人体长轴与床面长轴一致，尽量保持两侧髂前上棘对称。线圈中心及定位中心对准两侧髂前上棘连线中点。

3. 普通平扫

（1）斜横断面：T_2WI-fs、T_1WI。扫描基线在冠状面上平行于两侧髂前上棘连线，矢状面垂直于骶骨长轴，范围含骶髂关节上下缘。

（2）斜冠状面：T_2WI-fs、T_1WI、3D 梯度回波 - 抑脂序列。扫描基线在横轴像上平行于两侧髂前上棘连线，矢状面像上平行于骶骨长轴，范围含骶髂关节前后缘。

（3）附加序列：可加扫 $PDWI$、T_2WI 观察骶髂关节面的病变；3D 梯度回波序列（3D-T_1-水激励序列、MERGE 序列等）对显示骶髂关节面、滑膜等细节较有意义。

4. 增强扫描

（1）序列：T_1WI-fs。

（2）方位：横断面，冠状面；层位置、层厚、间隔均与平扫一致。

（3）方法：手推静脉注射 MR 钆对比剂后开始增强序列扫描，剂量 0.2ml/kg 体重

(0.1mmol/kg 体重)或遵药品使用说明书。

5. 扫描参数

(1)几何参数：层厚 4～5mm，间隔 1mm，FOV 260～300mm，矩阵＞256×192，激励次数≥1，具体视其 MR 机型而适当调整。

(2)成像参数：T_2WI 序列：TR 2000～6000ms，TE 80～130ms；T_1WI 序列：TR 300～700ms，TE 10～30ms；PDWI 序列 TR 2000～6000ms，TE 10～30ms，具体视其 MR 机型而适当调整。

(3)辅助优化技术：流动补偿、相位编码过采样等。

6. 图像后处理与图像显示　图像显示一般采取软组织窗，图像后处理采用最小采集层厚，重叠 40%～50% 的重建间隔对数据进行重建。

7. 打印与图像传输

(1)调节窗宽窗位，适当放大或缩小图像，使图像位于窗格中间位置，根据图像总数计算窗格数，依次输入平扫图像、增强图像和(或)后处理图像。平扫和增强测量信号值，原则上应在同一平面测量，以便分析对照。

(2)利用医学影像存储与传输系统(PACS)进行数字化存储和管理，来实现影像信息本地及远程查询、浏览、打印等功能。

【实验总结】

1. 骶髂关节 MRI 扫描尤其适于强直性脊柱炎，对临床诊断该病有很大的帮助。

2. 脂肪抑制技术是磁共振成像方法之一，也是骶髂关节 MRI 检查中重要的技术。

3. MR 图像对细小解剖结构显示越清楚，其空间分辨力越高。

【实验思考】

1. 骶髂关节的 MRI 扫描的常规程序？

2. 骶髂关节的 MRI 扫描表现？

3. 如何对骶髂关节进行扫描定位？

4. 扫描时序列参数对图像质量的影响？

实验七　膝关节 MRI 检查技术

【临床概述】

膝关节是人体最大且最复杂的关节。膝关节的主要结构包括股骨下端、胫骨上端及髌骨之关节面，膝关节之所以能活动自如又不会发生脱位，主要是前、后交叉韧带、内侧韧带、外侧韧带、关节囊及附着于关节附近的肌腱提供了关节稳定性。此外，关节中内外侧各有一块重要的半月板除了可以吸收部分关节承受的负重外，亦可增加关节的稳定性。另外，借助位于关节前后肌肉群的拉动，让关节可以弯曲及伸直。

膝关节囊的滑膜层是全身关节中最宽阔最复杂的，附着于该关节各骨的关节面周缘，覆盖关节内除了关节软骨和半月板以外的所有结构。滑膜在髌骨上缘的上方，向上突起形成深达 5cm 左右的髌上囊于股四头肌腱和股骨体下部之间。在髌骨下方的中线两侧，部分滑膜层突向关节腔内，形成一对翼状襞，襞内含有脂肪组织，充填关节腔内的空隙。还有不与关节腔相通的滑液囊，如位于髌韧带与胫骨上端之间的髌下深囊。整个关节有关节囊包裹关节腔,独立的小环境,正常膝关节液体很少,一旦受伤可以有血性积液,时间较长变成黄色黏稠的液体;关节内疾病往往伴有滑膜炎,活动多了就会肿胀。积液多时浮髌试验阳性,即手指按髌骨有漂浮感;滑膜有时会在关节缝隙处嵌顿引发疼痛,特点是关节负重时屈曲到某个角度疼痛,需要与髌骨软化症鉴别。

【实验目的】

1. 掌握膝关节 MRI 扫描方法及步骤。

2. 掌握膝关节 MRI 增强扫描特点及图像后处理。

3. 熟悉膝关节的相关解剖及体表定位。

4. 熟悉膝关节的扫描前准备。

【实验要求】

1. 熟悉 MRI 工作状态及操作界面。

2. 掌握膝关节 MRI 扫描前准备(包括临床病史采集、注射方式等)。

3. 根据受检者申请单信息和要求,选择合理的扫描方案。

4. 如何做到图像质量达到影像诊断标准。

【实验器材】

1. 磁共振扫描仪及图像后处理工作站。

2. 关节正交线圈 / 柔性线圈 / 体部或心脏矩形相列阵控线圈。

3. 干式激光胶片打印机及胶片。

4. 体模或志愿者。

5. 抢救器械如氧气瓶、血压计、呼吸气囊、心电监护仪、除颤仪和急救药品。

【实验注意事项】

1. 认真阅读检查申请明确要求及目的,确定检查范围和设计体位。

2. 检查前的准备情况:包括设备和受检者的准备。检查前嘱受检者去除全身金属物品、腰围、腹带以及外敷药物等,避免伪影产生。

3. 对于婴幼儿、外伤、意识不清及躁动不安等躁动受检者,可依据情况给予药物镇静。

4. 急危重受检者,必须做 MRI 检查时,应由临床医师陪同观察,所有抢救器械、药品必须齐备在扫描室外就近。

5. 给受检者讲述检查过程,消除恐惧心理,争取检查时合作。

【实验方法与步骤】

1. 在操作界面填写受检者信息(包括姓名、性别、检查号、检查部位等)。

2. 扫描体位　仰卧位,头先进,双手自然放在身体两侧,人体长轴与床面长轴一致脚尖向前。被检测膝关节屈曲 10°～15°,以使前交叉韧带处于拉直状态。线圈中心及定位中心对准髌骨下缘,可用沙袋固定膝关节。

3. 普通平扫

(1) 横断面:PDWI-fs。扫描基线在冠状面或矢状面定位像上平行于股骨与胫骨的关节面,范围上至髌上囊或病灶兴趣区,下达胫骨粗隆。

(2) 冠状面:T$_2$WI-fs、T$_1$WI。扫描基线在横轴面定位像上平行于股骨内、外侧髁后缘的连线或髁间窝底水平线,范围前至髌骨前缘,后达股骨内、外侧髁连线后方。

(3) 斜矢状面:T$_2$WI-fs、PDWI。扫描基线在横轴面定位像上向前内倾斜 15° 与股骨外髁外缘平行,范围含内、外髁。

(4)附加序列:矢状面 T_2*WI 对半月板病变的敏感性较高,但显示骨髓水肿的能力较差;矢状面 3D 梯度回波序列在诊断关节软骨病变有较大优势,并可作任意方位 MPR 重建;疑半月板再次撕裂、关节软骨病变、或显示关节内游离体可行膝关节 MRI 造影。

4. 增强扫描

(1)序列:T_1WI-fs。

(2)方位:横断面,冠状面及矢状面,层位置、层厚、间隔均与平扫一致。

(3)方法:手推静脉注射 MR 钆对比剂后开始增强序列扫描,剂量 0.2ml/kg 体重(0.1mmol/kg 体重)或遵药品使用说明书。

5. 扫描参数

(1)几何参数:2D 层厚 4~5mm,间隔 0.5mm,FOV 160~180mm,矩阵 >256×192。激励次数≥1,3D 序列层厚 1~3mm,间隔 0,FOV 160~180mm,矩阵 288×256。具体视其他参数及 MR 机型而适当调整。

(2)成像参数:T_2WI 序列:TR 2000~6000ms,TE 80~130ms;T_1WI 序列:TR 300~700ms,TE 10~30ms;PDWI 序列:TR 2000~6000ms,TE 10~30ms,3D 梯度回波序列:TR 13.4ms,TE 2.6~12ms,具体视其 MR 机型而适当调整。

(3)辅助优化技术:流动补偿、相位编码过采样等辅助可选项。

6. 图像后处理与图像显示　图像显示一般采取软组织窗,图像后处理采用最小采集层厚,重叠 40%~50% 的重建间隔对数据进行重建。2D 序列一般无需后处理,3D 梯度回波序列原始图像作 MPR 多方位重建(图 5-34)。

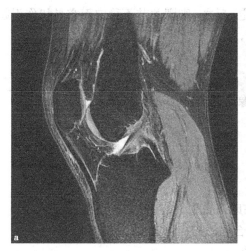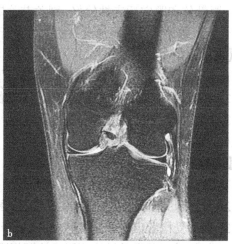

图 5-34　膝关节 MRI 图
a. 矢状面；b. 冠状面

7. 打印与图像传输

(1)调节窗宽窗位,适当放大或缩小图像,使图像位于窗格中间位置,根据图像总数计算窗格,然后依次输入平扫图像、增强图像和后处理图像。平扫和增强测量信号值,原则上应在同一平面测量,以便分析对照。

（2）利用医学影像存储与传输系统（PACS）进行数字化存储和管理，来实现影像信息本地及远程查询、浏览、打印等功能。

【实验总结】

1. 膝关节 MRI 扫描可适用于髌骨和髌后软骨损伤、膝关节损伤和股骨下端骨髓损伤、前后交叉韧带损伤、膝关节半月板损伤等病。

2. 常规的膝关节 MRI 扫描包括横断面、冠状面和矢状面，半月板的病变主要在矢状面及冠状面显示优越；矢状面还能较好的显示交叉韧带；内外侧胫股关节在冠状面和矢状面显示较佳；而髌股关节的显示最好在横断面和矢状面。

3. 熟悉扫描前准备和注意事项对扫描的正确性有很大的帮助，并能节约时间。

【实验思考】

1. 膝关节 MRI 扫描前需对被检测者做哪些准备？

2. 膝关节的 MRI 扫描步骤？

3. 如何选择膝关节扫描线圈？

实验八　踝关节 MRI 检查技术

【临床概述】

踝关节由胫骨远端、腓骨远端和距骨体构成。踝关节的稳定性由骨结构、韧带、关节囊所决定。胫骨远端内侧突出部分为内踝，后缘呈唇状突起为后踝，腓骨远端突出部分为外踝。内踝、外踝和胫骨下端关节面构成踝穴，包容距骨体。距骨体前宽后窄，踝关节背伸，距骨体和踝穴适应性较好，踝关节稳定，反之，则踝关节不稳定而容易扭伤引起踝关节骨折。踝关节骨折是最常见的关节骨折，多见于青壮年。

【实验目的】

1. 掌握踝关节 MRI 扫描方法及步骤。

2. 掌握踝关节 MRI 增强扫描特点及图像后处理。

3. 熟悉踝关节的相关解剖及体表定位。

4. 熟悉踝关节的扫描前准备。

【实验要求】

1. 熟悉 MRI 工作状态及操作界面。

2. 掌握踝关节 MRI 扫描前准备（包括临床病史采集、注射方式等）。

3. 根据受检者申请单信息和要求，选择合理的扫描方案。

4. 如何做到图像质量达到影像诊断标准。

【实验器材】

1. 磁共振扫描仪及图像后处理工作站。

2. 关节正交线圈、柔性线圈、体部或心脏矩形相列阵控线圈。

3. 干式激光胶片打印机及胶片。

4. 体模或志愿者。

5. 抢救器械如氧气瓶、血压计、呼吸气囊、心电监护仪、除颤仪和急救药品。

【实验注意事项】

1. 认真阅读申请明确检查要求及目的,确定检查范围和设计体位。

2. 检查前的准备情况:包括设备和受检者的准备。检查前嘱受检者去除全身的金属物品、腰围、腹带以及外敷药物等,避免伪影产生。

3. 对于婴幼儿、外伤、意识不清及躁动不安等躁动受检者,可依据情况给予药物镇静。

4. 急危重受检者,必须做 MRI 检查时,应由临床医师陪同观察,所有抢救器械、药品必须齐备在扫描室外就近。

5. 给受检者讲述检查过程,消除恐惧心理,争取检查时合作。

【实验方法与步骤】

1. 认真阅读受检者申请单,在操作界面填写受检者信息(包括姓名、性别、检查号、检查部位等)。

2. 扫描体位　仰卧位,脚先进,双手自然放在身体两侧,踝关节自然放松脚尖向前足跖屈约 20°(减少魔角效应,显示腓骨长短肌腱及跟腓韧带更清晰)。线圈中心及定位中心对准内、外踝连线。

3. 普通平扫

(1) 斜横断面:T_2WI-fs、T_1WI。扫描基线在矢状面像上平行于距骨顶关节面,在冠状面像上平行于内、外踝连线,范围上至胫腓关节,下达跟骨中部。

(2) 冠状面:PDWI/T_2WI-fs、T_1WI。扫描基线在横轴面或矢状位上平行于内、外踝的连线,范围前至距骨前缘,后达跟骨中部。

(3) 矢状面:T_2WI-fs、T_1WI。扫描基线在横轴面或冠状面垂直于胫骨内外踝连线,范围左右含胫骨内、外踝。

4. 增强扫描

(1) 序列:T_1WI-fs。

(2) 方位:斜横断面,冠状面及矢状面,层位置、层厚、间隔均与平扫一致。

(3) 方法:手推静脉注射 MR 钆对比剂后开始增强序列扫描,剂量 0.2ml/kg 体重(0.1mmol/kg 体重)或遵药品使用说明书。

5. 扫描参数

(1) 几何参数:2D 序列层厚 4～5mm,间隔 0.5mm,FOV 160～180mm,矩阵 >256×192,激励次数≥1,3D 序列层厚 1～2mm,层间距 0,FOV 160～180mm,矩阵 288×256。具体视其他参数及 MR 机型而适当调整。

(2) 成像参数:T_2WI 序列:TR 2000～6000ms, TE 80～130ms;T_1WI 序列:TR 300～700ms, TE 10～30ms; PDWI 序列 TR 2000～6000ms, TE 10～30ms; 3D 梯度回波序列:TR 13.4ms, TE 2.6～12ms,具体视其 MR 机型而适当调整。

(3) 辅助优化技术:流动补偿、相位编码过采样等辅助可选项。

6. 图像后处理与图像显示　图像显示一般采取软组织窗,图像后处理采用最小采集层厚,重叠 40%～50% 的重建间隔对数据进行重建。2D 序列一般无需后处理,3D 梯度回波序列原始图像作 MPR 多方位重建(图 5-35)。

7. 打印与图像传输

(1) 调节窗宽窗位,适当放大或缩小图像,使图像位于窗格中间位置,根据图像总数计算窗格（行×列），依次输入平扫图像、增强图像和（或）后处理图像。平扫和增强测量信号值，原则上应在同一平面测量，以便分析对照。

（2）利用医学影像存储与传输系统（PACS）进行数字化存储和管理，来实现影像信息本地及远程查询、浏览、打印等功能。

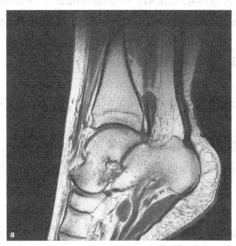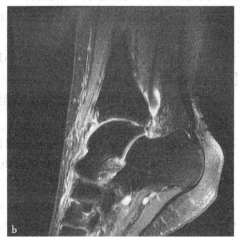

图 5-35　踝关节矢状面 MRI 图像
a. T_1WI；b. T_2WI 压脂

【实验总结】

1. 踝关节 MRI 扫描的检查前准备至关重要。

2. 伪影干扰越大，图像的变形、重叠、缺失、模糊程度越重。

3. 对有心理阴影者，对其进行心理疏导更有利于扫描的顺利进行。

【实验思考】

1. 踝关节扫描时应注意哪些问题？

2. 踝关节 MRI 扫描前需对被检测者做哪些准备？

3. 踝关节的 MRI 扫描表现？

4. 如何选择踝关节扫描线圈？

实验九　足 MRI 检查技术

【临床概述】

　　足部由 26 块骨骼、20 多条肌肉及 100 多条韧带构成。足掌是身体的根基部分，如足部出现问题，身体整体都会受到影响。

　　足部的骨骼包括跗骨、跖和趾骨。跗骨共 7 块，属短骨。分前、中、后三列。后列包括上方的距骨和下方的跟骨，中列为位于距骨前方的足舟骨；前列为内侧楔骨、中间楔骨、外侧楔骨，及跟骨前方的骰骨。跖骨共 5 块，为第 1~5 跖骨。每一跖骨近端为底，与跗骨相接，中间为体，远端称头，与近节趾骨形成关节。第 5 跖骨底向后突出，称第 5 跖骨粗隆在体表可打到。趾骨共 14 块。鉧趾为 2 节，其余各趾为 3 节。形态和命名与指骨相同，姆趾骨粗壮，其余趾骨细小，第 5 趾的远节趾骨甚小，往往与中节趾骨融合。

足部关节有距小腿关节（踝关节）、跗骨间关节、跗跖关节、跖骨间关节、趾骨间关节。跗骨间关节为跗骨诸骨之间的关节，数目较多，以距跟关节（距下关节）、距跟舟关节和跟骰关节较为重要。距跟关节和距跟舟关节在机能上是联合关节。跟骰关节和距跟舟关节联合构成附横关节呈横位"S"形。跗跖关节又名 Lisfranc 关节，由 3 块楔骨和骰骨的前端与 5 块跖骨的底构成，可作轻微滑动及屈、伸运动。跖骨间关节由 1～5 跖骨底毗邻面构成。连接紧密，活动甚微。跖趾关节由跖骨头与近节趾骨底构成，可作轻微的屈、伸和收、展运动。

【实验目的】

1. 掌握足 MRI 扫描方法及步骤。
2. 掌握足 MRI 增强扫描特点及图像后处理。
3. 熟悉足的相关解剖及体表定位。
4. 熟悉足的扫描前准备。

【实验要求】

1. 熟悉 MRI 工作状态及操作界面。
2. 掌握足 MRI 扫描前准备（包括临床病史采集、注射方式等）。
3. 根据受检者申请单信息和要求，选择合理的扫描方案。
4. 如何做到图像质量达到影像诊断标准。

【实验器材】

1. 磁共振扫描仪及图像后处理工作站。
2. 关节正交线圈、柔性线圈、头线圈、体部或心脏矩形相列阵控线圈。
3. 干式激光胶片打印机及胶片。
4. 体模或志愿者。
5. 抢救器械如氧气瓶、血压计、呼吸气囊、心电监护仪、除颤仪和急救药品。

【实验注意事项】

1. 认真阅读检查申请明确检查要求及目的，确定检查范围和设计体位。
2. 检查前的准备情况：包括设备和受检者的准备。检查前嘱受检者去除全身金属物品、腰围、腹带以及外敷药物等，避免伪影产生。
3. 对于婴幼儿、外伤、意识不清及躁动不安等躁动受检者，可依据情况给予药物镇静。
4. 急危重受检者，必须做 MRI 检查时，应由临床医师陪同观察，所有抢救器械、药品必须齐备在扫描室外就近。
5. 给受检者讲述检查过程，消除恐惧心理，争取检查时合作。

【实验方法与步骤】

1. 在操作界面填写受检者信息（包括姓名、性别、检查号、检查部位等）
2. 扫描体位　仰卧位，脚先进，双手自然放在身体两侧，人体长轴与床面长轴一致。足部伸直或自然放松，沙袋固定。线圈中心及定位中心对准足中心或病灶感兴趣区。
3. 普通平扫

（1）横断面：T$_2$WI-fs、T$_1$WI。扫描基线在冠状面或矢状面定位像上垂直于足长轴，范围覆盖病灶感兴趣区或全足。

（2）冠状面：PDWI-T$_2$WI-fs。扫描基线在横轴面或矢状位定位像上平行于足长轴或足底，范围覆盖全足或病灶感兴趣区。

（3）矢状面：PDWI-T$_2$WI-fs、T$_1$WI。扫描基线在冠状面定位像上平行于足长轴或第3跖骨长轴，范围覆盖足内外侧或病灶感兴趣区（图5-36）。

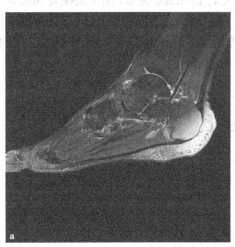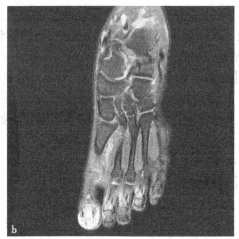

图 5-36　足 MRI 图像

a. 矢状面；b. 冠状面

4. 增强扫描

（1）序列：T$_1$WI-fs。

（2）方位：横断面，冠状面及矢状面；层位置、层厚、间隔均与平扫一致。

（3）方法：静脉注射 MR 钆对比剂后开始增强序列扫描，剂量 0.2ml/kg 体重（0.1mmol/kg 体重）或遵药品使用说明书。

5. 扫描参数

（1）几何参数：层厚 3～4mm，间隔 0.3mm，FOV 160～220mm，矩阵 >256×192，激励次数≥1。具体视其 MR 机型而适当调整。

（2）成像参数：T$_2$WI 序列：TR 2000～6000ms，TE 80～130ms；T$_1$WI 序列：TR 300～700ms，TE 10～30ms；PDWI 序列：TR 2000～6000ms，TE 10～30ms；3D 梯度回波序列：TR 13.4ms，TE 2.6～12ms，具体视其 MR 机型而适当调整。

（3）辅助优化技术：流动补偿、相位编码过采样等辅助可选项。

6. 图像后处理与图像显示　图像显示一般采取软组织窗，图像后处理采用最小采集层厚，重叠 40%～50% 的重建间隔对数据进行重建。

7. 打印与图像传输

（1）调节窗宽窗位，适当放大或缩小图像，使图像位于窗格中间位置，根据图像总数计算窗格（行×列），依次输入平扫图像、增强图像和（或）后处理图像。平扫和增强测量信号值，原则上应在同一平面测量，以便分析对照。

（2）利用医学影像存储与传输系统（PACS）进行数字化存储和管理，来实现影像信息本地及远程查询、浏览、打印等功能。

【实验总结】

1. 足部的 MRI 检查因技术原因会导致磁共振图像伪影。

2. 熟悉扫描前准备、注意事项、实验步骤及操作方法对 MRI 图像的诊断有很大的帮助。

3. 图像后处理技术的应用，能很好地显示病变。

【实验思考】

1. 足部扫描序列的选择？

2. 足 MRI 扫描前需对受检者做哪些准备及注意事项？

3. 足的 MRI 扫描表现及后处理？

4. 足的 MRI 增强表现？

实验十 上肢 MRI 检查技术

【临床概述】

　　上肢包括肱骨和尺桡骨，肱骨是臂部的长管状骨，分为一体两端。上端膨大，向内上方突出的半球形的关节面，叫做肱骨头，与肩胛骨的关节盂构成关节。头的下方稍细，称为解剖颈。从头向外侧的一个粗糙的隆起，称大结节。肱骨头的下方有向前方的骨突，称小结节。由大、小结节向下延续的骨嵴，分别叫做大结节嵴与小结节嵴。大、小结节及嵴之间的沟称为结节间沟，内有肱二头肌长头肌通过。肱骨上端与体的移行处稍狭缩，称外科颈，是骨折的好发部位。体的中部前外侧面上有一粗面，叫做三角肌粗隆，是同名肌的止点。体的后面中部有一条自内上斜向外下，并略转向前方的螺旋形浅沟，为桡神经通过的路径，故名桡神经沟。下端膨大，前后略扁。外侧部较小，呈半球形，叫做肱骨小头，与桡骨头近端相关节。内侧部较大，为一滑车状关节面，故名肱骨滑车，与尺骨近端半月切迹相关节。下端前面在滑车上方有一冠突窝，肱骨小头上方有桡骨窝，当肘关节屈曲时，分别容纳尺骨的冠突和桡骨头。下端后面在滑车上方有一深窝叫鹰嘴窝，伸肘时尺骨的鹰嘴突入窝内。下端的两侧面各有一结节样隆起，分别称内上髁和外上髁。内上髁大而显著，后面有一纵行浅沟，是尺神经通过处，故名尺神经沟。

　　尺桡骨由尺骨和桡骨组成，两骨借骨间膜相连，近侧与远侧的上，下尺桡关节是前臂旋转运动的基础。桡骨近侧细小，远端较近端逐渐变宽膨大，远端横截面略呈梯形。远端掌侧骨面平滑，背侧骨面不平，有数条纵沟，其内有背侧伸腱肌通过，沟间纵嵴为伸肌支持带附着部。背侧中线稍偏内侧有一不明显结节，称 Lister 结节，为重要骨性标志。桡骨头上方的杯状面与肱骨小头构成关节，其周边部也有关节面，称柱状唇，与尺骨的桡骨头切迹构成上尺桡关节。尺骨近端粗大，远端细小，并变圆形构成尺骨小头。

【实验目的】

1. 掌握上肢 MRI 扫描方法及步骤。

2. 掌握上肢 MRI 增强扫描特点及图像后处理。

3. 熟悉上肢的相关解剖及体表定位。

4. 熟悉上肢的扫描前准备。

【实验要求】

1. 熟悉 MRI 工作状态及操作界面。

2. 掌握上肢 MRI 扫描前准备（包括临床病史采集、注射方式等）。

3. 根据受检者申请单信息和要求，选择合理的扫描方案。

4. 图像质量达到影像诊断标准。

【实验器材】

1. 磁共振扫描仪及图像后处理工作站。

2. 四肢正交线圈、包绕式柔线圈、体部或心脏矩形相列阵控线圈。

3. 干式激光胶片打印机及胶片。

4. 体模或志愿者。

5. 抢救器械如氧气瓶、血压计、呼吸气囊、心电监护仪、除颤仪和急救药品。

【实验注意事项】

1. 认真阅读检查申请明确检查要求及目的，确定检查范围和设计体位。

2. 检查前的准备情况：包括设备和受检者的准备。检查前嘱受检者去除检查部位的金属物品、腰围、腹带以及外敷药物等，避免伪影产生。

3. 对于婴幼儿、外伤、意识不清及躁动不安等躁动受检者，可依据情况给予药物镇静。

4. 急危重受检者，必须做 MRI 检查时，应由临床医师陪同观察，所有抢救器械、药品必须备齐在扫描室外就近。

5. 给受检者讲述检查过程，消除其恐惧心理，争取检查时合作。

【实验方法和步骤】

1. 在操作界面填写受检者信息（包括姓名、性别、检查号、检查部位等）。

2. 扫描体位　仰卧位，头先进，被检侧手自然放于身旁且掌心向上，尽量置于床面中心，身体可适当偏斜于检查床使被检侧靠近床面。线圈中心及定位中心对准肱骨、尺桡骨长轴中心，或以病灶感兴趣区为中心。

3. 定位像及扫描基线　打开定位灯，将受检者上臂或前臂中心对准定位灯十字交叉处，关闭定位灯并移床至磁体中心。根据扫描基线和扫描范围摄取正位定位像，可先取轴位或冠状位 SE 序列 T_1WI 作为定位像，确定其他方位的扫描层面。

4. 普通平扫

（1）横轴面 T_2WI-fs，T_1WI。扫描基线在冠状面定位像上垂直于肱骨、尺骨长轴，范围包括病灶感兴趣区。

（2）冠状面 PDWI-T_2WI-fs、T_1WI。扫描基线在横轴面或矢状面定位像上平行于肱骨、尺桡骨长轴，范围包括肱骨、尺桡骨及前后软组织或病灶感兴趣区，应包括一个邻近关节。

（3）矢状面：T_2WI-fs，T_1WI。扫描基线在横轴面或冠状面定位像上平行于肱骨、尺桡骨长轴，范围包括肱骨、尺桡骨及左右软组织或病灶感兴趣区。

5. 增强扫描

（1）序列：T_1WI-fs。

（2）方位：横断面，矢状面及冠状面；位置、层厚及间隔均与平扫一致。

（3）方法：手推静脉注射 MR 钆对比剂后开始增强序列扫描，剂量 0.2ml/kg 体重（0.1mmol/kg 体重）或遵药品使用说明书。

6. 扫描参数

（1）几何参数：层厚 3～4mm，间隔 0.6～0.8mm，FOV 200～240mm，矩阵 >256×192，

激励次数≥1，具体视其MR机型而适当调整。

（2）成像参数：T$_2$WI序列：TR 2000～6000ms，TE 80～130ms；T$_1$WI序列：TR 300～700ms，TE 10～30ms；具体视其MR机型而适当调整。

（3）辅助优化技术：流动补偿、相位编码过采样、在长轴上下加预饱和带等为辅助可选项。

7. 图像后处理与图像显示 图像一般无需后处理。3D序列图像后处理采用最小采集层厚，重叠40%～50%的重建间隔对数据进行重建。

8. 打印与图像传输

（1）调节窗宽窗位，适当放大或缩小图像，使图像位于窗格中间位置，根据图像总数计算窗格（行×列），依次输入平扫图像、增强图像和（或）后处理图像。平扫和增强测量信号值，原则上应在同一平面测量，以便分析对照。

（2）利用医学影像存储与传输系统（PACS）进行数字化存储和管理，来实现影像信息本地及远程查询、浏览、打印等功能。

【实验总结】

1. MRI能够明确显示前臂骨骼与肘关节、软组织解剖及其病变。

2. FOV必须包含一端关节在内；偏中心扫描体位。

3. 对某些特定的临床问题，受检者体位一定要恰当、舒适，用最佳的扫描序列，来显示病变及其特征，如肱二头肌附着病变，应屈曲摆放，显示解剖图像最佳。

4. 掌握检查前准备及操作方法。

【实验思考】

1. 上臂和前臂的正常MRI及增强表现如何？

2. 上臂和前臂MRI检查扫描序列如何定位？

3. 上臂和前臂MRI扫描线圈选择？

实验十一 下肢长骨MRI检查技术

【临床概述】

下肢长骨包括胫骨和腓骨，胫骨可分为一体和两端。上端膨大，形成内侧髁和外侧髁，与股骨下端的内、外侧髁以及髌骨共同构成膝关节。两髁之间的骨面隆凸叫做髁间隆起。隆起前后各有一凹陷的粗糙面，分别叫做髁间前窝和髁间后窝。上端的前面有一粗糙的隆起，叫做胫骨粗隆。外侧髁的后下面有一关节面，接腓骨小头。胫骨体的前缘特别锐利叫做前嵴，在皮肤表面可以摸到。外侧缘为小腿骨间膜所附着，故名骨间嵴。内侧面表面无肌肉覆盖，在皮下可以触及。后面的上份有一斜向内下方的粗线，叫做腘线。下端膨大，下端有与距骨相接的关节面，内侧有伸向下的骨突，叫做内踝。外侧有与腓骨相接的三角形凹，叫做腓骨切迹。腓骨位于小腿的外侧部，细长，分为一体和两端。上端膨大部分叫做腓骨小头，在皮肤表面可以触及。腓骨小头内上面有关节面与胫骨上端外面的关节面构成关节，腓骨小头下方缩细叫做腓骨颈。腓骨体形状不规则，其骨间嵴与胫骨同名嵴相对，为骨间膜的附着处。下端也稍膨大，称外踝，外踝的内面有呈三角形的关节面，和胫骨下端的关节面共同构成关节窝，与距骨构成关节。

【实验目的】

1. 掌握下肢 MRI 扫描方法及步骤。

2. 掌握下肢 MRI 增强扫描特点及图像后处理。

3. 熟悉下肢的相关解剖及体表定位。

4. 熟悉下肢的扫描前准备。

【实验要求】

1. 熟悉 MRI 工作状态及操作界面。

2. 掌握下肢 MRI 扫描前准备(包括临床病史采集、注射方式等)。

3. 根据受检者申请单信息和要求,选择合理的扫描方案。

4. 图像质量达到影像诊断标准。

【实验器材】

1. 磁共振扫描仪及图像后处理工作站。

2. 四肢正交线圈、柔性线圈、体部或心脏矩形相列阵控线圈。

3. 干式激光胶片打印机及胶片。

4. 体模或志愿者。

5. 抢救器械如氧气瓶、血压计、呼吸囊、心电监护仪、除颤仪和急救药。

【实验注意事项】

1. 认真阅读检查申请明确检查要求及目的,确定检查范围和设计体位。

2. 确定没有禁忌证。

3. 检查前的准备情况:包括设备和受检者的准备。检查前嘱受检者去除检查部位的金属物品、腰围、腹带以及外敷药物等,避免伪影产生。

4. 对于婴幼儿、外伤、意识不清及躁动不安等躁动受检者,可依据情况给予药物镇静。

5. 急危重受检者,必须做 MRI 检查时,应由临床医师陪同观察,所有抢救器械、药品必须齐备在扫描室外就近。

【实验方法与步骤】

1. 在操作界面填写受检者信息(包括姓名、性别、检查号、检查部位等)。

2. 扫描体位 仰卧位,头先进,双手置于胸前,但不要交叉,人体长轴与床面长轴一致。受检者下肢平放,被检侧下肢尽量置于床面中心。线圈中心及定位中心对准大腿、小腿长轴中点或病灶感兴趣区。

3. 普通平扫

(1)横断面 T_2WI-fs、T_1WI。扫描基线在冠状面或矢状面定位像上垂直于股骨、胫腓骨长轴,范围包含病灶感兴趣区。

(2)冠状面 T_2WI-fs、T_1WI。扫描基线在横轴面或矢状面定位像上平行于股骨、胫腓骨长轴,范围包含股骨、胫腓骨前后软组织或病灶感兴趣区。

(3)矢状面 T_2WI-fs、PDWI。扫描基线在横轴面或冠状面定位像上平行于股骨、胫腓骨长轴,范围包含股骨、胫腓骨左右软组织或病灶感兴趣区。

(4)附加序列 PDWI 可以替代 T_2WI,也可加扫 T_2^*WI 等序列,观察韧带损伤。

4. 增强扫描

(1)序列:T_1WI-fs。

（2）方位：横断面，冠状面及矢状面；层位置、层厚、间隔均与平扫一致。

（3）方法：手推静脉注射 MR 钆对比剂后开始增强序列扫描，剂量 0.2ml/kg 体重（0.1mmol/kg 体重）或遵药品使用说明书。

5. 扫描参数

（1）几何参数：层厚 5～6mm，间隔 1mm，FOV 300～360mm，矩阵≥256×192，激励次数≥1。具体视其他参数及 MR 机型而适当调整。

（2）成像参数：T_2WI 序列 TR 2000～6000ms，TE 80～130ms；T_1WI 序列 TR 300～700ms，TE 10～30ms，具体视其 MR 机型而适当调整。

（3）辅助优化技术：流动补偿、相位编码过采样，在长轴上下加预饱和带等为辅助可选项。

6. 图像后处理与图像显示　3D 序列图像后处理采用最小采集层厚，重叠 40%～50% 的重建间隔对数据进行重建。

7. 打印与图像传输

（1）调节窗宽窗位，适当放大或缩小图像，使图像位于窗格中间位置，根据图像总数计算窗格，依次输入平扫图像、增强图像和（或）后处理图像。平扫和增强测量信号值，原则上应在同一平面测量，以便分析对照。

（2）利用医学影像存储与传输系统（PACS）进行数字化存储和管理，来实现影像信息本地及远程查询、浏览、打印等功能。

【实验总结】

1. 扫描时一定注意核对受检者信息，以免影响诊断。

2. 熟悉下肢解剖，正确的选择扫描线圈，扫描参数，扫描时序及扫描方式，有利于病变组织的检出。

【实验思考】

1. 下肢 MRI 扫描注意事项及禁忌证？

2. 下肢 MRI 平扫及增强扫描表现？

3. 下肢 MRI 扫描的序列选择？

第十节　外周神经与外周血管成像技术

实验一　臂丛神经 MRI 检查技术

【临床概述】

臂丛神经由 C_5～C_8 脊神经腹侧支和 T_1 脊神经大部分腹侧支组成。臂丛神经根穿出相应椎间孔，在下颈区呈扇形向前、下、外约 45°展开，进入锁骨上窝之前形成上、中、下 3 干。C_5～C_6 神经根汇合形成上干，C_8 和 T_1 汇合形成下干，C_7 自成中干。臂丛神经干与锁骨下动脉伴行，穿行于锁骨上窝，在锁骨中部水平，每条神经干分别分出前、后股 6 股。上、中干的前股合成外侧束，下干前股自成内侧束，3 干的后股合成后束。临床上为了治疗方便，将神经节之前的硬膜囊内神经根称为臂丛神经节前部分，神经节之后椎管以外者称为臂丛神经节后部分。

【实验目的】

1. 探讨臂丛神经磁共振成像技术的临床应用价值。

2. 掌握臂丛神经的正常磁共振表现。

3. 掌握臂丛神经磁共振的扫描方案。

【实验要求】

1. 认真核对磁共振成像（MRI）检查申请单，了解病情，明确检查目的和要求。对检查目的要求不清的申请单，应与临床申请医生核准确认。

2. 确认没有禁忌证，有心脏起搏器者禁做该检查，使用带金属的各种抢救用具而不能去除者，术后体内留有金属夹子者，检查部位邻近体内有不能去除的金属置入物者，早期妊娠（3个月内）的妇女应避免磁共振扫描。并嘱受检者认真阅读检查注意事项，按要求准备。

3. 进入检查室之前，应除去受检者身上携带的金属物品、磁性物质及电子器件。

4. 告诉受检者所需检查的时间，扫描过程中平静呼吸，不得随意运动，若有不适，可通过话筒和工作人员联系。

5. 婴幼儿、焦躁不安及幽闭恐惧症的受检者，根据情况给适量的镇静剂或麻醉药物。一旦发生幽闭恐惧症立即停止检查，让受检者脱离磁共振检查室。

6. 急症、危重症受检者必须做磁共振检查时，应有临床医师陪同。

【实验器材】

1. 磁共振扫描仪。

2. 脊柱相列阵控线圈。

3. 体模或志愿者。

【实验注意事项】

1. 掌握磁共振扫描的适应证和禁忌证。

2. 做好磁共振检查前准备工作。

3. 检查中密切观察受检者反应，有异常及时处理。

【实验方法及步骤】

1. **体位**　仰卧位，头先进，身体长轴与床体长轴保持一致。扫描部位尽量靠近线圈中心，遵循三中心原则（磁场中心，线圈中心，扫描部位中心尽量在一个点上），下颌稍内收，尽量使颈椎伸直。

2. **定位**　定位中心位于下颌下缘。

3. **常规扫描方位**　横断位，冠状位。冠状位 FIESTA，以横断和矢状位定位像定位。主要在矢状位上定位冠状面，一般由 $C_4 \sim T_2$，走行平行于 $C_4 \sim T_2$ 的走形，范围前至椎体前缘，后至椎管后缘。采用 3D 序列薄层高分辨力扫描，以观察椎管内神经根的情况。FIESTA 需加局部磁场，校正磁场的均匀性。

4. **冠状面 STIR**　以横断和矢状位定位像作为参考定位。主要在矢状位上定冠状面扫描，尽量与双侧神经束的走行一致，范围需包括脊柱后神经根。

5. 采用无间隔薄层扫描，为了减轻血管伪影，FOV 不能包括主动脉弓，需添加上下饱和带。

6. **横断位 FIESTA**　以冠状位和矢状位作为参考定位像，范围包括整个病变区域。

采用薄层高分辨力扫描，以观察椎管内神经根的情况，FIESTA 需加局部磁场，校正磁场的均匀性。

【实验总结】

1. T₁WI 和 T₂WI 序列上臂丛神经表现 在图像上臂丛神经节后段显示为条索状或结节状结构。横断面 T_1WI、T_2WI 显示为两侧神经根呈条索状结构，自椎间孔处穿出，走行于前中斜角肌间，锁骨下段与锁骨下动脉伴行，T_1WI 及 T_2WI 呈低等信号。矢状面 T_2WI 显示为椎间孔层面，神经根位于椎间孔区，为周围脂肪组织围绕下的等信号结节状结构。冠状面图像上显示为节后段从 $C_4 \sim C_7$ 和 T_1 椎间孔旁发出散在的条索状结构，由此继续向锁骨下及腋窝穿行并汇集（图 5-37、图 5-38）。

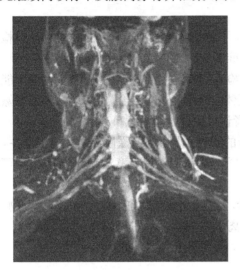 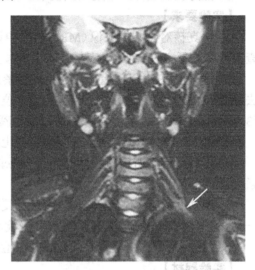

图 5-37 臂丛神经 MRI 图 　　　　图 5-38 臂丛神经损伤（箭头示）

2. 在 3D-Fiesta-c 和薄层无间隔 STIR 序列上臂丛神经表现 3D-Fiesta-c 序列上，臂丛神经椎管内部分因为周围脑脊液是高信号从而显示为等信号的丝状结构，其中边缘锐利与其他结构区分清楚。冠状面图像上显示为节段椎管内神经前后根的神经根丝由内上向外下逐渐聚合成束向椎间孔汇集，与脊髓纵轴的夹角自 C_5 向 T_1 逐渐减小，走行逐渐变陡，后根与脊髓夹角较相应前根要大。横断面图像上显示为前后根为自脊髓腹、背侧沟发出的丝状结构。$C_5 \sim C_7$ 神经前后根自内向外水平走行，外端呈开放状，下行近椎间孔处逐渐靠拢。

【实验思考】

1. 臂丛神经 MRI 正常表现及扫描方案？

2. 臂丛神经的正常解剖？

实验二　腰骶丛神经的 MRI 检查技术

【临床概述】

腰丛由第 12 胸神经前支的一部分，第 1～3 腰神经前支和第 4 腰神经前支的一部分组成。位于腰椎两侧，腰大肌的深面，其主要分支有：股神经、股神经经腹股沟韧带深面下行至股部、支配股前肌群和肌前部、小腿内侧部和足内侧缘的皮肤。闭孔神经,闭孔神经经小骨盆穿闭膜管至股内侧部,支配股内收肌群及股内侧面的皮肤。

骶丛由第 4 腰神经前支的一部分与第 5 腰神经前支合成的腰骶干以及骶、尾神经的前支组成,位于骶骨和梨状肌前面,分支分布于会阴部、臀部、股后部、小腿和足的肌肉与皮肤。

【实验目的】

1. 掌握腰骶丛神经的正常解剖。

2. 掌握腰骶丛神经 MRI 正常表现。

3. 熟悉腰骶丛神经常规扫描技术。

【实验要求】

1. 认真核对磁共振成像(MRI)检查申请单,了解病情,明确检查目的和要求。对检查目的要求不清的申请单,应与临床申请医生核准确认。

2. 确认没有禁忌证,有心电起搏器者禁做该检查,使用带金属的各种抢救用具而不能去除者,术后体内留有金属夹子者,检查部位邻近体内有不能去除的金属置入物,早期妊娠(3 个月内)的妇女应避免磁共振扫描。并嘱受检者认真阅读检查注意事项,按要求准备。

3. 进入检查室之前,应除去受检者身上携带的一切金属物品、磁性物质及电子器件。

4. 告诉受检者所需检查的时间,扫描过程中平静呼吸,不得随意运动,若有不适,可通过话筒和工作人员联系。

5. 婴幼儿、焦躁不安及幽闭恐惧症的受检者,根据情况给适量的镇静剂或麻醉药物。一旦发生幽闭恐惧症立即停止检查,让受检者脱离磁共振检查室。

6. 急症、危重症受检者必须做磁共振检查时,应有临床医师陪同。

【实验器材】

1. 磁共振扫描仪。

2. 脊柱相控线圈。

3. 体模或志愿者。

【实验注意事项】

1. 掌握磁共振扫描的适应证和禁忌证。

2. 做好磁共振检查前准备工作。

3. 检查中密切观察受检者反应,有异常及时处理。

【实验方法及步骤】

1. 体位与线圈 受检者仰卧位,双膝屈曲并膝下加垫,以减少腰椎脊柱前凸的程度,必要时用宽布带将大腿中部固定,以减少肢体活动所致的运动伪影。采用表面线圈、体部多通道线圈,以髂前上棘和坐骨结节作为上、下界体表定位标志。

2. MRI 扫描序列与扫描方位

(1)腰椎冠状面 T_2WI、T_1WI,与腰椎脊柱长轴平行。

(2)骶骨长轴冠状面 T_2WI、T_1WI,沿着 S_1 椎体上缘中点到 S_4 椎体下缘中点连线,即骶椎骨长轴线扫描获得。

(3)T_2WI 成角冠状面,是位于腰椎冠状面和骶骨长轴冠状面之间方向的冠状面扫描(图 5-39)。

（4）T_2WI水平轴位像与成角轴位，分别垂直于腰段脊柱长轴和骶椎长轴线的横断面扫描。

（5）T_2WI斜矢状位：以常规盆腔横断位中的梨状肌为定位参照，扫描线平行梨状肌长轴，获得坐骨神经斜冠状位图像。在此斜冠状位上，扫描线与梨状肌长轴呈$30°\sim45°$，或与所显示的短条状神经方向平行，即可获得S_1及邻近坐骨神经的斜矢状位图像。

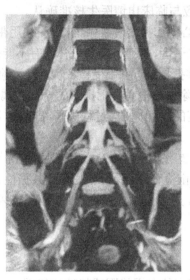

图 5-39　腰骶丛神经

【实验总结】

1. 腰骶丛扫描时双膝屈曲并膝下加垫，以减少腰椎脊柱前凸的程度，必要时用布带将大腿中部捆绑固定，以减少肢体活动产生的运动伪影。

2. 观察腰骶丛神经 MRI 扫描各方位的方法，如T_2WI水平轴位像与成角轴位，分别垂直于腰段脊柱长轴和骶椎长轴线的横断面扫描等。

【实验思考】

1. 腰骶丛神经的的解剖位置？

2. 腰骶丛神经的 MRI 表现？

3. 腰骶丛神经 MRI 扫描序列有哪些？

实验三　全身血管 MRI 检查技术

【临床概述】

磁共振血管成像以其无创性和图像的直观清晰性，越来越受到临床的重视。近年来磁共振血管成像（MRI）技术发展迅速，可供选择的磁共振血管成像（MRI）技术有多种，充分理解 MRI 技术的原理及其特性，有利于日常工作中恰当地应用这些技术。

【实验目的】

1. 掌握 MRI 血管成像技术的方法。

2. 掌握 MRI 血管成像的原理。

3. 熟悉 MRI 血管成像的图像特点。

4. 熟悉常见 MRI 血管成像技术的优缺点。

5. 了解如何正确选择检查方法。

【实验要求】

1. 认真核对磁共振成像（MRI）检查申请单，了解病情，明确检查目的和要求。对检查目的要求不清的申请单，应与临床申请医生核准确认。

2. 确认没有禁忌证，有心电起搏器者禁做该检查，使用带金属的各种抢救用具而不能去除者，术后体内留有金属夹子者，检查部位邻近体内有不能去除的金属置入物，早期妊娠（3 个月内）的妇女应避免磁共振扫描。并嘱受检者认真阅读检查注意事项，按要求准备。

3. 进入检查室之前，应除去受检者身上携带的一切金属物品、磁性物质及电子器件。

4. 告诉受检者所需检查的时间，扫描过程中平静呼吸，不得随意运动，若有不适，可通过话筒和工作人员联系。

5. 婴幼儿、焦躁不安及幽闭恐惧症的受检者，根据情况给适量的镇静剂或麻醉药物。一旦发生幽闭恐惧症立即停止检查，让受检者脱离磁共振检查室。

6. 急症、危重症受检者，必须做磁共振检查时，应有临床医师陪同。

【实验器材】

1. 磁共振扫描仪。

2. 体模或志愿者。

3. 根据检查部位选用相应的专用线圈或特殊的线圈。

4. 磁共振对比剂。

【实验注意事项】

1. 掌握磁共振扫描的适应证和禁忌证。

2. 做好磁共振检查前准备工作。

3. 检查中密切观察受检者反应，有异常及时处理。

【实验方法及步骤】

以脑血管检查为例示教。

1. 开机输入受检者资料。

2. 线圈选择　头颅专用线圈。

3. 体位及采集中心　头先进、仰卧位，人体长轴与床面长轴一致。头颅正中矢状面与线圈纵轴尽量保持一致并垂直于床面，眉间线位于线圈横轴中心，在受检者头颅两侧加软垫固定。

4. 扫描方位　3D-TOF 使用横断面，3D-PC 使用横断及冠状方面，根据病变性质选择预饱和静脉或动脉血流。

5. 脉冲序列及扫描参数（参考）

（1）脉冲序列：2D-TOF、3D-TOF、3D-PC、2D-PC 等。

（2）采集模式：3D、2D。

（3）采集矩阵：256×（160～256）、512×（230～512）。

（4）重建矩阵：256×256、512×512。

（5）FOV：180～200mm。

（6）NSA（信号平均次数）：1～2次。

（7）THK、GAP（层厚、间距）：0.75～4mm/（−50%～0）。

（8）3D-PCTR、TE、Fisp：32ms、2ms、20°。

（9）3D-TOF TR、TE、Fisp：50ms、7ms、25°。

（10）2D-PC TR、TE、Fisp：40ms、13ms、20°。

（11）3D TOF FSPGR TR、TE、Fisp：40ms、9ms、25°。

6．分析所得图像

【实验总结】

1．TOF 血管成像的机理　采用"流动相关增强"机制静态组织在短 TR 脉冲序列的连续多次激发下，达到很大程度的饱和，信号非常低。来自被激发层面以外的流动的血液，未经受过射频脉冲的激发，保持完整的纵向磁化，产生很强的信号，与静态组织形成强烈对比。TOF MRA 目前在临床上的应用最广泛，主要应用于脑部血管、颈部血管、下肢血管（图 5-40）。

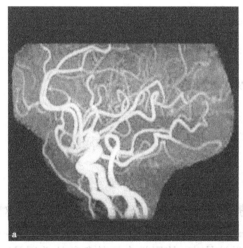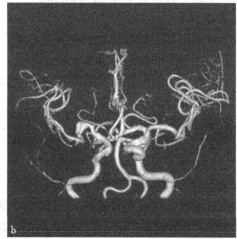

图 5-40　头部 MRA 图

a. MIP；b. VR

2．TOF 的对比极大地依赖于血管进入的角度，所以在用 TOF 法进行血管成像时扫描层面一般要垂直于血管走行。另外，在 TOF 血管成像中，通过在成像区域远端或近端放置预饱和带，去除来自某一个方向的血流信号，因而可以选择性地对动脉或静脉成像。

3．相位对比法（PC）MRA　主要是依赖于速度诱导的流动质子相位改变，即流动质子与静止质子之间的相位差，产生影像对比。PC-MRA 与 TOF-MRA 相比，PC 法临床上的应用相对较少，常应用于颅脑静脉成像。

4．CE-MRA 是通过静脉内团注顺磁性对比剂，血液的 T_1 弛豫时间会极度缩短，血液呈高信号，在血管与背景间形成强烈对比。

【实验思考】

1．磁共振血管成像技术有哪些？

2．时间飞跃法的基本原理？

3. 血流的常见形式？

4. TOF 法和 PC 法的特点？

5. 脑动脉和静脉检查时应选用哪种方法？

实验四　下肢血管 MRI 检查技术

【临床概述】

　　下肢血管病变的影像检查方法有多种，包括彩色多普勒超声，螺旋 CT 及数字减影血管造影等。传统认为，DSA 是评价外周血管疾病的金标准，但其不足之处在于：DSA 检查有创、X 线辐射以及造影剂过敏反应等，限制了其在临床的应用。下肢血管 MRI 检查可为下肢血管病变的另一种检查方法，服务临床。

【实验目的】

　　1. 掌握下肢血管 MRI 的成像方法。

　　2. 掌握下肢血管 MRI 的成像原理。

【实验要求】

　　1. 掌握磁共振扫描的适应证和禁忌证。

　　2. 做好磁共振检查前准备工作。

　　3. 检查中密切观察受检者反应，有异常及时处理。

【实验器材】

　　1. 磁共振扫描仪。

　　2. 磁共振对比剂。

　　3. 体模或志愿者。

【实验注意事项】

　　1. 认真核对磁共振成像（MRI）检查申请单，了解病情，明确检查目的和要求。对检查目的要求不清的申请单，应与临床申请医生核准确认。

　　2. 确认没有禁忌证，有心电起搏器者禁做该检查，使用带金属的各种抢救用具而不能去除者、术后体内留有金属夹子者、检查部位邻近体内有不能去除的金属置入物、早期妊娠（3 个月内）的妇女应避免磁共振扫描。并嘱受检者认真阅读检查注意事项，按要求准备。

　　3. 进入检查室之前，应除去受检者身上携带的一切金属物品、磁性物质及电子器件。

　　4. 告诉受检者所需检查的时间，扫描过程中平静呼吸，不得随意运动，若有不适，可通过话筒和工作人员联系。

　　5. 婴幼儿、焦躁不安及幽闭恐惧症的受检者，根据情况给适量的镇静剂或麻醉药物。一旦发生幽闭恐惧症立即停止检查，让受检者脱离磁共振检查室。

　　6. 急症、危重症受检者，必须做磁共振检查时，应有临床医师陪同。

【实验器材】

　　1. 磁共振扫描仪。

　　2. 磁共振对比剂。

　　3. 体模或志愿者。

【实验方法及步骤】

1. 线圈 矩形表面线圈、柔韧表面线圈、全脊柱线圈或相列阵控线圈、全下肢相列阵控线圈、体线圈。

2. 体位 根据 MR 成像设备硬件条件,可选择足先进,亦可选用头先进,仰卧位,将受检者小腿端垫软垫使其稍抬高,与大腿水平高度一致,尽可能使分段检查视野角度一致以利于拼接。

3. 成像方法 首选方法为 3D-CE-MRA,其次为 PC 法,再次为 TOF 法。TOF 法可根据血流流向设定静脉饱和(显示动脉)或动脉饱和(显示静脉),PC 法可根据流速编码选择性显示动、静脉,以动脉显示为佳,CE-MRA 则根据对比剂峰值通过时间分别采集动脉、静脉期图像,并进行减影处理,使血管显示更佳。

【实验总结】

1. TOF 法 采用 2D-TOF 及追踪饱和技术,肢体血管的流动对比很强,但采集范围有限,必须采取分次扫描,所以成像时间较长,空间分辨力较差。使用不同方向的追踪饱和带,可分别使动脉和静脉单独显示。

2. PC 法 常用于肢体动脉血管的检查,其优势在于成像范围较大,一般需要配合使用心电同步采集技术,才能获得最佳的流动对比。

3. 3D-CE-MRA 为目前最常用的 MR 四肢血管成像方法。其原理与一般 CE-MRA 相同,采用 3D-GRE 序列,但因肢体无运动倾向,故不需屏气。可采用高分辨力采集及减影技术,以充分显示血管。对静脉血管病变的观察,通常需要采集 3~4 个周期,以便充分显示静脉。注射对比剂前,应团注试验,测量对比剂的峰值通过时间,以便获得最佳的成像效果,也可采用对比剂追踪血管成像序列。

4. 全下肢血管成像 一般采用一次注射对比剂,分三段采集,采集所获得数据拼接形成全下肢血管图像。

【实验思考】

1. 下肢血管的解剖?

2. 下肢血管 MRA 的检查方法?

3. 下肢血管 MRA 成像特点?

第十一节　MR 图像质量控制

实验一　MR 成像参数间相互影响

【临床概述】

描述磁共振成像图像质量的因素有:信噪比(SNR)、空间分辨力、对比度 / 噪声比(CNR)及伪影。在 MRI 检查中只有掌握各种成像参数与 MR 图像质量的各种指标的相关性,并合理地加以控制,才能获得可靠的、高质量的 MR 图像。

【实验目的】

1. 掌握 MRI 检查的常规程序,掌握常用 MRI 脉冲序列参数的选择方法,掌握脉冲序列参数对图像质量的影响。

2．熟悉 MRI 设备组成，认识各体表线圈和适用范围，MRI 检查的安全性要求、禁忌证。

3．了解 MRI 检查的注意事项。

【实验要求】

1．掌握磁共振扫描的适应证和禁忌证。

2．做好磁共振检查前准备工作。

3．检查中密切观察受检者反应有异常及时处理。

【实验器材】

1．MRI 扫描仪。

2．人体模型或志愿者。

【实验注意事项】

1．认真核对磁共振成像检查申请单，了解病情，明确检查目的和要求。对检查目的要求不清的申请单，应与临床申请医生核准确认。

2．确认没有禁忌证，有心电起搏器者禁做该检查，使用带金属的各种抢救用具而不能去除者、术后体内留有金属夹子者、检查部位邻近体内有不能去除的金属置入物、早期妊娠（3 个月内）的妇女应避免磁共振扫描。并嘱受检者认真阅读检查注意事项，按要求准备。

3．进入检查室之前，应除去受检者身上携带的一切金属物品、磁性物质及电子器件。

4．告诉受检者所需检查的时间，扫描过程中平静呼吸，不得随意运动，若有不适，可通过话筒和工作人员联系。

5．婴幼儿、焦躁不安及幽闭恐惧症的受检者，根据情况给适量的镇静剂或麻醉药物。一旦发生幽闭恐惧症立即停止检查，让受检者脱离磁共振检查室。

6．急危重症受检者，必须做磁共振检查时，应有临床医师陪同。

【实验方法及步骤】

1．选择合适的检查线圈。

2．根据检查单的申请要求和检查部位确定线圈和磁体中心位置。

3．层厚应视检查脏器结构而定，例如脑垂体和肾上腺的检查宜取薄层（3～5mm），肝脏等较大脏器，可取 10～15mm 的较厚切层。一般脏器检查，通常为 5～10mm。

4．层间距根据选择的射频脉冲序列而定，短 TE 的 SE 序列，层间距为层厚的 100%，长 TE 序列不受限制，但不宜超过 50%，以避免遗留病变。

5．切层方向包括横断面、冠状面和矢状面 一般情况下，多以横断切层为基本方向，然后结合该受检部位的解剖特点和临床需要，酌情补加冠状或矢状面切层扫描。一些特殊部位，如脊髓，多先行矢状面扫描，再追加横断扫描，又如膝关节和脑垂体，则多以冠状面和矢状面为常规扫描。

6．选定合适的射频脉冲序列和成像参数 射频脉冲序列和参数的选择更为复杂，每一程序中扫描参数部份机型可以修改，并受扫描时间等诸多客观条件的制约。总的原则是：通过射频脉冲序列的选择，希望受检部位能得到全面的系统的检查。基本要求是：要有比较好的信噪比的解剖图像，有多个成像参数的成像，特别是 T_1 和 T_2 的加权成像，以能更好的对照、比较和分析。此外，还应适当使用快速成像系统尽量节约扫描检查时间。

7．分析获得的图像。

【实验总结】

1. 与图像质量有关的成像参数

(1) SNR：成像区的质子密度、体素（voxel）的大小、TR、TE 和翻转角度、NEX、接收带宽、线圈类型。

(2) 对比噪声比（CNR）：CNR 是指图像中相邻组织、结构间 SNR 的差异性，对 SNR 有影响的因素，其对 CNR 的影响与 SNR 相同。体素的大小取决于成像层面厚度、FOV 和像素矩阵的大小。

(3) 空间分辨力：层厚越厚，信噪比升高，体素大，空间分辨力下降，图像越模糊。视野越大，像素大，信噪比升高，空间分辨力下降；矩阵增大，像素数增加、像素越小，空间分辨力越高，信噪比下降，扫描时间延长。

(4) 扫描时间：扫描时间是指完成数据采集的时间，扫描时间越长则发生运动伪影的机会越多。

2. 成像参数的选择　理想的图像质量应当具有：尽可能高的 SNR 和 CNR，尽可能高的空间分辨力，尽可能短的扫描时间。因此需要根据具体检查部位、检查目的权衡选择成像参数，不同型号 MRI 设备性能差异也很大，成像参数的选择没有统一的标准。

3. 为了保证良好的图像质量，在选择成像参数时应当注意以下几点：

(1) 应根据检查目的和检查部位选择合适的脉冲序列、图像信号的加权参数和扫描平面。

(2) 在设置成像参数时应特别注意 SNR 是影响图像质量的最重要因素。不应为追求过高的空间分辨力而牺牲 SNR。

(3) 尽量采用短的扫描时间。全部检查时间一般不宜超过 30min。不应为追求更高的 SNR 或空间分辨力而使扫描时间延长。

(4) 应当注意人体不同解剖部位信号强弱的差异。

【实验思考】

1. MRI 检查的常规程序。

2. 常用 MRI 脉冲序列参数的选择方法？

3. 脉冲序列参数对图像质量的影响？如何正确设定脉冲序列参数？

4. MRI 检查应注意的问题。

实验二　MRI 图像质量控制措施

【临床概述】

由于 MRI 的成像原理及操作过程十分复杂，其中涉及的技术手段和跨领域知识甚多，任何一个环节和参数，都会影响 MRI 影像质量。因此，为了利用现有的技术水平达到最有效的成像手段，发挥 MRI 的最大诊断价值，我们有必要从各个方面对 MRI 成像实现质量控制。

【实验目的】

1. 掌握 MRI 质量控制的措施。

2. 掌握影响 MRI 质量的参数。

3. 掌握常见伪影的补偿方法。

4. 认识常见的 MRI 伪影。

【实验要求】

1. 掌握磁共振扫描的适应证和禁忌证。

2. 做好磁共振检查前准备工作。

3. 检查中密切观察受检者反应有异常及时处理。

【实验器材】

1. 常见的 MRI 质量控制前的教学图像。

2. 质量控制后的 MRI 教学图像。

【实验注意事项】

1. 认真核对磁共振成像（MRI）检查申请单，了解病情，明确检查目的和要求。对检查目的要求不清的申请单，应与临床申请医生核准确认。

2. 确认没有禁忌证，有心电起搏器者禁做该检查，使用带金属的各种抢救用具而不能去除者，术后体内留有金属夹子者，检查部位邻近体内有不能去除的金属置入物，早期妊娠（3 个月内）的妇女应避免磁共振扫描。并嘱受检者认真阅读检查注意事项，按要求准备。

3. 进入检查室之前，应除去受检者身上携带的一切金属物品、磁性物质及电子器件。

4. 告诉受检者所需检查的时间，扫描过程中平静呼吸，不得随意运动，若有不适，可通过话筒和工作人员联系。

5. 婴幼儿、焦躁不安及幽闭恐惧症的受检者，根据情况给适量的镇静剂或麻醉药物。一旦发生幽闭恐惧症立即停止检查，让受检者脱离磁共振检查室。

6. 急症、危重症受检者，必须做磁共振检查时，应有临床医师陪同。

【实验方法及步骤】

（1）示教和讨论

（2）认识正常优质的 MRI 图像。

（3）识别存在质量问题的 MRI 图像。

（4）掌握 MRI 质量控制措施。

【实验总结】

1. MRI 质控指标有很多，临床上比较关注的指标有：信噪比、图像对比度、空间分辨力、伪影等。

2. 信噪比越高，图像越清晰也越利于临床诊断，在实际操作中，提高 SNR 的原则，是提高图像的信号强度和降低背景随机噪声。不过，一般来讲，SNR 与检查时间的长短存在一定程度的冲突，因此需要我们在使用中有效合理地提高图像信噪比。

3. CNR 主要受 3 个方面的影响 ①组织间的信号固有差别，即两种不同组织间 T_1、T_2、质子密度、运动等的差别，固有差别越大者 CNR 越大，对比度就越好，固有差别小者，CNR 就越小，即使使用最佳的检查技术，对比度也比较低，是对比度的决定性因素；②成像技术，涵盖的范围较大，包括场强、序列、参数等，合理的特定序列及参数，可以得到优质的图像 CNR；③人工对比，对于特殊的临床检查需要或是针对固有差别很小的组织，可以使用 MR 对比剂介入的方法，人工提高 CNR。

4. 空间分辨力控制的是图像对于解剖细节的显示能力　在影像学上,实际上就是成像体素的大小,体素越小,空间分辨力就越高。这与照片像素的原理是一样的。层面选择方向上的空间分辨力由层厚决定,我们更为关注的是,层面图像的空间分辨力,主要受FOV 和矩阵大小的影响,矩阵越大而 FOV 保持不变,体素就会越小,相应的空间分辨力也越高,而在相同的矩阵大小中,FOV 越大则体素越大,导致空间分辨力降低。在临床使用中我们还应注意,在其他参数保持不变的情况下,过高地追求空间分辨力,会延长采集时间,同时由于 K 空间的填充原理,空间分辨力也会牺牲图像的对比。因此,在实际使用中,我们应合理地调整参数,比较权衡地提高空间分辨力。

5. MRI 常见的伪影有运动伪影、混淆伪影或包裹伪影、化学位移伪影、化学性配准不良伪影、截断伪影、磁敏感性伪影、拉链伪影、交叉激励(图 5-41)。

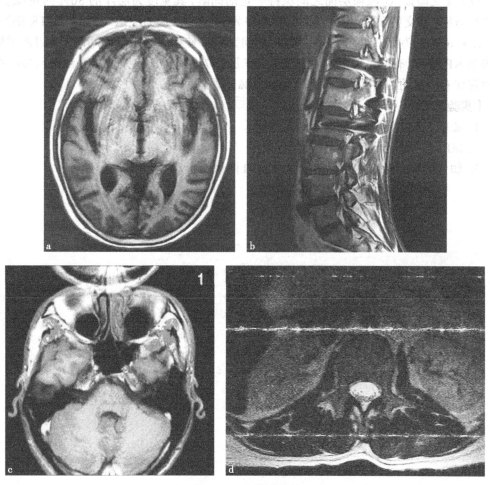

图 5-41　磁共振伪影
a. 运动伪影;b. 磁敏感伪影;c. 卷褶伪影;d. 拉链伪影

6. 常见伪影补偿方法

(1) 运动伪影:①改变相位编码方向;②预饱和技术;③呼吸补偿和呼吸门控;④心脏门控。

（2）混淆伪影：①扩大 FOV；②去频率包裹；③去相位包裹。

（3）化学位移伪影：①增加接收带宽可减轻化学位移伪影；②预报和技术。

（4）化学性配准不良伪影：①使用 SE 脉冲序列；②在 GRE 脉冲序列成像时，选择适当的 TE 值，使信号采集发生在质子相位重聚时，可减弱这种伪影。

（5）截断伪影：增加相位编码次数，例如可使用 256×256 矩阵代替 256×128 矩阵，可避免数据采样不足，但该伪影不可能完全消除。

（6）磁敏感性伪影：避免受检者携带铁磁性金属物进入扫描室，使用较短的 TE（相位离散时间短）或 SE 脉冲序列。

（7）拉链伪影：常见的原因是其他射频脉冲的干扰，扫描室屏蔽不严时可出现，出现这种伪影时候可通知维修工程师进行检查。

（8）交叉激励：①成像层面之间保持一定的间隔，其宽度为层厚的 30% 时可减少交叉激励效应；②交替激励，例如层面激励顺序为 1，3，5，7 层为一组，在第一次 TR 期间完成，2，4，6，8 层为第二组，在第二次 TR 期间完成。使相邻两组层面间隔一个 TR 时间；③方形 RF 脉冲，有些系统的软件具有是 RF 脉冲方形化的功能，使交叉激励明显减少，同时常伴有一定的信号丢失，并仍需留出 10% 层厚的间隔。

【实验思考】

1. 影响 MRI 图像质量的因素？

2. MRI 常见的伪影有哪些？

3. 如何选择有针对性的补偿技术对 MRI 图像伪影？

第一节 放射性核素显像

实验一 放射性核素显像

【临床概述】

放射性核素显像（radionuclide imaging，RI）是利用放射性核素及其标记物进行脏器和病变的显像，它利用放射性核素或其标记化合物作为示踪剂，引入人体后能够选择性地分布在特定的器官或病变组织内，在体外描记放射性示踪剂在体内的分布规律，从而显示人体系统、脏器或病变组织的形态、功能、代谢的变化，实现对疾病进行定位、定性、定量的诊断目的。

目前人体内大部分脏器均可以用放射性显像剂标记检查。显像技术的仪器也从最初的扫描仪发展到γ照相机、SPECT、SPECT/CT、PET/CT、PET/MRI 等，将功能代谢显像与解剖结构显像有机地结合起来。

【实验目的】

1. 掌握 PET/CT 检查技术的检查前的准备。

2. 掌握 PET/CT 检查技术的具体操作方法及步骤。

3. 熟悉放射性核素显像技术的显像仪器。

4. 了解放射性核素显像技术的显像原理。

5. 了解 PET/CT 检查技术的适应证、禁忌证。

【实验要求】

1. 熟悉 PET/CT 的工作状态及操作界面。

2. 掌握检查前准备，包括临床病史采集、显影剂的选择以及注射方式等。

3. 能够根据受检者申请单上的信息和病情要求，选择合理的检查方法。

4. 能够保证显像图像达到影像诊断的目的。

【实验器材】

1. PET/CT。

2. 显影剂 β-2-[^{18}F]氟 -2- 脱氧 -D- 葡萄糖。

【实验注意事项】

1. 检查前 4～6 小时禁食、禁饮含有糖分的饮料、禁止静脉滴注葡萄糖液体，胃肠外营养以及静脉营养也需要先暂停 4～6 小时。

2. 检查前 24h 内禁止剧烈运动，控制血糖，检查时确保受检者无躁动。

3. 受检者上机检查前需要先排空膀胱。

4. 检查后嘱咐受检者要多饮水,促进显像剂的排出。哺乳期女性检查后应该与婴儿隔离,给药24h后方可继续哺乳。

【实验方法及步骤】

1. 适应证、禁忌证的确认

(1)适应证

1)确定肿瘤病灶,判断肿瘤是否发生转移以及转移病灶的部位。

2)为恶性肿瘤的放射性治疗提供精确的定位。

3)评估肿瘤的治疗疗效并指导制定恰当的治疗方案。

4)判断恶性肿瘤治疗后是否复发。

5)测定人体脑功能。

6)心肌代谢的研究。

(2)禁忌证

1)有碘对比剂过敏病史的受检者不宜做增强。

2)对于肾脏功能不全者(血肌酐水平≥2mg/dl)不宜做增强。

3)孕期及哺乳妇女。

2. 显影剂 β-2-[^{18}F]氟-2-脱氧-D-葡萄糖(^{18}F-fluorodeoxyglucose,^{18}F-FDG),一般选择非手术侧或非病灶所在侧的上肢静脉注射药物,注射剂量成人一般为0.1~0.2mCi/kg,儿童0.14mCi/kg。

3. 检查前的准备

(1)依据检查申请单来明确检查目的和要求,并了解被检查者的病情。

(2)采集受检者的详细资料,包括年龄、性别、身高、体重、有无糖尿病、妊娠或哺乳情况等。

(3)检查前4~6小时禁食、禁饮含有糖分的饮料,禁止静脉滴注葡萄糖液体,胃肠外营养以及静脉营养也需要先暂停4~6小时。

(4)检查前24小时内禁止剧烈运动,控制血糖(一般建议控制在8.33mmol/L以下)。

(5)及时告知受检者检查前的注意事项并做好解释工作,消除受检者的紧张心理,取得受检者的合作。

(6)告知受检者在检查中不要躁动、要平静均匀的呼吸。

(7)如需行静脉注射对比增强剂,则应注意确保受检者无碘过敏病史。

4. 受检者体位 受检者上机后取仰卧位,颅脑显像时双上肢自然下垂于身体两侧,其他部位显像时双上肢上举抱头,图像采集过程中受检者保持体位绝对制动状态,平静均匀的呼吸。

5. CT数据采集 通过采集定位片确定扫描范围,确保PET图像与CT图像在轴位上匹配。然后进行CT扫描,一般扫描条件:120kV,50~80mA/s,层厚5mm。根据需要还可以进行局部CT扫描。

6. PET数据采集 CT数据采集完成后,受检者被送入机架后端的PET扫描野,进行PET发射扫描,从腿部到头部采集全身图像,一般采集5~7个床位,2.5~3min/床位。

7. 数据处理及图像重建 在PET完成第一个床位的数据采集前,CT的图像重建就已经完成。随着 PET 数据的不断采集，由 CT 数据进行的衰减校正同步进行，完成 PET 数据采集后不久校正后的 PET 图像与 PET/CT 融合图像就自动生成。扫描完成后，由医生初步浏览图像，确定显像图像达到了检查目的的要求后通知受检者离开。检查后告诉受检者多饮水，促进显像剂的排出，同时提醒受检者检查后数小时内体内仍然具有少量放射性，要注意放射防护。

【实验总结】

1. PET/CT 有助于了解肿瘤的代谢情况，对于肿瘤的分期、恶性程度的分级、确定治疗方案以及观察疗效等具有很好的价值；对于许多精神、情感等功能性疾病有重大的意义；此外，也适用于心肌代谢的研究。

2. PET/CT 扫描前的准备工作至关重要。

3. 对放射防护要给予充分的重视。

【实验思考】

1. 放射性核素显像技术的显像仪器有哪些？

2. PET/CT 检查的优势？

第二节 核医学显像方法

实验一 脑血流灌注显像

【临床概述】

大脑皮质一般呈放射性的分布，分布于高于白质以及脑室的部位，即放射性浓集。丘脑、基底核以及脑干等灰质核团的放射性分布与皮质相接近，呈现出"岛状"的团块浓影。小脑皮质的放射性分布同样高于髓质。左右两侧基本对称。影像上见到的放射性分布的高低，可以反映出不同局部的脑血流灌注、脑神经细胞功能以及代谢的活跃程度情况（图 6-1）。

【实验目的】

1. 掌握脑血流灌注显像的适应证及禁忌证。

2. 掌握脑血流灌注显像的检查方法及步骤。

3. 熟悉脑血流灌注显像的正常影像表现。

4. 了解脑血流灌注显像的检查前的准备。

【实验要求】

1. 熟悉脑血流灌注显像的工作状态及操作。

2. 能够保证显像图像达到影像诊断的目的。

3. 了解检查前相关准备，包括临床病史采集、显影剂的选择以及注射方式等。

【实验器材】

1. SPECT。

2. 显像剂 锝（^{99m}Tc）标记双半胱乙酯（^{99m}Tc-ECD）。

【实验注意事项】

1. 注射过氯酸钾前 5 分钟内受检者应在安静环境中，戴上眼罩，塞上耳塞进行封闭试听。

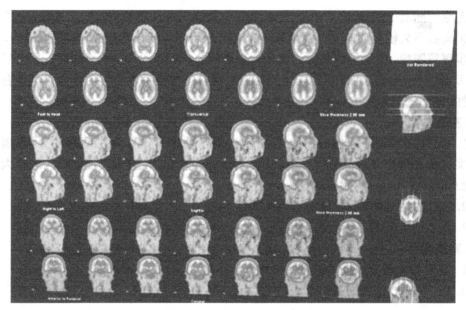

图 6-1　正常脑血流灌注显像

2. 数据采集时应利用胶带固定头部，防止采集的时候头部位置发生移动，从而对图像质量产生影响。

3. 检查前一定要取得受检者的同意。

4. 对于不能配合的受检者或者年龄比较小的受检者，应预先给予药物镇静。

【实验方法及步骤】

1. 适应证、禁忌证的确认

（1）适应证

1）用于早期脑血管疾病的诊断、评价脑血流灌注以及功能受损的范围。

2）癫痫的诊断以及病灶的定位。

3）阿尔茨海默病、痴呆的诊断以及鉴别诊断。

4）锥体外系疾病的诊断以及鉴别诊断。

5）颅脑损伤的辅助诊断以及术后功能恢复情况评价。

6）评价脑肿瘤的灌注情况、血供以及治疗预期效果。

7）恐惧症、焦虑症以及强迫症等情绪障碍性疾病的功能损伤的定位以及辅助诊断。

（2）禁忌证：目前无明确检查禁忌证。

2. 显像剂　锝标记双半胱乙酯（^{99m}Tc-ECD），剂量 740～1110MBq（20～30mCi）/1～2ml，静脉注射。

3. 检查前的准备

（1）依据检查申请单来明确检查目的和要求，并了解被检查者的病情。

（2）采集受检者的详细资料，包括年龄、性别、身高、体重等。

（3）检查前 0.5～1h 前口服 400mg 过氯酸钾，以阻止显像剂被甲状腺摄取，辐射吸收剂量也会大大减少。

（4）向受检者说明检查的临床意义，取得受检者的合作。

（5）对年龄较小或不能配合的患儿，可适当的使用镇静药物。

（6）注射过氯酸钾前5分钟内受检者应在安静环境中，戴上眼罩，塞上耳塞进行封闭试听。

4. 影像采集和数据处理　SPECT探头配置低能通用型准直器，探头旋转半径12～14cm，旋转360°采集64～128帧投影像，然后重建横断面、冠状断面、矢状断面影像。

【实验总结】

1. 脑血流灌注显像在缺血性和出血性脑血管疾病，鉴别Alzheimer病，偏头痛，锥体外系疾病，颅脑外伤，AVM，ADHD，HIE，Tic disorder，儿童孤独症等方面均有较高的临床价值。

2. 脑血流灌注显像可以很好的了解局部脑组织的血流灌注情况。

【实验思考】

1. 脑血流灌注显像在临床上的应用价值有哪些？

2. 检查前为什么要口服过氯酸钾？

实验二　甲状腺静态显像

【临床概述】

正常甲状腺呈蝴蝶状，分为左叶和右叶，分布于气管的两侧，两叶的下1/3通过峡部连接，有时峡部会出现缺如。每叶大致长约4.5cm，宽约2.5cm，前位面积约为20cm²。双叶内放射性分布均匀，边缘基本整齐光滑（图6-2）。双叶发育可不一致，可以形成多种形态的变异，少数受检者可见甲状腺锥体叶变异。

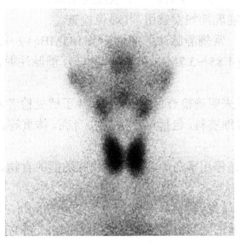

图6-2　正常甲状腺静态显像

【实验目的】

1. 掌握甲状腺静态显像的检查前的准备工作。

2. 掌握甲状腺静态显像的显影方法。

3. 熟悉甲状腺的相关解剖及功能。

4.了解甲状腺静态显像的适应证及禁忌证。

【实验要求】

1.熟悉甲状腺静态显像工作状态及操作。

2.能够保证显像图像达到影像诊断的目的。

3.了解检查前相关准备,包括临床病史采集、显影剂的选择以及注射方式等。

【实验器材】

1.SPECT。

2.显像剂 $^{99m}TcO_4^-$、^{131}I。

【实验注意事项】

1.^{131}I显像检查前需停用含碘食物。

2.^{131}I显像检查前需停用影响甲状腺功能的药物1周以上。

【实验方法及步骤】

1.适应证、禁忌证的确认

(1)适应证

1)观察甲状腺的位置、大小、形态以及功能情况。

2)用于异位甲状腺的诊断。

3)用于甲状腺结节类型(热结节、温结节或冷结节)的判断。

4)判断甲状腺炎性病变的辅助诊断以及鉴别诊断。

5)甲状腺恶性转移性病变的诊断以及鉴别诊断。

6)评估甲状腺术后残余甲状腺组织的功能。

7)判断颈部肿块与甲状腺的关系。

8)甲状腺功能亢进时 ^{131}I 治疗前估算甲状腺的重量。

(2)禁忌证:孕妇及哺乳期妇女禁用 ^{131}I 显像检查。

2.显像剂 $^{99m}TcO_4^-$,常规静脉注射剂量74～185MBq(2～5mCi),静脉注射;^{131}I 碘化钠溶液,常规口服剂量1.85～3.7MBq(50～100μCi),静脉注射。

3.检查前的准备

(1)依据检查申请单来明确检查目的和要求,并了解受检者的病情。

(2)采集受检者的详细资料,包括年龄、性别、身高、体重等。

(3)检查前需空腹。

(4)用 ^{131}I 检查前应该停用碘药品和影响甲状腺功能的食物。

4.显像方法

(1)甲状腺 $^{99m}TcO_4^-$ 显像:静脉注射显像剂后20～30min。取仰卧位,颈部伸展,充分暴露甲状腺部位。常规采用前位平面采集,必要时增加斜位。首选针孔准直器,亦可采用低能通用或高分辨平行孔准直器。

(2)^{131}I 显像:空腹口服 ^{131}I,24h后行颈部显像,采用高能通用准直器;如果行甲状腺癌转移灶显像,需在空腹口服 ^{131}I 后24～72h后进行前位和后位全身显像,采用高能通用准直器。

【实验总结】

甲状腺静脉显像是临床核医学的重要部分。它能够显示甲状腺的位置,大小,形态和功能。特别适用于确定甲状腺结节的功能状态。[131]I全身显像对甲状腺癌术后功能甲状腺组织的残留和分化型甲状腺癌的转移也具有特殊价值。

【实验思考】

1. 试述正常人,甲亢,甲减受检者吸碘率的特点和规律是什么?

2. 甲状腺结节在甲状腺静态显像上的类型有哪些?

实验三　心肌灌注显像

【临床概述】

静息状态下,一般仅左心室显影,右心室及心房心肌较薄,血流量相对较低,故显影不清,负荷试验后可轻度显影。心尖部有时略稀疏,室间隔膜部放射性分布呈稀疏、缺损区,其余各心肌壁分布均匀(图6-3)。

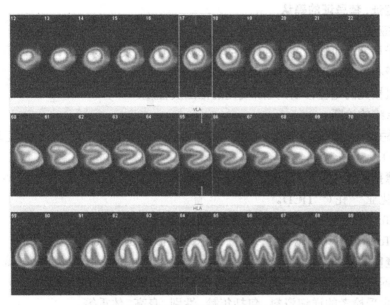

图6-3　正常心肌灌注显像

【实验目的】

1. 掌握心肌灌注显像的显影方案及图像处理。

2. 掌握心肌灌注显像的检查前准备工作。

3. 熟悉心肌灌注显像的正常影像表现。

4. 了解心肌灌注显像的适应证及禁忌证。

【实验要求】

1. 熟悉心肌灌注显像工作状态及操作。

2. 能够保证显像图像达到影像诊断的目的。

3. 了解检查前相关准备,包括临床病史采集、显影剂的选择以及注射方式等。

【实验器材】

平面显像采用γ照相机显像或SPECT,断层显像应用单探头或多探头SPECT检查。

【实验注意事项】

1. 日常应该严格进行仪器的质控检查。

2. 检查前受检者必须停服抗心律失常药物、使心率减慢的药物以及硝酸酯类等有关药物,并使受检者积极配合检查。

3. 使用 ^{201}Tl 检查时受检者必须空腹,为了减少腹腔内脏以及肺组织中由于 ^{201}Tl 浓聚增加而对心肌影像所产生的干扰,注射 ^{201}Tl 之后可以让受检者取坐位。

4. 使用 ^{99m}Tc-MIBI 检查时,注射后 30min 禁食脂肪餐,以排除胆囊内放射性干扰,如肝区放射性清除慢,可鼓励受检者适当活动。

5. 为了减少因膈肌运动而对心肌显像所产生的影响,告知受检者在检查时保持体位不动,平稳呼吸。不合作的受检者应加以固定。

6. 心率变化太大或心率不齐者不宜做门控心肌灌注显像。

【实验方法及步骤】

1. 适应证、禁忌证的确认

(1)适应证

1)用于早期心肌缺血的诊断,评估其部位、范围以及程度。

2)判断心脏疾病手术的疗效及预后观察。

3)心肌梗死的定位诊断,判断梗死的范围及程度。

4)室壁瘤的诊断。

(2)禁忌证:只要受检者能够耐受检查,心肌灌注显则无绝对禁忌证(运动与药物负荷试验除外)。

2. 显像剂

(1)氯化亚 ^{201} 铊(^{201}TlCl)。

(2)^{99m}Tc- 甲氧基异丁基异腈(^{99m}Tc-MIBI)。

(3)^{99m}Tc 标记的其他化合物,如 ^{99m}Tc 标记的 tetrofosmin(P53)等。

3. 检查前的准备

(1)依据检查申请单来明确检查目的和要求,并了解受检者的病情。

(2)采集受检者的详细资料,包括年龄、性别、身高、体重等。

(3)向受检者解释检查目的、检查方法以及注意事项,以充分取得合作。

(4)做负荷心肌显像时,先停用 β 阻滞剂和减慢心率的药物 48h,停用硝酸脂类药物 12~24h。

(5)^{201}Tl 心肌显像检查时需要空腹。

4. 显像方案

(1)^{201}Tl 运动再分布显像法:运动高峰时静脉注射 ^{201}Tl 92.5~111MBq(2.5~3mCi),5min 行早期显像,3~4h 后行再分布显像,如须判断心肌细胞活力,可于再分布显像后再次注射 74MBq,5~10min 后行静息显像。

(2)^{99m}Tc-MIBI 运动静息隔日显像法:运动高峰注射 740~925MBq(20~25mCi),1.0~1.5h 显像,隔日再注射 740~925MBq,1~1.5h 行静息显像。

(3)^{99m}Tc-MIBI 运动静息显像一日法:休息时注射 296~333MBq(8~9mCi),1~1.5h 行静息显像,1~4h 后行运动试验再注射 814~925MBq(22~25mCi),1.0~1.5h 显像。

（4）双核素显像：静息状态下静脉注射 ^{201}Tl 74～111MBq（2～3mCi），15min 显像，60min 行运动试验，再次注射 ^{99m}Tc-MIBI 925MBq（25mCi），1h 后显像。该方案主要是为克服 ^{99m}Tc-MIBI 两次注射花费时间较长的缺点而设计的，运动及静息显像可以在 2h 内完成。

5. 采集条件

（1）平面显像：常规取前后位、左前斜 30°～45°和左前斜 70° 体位。探头采用低能通用型或高分辨率准直器，^{201}Tl 能峰为 80keV，如有多道装置可加用 167 和 135keV 两组能峰，窗宽 25%，^{99m}Tc 能峰为 140keV，窗宽 20%。矩阵 128×128 或 256×256，每个体位采集 10min 或预置计数 5×105～6×105。为了提高分辨力和灵敏度，采集时探头应尽量贴近体壁。

（2）断层显像：受检者取仰卧位，双上臂抱头并固定，探头贴近胸壁。探头从右前斜位 45° 至左后斜位 45° 旋转 180° 或行 360° 采集，每旋转 3°～6° 采集 1 帧，30～40s/ 帧，共采集 30～60 帧。^{201}Tl 和 ^{99m}Tc 能设置同平面显像，矩阵 64×64。探头配置低能通用型或高分辨准直器。

（3）门控心肌显像：^{99m}Tc-MIBI 图像较 ^{201}Tl 为好。平面和断层显像采集方法同上。用 ECG 作为门控信号，平面像每个心动周期采集 8～16 帧，矩阵 128×128，RR 窗宽为 15%，断层像每个心动周期采集 8～12 帧，矩阵为 64×64，RR 窗值为 20%。

6. 影像处理

（1）影像重建：在断层影像重建时，目前多采用滤波反投影法进行，滤波函数类型和截止频率的选择根据计数等因素来决定，各种机型的滤波器可不同，重建水平、垂直长轴以及短轴断面影像，每个断面厚度一般是 6～9mm。

（2）圆周剖面定量分析法：分别在早期、延迟显像上进行。在本底扣除后，对影像进行多点加权平滑。以左心室腔的中心为中点，生成 60 个扇形区（每个扇形区 6°），以这些扇形区的最大计数值中的最高值为 100%，求得各个扇形区最大计数值的相对百分数。以此为纵坐标、横坐标取心脏 360° 圆径，最后绘制成圆周平面曲线。对比早期显像和延迟显像的周边平面曲线偶联，计算延迟显像 ^{201}Tl 的洗脱率。

（3）极坐标靶心图：在重建心肌短轴断层图像后，形成各个短轴心肌断面的剖面曲线，以同心圆的方式排列心尖至基底部各断面的周边剖面曲线，心尖部设置为圆心，圆最外层为基底部即靶心图。逐个比较原始靶心图上每个扇形区计数的百分值与该区的正常百分值，凡偏离正常均值 ±2.5 或 ±3.0 个标准差的部位用黑颜色显示，即变黑靶心图，表明该区域的心肌灌注不正常。

7. 门控断层显像　重建水平、垂直长轴以及短轴三个断层影像，每个轴向断面在每个心动周期可获得 8～12 帧影像。影像重建时一般可将各轴向的舒张末期（ED）和收缩末期（EV）1～2 帧影像分别叠加成 ED 和 EV 影像，以便于读取。

8. 门控影像定量分析　可分整体左室功能测定与局部室壁运动评估，整体功能可计算出左心室舒张末期容积（EDV）、收缩末期容积（ESV）及左室射血分数（LVEF）等。局部室壁运动可测定局部心肌增厚率与直接观察室壁运动情况。

【实验总结】

心肌灌注显像对心血管疾病特别是冠心病的诊断与鉴别诊断，心肌存活的判断，药物或手术治疗后的疗效随访及预后，非心脏病手术前风险性评估，指导临床决策等具有重要的临床意义。随着新的放射性显像剂的开发和显像技术的应用,核医学在临床心血管疾病的无创伤性检查中也起着越来越重要的作用。

【实验思考】

1. 心肌灌注显像整体左室功能的测定包括哪些内容?

2. 心肌灌注显像在冠心病中有哪些临床应用?

实验四　胃肠道出血显像

【临床概述】

胃肠道出血是消化系统较常见的疾病。主要临床表现包括呕血与黑便、发热、失血性周围循环衰竭(短时间内出血量超过 1000ml 以上)以及贫血等。可由消化性溃疡、糜烂性胃炎、食管癌、胃癌等疾病引起。正常时胃肠壁含血量少,在胃肠道出血显像时基本不显影。

【实验目的】

1. 掌握胃肠道出血显像的显影方案及图像处理。

2. 掌握胃肠道出血显像的检查前准备工作。

3. 熟悉胃肠道出血显像的正常影像表现。

4. 了解胃肠道出血显像的适应证及禁忌证。

【实验要求】

1. 熟悉胃肠道出血显像工作状态及操作。

2. 能够保证显像图像达到影像诊断的目的。

3. 了解检查前相关准备,包括临床病史采集、显影剂的选择以及注射方式等。

【实验器材】

1. SPECT。

2. 显像剂　^{99m}Tc-RBC,^{99m}Tc- 硫胶体或植酸钠。

【实验注意事项】

1. 怀疑出血部位与大血管或脏器出现重叠,可以增加侧位显像。

2. ^{99m}Tc 标记红细胞法由于显像剂在血液循环中存留时间长,适宜用于间歇性出血;^{99m}Tc 胶体显像由于显像剂在血液循环中存留时间短,适宜用于急性活动性出血。

【实验方法及步骤】

1. 适应证、禁忌证的确认

(1)适应证:寻找消化道出血的出血灶,用于定位诊断。

(2)禁忌证:目前尚无明确禁忌证。

2. 显像剂　^{99m}Tc-RBC,用量 555~740MBq(15~20mCi),静脉注射;^{99m}Tc- 硫胶体或植酸钠,用量 185~370MBq(5~10mCi),静脉注射。

3. 检查前的准备

(1)依据检查申请单来明确检查目的和要求,并了解被检查者的病情。

(2)采集受检者的详细资料,包括年龄、性别、身高、体重等。

(3)向受检者解释检查目的、检查方法以及注意事项,以充分取得合作。

(4)检查前受检者暂停使用止血药物,特别是少量出血的受检者。

（5）显像前 1 小时口服过氯酸钾封闭胃黏膜。

4. 显像方法

（1）^{99m}Tc-RBC 显像

1）注射显像剂前 1h 口服 KClO$_4$ 200mg 封闭胃黏膜。

2）受检者取仰卧位，将 SPECT 的探头自前位对准腹部，范围包括剑突至耻骨联合，矩阵 128×128。采取静脉注射 ^{99m}Tc-RBC 555～740MBq（15～20mCi），间隔时长 5～10min 采集 1 帧，采集时长 60min，如果 60min 仍为阴性者，就要做延迟显像。

（2）^{99m}Tc 标记硫胶体或植酸钠显像法：^{99m}Tc 标记硫胶体或植酸钠 185～370MBq（5～10mCi）采取静脉注射的方式，当注射开始 2min/帧动态采集，常分为 2 个时相，第 1 时相 2s/帧，连续采集 60s。第 2 时相 1min/帧，共采集 16 帧。将显像观察时间延迟至 60min。

【实验总结】

1. 胃肠道出血显像对胃肠道出血的诊断，特别是局限性急慢性、间歇性胃肠道出血的定位，以及内镜等检查难以发现的小肠出血等有重要意义。由于方法简便且无创，从而在核医学工作中得到广泛应用。

2. 检查前的准备至关重要。

3. 注意做好放射防护工作。

【实验思考】

1. 胃肠道出血显像所用的两种显像剂各有何优缺点？

2. 为什么胃肠道出血显像检查前受检者暂停使用止血药物？

实验五　异位胃黏膜显像

【临床概述】

异位的胃黏膜可以快速的摄取过锝酸盐（^{99m}TcO$_4^-$），在静脉注射 ^{99m}TcO$_4^-$ 后可以很快的聚集 ^{99m}TcO$_4^-$ 从而形成放射性浓聚灶被探测。异位胃黏膜发生在胃以外消化道节段，包括 Barrett 食管、部分 Meckel 憩室以及小肠重复畸形。前者好发于食管远端，即胃黏膜壁细胞取代远端正常的鳞状上皮细胞；后两种为好发于空肠、回肠段的先天畸形。异位胃黏膜还可以分泌胃酸和胃蛋白酶，可以引起炎症性溃疡和出血。

【实验目的】

1. 掌握异位胃黏膜显像的显影方案及图像处理。

2. 掌握异位胃黏膜显像的检查前准备工作。

3. 熟悉异位胃黏膜显像的原理。

4. 了解异位胃黏膜显像的适应证及禁忌证。

【实验要求】

1. 熟悉异位胃黏膜显像工作状态及操作。

2. 能够保证显像图像达到影像诊断的目的。

3. 了解检查前相关准备，包括临床病史采集、显影剂的选择以及注射方式等。

【实验器材】

^{99m}TcO$_4^-$

【实验注意事项】

1. 腹部病灶性质难定时,可用侧位显像。

2. 检查前禁止使用过氯酸钾、水合氯醛、阿托品等药物以及可刺激胃液分泌、促进胃肠蠕动的药物。

【实验方法及步骤】

1. 适应证、禁忌证的确认

(1)适应证:下消化道出血怀疑有 Meckel 憩室和小肠重复畸形。

(2)禁忌证:目前尚无明确禁忌证。

2. 显像剂 $^{99m}TcO_4^-$,剂量 370～555MBq(10～15mCi),静脉注射;小儿 7.4～11.1MBq(200～300μCi)/kg,不少于 10mCi,静脉注射。

3. 检查前的准备

(1)依据检查申请单明确检查目的和要求,并了解被检查者的病情。

(2)采集受检者的详细资料,包括年龄、性别、身高、体重等。

(3)向受检者解释检查目的、检查方法以及注意事项,以充分取得其合作。

(4)检查前受检者应禁食 4h 以上。

(5)检查前不得使用过氯酸钾、水合氯醛、阿托品等药物。

4. 显像方法

(1)体位:一般采集前位,可适当的加做左侧位或右侧位采集。

(2)探头视野范围:食管显像以剑突为中心;检查肠道病变时视野范围为剑突到耻骨联合。

(3)采集条件:矩阵 128×128 或 256×256,一般可用动态或间隔显像方式检查。例如动态相 5min/帧、持续 30min,60min 时再采集 1 帧。也可分别于 0min、5min、10min、30min、60min 采集,总观察时间可为 60～120min。每帧计数 500～1000k。

(4)食管显像可于病灶显示后,饮水 200～300ml,重复显像。

【实验总结】

1. 异位胃黏膜发生在胃以外消化道节段,包括 Barrett 食管、部分 Meckel 憩室以及小肠重复畸形。

2. 异位胃黏膜检查具有疾病定位和病因诊断的临床意义。

3. 检查前的准备至关重要。

4. 注意做好放射防护工作。

【实验思考】

1. 异位胃黏膜显像禁用药物有哪些?

2. 异位胃黏膜显像检查前不得使用哪些药物?为什么?

实验六　肺灌注显像

【临床概述】

肺灌注显像自 20 世纪 60 年代中期建立以来,经过 40 余年的临床应用,目前已成为非常成熟的无创性肺栓塞检查方法。主要是利用放射性颗粒在肺毛细血管内暂时的嵌顿,获得肺血流灌注平面影像或断层影像。正常双肺轮廓完整,放射性分布比较均匀,肺外带及肺尖放射性分布略稀疏。左右两肺影之间为纵隔和心脏形成的放射性分布空白区(图 6-4)。通过结合临床症状、体征和其他临床检查结果,并分析图像的肺血流灌注分布状态,可以对肺栓塞等多种肺部疾病协助诊断。

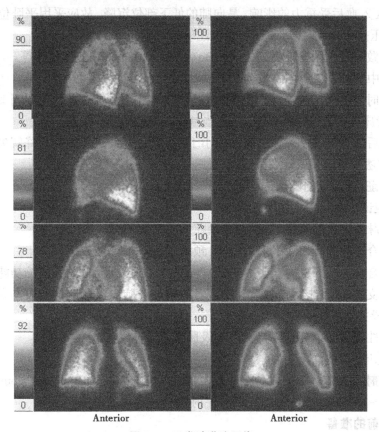

图 6-4　正常肺灌注显像

【实验目的】

1. 掌握肺灌注显像的检查前准备工作。
2. 掌握肺灌注显像的显影方案及图像处理。
3. 熟悉肺灌注显像的原理。
4. 熟悉肺灌注显像的正常影像表现。
5. 了解肺灌注显像的适应证及禁忌证。

【实验要求】

1. 熟悉肺灌注显像工作状态及操作。
2. 能够保证显像图像达到影像诊断的目的。
3. 了解检查前相关准备,包括临床病史采集、显影剂的选择以及注射方式等。

【实验器材】

1. SPECT。
2. 显像剂　^{99m}Tc-MAA。

【实验注意事项】

1. 受检者检查前需吸氧 10min，以避免局部肺放射性分布减低。

2. ^{99m}Tc-MAA 为悬浮液，抽取药时和注射前须振荡摇匀。针对肺血管床破坏严重的被检查者，应缓慢注射。针对肺心病受检者，慎用"弹丸"注射。

3. MAA 入血后受重力的影响，易向肺的低下部位沉降，故应采用平卧位注射。在检查肺动脉高压是否存在时，应该使用坐位注射。

4. 儿童做肺灌注显像时要按 2～3MBq（0.05～0.08mCi）/kg 体重计算。

5. 检查中应备有氧气和急救药品。

6. 检查时需要注意一次注射的蛋白颗粒数不应过大，尤其是针对肺叶切除、一侧肺缺如、肺血管床受损者，注射颗粒数应适当减少。

7. 标记后的 ^{99m}Tc-MAA 使用时间应小于 4h，使用时间过长则容易降解失效。

【实验方法及步骤】

1. 适应证、禁忌证的确认

（1）适应证

1）肺动脉栓塞症的诊断，辅助判断治疗后的疗效。

2）选择合适的肺叶切除手术适应证、预测术后肺功能的恢复。

3）选择合适的肺部疾病（包括 COPD 等）的手术适应证、预测残留肺功能。

4）观察支扩、肺结核、肺肿瘤等受检者的病变对肺血流影响的程度与范围，选择合适的治疗手段并判断疗效。

5）全身性疾病（大动脉炎等）可疑累及肺血管者。

（2）禁忌证：目前尚无明确禁忌证。

2. 显像剂 ^{99m}Tc 标记的大颗粒聚合人血清白蛋白（macroaggregated albumin，MAA），常用剂量 74～185MBq（2～5mCi），静脉注射。

3. 检查前的准备

（1）依据检查申请单明确检查目的和要求，并了解被检查者的病情。

（2）采集受检者的详细资料，包括年龄、性别、身高、体重等。

（3）向受检者解释检查目的、检查方法以及注意事项，以充分取得其合作。

（4）受检者安静平卧，检查前需吸氧 10min，以避免局部肺放射性分布减低。

4. 显像方法

（1）平面显像

1）注射示踪剂：嘱受检者平卧，振荡并摇匀 ^{99m}Tc-MAA 悬浮液，通过静脉通道缓慢注射。成人使用活度为 111～185MBq，含蛋白颗粒（2～7）×105 个，注射 5min 后即可显像。在检查肺动脉高压是否存在时，应该使用坐位注射。

2）检查体位：取 8 个体位，即前后位、后位、左侧位、右侧位、左后斜位 30°、右后斜位 30°、左前斜位 30°、右前斜位 30°。

3）仪器条件：在探头视野内需要同时包括双肺，选用低能通用型准直器，建议每个体位采集计数为 500k，采集矩阵为 128×128 或 256×256，如采用 256×256 矩阵，应增加采集计数。能峰为 140keV，窗宽为 20%。

（2）断层显像

1）仰卧位，双臂抱头，探头尽量贴近胸部。

2）探头选用低能高分辨率或低能通用型准直器。旋转 360°，每 6° 或 5.6° 采集 1 帧，每帧采集 20～30s，共采集 60 帧或 64 帧，能峰 140keV，窗宽 20%，采集矩阵 64×64 或 128×128。

3）采集时嘱受检者平稳呼吸，尽量避免呼吸运动对肺显像造成的不必要的干扰。原始数据经滤波后行反向投影等断层图像处理，得到肺水平切面、冠状切面及矢状切面的断层图像，层厚 3～6mm。

【实验总结】

成人肺灌注显像在静脉注射 ^{99m}Tc-MAA 后进行，通过有限的肺毛细血管阻断证实肺血流肺血流灌注情况。结合临床症状、体征和其他临床检查结果，并分析图像的肺血流灌注分布状态，可以对肺栓塞等多种肺部疾病协助诊断。

【实验思考】

1. 为什么要求被检查者在检查前安静平卧，并且给予吸氧 10min？

2. 肺灌注显像在肺栓塞诊断中的价值有哪些？

实验七 骨 显 像

【临床概述】

全身骨显像最常用于骨转移病灶的探查。针对癌症受检者，无论原发肿瘤在什么部位，都有可能因病情进展而发生转移。最常发生转移的部位是骨骼。骨显像对转移性骨肿瘤的诊断有很高的灵敏度。可较 X 线、CT 提早 3 个月到一年半发现病灶。在骨转移瘤骨显像异常者中，X 线有部分受检者正常。恶性骨肿瘤，包括骨转移的早期诊断和及时治疗，可使受检者的生活质量明显提高，存活期延长。因此，癌症受检者都应该在治疗前进行全身骨显像并定期复查。

由于全身各处骨骼的血供和代谢旺盛程度不同，松质骨含量不同，使骨吸收显像剂的程度存在一定的差异。扁骨、大关节等部位以及骨端均较长骨骨干的放射性浓聚，呈对称性分布。"血流相"可显示大血管走向，并逐渐显示软组织轮廓；"血池相"软组织显影更加清晰，放射性分布基本均匀对称；"延迟相"骨骼影显像基本清晰，软组织影消退（图 6-5）。

【实验目的】

1. 掌握骨显像的显影方法及步骤。

2. 掌握骨显像的检查前准备工作。

3. 熟悉骨显像的临床应用。

4. 了解骨显像的适应证及禁忌证。

【实验要求】

1. 熟悉骨显像工作状态及操作。

2. 能够保证显像图像达到影像诊断的目的。

3. 了解检查前相关准备，包括临床病史采集、显影剂剂量的选择以及注射方式等。

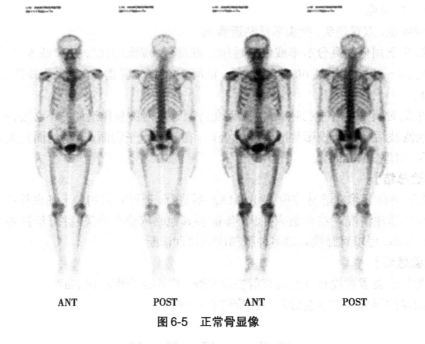

| ANT | POST | ANT | POST |

图6-5 正常骨显像

【实验器材】

1. SPECT/CT。

2. 显像剂 ^{99m}Tc 标记的亚甲基二膦酸盐(^{99m}Tc-MDP)。

【实验注意事项】

1. 显像前嘱受检者排空小便,以减少膀胱内放射性对骨盆影像的影响。

2. 受检者不可佩戴金属物品;如果受检者近期有使用钡剂的情况,需先将钡剂排除。

3. 注射显像剂后2小时内受检者需饮用足够的水。

【实验方法及步骤】

1. 适应证、禁忌证的确认

(1)适应证

1)早期诊断恶性肿瘤骨转移。

2)早期诊断急性骨髓炎。

3)原发性骨骼肿瘤累及范围的判断并观察疗效。

4)骨折、代谢性骨病和 Paget 病的诊断。

5)股骨头无菌性坏死的早期诊断。

(2)禁忌证:目前尚无明确禁忌证。

2. 显像剂 ^{99m}Tc 标记的亚甲基二膦酸盐(^{99m}Tc-MDP),静脉注射。

3. 图像采集 骨显像可分为骨动态、骨静态、骨断层和融合显像。

(1)骨动态显像(三时相显像)。

1)静脉"弹丸"式注射 ^{99m}Tc-MDP 成人剂量 555～740MBq(15～20mCi)后立即开始图像采集。

2)探头配以低能通用型准直器,能峰 140keV,窗宽 20%,矩阵 128×128。

3）首先 1~2s/ 帧，连续采集 20 帧，获得血流灌注像，即"血流相"。

4）"血池相"在注射后 1~5min 采集，(1~2min/ 帧)共 1~2 帧。

5）2~4 小时后采集静态影像为"延迟相"。

（2）骨静态显像

1）全身骨显像：静脉注射 ^{99m}Tc-MDP 成人剂量 740~1110MBq（20~30mCi）后 3~6 小时进行显像。受检者仰卧于检查床，探头配以低能高分辨准直器，能峰 140keV，窗宽 20%，矩阵 256×1024，扫描速度为 10~20cm/min，采集获得全身骨骼前后位像和后前位像。

2）局部骨显像：显像方法与全身骨相同，但矩阵一般为 128×128，每帧采集 500~1000K，根据病变部位不同选用不同体位。

3）骨断层显像和融合显像：探头配以低能高分辨率或低能通用型准直器，旋转 360°，每 6° 采集 1 帧，每帧采集 20~25s，共采集 60 帧，能峰 140keV，窗宽 20%，采集矩阵 128×128。采集后的图像经重建处理后可获得三维断层图像。通过 SPECT/CT 的同机 CT 定位或诊断图像，可对局部病变进行融合显像。

【实验总结】

1. 骨显像适用于检测全身骨关节形态、代谢和良、恶性骨关节疾病诊断，检查早期骨转移灶，提示骨活检定位，恶性肿瘤随诊。

2. 骨显像分为骨动态、骨静态、骨断层和融合显像，临床应用时应根据受检者的具体情况选择一种或几种方法联合使用。

3. 注意做好放射防护工作。

【实验思考】

1. 简述骨显像的临床应用是什么？

2. 骨显像有哪些分类？

3. 骨静态显像检查前为什么要求受检者排空膀胱？

实验八 肾动态显影

【临床概述】

肾脏是泌尿系统中最重要的脏器，其主要功能包括将体内的代谢产物和进入体内的异物排出体外，调节体内水与电解质的平衡，调节体内的酸碱平衡，产生促红细胞生成素（EPO）、肾素、前列腺素、前列环素、1, 25- 双羟维生素 D3 等多种生物活性物质。肾脏是实质性脏器，位于腹后壁，左右各一，形似蚕豆，其表面光滑，质柔软，新鲜时呈红褐色。肾分内、外侧两缘，上下两端，前后两面。

肾门为肾内侧缘中部的凹陷，肾的血管、神经、淋巴管，肾盂走行其中。由肾门伸入肾实质的凹陷为肾窦，由肾血管、肾小盏、肾大盏、肾盂和脂肪所占据。肾门是肾窦的开口，肾窦是肾门的延续。肾的前面凸向前外侧，后面紧贴腹后壁，上端宽而薄，下端窄而厚。

肾动态显像包括肾血流灌注显像和肾实质功能动态显像两部分。其原理是静脉注射经肾小球滤过或肾小管上皮细胞摄取、分泌而不被再吸收的显像剂后进行连续动态采集,可获得显像剂经腹主动脉、肾动脉灌注,迅速浓聚于肾实质,随尿液逐渐流经肾盏、肾盂、输尿管并进入膀胱的全过程系列影像。应用感兴趣区技术对双肾系列影像进行处理,得到显像剂通过肾的时间-放射性活度曲线(time-activity curve,TAC)即肾图。通过分析可提供双肾血供、功能和尿路通畅等方面的信息。

【实验目的】

1. 掌握肾动态显像检查前准备工作。
2. 掌握肾动态显像的显影方法及步骤。
3. 熟悉肾动态显像的原理。
4. 了解肾动态显像的适应证及禁忌证。

【实验要求】

1. 熟悉肾动态显像的工作状态及操作。
2. 能够保证显像图像达到影像诊断的目的。
3. 了解检查前相关准备,包括临床病史采集、显影剂剂量的选择以及注射方式等。

【实验器材】

SPECT 低能通用型准直器(^{99m}Tc 标记物为显像剂)或 SPECT 高能准直器(^{131}I 为显像剂)。

【实验注意事项】

1. 应保证探头对准肾脏中央部位。
2. 描记曲线期间,应保持体位不变。
3. 再次检查时,宜待肾区放射性接近本底后进行。

【实验方法及步骤】

1. 适应证、禁忌证的确认

(1)适应证

1)用于了解肾脏的位置、大小与形态。
2)对肾血流、功能进行评判。
3)尿路梗阻的诊断与鉴别诊断。
4)区分肾肿瘤良性、恶性的诊断。
5)肾移植术后的检测。
6)确定腹腔肿块与肾脏关系的诊断,确定在肾内还是肾外。
7)观察有无尿液渗漏的现象存在。

(2)禁忌证:妊娠、哺乳期妇女禁用 ^{131}I-OIH,但使用 ^{99m}Tc 标记显像剂无明确禁忌证。

2. 显像剂 临床常用的肾动态显像剂及剂量见表 6-1。

3. 检查前的准备

(1)依据检查申请单明确检查目的和要求,并了解受检者的病情。
(2)采集受检者的详细资料,包括年龄、性别、身高、体重等。
(3)向受检者解释检查目的、检查方法以及注意事项,以充分取得其合作。
(4)受检者检查前 30~60min 饮水 300~500ml,显像前先排空膀胱。

4. 显像方法

(1)体位:坐位或仰卧位,后位采集。移植肾的监测:仰卧位,前位采集。

表 6-1　常用肾动态显像剂及剂量

显像剂类型	肾动态显像剂		剂量（MBq）	
	英文缩写	中、英文全称	成人	儿童
肾小球滤过型	^{99m}Tc-DTPA	^{99m}Tc- 二乙三胺五乙酸 ^{99m}Tc-diethylenetriaminepentaacetic	185～740	74～370 或 7.4MBq/kg
肾小管分泌型	^{99m}TcMAG$_3$	^{99m}Tc- 巯基乙酰基三甘氨酸 ^{99m}Tc-mercaptoacetyltriglycine	296～370	37～185 或 3.7MBq/kg
	^{99m}Tc-EC	^{99m}Tc- 双半胱氨酸 ^{99m}Tc-etHUlenedicysteine	296～370	37～185 或 3.7MBq/kg
	^{131}I-OIH	^{131}I- 邻碘马尿酸钠 ^{131}I-orthoiodohippurate	11.1	
	^{123}I-OIH	^{121}I- 邻碘马尿酸钠 ^{121}I- orthoiodohippurate	37	

（2）采集范围从肾上极至膀胱。

（3）肘静脉"弹丸"式注射显像剂，立即以 1～2s/ 帧速度显像，共 20 帧；然后改变采集速度至 30～60s/ 帧，采集至 20～30min。

【实验总结】

1. 肾动态显像适用于肾脏血流灌注、肾脏排尿功能测定、尿路梗阻诊断、肾移植的监护。此外对于区分肾脏占位性病变良恶性，确定腹腔肿块是否为异位的肾脏也有很好的适用性。

2. 注意做好放射防护工作。

【实验思考】

1. 肾动态显影的临床应用有哪些？

2. 如何应用肾动态影像综判断肾内可疑占位性病变？

实验九　^{18}F-FDG 肿瘤代谢显像

【临床概述】

肿瘤组织与其发源的正常组织相比，无论在细胞形态和组织结构上都有不同程度的差异，这种差异称为异型性。异型性是肿瘤异常分化在形态上的表现。异型性小，说明分化程度高，反之，说明分化程度低。异型性是确定肿瘤良、恶性的重要组织学依据。良性肿瘤细胞的异型性不明显，与其发源的正常组织相似。恶性肿瘤则相反，常具有明显的异型性。肿瘤代谢显像是利用核素标记的葡萄糖、脂肪酸、氨基酸、核苷酸及其类似物或前体物质，可在活体水平上研究肿瘤的异常代谢活动。

【实验目的】

1. 掌握 ^{18}F-FDG 肿瘤代谢显像图像采集与图像处理。

2. 掌握 ^{18}F-FDG 肿瘤代谢显像的检查前准备工作。

3. 熟悉 ^{18}F-FDG 肿瘤代谢显像的原理。

4. 了解 ^{18}F-FDG 肿瘤代谢显像的适应证及禁忌证。

【实验要求】

1. 熟悉 ^{18}F-FDG 肿瘤代谢显像的工作状态及操作。

2. 保证显像图像能够达到影像诊断的目的。

3. 了解检查前相关准备,包括临床病史采集、显影剂的选择以及注射方式等。

【实验器材】

1. PET。

2. ^{18}F-2- 氟 -2 脱氧 -D- 葡萄糖 [^{18}F-FDG]。

【实验注意事项】

1. 放射性药物注射时应选择病灶对侧肘静脉进行注射。

2. 透射显像与发射显像间受检者位置应保持完全一致。

【实验方法及步骤】

1. 适应证、禁忌证的确认

(1)适应证

1)用于肿瘤原发病灶的定位诊断。

2)肿瘤转移灶的定位诊断。

3)恶性肿瘤分期与分级的诊断。

4)肿瘤良恶性的鉴别诊断。

5)临床治疗后肿瘤残余或复发的早期判断。

6)放、化疗的疗效监测与评价。

(2)禁忌证:目前尚无明确禁忌证。

2. 显像剂 ^{18}F-2- 氟 -2 脱氧 -D- 葡萄糖 [^{18}F-FDG],静脉注射。成人用量为 185～555MBq(5～15mCi);儿童一般的用量为 5～10MBq(0.185～0.37mCi)/kg。

3. 检查前的准备

(1)依据检查申请单明确检查目的和要求,并了解被检查者的病情。

(2)采集受检者的详细资料,包括年龄、性别、身高、体重等。

(3)检查当天避免剧烈运动。

(4)药物注射后应采取坐位或卧位并保持肌肉松弛。

(5)检查前禁食 4～6 小时,含有葡萄糖的静脉输液也需要暂停 4～6 小时。

(6)其他准备:图像采集前应排空膀胱,限制对肾收集系统和膀胱的辐射剂量;清除受检者身上的金属物体,以免产生伪影。

4. 图像采集

(1)透射性显像采集:首先固定体位,之后行局部透射断层显像。

(2)发射性显像采集:位置与透射显像一致。

1)动态显像采集:静脉注射 ^{18}F-FDG 后,立刻启动动态采集程序(预设),定时抽取对侧静脉血,并计算肿瘤 ^{18}F-FDG 摄取率。

2)静态显像采集:在静脉注射 ^{18}F-FDG 后 45min 后开始显像采集。目前此方法已在临床得到广泛应用。

(3)PET 全身显像:可发现肿瘤原发灶或转移灶,以及身体任何部位具有异常 ^{18}F-FDG 摄取的病灶。图像采集方法与局部断层采集一致。

5. 图像处理 校正采集所得数据，分别进行时间和组织衰减校正；选择合适的滤波函数进行重建图像，通常根据仪器与图像条件来选择，最终获得三维断层图像（即横断面、冠状面及矢状面）用于视觉分析，如果局部 ^{18}F-FDG 出现异常浓聚则常常提示为阳性表现。

半定量计算肿瘤各种摄取比值，如标化摄取值 SUV、肿瘤靶与本比值。前者为局部放射性活度与实际放射性注射剂量的比值。后者为等范围兴趣区肿瘤与周围或对侧正常组织的放射计数的比值。

【实验总结】

1. 肿瘤显像在核医学的临床以及研究工作中极其重要。^{18}F-FDG 肿瘤代谢显像是目前临床和研究中应用最广泛的肿瘤代谢显像剂。其在肿瘤学中的应用价值包括鉴别良、恶性病变，评价肿瘤的侵犯范围、恶性程度、临床分期，为临床治疗提供依据。

2. 注意做好放射防护工作。

【实验思考】

1. 体内可能发生生理性摄取 ^{18}F-FDG PET 的主要部位有哪些？

2. ^{18}F-FDG PET 在肿瘤学的临床应用范围有哪些？

3. 对于肿瘤受检者进行分期，^{18}F-FDG PET 显像对比 CT 来说，优势在哪里？

第三节 核医学影像图像的质量控制

实验一 放射性示踪药物质量管理和控制

【临床概述】

放射性示踪药物是能直接用于人体进行临床诊断、治疗和科学研究的放射性核素及其标记化合物。通常的组成成分为放射性核素和普通药物两类，由于是应用于被检查者机体，所以必须要有严格的质量管理和控制。使用放射性示踪药物必须按照国家的有关规定，特别是按照三级放射性药品使用许可证制度的管理办法进行。参加放射性示踪药物使用、制备的人员，必须是核医学专业技术人员，同时要了解放射药物的特性，熟练掌握放射药物的制备、质控标准以及相关的使用方法。

放射性示踪药物的质量控制包括三个方面，分别是物理检验、化学检验以及生物学检验。其中物理检验包含鉴别放射性核素、放射性活度、放射性核纯度；化学检验包含测定溶液的 pH 值、注射液的 pH 值、化学纯度以及放射化学纯度等；生物学鉴定包括无热原、无菌、生物活性、生物分布以及药代动力学等。

【实验目的】

1. 掌握放射性示踪药物的质量管理和控制的方法和步骤。

2. 掌握使用放射性示踪药物的注意事项。

3. 熟悉放射性示踪药物的定义。

4. 熟悉放射性示踪药物的质量检验的检验内容。

5. 了解放射性示踪药物的质量管理和控制的相关器材。

【实验要求】

1. 能够熟悉放射性示踪药物的质量检验的工作状态及操作过程。

2．能够避免不必要的辐射。

3．能够掌握使用放射性示踪药物的注意事项。

【实验器材】

新华滤纸或醋酸纤维薄膜、点样玻棒或移液器、井型 Y 计数器。

【实验注意事项】

1．权衡预期需要、治疗的好处、辐射的危害，从而得知这项检查或治疗是否值得，进而作出正确的判断。

2．医用内照射剂量必须低于国家有关法规的规定。

3．若可供诊断检查用的同类放射性药物有多种，则使用所致辐射吸收剂量最小的药品；对于治疗用途的放射性药物，则要使用病灶辐射吸收剂量最大而全身及紧要器官辐射吸收剂量较小的药品。

4．为了获得更多的信息，需要采用先进的测量设备和显像设备，尽可能降低使用的放射性活度，从而提高诊断水平。

5．采取必要的保护和促排措施，尽量减少不必要的照射。

6．适当的对恶性疾病受检者放宽限制。

7．小儿、孕妇、哺乳妇女应谨慎使用放射性药物。

【实验方法及步骤】

1．先熟悉制备特定的放射性示踪药物制备的条件，包括对 pH、温度、放射活度、放射浓度及反应时间等的相关要求。

2．在使用制备完成的放射性药物前，应参照药典或相关标准，检测放射性药物的外观、无菌及无热原等，并检测其放射化学纯度或标记率。

3．临床常用标记率检测方法为上行纸层析法或薄层层析法。具体操作如下：

（1）选用洁净的新华滤纸或醋酸纤维薄膜，裁成 1cm×10cm，并以铅笔在每厘米处作好标志。

（2）根据特定放射药物的具体要求，在反应器（薄膜）或有盖试管（滤纸）内加入展开剂，加入量以能侵及滤纸或薄膜下端为准。

（3）按无菌操作取少量制备好的放射性药物，用点样玻棒或移液器将其点在距滤纸或薄膜一端 2cm 左右中央处（原点）；干燥后将其放入反应器或试管，使层析纸（膜）下端浸入展开剂（原点不得浸入），静置 10~20min；待展开剂上行达滤纸条长度 2/3 以上时取出，风干；并按事先作好的标志，将其截成 1cm 长的小条，并标好序号。

（4）用井型 Y 计数器分别测定裁好的小条，每条计数 2 次以上，记录均值。

（5）按特定放射药物的质量控制说明，取一定序号小条（参照点，Rf）的放射性计数与滤纸条放射性总计数的比值，代表标记率；以其余序号小条计数代表未标记的核素。

（6）一般放射性药物的标记率应大于 80%~90%，方可使用。

（7）生物分子（抗体、受体等）的标记率测定，参照专门方法进行，并应另加标记后生物活性的检测。具体技术参见有关核医学专著。

4．标记好的放射性药物应该严格封装存放，并在封装容器外加标签，注明药物品名、放射性活度、放射性浓度、体积、标记时间。

5．将每次放射性药物制备、质控情况作以记录，并归档存查。

【实验总结】

1．在临床应用中为了保证放射性药物的安全性、有效性和稳定性，必须依照国家制订的标准，对放射性药物进行质量控制。按照放射性药物的管理，在使用前负责对已制备的药品进行质量检验。

2．注意做好放射防护工作。

【实验思考】

1．什么是放射性示踪药物？

2．临床常用标记率检测方法有哪些？

实验二　核医学显像设备质量控制

【临床概述】

核医学显像设备是核医学工作中不可或缺的重要组成部分，随着医学的迅猛发展，核医学显像设备也从最初的扫描仪发展到 γ 照相机、SPECT、SPECT/CT、PET/CT、PET/MRI等。随着核医学显像设备的不断完善，近年来核医学显像设备也得到了广泛的临床应用，特别在肿瘤方面（包括肿瘤的早期诊断、恶变程度判断、恶性肿瘤分期、寻找转移癌原发灶、肿瘤治疗计划制订及治疗效果判断等）、在神经系统疾病（包括脑肿瘤、脑血管疾病、脑退行性病变、癫痫、老年性痴呆等）以及冠心病等诊断方面有较好的应用。对核医学显像设备进行质量控制就显得尤为重要。熟练掌握显像仪器的性能，识别和消除显像仪器的各种影响因素是提高核医学图像质量的必要保证。放射性核素显像仪器的质量控制是核医学工作的一部分，由专门的工作人员实施，部分工作需要和仪器维修人员共同完成。

【实验目的】

1．掌握如何识别和消除显像仪器的各种影响因素。

2．掌握核医学显像设备质量控制的操作过程。

3．熟悉显像仪器的性能。

4．了解质量控制依据有关标准和规范操作。

【实验要求】

1．能够熟悉核医学显像设备质量控制的工作状态及操作过程。

2．能够避免不必要的辐射。

3．能够掌握核医学显像设备质量控制的注意事项。

【实验器材】

γ 照相机、SPECT。

【实验注意事项】

1．保证测定探头固有均匀性、固有空间分辩率、灵敏度及计数效率、直线性以及旋转中心校正的时间以及次数。

2．进行质量控制时注意保持核医学显像仪器周边的清洁，尽量每日进行清扫。

3．质量控制依据有关标准和规范进行操作。

【实验方法及步骤】

1．测定探头固有均匀性，1 次 /d。具体方法为：

（1）先接通电源，至少稳定 30min 以上。

（2）取下准直器。

（3）取 ^{57}Co 标准点源，或以 ^{99m}Tc 溶液自制点源，放射活 3.7～7.4MBq（100～200μCi）为宜，放置在距探头晶体表面 1.5～2.0m 处，对准探头视野中心。

（4）启动静态采集程序，采集计数 1～2×106。可根据不同厂家推荐的条件进行计数采集，采集数据存入计算机。

（5）利用计算机给定程序，或利用全视野轮廓线（profile）法求出最高、最低计数点，依下式求出积分（integral）、微分（differential）均匀性：

integral=（C 最高−C 最低）/C 平均（全视野）

differential=（C 高−C 低）/C 平均（每 5～7 个像素区）

（6）积分均匀性应在 5% 以下，微分均匀性应在 2.5% 以下。超过这一指标提示应重新进行校正。

2. 固有空间分辨率测定，至少每周测定 1 次。具体方法为：

（1）仪器通电、准直器、放射源准备同均匀性测定。

（2）将专用铅栅模型（铅条间隙 1mm）固定在探头晶体表面。

（3）启动静态采集程序，采集条件同均匀性测定。

（4）利用计算机给定程序，以全视野轮廓线法求出相当于铅条间隙处的放射性计数曲线峰，并测算半峰高全宽度（FWHM）及 1/10 峰高全宽度（FWTM）。

FWHM（mm）=实测 1/2 曲线峰高处的曲线宽度×采集像素空间距离换算值

FWTM（mm）=实测 1/10 曲线峰高处的曲线宽度×采集像素空间距离换算值

（5）与仪器安装后验收报告的相应数值对比，不应有明显变化。

（6）不具备上述操作条件者，可用肉眼直观，比较实测铅栅摄片与验收时所摄铅栅片的变化。

（7）分辨率明显改变者，应及时分析原因并调整设备至最佳状态。

3. 灵敏度及计数效率测定，至少每 3 月 1 次。

4. 直线性测定，至少每月 1 次。

5. 高计数率条件下性能测定，至少每 3 月一次。

6. SPECT 旋转中心校正，至少每 2 周 1 次。具体方法为：

（1）先接通电源进行预热，待稳定后调整探头、机架至 ECT 采集初始状态。

（2）调整断层床，使床面水平与 ECT 机械旋转中心平齐。

（3）取 ^{57}Co 标准点源，或以 ^{99m}Tc 溶液自制点源，放射活度 3.7～7.4MBq（100～200μCi）为宜，放置在床面上探头视野中部，距中线旁开 3～5cm。

（4）调整探头高度，达最小旋转半径。

（5）启动 ECT 采集程序，根据设备不同，一般采集 360°，5.6°～6° 1 帧，每帧采集不少于 30s，总计数不少于 1.5×106。

（6）利用计算机正弦曲线（sinogram）程序，将采集的点源放射性以正弦曲线方式表达出来，并根据其与标准曲线之差，更新旋转中心校正参数。

（7）利用电影显示程序，肉眼观察采集点源在显示时上下（z 轴）方向的位置移动情况，以判断该方向上旋转中心稳定度。

（8）仪器安装后验收报告旋转中心漂移值应小于0.5像素。

7. 组织衰减校正，根据显像部位及检查目的选择，主要用于对体层成像图像重建的校正。一般仪器均提供有衰减校正程序，不必自行测定衰减的影响。

【实验总结】

熟练掌握显像仪器的性能，识别和消除显像仪器的各种影响因素是提高核医学图像质量的必要保证。放射性核素显像仪器的质量控制是核医学部门工作的一部分，由本部门的工作人员实施，部分工作需要和仪器维修人员共同完成。质量控制依据有关标准和规范进行操作。

【实验思考】

1. 为什么尽量每日都要清扫显像仪器？

2. 如何识别和消除显像仪器的各种影响因素？

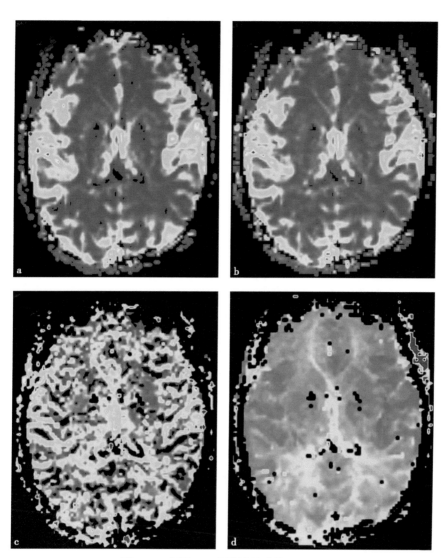

图 5-7　头颅 MRI 血流灌注成像（DSC）

a. rCBF；b. rCBV；c. MTT；d. TTP

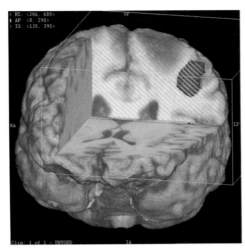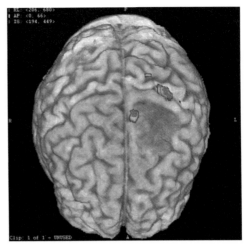

彩图 5-8 脑运动皮质脑功能图